RÉPERTOIRE

COMPLET

DE THÉRAPEUTIQUE

PRATIQUE.

PARIS. — COSSON, IMPRIMEUR DE L'ACADÉMIE ROYALE DE MÉDECINE

Rue Saint-Germain-des-Prés, 9

RÉPERTOIRE

COMPLET

DE THÉRAPEUTIQUE

PRATIQUE,

OU

MÉMENTO DE CABINET

A L'USAGE DES PERSONNES QUI EXERCENT L'ART DE GUÉRIR.

PAR MAIRE,

DOCTEUR EN MÉDECINE, CHIRURGIEN ENTRETENU DE LA MARINE, MEMBRE CORRESPONDANT DE L'ACADÉMIE ROYALE DES SCIENCES DE LISBONNE, MEMBRE FONDATEUR DE LA SOCIÉTÉ D'ÉMULATION DE BREST, DE LA SOCIÉTÉ HAVRAISE D'ÉTUDES DIVERSES, CHEVALIER DES ORDRES PORTUGAIS DU CHRIST, ETC., ETC., ETC.

PRIX : 7 FR. 50 C.

(REÇU A DOMICILE, PAR TOUTE LA FRANCE.)

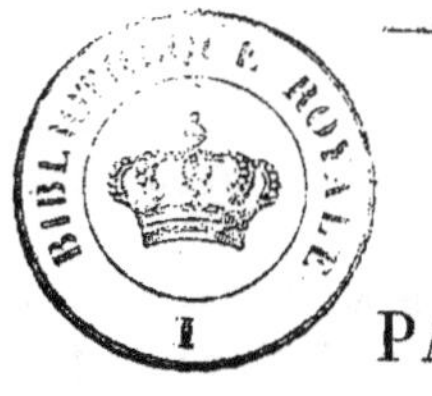

PARIS,

CHEZ BINET, RUE AUBRY-LE-BOUCHER, 38.

1840.

AVANT-PROPOS.

J'en appelle au praticien consciencieux, à l'homme pour lequel la médecine est autre chose qu'un métier; j'en appellerais à celui-ci même, si j'écrivais pour lui, sur l'utilité de cet ouvrage. Combien de fois n'est-il pas arrivé que, rentré dans la solitude de son cabinet, après avoir visité de nombreux cliens, le médecin se demandât s'il s'était constamment tenu à la hauteur de son art? Si, parmi les malades qu'il a visités, il n'en est pas auxquels il eût pu épargner la douleur, chez lesquels il eût pu prévenir une funeste issue, par un traitement mieux dirigé, ou par des ressources qu'il a omises ou qu'il ignore? Car il n'estpas donné à l'homme de se souvenir de tout ou de tout savoir. On l'appelle pour une consultation médicale : c'est un cas de phthisie, par exemple. Ses confrères ont épuisé tout un arsenal pharmaceutique; reste-t-il quelque chose à faire? faut-il laisser périr le malade? ou lui rédiger de ces formules banales qui semblent l'acquit obligé du prix d'une consultation?

J'offre au praticien une ressource que je crois précieuse, que je regarde même comme indispensable : je veux lui mettre sous les yeux les divers moyens de guérison dont on a usé avant lui, et les prescriptions et préparations pharmacologiques dont une expérience récente a démontré l'utilité. Je veux qu'il embrasse d'un même coup d'œil, tous les moyens qui sont au pouvoir de l'homme de l'art, pour conjurer le génie du mal, dans un cas déterminé. Je veux qu'il puisse dire : voilà ce que jai fait ou ce que d'autres ont fait; voici ce qui me reste à faire.

Ce livre est écrit pour les jeunes médecins encore inhabiles à supporter le poids de cette responsalité morale, qui pèse alors si fortement sur la conscience. Chercher à l'alléger, n'est-ce pas leur rendre service?

Il est fait, pour les praticiens expérimentés, pour ces hommes qui ne connaissent plus les douleurs de la vie privée; qui n'ont pas le loisir de suivre pas à pas le progrès rapide de la science, de faire de longues et pénibles recherches dans de nombreux volumes, pour y trouver de nouveaux moyens de guérison; car toute la médecine est dans ces trois mots; prévenir, guérir, pallier.

L'homme placé loin du foyer de la science, y puisera d'indispensables notions pour sa pratique; notions qu'il ne trouvera pas réunies ailleurs, que souvent même il ne pourrait se procurer isolément.

Ce répertoire est fait enfin, pour tous ceux qui se livrent à la pratique de la médecine, dans quelques conditions qu'ils soient placés; mais que les malades se gardent d'y chercher leur salut, ils pourraient y rencontrer de funestes déceptions. Ce n'est pas tout en effet que d'indiquer un remède applicable à une maladie, quelque bien précisée qu'elle soit d'ailleurs; il faut encore choisir le moment opportun pour l'administrer, et cette opportunité, ne peut être constatée que par le médecin.

C'est donc pour lui seul, que nous avons entrepris ce travail. J'ai précisé autant que possible les indications thérapeutiques; mais j'ai souvent laissé à sa sagacité et à son expérience, le choix des moyens. Quelquefois des agens opposés sont en présence, car on arrive à guérir une même maladie en suivant plusieurs voies; c'est, je le répète, à lui de choisir dans la compilation méthodique que je lui présente. Ici, ce seront des formules avec les noms des auteurs qui les ont proposées ou *accréditées*; là, il trouvera des médicamens, des procédés opératoires, anciens, nouveaux, efficaces, inutiles, dangereux peut-être, mais avec des annotations indiquant leur degré d'utilité ou de nocuité; plus bas enfin, ce seront des ressources précieuses puisées dans l'hygiène trop souvent négligée.

Les médications les plus accréditées, les formules les plus vantées, ont été généralement soulignées, pour guider les débutans. Un espace suffisant a été conservé après chaque article, afin qu'il fût loisible d'y ajouter les notes que chacun aura puisées dans sa pratique personnelle; car le but que je me suis proposé était de rappeler ce qui s'est fait en thérapeutique pratique, et d'offrir à chacun un canevas tout disposé pour recevoir de nouveaux fils.

On ne pouvait pas exiger que nous rappelassions scrupuleusement tous les médicamens, ou toutes les pratiques auxquelles on a eu recours dans le traitement des maladies, depuis l'enfance de l'art; il nous a fallu beaucoup élaguer, mais nous avons aussi beaucoup conservé; persuadé qu'il n'est peut-être pas de remède, qui n'ait eu quelquefois son utilité pratique.

J'ai adopté l'ordre alphabétique, comme le plus convenable, pour les recherches; mais je dois avouer que je me suis trouvé quelquefois embarrassé par la synonymie; j'ai pourtant évité les doubles emplois autant que je l'ai pu faire, et j'ai toujours choisi les dénominations les plus généralement employées. Je ne crois pas qu'aucune lésion quelque peu importante m'ait échappé; je crois au contraire que l'on pourrait m'adresser un reproche opposé : ainsi j'avoue à l'avance avoir érigé, si l'on veut, des symptômes en maladies; j'avoue avoir consacré un article aux mots *Accouchement*, *Allaitement*, *Convalescence*, etc., qui ne sont certes pas des maladies, mais qui, on l'avouera, en sont l'occasion ou la conséquence; enfin, j'avoue ces fautes, si on veut les considérer comme telles, parce que j'ai voulu comprendre dans ce compendium tous les cas pour lesquels un médecin peut être requis à faire l'application des préceptes de la médecine, de la chirurgie ou de l'hygiène.

Il devient inutile maintenant de noter que les divisions des maladies ou de leurs symptômes, n'ont été établies que pour faciliter les applications pratiques : ainsi, toutes les fois que le traitement a dû être applicable à plusieurs catégories, nous avons évité de les établir.

Qu'on ne nous accuse pas non plus d'avoir quelquefois jeté pèle-mèle nos médications à la suite du nom d'une maladie ; car nous répondrions : les indications thérapeutiques sont tellement diverses, il est tellement impossible de créer des divisions et des subdivisions applicables aux différens cas, qu'il vaut peut-être mieux, après avoir placé sous la main du praticien tout ce qui peut être applicable à une catégorie donnée, le laisser libre de préférer tel modificateur à tel autre; car ce moyen, qui a réussi dans un cas, échoue dans une circonstance analogue; tant il est vrai qu'il n'y a pas deux maladies semblables !

Au résumé, cette œuvre est imparfaite; mais comme elle est composée pour que chacun ajoute, souligne, ou retranche à son gré, elle ne pouvait et ne devait pas même prétendre à la perfection; aussi je passe volontiers condamnation sur le mérite de l'auteur, mais je doute que l'on veuille contester l'utilité de son ouvrage (1).

SIGNES REPRÉSENTATIFS DES ANCIENS POIDS,

AVEC LEUR VALEUR APPROXIMATIVE ACTUELLE.

Livre	℔	1/2 kilogramme, ou 500 grammes.
Once	℥	. . . . 30 gr.
Gros	ℨ	. . . . 4 gr.
Scrupule	℈	. . . . 1 gr. 30 centigrammes.
Grain	gr.	. . . . 5 cent.

(1) Il est inutile de dire, que les élémens de ce travail ont été puisés dans les ouvrages classiques en général, les dictionnaires, ceux de MM. Pougens et Szerlecki en particulier; le *Compendium de Médecine pratique*; dans les journaux de médecine francais et étrangers, l'*Encyclographie belge* surtout; dans les cliniques des hôpitaux civils ou militaires; enfin, dans ma pratique particulière ou celle de mes confrères.

RÉPERTOIRE

DE

THÉRAPEUTIQUE.

ABCÈS.

INDICATIONS GÉNÉRALES. 1° Débarrasser la partie du pus qu'elle contient; 2° favoriser l'agglutination des parois du foyer; 3° combattre les accidens.

A. IDIOPATHIQUES.

1° Aigus, chauds, phlegmoneux.

Boissons délayantes, tempérantes, acidulées, édulcorées avec le miel, le sucre, les sirops acides. Bains; lavemens laxatifs ou purgatifs.

Diète végétale lactée, soins de propreté.

Saignées capillaires; cataplasmes émolliens de mie de pain et lait, de graine de lin et d'eau de mauves, avec ou sans addition d'extrait de jusquiame, de laudanum, safran, eau blanche, etc. ; cataplasmes maturatifs avec la farine de graine de lin, cuite dans la bière et unie à l'oseille préparée au beurre (*Boyer*). Bains, fomentations avec le lait, ou l'eau tiède. Ouverture avec le bistouri ou la lancette, par incision ou ponction. Compression expulsive. Injections. Pansement simple avec la charpie sèche ou enduite de cérat, de digestif, ou imprégnée de liquides émolliens chlorurés, etc.

2° Chroniques, froids.

Tisanes amères, toniques. Sucs des végétaux anti-scorbutiques.

Régime nourissant, viandes rôties, vêtemens de laine, frictions sèches, vin généreux.

Diachylon gommé, emplâtre de ciguë, cataplasmes aromatiques, sachets de cendres chaudes, pulpe d'ognon cru; frictions avec l'hydriodate de potasse, l'onguent mercuriel, les préparations aurifères : ♃ chaux vive ℥ ij , mercure coulant ℥ ß, mettez dans une pinte d'eau contenant savon gris ℥ ß ; recouvrir la tumeur de compresses trempées dans le liquide. Vésicatoires volans; cautérisation objective. Ouverture par ponction répétée, par les caustiques, la potasse, la soude, le fer rouge. Trépan. Injections irritantes, vineuses; avec le chlorure d'oxide de sodium à 3°. Excision des bords décollés, compression. Iode et ses préparations. ♃ fleurs d'arnica ℥ j, acétate d'ammoniaque ℥ viij; laissez digérer 48 heures, pour fomentations (*Loeffler*). *Voyez* SCROFULES.

B. SPÉCIFIQUES.

1° **Vénériens**. (*Voyez* BUBON.)
2° **Psoriques**. (*Voyez* GALE.)
3° **Scrofuleux**. (*Voyez* SCROFULES.)
4° **Dartreux**. (*Voyez* DARTRES.)

C. SYMPTOMATIQUES.

Par congestion.

Toniques, amers, opiacés. Viandes légères rôties, vin. Cessation d'habitudes pernicieuses. Soins de propreté.

Moxas sur la tumeur (*Larrey*), cautères
(*Pott*) ; ponction avec le trois-quart ; ne vider
le foyer qu'en partie, mouche de diachylon,
pansemens à l'eau chlorurée. Ponctions réitérées avec un étroit bistouri (*Dupuytren*) ; ouverture large et cautérisation de l'os carié. *Voy.*
Ostéite , Scrofules.

D. SPÉCIAUX.

1° Abcès qu'on doit ouvrir de bonne heure.

Abcès des doigts , de la paume de la main,
de la plante du pied; ceux situés sous les membranes tendineuses ; abcès de l'aisselle, de la
marge de l'anus ; ceux situés près de gros tendons ou voisins des os, d'une articulation, d'une
grande cavité ; les abcès critiques ; urineux ;
ceux qui gênent des fonctions importantes (du
pharynx , du cou) , et en général ceux qui con-
tiennent une matière âcre et corrosive.

2° Abcès qu'on ne doit pas ouvrir, ou qu'on ne doit ouvrir que tardivement.

Petits abcès du visage, du cou, du sein chez
les femmes. Abcès internes et abcès par congestion.

3° Abcès enkystés.

Extirpation ou destruction du kyste; ouverture avec le caustique.

4° Des amygdales.

Ouverture tardive, avec le bistouri garni de
inge.

5° Du sinus maxillaire.

Donner issue au pus par l'extraction des
dents (*Meibomius*) ; perforation du fond de l'alvéole (*Dracke*) ; application d'une petite che-
ville de bois, après la perforation. Perforation au dessus du rebord alvéolaire (*Lamorier*);
injections détersives par l'ouverture naturelle
du sinus (*Jourdain*) ; cautérisation (*Anciens*).

6° Du sein.

Cataplasmes ; ouverture avec le bistouri.
Combattre les indurations avec les frictions
mercurielles camphrées , l'emplâtre de savon ,
le calomel et la ciguë.

7° Du médiastin.

Application d'une couronne de trépan (*J.-L.
Petit*) . *Voyez* Empyème.

8° Du foie. (*Voyez* Hépatite.)

9° De l'anus.

Évacuatifs sanguins , cataplasmes émolliens
anodins. Bains ou demi-bains chauds, vessies
d'eau tiède. Laxatifs , lavemens d'eau tiède ,
d'huile et d'opium. Ouvrir de bonne heure, fendre en même temps l'intestin perforé ou dé-
nudé; tenir les lèvres écartées par un plumas-
seau , pansemens détersifs convenables. *Voyez*
Fistules.

10° Urinaires.

Incisions larges, cataplasmes émolliens, bains
de siége. Cathétérisme. — Quinquina, cordiaux , anti-septiques (*Desault*). *Voyez* Fistules.

Voir les diverses phlegmasies.

ABSENCE.

1° DU NEZ.

Nez artificiel en carton , en métal. Rhino-
plastique.

2° DE LA LANGUE.

Petit morceau de bois taillé en écuelle et
placé derrière la langue (*Paré*).

3° DU VAGIN.

Totale.

Diminuer les congestions mensuelles à l'aide des saignées, des réfrigérans et de la diète.

Partielle.

Division avec l'instrument des parties adhérentes contre nature.

4° DU PRÉPUCE.

Ramener la peau en avant du gland, l'y lier, puis la couper circulairement derrière celui-ci, et la laisser cicatriser isolément (*Celse*).

5° DU RECTUM.

Ponction exploratrice dans la direction de l'intestin. Anus artificiel à la région iliaque (*Duret*), à la région lombaire (*Callisen*). *Voyez* IMPERFORATIONS.

ACCOUCHEMENT.

INDICATIONS. 1° Diriger les efforts de la nature; 2° hâter l'accouchement; 3° le retarder; 4° corriger les positions vicieuses; 5° combattre les accidens concomitans ou consécutifs; 6° surveiller le nouveau-né.

A. SOINS A DONNER A LA MÈRE.

1° Hâter l'accouchement.

Sternutatoires (*Hipp.*); pierre d'aigle, aimant, corail, émeraude au cou, pennes d'aigle sous les pieds, safran, peau de serpent ou de lièvre placée sur le ventre; frictions avec l'axonge de serpent et le fiel d'anguille (moyens ridicules); vomitifs, aristoloche, purgatifs, lavemens purgatifs (dangereux). Borax ℥ (*Lobstein*); saignée; faire promener la femme. Seigle ergoté (brun violet) xviij à xxxvi gr.

Rompre les membranes. Vider la vessie et le rectum. Appliquer le forceps; faire valoir les douleurs. Injection utérine avec le seigle ergoté (*Montain*); onctions vaginales.

2° Retarder l'accouchement.

Repos; modérer les douleurs; retenir la tête; lavemens laudanisés.

3° Combattre les accidens.
I° Avant : fausses douleurs.

Demi-lavemens émolliens, narcotiques, laudanisés. Éther, boissons théiformes. Linges chauds, cataplasmes.

Convulsions.

Provoquer l'accouchement. *Voy.* ÉCLAMPSIE.

Hémorrhagie.

Repos; position élevée du bassin; réfrigérans; saignée; tamponnement; hâter l'accouchement. *Voyez* ce mot.

II° Pendant : inertie utérine.

Marche, station droite, frictions circulaires sur le ventre, pression de l'orifice utérin, du plancher du périnée. Fumigations aromatiques. Lavemens d'eau salée, de décoction de séné. Suc d'oranges amères; sternutatoires; seigle ergoté, xx à xxx gr.; faire valoir les douleurs.

S'il y a pléthore : bains, saignées.

S'il y a faiblesse : bouillons consommés, vin vieux, cordiaux.

Version de l'enfant, forceps.

Densité des membranes.

Ouverture artificielle avec l'ongle ou le bistouri garni de linge.

Déviation de l'orifice.

Accrocher le col (*Baudelocque*); son incision (*Lauvergeat*).

Resserrement, rigidité, sécheresse du col.

Pommade de belladonne (*Lachapelle*) : fumigations émollientes, bains, saignées, dilatation, débridemens, incisions.

Obstacles ambians.

Positions diverses; extraction des calculs; ablation des tumeurs; cathétérisme; lavemens, etc.

Hémorrhagie utérine.

Terminer promptement l'accouchement.

Obliquité de l'œuf.

Décubitus inverse à l'obliquité. Version de l'enfant. *Voyez* GROSSESSE.

Positions défectueuses.

Opérations manuelles ou instrumentales diverses.

Hydrocéphale.

Ponction avec le trois-quart, dans un intervalle membraneux.

Synadelphes.

Version, crochets, forceps, opérations diverses.

Brièveté du cordon.

Le couper, et terminer promptement l'accouchement.

Vice de conformation en général.

Version, forceps, crochets, perforateurs, céphalotribe. Symphysiotomie, hystérotomie, etc.

III° Après : délivrance. (*Voyez* ce mot.)

S'assurer de l'état de l'utérus. Frictions sur le ventre pour favoriser l'expulsion des caillots. Infusions de tilleul, capillaire, mélisse, édulcorées; un peu de vin de Malaga, de vin chaud; bouillons.

Accidens. 1° Prophylaxie, hygiène des femmes en couche.

Transporter la femme dans un lit bassiné et recouvert d'un drap plié en quatre et fixé au lit. Fomentations émollientes vers les parties génitales; de persil bouilli dans du lait; astringens (dangereux). Changer souvent de linge; serviette douce sur les seins; ceinture abdominale peu serrée; chauffoir tiède sur la vulve.

Éviter la section des cheveux. Sel jeté sur la tête pour les conserver (nuisible).

Air pur, ni chaud ni froid; chambre vaste; rideaux ouverts; propreté minutieuse.

Décubitus horizontal ou latéral; sommeil modéré; rester huit jours au lit. Régime moins sévère, pour la femme qui nourrit. Potages, œufs frais, bouillons pendant les deux premiers jours, bouillon seul le troisième, puis viandes rôties, poissons légers, fruits mûrs, etc.; eau sucrée édulcorée avec les sirops de guimauve ou capillaire. Infusion de réglisse effilé, de fleurs de tilleul, camomille, feuilles d'oranger, avec addition d'un peu de safran, quand les lochies sont peu abondantes. Interdire les nombreuses visites, prévenir les émotions vives, les passions. Cacher à la mère les difformités ou la mort de son enfant. Interdire la lecture pendant les premiers jours, etc.

Entretenir les évacuations naturelles dans de justes bornes. Anti-laiteux (nuisibles); sulfate de potasse (*Puzos*).

2° Traitement particulier des accidens.

Hémorrhagie. (*Voyez* ce mot.)

Tranchées utérines.

Anti-spasmodiques, lavemens opiacés; injections d'eau tiède dans le vagin; cataplasmes chauds, sur l'hypogastre; liniment opiacé. ℞ laudanum Ʒj, huile d'amandes douces ℥j, pour frictions. Tisane de tamarins, de pruneaux. Cathétérisme. Frictions douces sur le ventre.

Contusions des parties génitales.

Bains émolliens, résolutifs, cérat frais, cérat de concombre.

Troubles de l'innervation.

Potions éthérées, laudanisées; infusion de tilleul, de feuilles d'oranger, sirop d'éther Ʒij à iv, diacode ℥ß.

Déchirure du périnée.

Suture.

Fièvre de lait. (*Voyez* ALLAITEMENT.)

Rétention, incontinence d'urine. (*Voyez* ces mots).

Fièvre puerpérale, métrite, péritonite. (*Voyez* ces mots.)

Engorgement perpuéral des membres abdominaux. (*Voyez* FIBRO-CHONDRITE DU BASSIN.)

Renversement de l'utérus ou du vagin.

Réduction, contention, astringens. *Voyez* CHUTE.

Du rectum. (*Voyez* CHUTE.)

Diminution, suppression des lochies.

Boissons aromatiques, infusion ou décoction de canne de Provence, safran. Combattre la maladie qui a produit la suppression, par l'opium et les antiphlogistiques. Éviter les astringens. Sangsues à la vulve, à l'anus; fumigations émollientes, vapeurs dirigées vers la vulve; frictions sèches le long des cuisses, ventouses; pédiluves sinapisés, vésicatoires aux extrémités inférieures.

Flux immodéré des lochies. 1° actif.

1° *Actif.* Saignée au bras, ventouses aux mamelles (*Hipp.*); boissons acidulées, nitrées, froides. Extraire les corps étrangers restés dans l'utérus, avec les doigts, et en dilatant le col peu à peu. Régime plus ou moins sévère, air pur et tempéré, éviter la constipation.

2° *Spasmodique.* Opium, lavemens, bain.

3° *Passif.* Amers, quinquina, aromates, martiaux, avec quelques gouttes d'eau de rabel. Applications réfrigérantes sur le ventre, les cuisses (*Turck*); bon vin, cordiaux; ne pas se presser de ranimer la femme en syncope. Injections froides (*Young*), d'eau de Barége, Balaruc, d'infusion aromatisée; tampon et compression du ventre au dessus de l'utérus.

B. SOINS A DONNER A L'ENFANT.

1° Hygiène.

Lotions d'eau tiède animée d'un peu de vin, d'eau-de-vie, d'eau de Cologne; savon, graisse, beurre, huile pour enlever la matière sébacée; lotions à l'eau froide (*Russes, J.-J. Rousseau*); s'assurer si l'enfant est bien conformé; envelopper le cordon coupé; bande de ventre; vêtemens lâches, chauds; eau sucrée ou miellée pendant trois à quatre heures; décubitus latéral. Soins minutieux de propreté, linge blanc de lessive, enlever la crasse de la tête avec une brosse douce; régler les repas en raison des besoins. *Voyez* ALLAITEMENT.

2° Accidens.

Syncope, anémie.

Laisser l'enfant en rapport avec sa mère; mettre le placenta dans du vin chaud, sur des cendres chaudes; frictions sèches, ou avec le vin, le vinaigre, les alcools; bain chaud avec addition de vin, d'alcool aromatisé; linges chauds et secs; extraire les mucosités buccales;

irriter la pituitaire avec l'éther, l'ammoniaque, les barbes d'une plume; insufflation modérée pratiquée avec un tuyau, la bouche, le tube pharyngien (*Chaussier*); injections d'oxygène (*Schell*); transfusion du sang (*Hérold*); électricité (*Boër*); introduire un peu d'eau-de-vie ou de vinaigre dans la bouche. Succion des mamelles. *Souffler une gorgée d'eau-de-vie* sur la poitrine (*Désormeaux*); vin sucré.

Asphyxie vraie.

Laisser couler le sang, en renouvelant la section du cordon. — Une sangsue aux mastoïdes.

Chevauchement des os du crâne.

Laisser à la nature le soin de la guérison.

Luxations, fractures. (*Voyez* ces mots.)
Ecchymoses, tumeurs sanguines.

Résolutifs; vin, eau-de-vie simple ou camphrée, eau salée avec le sel commun ou l'hydrochlorate d'ammoniaque, acétate de plomb liquide; compression légère; ouverture des tumeurs.

Rétention du méconium.

Sirops de roses pâles, de fleurs de pêcher, de chicorée composé, une cochl.; clystères; suppositoires de beurre de cacao, suif, savon. ℞ pulpe de casse ℈ j, rhubarbe gr. ij, sur le doigt, dans la bouche (*Boërhaave*); remédier à l'imperforation de l'anus. *Voyez* ce mot.

Vices de conformation. (*Voyez* les divers mots.)
Déchirure du cordon.

Agaric, colophane, compression légère.

Ulcération de l'ombilic.

Cérat frais, pommade de concombre, acé-

tate de plomb; toucher avec un crayon de nitrate d'argent.

Excoriations. (*Voyez* GERÇURES.)
Tranchées.

Sirops de gomme, de fleurs d'oranger; lavemens simples ou émolliens; cataplasmes sur le ventre; frictions avec l'huile de camomille camphrée. Garantir du froid, modérer l'alimentation ou rendre le lait moins fort. ℞ semences d'anis ʒ ß, eau ʒ iv, sucre ʒ ij; par cuillerées à café. ℞ sirop de fleurs de pavot et de camomille, ãã ʒ ß, eau distillée de menthe crépue et camomille, ãã ʒ ij; par cuillerées tous les quarts d'heures (*Spielmann*); infusion de fenouil.

Ictère.

Médecine expectante.

Endurcissement du tissu cellulaire, tétanos, ophthalmie, muguet. (*Voyez* ces mots.)

ACÉPHALOCYSTES. (*Voyez* HYDATIDES.)

ACNÉ. (*Voyez* COUPEROSE.)

ACRODYNIE (MAL DE PIEDS ET DE MAINS ÉPIDÉMIQUE).

INDICATIONS. Combattre les symptômes prédominans.

Saignée, bains généraux, pédiluves aiguisés d'acétate de plomb, frictions avec les corps gras. Sangsues, ventouses sèches le long de la colonne vertébrale, vésicatoire au rachis; purgatifs, narcotiques, bains de vapeurs aromatiques, poudre de Dower; électro-puncture; liqueur de Van-Swiéten, gaïac; baume opodeldoch. Jus d'oseille (*Récamier*). Repos, diète, boissons acides, bouillon aux herbes.

Prophylaxie.

Éviter le froid, l'humidité surtout, une alimentation malsaine ou insuffisante.

Vêtemens de laine, frictions; viandes rôties, bon vin; air pur, chaud et sec; bains aromatiques, bains de mer; sucs dépurés de plantes fraîches.

ADÉNITE (ENGORGEMENT GLANDULAIRE).

INDICATIONS. 1° Éteindre l'inflammation; 2° faciliter la résolution.

1° État aigu.

Saignée du bras, minoratifs, frictions mercurielles, ℥ j matin et soir; cataplasmes émolliens (*Baudens*); sangsues, *vésicatoire* entretenu pendant dix à douze jours, frictions d'axonge iodurée légèrement. Douches de vapeur (*Treille*).

2° État chronique.

Vaccination de la tumeur (*Aden*), douches de vapeur d'eau (*Treille*); ℞ sous-carbonate de potasse ℥ij, huile de térébenthine ℥ iij pour frictions (*S. Cooper*); ℞ emplâtre diapalme 2 p., cire blanche et deutoxide de plomb āā 1 p. (*Fouquet*); cataplasmes de bouillie d'orge avec savon râpé; pommes de terre cuites, mêlées au vinaigre et à deux cuillerées de fiel de bœuf; fomentations de fleurs d'arnica ℥ j, acétate d'ammoniaque ℥ viij (*Loeffler*); pommade de vératrine (*Turnbull*); cautérisation objective (*Percy*); sangsues en petit nombre (*Lisfranc*); onctions mercurielles; compression; pommades d'hydriodate de potasse, d'iodure de plomb. Préparations iodées, purgatifs, amers. *Voyez* SCROFULES, BUBON, OREILLON, ORCHITE, etc.

ADHÉRENCES ANORMALES.

INDICATIONS. 1° Rétablir, à l'aide d'opérations chirurgicales, l'état normal des parties; 2° prévenir le retour de la difformité ou anomalie.

1° DES PAUPIÈRES ENTRE ELLES.

Sonde crénelée, courbe, introduite sous la paupière, et incision avec le ciseau ou le bistouri boutonné.

2° DES PAUPIÈRES ET DU GLOBE DE L'ŒIL.

Division avec le bistouri. Passer chaque jour un anneau entre les lèvres de la division pour empêcher la réunion.

3° DE LA PUPILLE.

Si l'œil est encore sensible à la lumière, établir une pupille artificielle.

4° DE L'IRIS ET DE LA CORNÉE.

Favoriser les contractions de l'iris, en exposant l'œil successivement au grand jour et à l'obscurité. Verres colorés; pupille artificielle.

5° DES LÈVRES ET DU NEZ.

Division et contention avec des bandelettes ou un bandage approprié.

6° DE LA LANGUE.

Section des brides avec les ciseaux boutonnés ou le bistouri ; arrêter l'hémorrhagie par les caustiques ou un bouton de feu.

7° DES GRANDES LÈVRES.

Ponction avec le trois-quart ou le bistouri aigu, introduction de la sonde cannelée, division avec le bistouri, tampon de charpie enduite de cérat.

8° DES DOIGTS ENTRE EUX.

Division avec le bistouri, bandelettes pour chaque doigt isolément, compresse fendue en cinq chefs et ramenée avec force en avant et en arrière de la main, jusqu'au poignet, où elle est fixée par une bande ; palette large et longue.

9° DES ARTICULATIONS. (*Voyez* ANKYLOSE.)

ADYNAMIE. (*Voyez* FIÈVRES.)

AGACEMENT DES DENTS.

Frictions sur les gencives avec le marc de café ; application d'un fer chaud sur elles ; mastication de feuilles de pourpier, de fromage ; carbonate de chaux.

AGALACTIE ou AGALAXIE.

INDICATIONS. Rechercher si l'absence du lait est idiopathique, ou si elle est causée par une maladie interne.

1° IDIOPATHIQUE.

Alimens substantiels végétaux et animaux ; anis, fenouil, lentilles (*Désormeaux*) ; frictions sur les mamelles, calorique ; ventouses sur le sein (*Hipp.*) ; ℞ poudre de fenouil ʒj, écorce d'orange amère ʒj, magnésie carbonatée ʒiv, sucre ʒvj (*Rosenstein*) ; succion de l'enfant ou d'un petit chien ; pompe aspirante en verre.

2° SYMPTOMATIQUE.

Traitement spécial de la maladie qui la produit.

3° PROPHYLAXIE. (*Voyez* ALLAITEMENT.)

AGEUSTIE (DIMINUTION, PERTE DU GOUT).

Alimens très-sapides, âcres, acides ; électricité.

AGÉNÉSIE. (*Voyez* STÉRILITÉ.)

AIGREURS D'ESTOMAC.

INDICATION. Rechercher si elles sont la conséquence d'une maladie de l'estomac.

1° IDIOPATHIQUE.

Poudre d'yeux d'écrevisses, de nacre de perles, d'écailles d'huîtres, d'os de sèche, etc. (*Anciens*).

Terres absorbantes, carbonates calcaires et alcalins ; magnésie calcinée ʒß dans un verre d'eau sucrée ou une tasse de lait ; savon, chaux ; poudre de Rosenstein.

2° SYMPTOMATIQUE. (*Voyez* GASTRITE.)

Éviter les alimens de difficile digestion, les crudités, les féculeux, féves, haricots, les radis, etc., les spiritueux, surtout à jeun ; exercice après le repas ; café léger, ou mieux eau chaude sucrée fortement, avec addition de quelques gouttes d'alcool de menthe poivrée ou d'anis.

ALBUGO (TAIE, NUAGE, LEUCOMA).

INDICATION. Rendre à la cornée sa transparence, quelquefois en agissant sur l'ensemble de l'économie, le plus souvent à l'aide d'applications locales.

Moyens généraux.

Saignées, sangsues placées près de l'œil ou sur le rebord des paupières ; vésicatoires, cautères, séton à la nuque ; boissons laxatives, purgatives, calomel en particulier.

Traitement spécial de la syphilis, des dartres, des scrofules, etc.

Moyens locaux.

Collyre saphyrin. — Collyres secs : insufflation de la poudre de sucre candi porphyrisée, —d'oxide de bismuth (*H. Cloquet*). ℞ calomel, sucre candi, oxide de zinc, parties égales, pour insufflations (*Dupuytren*) ; calomel préparé à la vapeur pour insufflation. ℞ sucre candi, tuthie et nitrate de potasse pour insufflations (*Cullerier*). — Collyres liquides. ℞ eau distillée ℥ viij, eau-de-vie, ℥ j, iris de Florence ℨ ß, pierre divine Ͽ j, laudanum viij gouttes (*Récamier*). ℞ calomel 2-6 gr., eau distillée ℥ j, laudanum viij gouttes (*Pelletier*). ℞ hydro-chlorate d'ammoniaque ℨ ij, acétate de cuivre iv gr., eau de chaux ℥ viij ; filtrez (*Scarpa*). — Pommades de Janin ; ℞ oxide de zinc Ͽ j, aloès et calomel āā ij gr., beurre frais, ℥ ß (*Scarpa*). ℞ tuthie préparée ℨ j, aloès ij gr., calomel ij gr.,

axonge ℨ ß (*Scarpa*). Lotions d'eau de mer, de Balaruc (*Demours*) ; fiel de bœuf, de brebis, de brochet, porté avec un pinceau sur la cornée, trois à quatre fois par jour. Huile de noix (*Scarpa*). Scarifications avec la lancette, ou excision avec les ciseaux courbes des veines variqueuses ; deux ou trois scarifications obliques (*Demours*) ; raclure de la cornée (*Taylor*) ; ouverture avec la lancette, lorsque l'albugo fait saillie.

PROPHYLAXIE. (*Voyez* OPHTHALMIE.)

ALIÉNATION MENTALE.

INDICATIONS. 1° Ne jamais exciter les idées ou les passions des aliénés dans le sens de leur délire ; 2° ne point combattre directement leurs idées ou leurs penchans déraisonnables par le raisonnement, la discussion, la contradiction, la plaisanterie ou la raillerie ; 3° fixer leur attention sur des objets opposés au délire, communiquer à leur esprit des idées et des affections nouvelles par des impressions diverses (*Georget*) ; 4° combattre les affections physiques ou organiques par un traitement physique approprié.

A. TRAITEMENT PHYSIQUE.

Douches, bains froids de surprise, submersion ; superpurgation (moyens rejetés par *Pinel* et *Esquirol*) ; saignées abondantes et répétées (*Rusch*) ; saignées modérées, surtout du pied (*Daquin*) ; artériotomie ; sangsues à la tête, au col, à la vulve, à l'anus (*Broussais*) ; ventouses. Réfrigérans sur la tête, et révulsifs aux jambes (*Georget*) ; bains froids ou tièdes, demi-bains simples ou calmans, avec une décoction de plantes vireuses ; douches en arrosoir à très-faible jet et de quelques minutes seulement. *Bains d'affusion* à 18°, le malade étant placé dans une baignoire vide (très-efficace, *Foville*) ; pédiluves ; glace pilée placée sur la tête dans une vessie, pendant le bain tiède ; eau pour boisson ; lavemens, sinapismes, vésicatoires, pommade stibiée, cautère. —Moxas (*Esquirol*) ; inoculation de la gale (*Cox*) ; castration (*Franck*) ; action de la machine rotatoire de Darwin ; émétique x à xij gr. par jour (*Cox*), comme nauséeux (*Franck*) ; purgatifs , ellébore (*anciens*) ; opium (*Cullen , Daquin*) , très-nuisible (*Esquirol*). ♃ camphre ℨ ß , sucre et gomme arabique āā ℨ ij , vinaigre radical ℨ ß , fleurs de sureau ℥ iv , sirop de pavot, ℥ j ; à prendre jusqu'à ce qu'il se développe un mouvement fébrile (*Loocher*) ; musc (*Franck*) ; teinture de digitale progressivement jusqu'à ℨ iij par jour (*Cox et Sanders*) ; quinquina ferrugineux.

Toniques ou débilitans, suivant les cas.

Rappeler les exanthèmes supprimés , les hémorrhagies habituelles.

B. TRAITEMENT MORAL , HYGIÈNE.

Isolement , surveillance active, proscrire les chaînes (*Pinel*) ; retenir les furieux avec la camisole , les entraves aux jambes , les attacher à un lit, à un fauteuil ; exercice, voyages, éviter les climats chauds, l'insolation ; vêtemens de laine solidement fixés pour l'hiver ; lecture à haute voix, copier des ouvrages. — Musique (rarement utile, *Esquirol*) ; regard ferme et compatissant du médecin , soins de propreté.

Alimens sains, variables suivant la saison ; s'ils refusent de les prendre, lavemens de bouillon , bains nutritifs, ingestion à l'aide de la sonde œsophagienne.

ALLAITEMENT.

Indications principales. 1° Nourrir l'enfant autant que possible du lait de sa mère ; 2° entretenir la sécrétion laiteuse dans de justes bornes ; 3° prévenir ou combattre les accidens qui peuvent entraver ou compliquer cette fonction ; 4° régler les repas du nourrisson.

A. PAR RAPPORT A LA NOURRICE.

1° Hygiène.

Circonstances qui défendent l'allaitement maternel : défaut de lait chez les femmes trop jeunes ou trop âgées , lait trop séreux , femmes valétudinaires, délicates, très-impressionnables , tristes, jalouses, colères, etc. ; état de grossesse avancée, vices du mamelon non corrigés avant l'accouchement, maladies graves , phthisie, rachitisme, syphilis, scrofules , scorbut, dartres, pierre , gravelle, goutte. — La menstruation n'est pas une contre-indication , il suffit d'allaiter artificiellement le nourrisson pendant sa durée.

Choix d'une nourrice.

Âgée de vingt-quatre à trente ans, accouchée depuis peu , mamelle et mamelon bien conformés ; lait légèrement sucré , bleuâtre , se maintenant en gouttelettes sur un corps poli, caractère doux, gai, patient, tranquillité d'âme, embonpoint modéré, dents belles, non striées transversalement (*Chaussier*) ; brune , sans cicatrices scrofuleuses au cou, sans trace d'affection dartreuse, ou teigneuse, ou syphilitique ; essayer le lait sur le nourrisson.

Entretenir la sécrétion laiteuse dans de justes bornes.

Repas fréquens et modérés de substances végéto-animales, potages féculens , azotés , bouillon, lait la nuit ; exercice soutenu, coït modéré ou nul.

Éviter les acides, les crudités, les âcres, les épices, le vin pur, l'alcool ; le froid, les affections morales.

Sevrage.

Exercice plus fréquent ; régime délayant ; légers purgatifs , magnésie ou sel neutre.

2° Accidens de l'allaitement. Traitement.

Vices de conformation , petitesse du mamelon.

Succions répétées avant l'accouchement, succion par un jeune chien ; ventouse , pipe de verre sur le mamelon , mamelon artificiel , chapeaux coniques en cuir bouilli , cire , bois , ivoire , caout-chouc , cuvettes de verre ou d'argent.

Défaut de lait. (*Voyez* AGALACTIE.)

Excès de lait. (*Voyez* GALACTYRRHÉE.)

Ténuité du lait.

Régime nourrissant, gélatineux , viandes rôties ; vin vieux , amers , toniques ; combattre les maladies concomitantes.

Engorgement des mamelles , poil.

Ouate de coton , onctions huileuses , cataplasmes émolliens, résolutifs , narcotiques ; succion naturelle ou artificielle : ℞ muriate d'ammoniaque ℥ j, alcool de romarin ℔ j ; pour applications locales (*Justamond*) ; frictions avec un jaune d'œuf camphré (*Récamier*) ; vapeurs d'eau chaude (*Wite*) ; ℞ feuilles de menthe et sauge ãã ℥ j , fleurs de mélilot et sureau ãã ℥ ij , eau bouillante ℔ ij , eau-de-vie ℥ iij ; pour applications (*hôpital de la Maternité*).

Délayans, décoction de persil ; saignée du bras, lavemens; rappeler les lochies supprimées, chez les non-nourrices surtout.

Métastases laiteuses. Prophylaxie.

Éviter les astringens sur les seins ; entretenir l'écoulement des lochies chez les femmes qui ne nourrissent pas, par les bains de vapeur, les fumigations , etc. ; laxatifs , diurétiques , sudorifiques légers.

Traitement. (*Voyez* les diverses maladies qu'elles déterminent ou qui les accompagnent.)

B. PAR RAPPORT AU NOURRISSON.

1° Hygiène , allaitement naturel.

Quelques cuillerées d'eau sucrée pendant les premières heures , puis présenter le sein de la mère ou de la nourrice ; régler avec soin les tétées de l'enfant, à quatre ou cinq par jour et une la nuit ; ajouter à la nourriture de l'enfant, après le premier mois , la farine de froment bouillie , bien liquide , la croûte de pain râpée ou la farine torréfiée au four , la panade dans le bouillon ou l'eau sucrée , biscuits , croûtes , fécules de riz , tapioka , arrow-root , sagou ; puis vermicelle , semoule , riz , etc.

Ablutions journalières avec l'eau tiède simple ou aromatisée légèrement, l'eau froide (*J.-J. Rousseau*) ; éviter les liens serrés , le maillot ; porter l'enfant demi-couché sur les bras , la tête soutenue , jamais assis pendant les premiers mois.

Sevrage.

Après la sortie des dents canines (un an) , on diminue successivement les tétées, en augmentant les alimens plus solides , puis on les supprime tout-à-fait ; chez les enfans indociles , on enduit le mamelon d'aloès.

Allaitement artificiel.

Au pis de la chèvre ou de l'ânesse ; lait de jument pur ; couper le lait de chèvre ou de vache avec deux tiers d'eau d'orge pendant les premiers mois , renouveler le lait deux fois par jour et le faire tiédir au bain-marie, ingestion avec le gobelet , la cuiller , la bouteille garnie d'une éponge taillée , les biberons à mamelon de pis d'animaux, de liége (*Darbot*), de caout-chouc, d'ivoire (*Charrière*).

ALOPÉCIE, CALVITIE.

A. TRAITEMENT RATIONNEL.

1° Des convalescens.

Bon vin, régime nourrissant, toniques ; raser la tête, bonnet de laine ; fomentations. — Application d'une solution de tartre émétique v gr.. pour ℥ j d'eau distillée (*Beauchamp*) ⸱ ℞ élixir vitriolique ℨ j, teinture de china ℥ ij ; 20 à 30 gouttes dans le vin, deux à trois fois par jour (*Most*)⸱

2° Par atonie du derme chevelu⸱

Fomentations avec les décoctions de noyer, d'aurone, de marrube, de farine de moutarde ; embrocations avec les vins et alcools aromatiques, les huiles de laurier, lavande, genièvre, camomille ; lotions avec une solution légère de nitrate d'argent, la solution alcoolique de sulfate de cuivre (*Allemands*).

3° Par sécheresse du derme chevelu.

Applications émollientes onctueuses de graine de lin, d'althea, d'huile d'olives ou d'amandes ; lotions avec l'acétate ou le sous-carbonate d'ammoniaque.

4° Par incontinence.

Ferrugineux ; antiscorbutiques ; bains froids ; sagesse.

5° Congéniale.

Raser la tête des enfans.

Traitement spécial approprié de la syphilis, des scrofules, des dartres, etc. — Râser la tête tous les jours (*Celse*) ; émolliens, bains, lotions (*Cullerier*) ; huile de macis étendue d'alcool (*Bateman*).

B. TRAITEMENT EMPIRIQUE.

Pommades de graisse d'ours, de serpent, de lapin, taupe, limaçon, cerf ; huile de Macassar ; pommade du lion ; frictions avec le rum, le camphre, la térébenthine, l'huile de naphte, le laudanum ; moelle de bœuf, bile, fientes d'amaux ; cendre de bois, de roseau, de poils d'ours ; résines ; feuilles de figuier, d'orties ; teinture de cantharides ; vésicatoires ; huile de de laurier, macis, cannelle, romarin ; staphysaigre, cresson, moutarde, ail, ognon, tabac, alun, vitriol bleu, encre de Celse.

℞ Suc de citron récent. . . . . ℥ j
  Extrait de china . . . . ℥ ij
  Moelle de bœuf . . . . ℨ ij
  Teinture de cantharides . . . ℥ j
  Huile de cèdre. . . . . Э j
  Huile de Bergamotte. . . . . 10 gouttes.

Frictionner tous les matins la tête pendant six semaines, après l'avoir lavée à l'eau de savon aiguisée (*Schneider*).

℞ Pommade de citron . . . . . ℥ j
  — de tabac. . . . . . ℥ j
(*Thomburg*).

℞ Tartre émétique. . . . . . . v gr.
  Eau distillée. . . . . ℥ j
(*Beauchamp*).

℞ Moelle de bœuf. , ... ℔ ß
  Acétate de plomb cristallisé. . ℥ j
  Teint. alcool. de cantharides. Э j
  Eau-de-vie vieille . . . . . . ℨ j
  Essence de gérofle. . . . . . 15 gouttes.

Tous les soirs gros comme une noisette sur le cuir chevelu. — Pommade de *Dupuytren* ; teinture de cantharides et axonge : ℞ moelle de bœuf, huile d'amandes douces et quinquina (*Aubergier*) ; frictions avec un ognon coupé, et sulfure de chaux à l'intérieur (*Caspari*) :

℞ axonge ℥ j , acide sulfurique 20 gouttes pour frictions (*Cliffton*); ℞ soufre, goudron, axonge āā (*Gosset*) : ℞ extrait de china ℨ j, axonge ℥ j ; huile d'amandes amères 50 gouttes pour frictions (*Graefe*); onguent de quinquina (*Naumann*); lotions d'eau de source (*Richter*); huiles essentielles ; onguent de nitrate de mercure (*Witing*) : ℞ moelle de bœuf ℥ j, acide citrique ℨ ij, teinture de cantharides 60 gouttes (*Martius*).

AMAUROSE, AMBLIOPIE.

INDICATIONS. 1° Rechercher avec soin la cause ; 2° si on la rencontre, suivre le traitement qui convient à l'espèce ; 3° si on ne la rencontre pas, suivre la méthode empirique.

1° AIGUE, PAR CONGESTION SANGUINE.

—

Artériotomie, phlébotomie ; sangsues aux mastoïdes , aux ouvertures naturelles , ventouses scarifiées ; boissons délayantes, minoratifs ; — régime antiphlogistique , puis tartre stibié (*Beck*); ventouses de *Junod*. — Collyre de graine de lin : ℞ safran gatinois ℈ ß , eau de lin bouillie ℥ iv, laudanum ℨ ß ; pour collyre. — Instillation de laudanum ou belladone dans l'œil.

2° PAR IRRITATION CHRONIQUE.

—

Vésicatoires à la nuque , au dessus des sourcils , sur d'anciennes éruptions , trente à quarante répétés (*Sanson*) ; séton ; feuilles du rhus toxicodendron un quart à un demi-grain uni au soufre doré d'antimoine, au camphre ou à la coloquinte (*Weller*).

Collyre d'eau de plantain , de roses : ℞ sulfate de zinc vj à xv gr., eau distillée ℥ vj, extrait d'opium ij gr. — Pression de l'air en faisant le vide dans un tube placé sur l'œil (*Weinhold*); mercure (*Travers*).

3° PAR PARALYSIE, ASTHÉNIE.

—

Vomitifs, tartre stibié ; purgatifs répétés, rhubarbe à petites doses ; eaux minérales. Musc, camphre, valériane et china (*Scarpa*); infusion d'arnica ; éther phosphoré (*Henning*); huile animale de Dippel, esprit de corne de cerf, eau de *Duchesne* : ℞ extrait de pulsatille noire xiv gr., incorporez dans sucre ℨ j–iij gr., trois fois par jour en augmentant (*Storck, Graef*) : ℞ deuto-chlorure de mercure j gr. , gomme arabique ℨ iij, eau distillée ℥ vj, teinture thébaïque ℈ j, mêlez ; une cuillerée matin et soir (*Langenbech*) : ℞ acide arsénieux, carbonate de potasse purifié āā ℈ ß, eau distillée ℥ j, faites digérer au bain-marie, ajoutez : esprit d'angélique composé ℨ j, eau distillée ℨ vj ; 5 gouttes toutes les deux heures (*Heim*); strychnine, aconitine, delphine, vératrine (*Turnbull*); tartre stibié , avec de petites doses de sels neutres (*Bénédict*); galvanisme (*Bischoff*) ; moutarde en graine x gr. tous les matins (*Delarue*) ; mercure (*Cooper*).

Lotions d'eau froide (*Richter*) ; lumière du soleil (*Richter*); électricité, aimant; moxas aux tempes , sur le fronto-surcilier, au sinciput; cautérisation sincipitale avec la pommade ammoniacale (*Gondret*); le fer rouge (*Valentin*) ; vésicatoires volans répétés ; sternutatoires : ℞ poudre de feuilles de bétoine ℈ j, sulfure de mercure v gr., poudre d'asarum composée xxv gr. pour priser. — Recevoir sur les yeux la vapeur de la poudre de *Layeson*, vapeur d'acide sulfureux (mauvais), gaz ammoniac, d'éther phosphoré ; frictions sur les sourcils avec l'ammoniaque, la teinture de cantharides, le baume de Fioraventi, suc du capsicum annuum (trèsactif); cautérisation de la cornée avec le nitrate d'argent (*Serre*); limage de la cornée : ℞ safran des métaux ℨ j , eau de roses ℥ vj; instillez quelques gouttes entre les paupières (*Plenck*, trèsefficace) ; électro-puncture sur le nerf sous-orbitaire (*Magendie*); strychnine sur un vésicatoire un demi-grain à trois (*Schortt*) ; bains de mer, équitation.

4° PAR RÉPERCUSSIONS.

Eaux minérales ferrugineuses, hydro-sulfureuses en bains, douches, boissons; extrait et poudre d'aconit (*Storck*) unis au calomel et au soufre doré (*Plenck*); rappeler la maladie supprimée.

Moyens externes précédens; vapeur d'eau bouillante (*Dzondi*); sublimé corrosif (*Lafontaine*).

5° PAR AFFECTION SCROFULEUSE.

Amers, ferrugineux, iode; extrait ou décoction de houblon, gentiane, china. *Voyez* Scrofules (*Knox*).

Moyens externes précités : ♃ sublimé iij gr., eau distillée ℥ ij, pour lotions; vésicatoires (*Knox*).

6° PAR AFFECTION SYPHYLITIQUE.

Mercuriaux et sudorifiques; extrait de ciguë, pilules de *Méglin*. — Sulfate de fer iij à v gr.; trois à quatre fois par jour (*Haffner*).

Moyens externes précités.

Sublimé corrosif (*Dornblüth*); éther mercuriel 10 gouttes matin et soir (*Harke*).

7° PAR ENTOZOAIRES.

Anthelmintiques (*Beer*, *Weller*).

8° PAR BLESSURE DU NERF SOURCILIER.

Section complète du nerf intéressé ou de la cicatrice qui le contient (*Beer*).

9° PAR CAUSE INCONNUE.

Calomel à doses répétées; sternutatoire de Ware composé de sous-deuto-sulfate de mercure x gr., poudre sternutatoire de réglisse ou sucre

a drag. — Frictions de la cornée avec une lime d'or : ♃ strychnine ij gr., acide acétique étendu ℨ j, eau distillée ℥ j, quelques gouttes sur la cornée plusieurs fois par jour (*Henderson*) : ♃ strychnine un quart de gr., noix vomique iij gr., pour déposer sur un vésicatoire ammoniacal, qu'on renouvellera tous les deux ou trois jours (*Pétrequin*); ♃ poivre-long iij gr., eau bouillante ℥ j, infiltrez quelques gouttes dans l'œil matin et soir. — Fleurs d'arnica (*Collin*). — Saignée, puis vomitif et drastique, puis séton à la nuque, et pendant sa suppuration, vésicatoires de deux à trois pouces, répété tous les trois jours (*Dupuytren*, succès); camphre à haute dose (*Flemming*); magnétisme animal (*Harge*); belladone à l'intérieur (*Ronchi*); — ♃ émétique j à iij gr., infusion d'arnica ℥ j, sirop ℥ j; par cuillerée (*Polydore*); mercure jusqu'à salivation (*Wedemeyer*) : ♃ poudre de racine de valériane, de fleurs d'arnica, d'asafœtida ãã ℨ ij, extrait de pulsatille ℨ ß, tartre stibié xij gr.; 15 pilules en trois fois par jour (*Rust*) : ♃ poivre d'Inde ℈ j, teinture de gaïac ℥ j; 20 gouttes quatre fois par jour (*Schmidt*); application d'un fer rouge aux mollets (*Watmann*).

PROPHYLAXIE.

Éviter les lectures des petits caractères, surtout à la lumière; éviter de regarder la lumière vive; garantir les yeux de la poussière, des vapeurs irritantes, des émanations, des courans d'air, ou des vents violens; éviter les refroidissemens du corps ou de la tête, le coucher au serein, surtout dans les climats chauds; les alimens de mauvaise qualité, les échauffans, les travaux intellectuels continus; se tenir le ventre libre et l'estomac sans saburres; porter des verres colorés, etc.

AMÉNORRHÉE, DYSMÉNORRHÉE.

INDICATIONS. 1° S'enquérir de la cause présumée de la suppression; 2° rappeler l'écoulement menstruel, en favorisant les congestions utérines; 3° y suppléer par un écoulement artificiel.

A. IDIOPATHIQUE, ESSENTIELLE.

1° Sthénique.

Antiphlogistiques; régime, *saignée du bras* ou *du pied* la veille des règles; *sangsues à la vulve,* aux cuisses; ventouses sèches ou scarifiées; pédiluves simples ou irritans, bains de siége; fumigations aqueuses dirigées vers la vulve ou portées dans le vagin à l'aide d'un entonnoir; injections émollientes; fumigations d'acide carbonique, dégagé du carbonate de chaux par l'acide sulfurique affaibli (*Furnari*); frictions, lavemens âcres, pessaires irritans, coït; emménagogues, *voyez* plus bas (maniés avec précaution); vésicatoires aux cuisses (*Graves*); borax iv à vj gr. en quatre à six fois (*Kopp*); teinture de gaïac ammoniée (*Jewelt*); saignée, calomel; aloès et myrrhe āā en pilules (*Lindsley*); 2 sangsues tous les jours au dessous des seins (*Loudon*); demi-lavement d'assa-fœtida, ʒij (*Puel*); vapeurs d'eau vinaigrée, dirigées vers l'utérus (*R.* et *Sanson*).

2° Asthénique.

Préparations martiales; eaux ferrugineuses, sulfureuses, pilules ferrugineuses de *Blaud,* *Valet,* ou sous-carbonate et sulfate de fer, āā 2 à 4 pilules. ℞ hydro-chlorate de fer et d'ammoniaque iij à xv gr., ou sous-carbonate de fer, ʒß à ij; vin chalybé ʒij à ʒ ij, ou phosphate de fer ʒ i à iij (*Miller*); emménagogues : safran en poudre xx gr., en teinture ʒß; extrait d'armoise, d'absinthe, de cresson, d'aristoloche ʒß, de *rhue* x gr. à ʒ ß; infusion de matricaire; poudre de *sabine* v gr. à Ɵ i, de *garance* ʒ i à ij, en décoction ʒ ß pour ℔ ij d'eau (*Home, Marcherz*); teinture d'ellébore j cuillerée à ij, de cochléaria xv gouttes à ʒ j; aloès x à xx gr.; baume de Commandeur vj à xl; valériane x gr. à ʒß; pilules bénites de *Fuller* n° 4, de *Rufus*; cantharides; eau de menthe

composée ʒ i à iv; thériaque ʒ i à ij; vin d'absinthe ʒ ij à vj. Vomitifs, café, errhins, limaille de fer xij à xxiv gr. dans un extrait amer ou dans le vin d'Espagne. ℞ extrait d'aloès viij gr., de sabine vj gr. pour 6 bols, 1 toutes les 3 heures (*Italiens*); préparations d'iode (*Coindet*), bains hydriodatés (*Pierquin*), strychnine, un douzième à un huitième gr., trois fois par jour (*Churchill*); teinture de coloquinte ij à v gouttes dans l'eau de cannelle (*Berends*); fleur d'arnica (*Buechner*); électricité (*Monjon*); infusion de raifort (*Brunneck*); cyanure d'or iij gr. pour eau ʒ viij : ℞ sucre ʒ i, huile essentielle de rhue et de sabine āā vj gouttes, eau distillée d'armoise ʒ ß par cuillerée (*Desbois*); décoction de polygonum aviculare (*Finazzi*), de sénéga (*Flacher*); ipécacuanha (*Guldbrand*); muriate de baryte (*Hufeland*); sinapismes aux mamelles (*Huin*); injections répétées de x à xij gouttes d'ammoniaque dans du lait chaud (*Lavagne*); éther phosphoré (*Lobstein*), fenouil aquatique (*Martius*); ananas (*Rumpf*); bain de vapeur et décoction de genêt (*Sanchez*); vin de dictame blanc (*Stoerk*); herba adianthi aurei ʒ j dans le lait (*Scheffer*); spirea ulmaria (*Stegeman*); indigo (*Stall*) : ℞ romarin et menthe poivrée āā ʒ iij, eau bouillante ʒ vj, adde, éther sulfurique ʒ ij, sirop d'écorce d'oranges ʒ i, m. à prendre par cuillerée de deux heures en deux heures (*Sundelin*); seigle ergoté (*Tacher*); chlore (*Vallace*); extrait d'aconit j à iij gr. (*West*).

3° Spasmodique.

Bains tiède (*P. Dubois*), opiacées, acétate de morphine (*Fabré*); acétate d'ammoniaque ʒ i à ʒ i par jour (*Patin, Masuyer, Cloquet*); injections de décoction de ciguë ou morelle; musc x à xx gr., castoréum vj à Ɵ i. Belladonne (*Ever*); térébenthine (*Guibert*); ℞ huile de térébenthine ʒ ß, décoction d'orge ℔ j; pour un lavement (*Elliotson*), pédiluves avec la décoction de sabine (*Anglais*).

B. SYMPTOMATIQUE.

S'attacher à détruire la cause ; saignées tous les mois (*Lisfranc*).

Régime, prophylaxie des deuxième et troisième espèces.

Insolation, air sec et vif, imprégné de lumière et de calorique, campagne, voyages, danse, exercice à cheval, en voiture. Frictions, flanelle sur la peau, changement de climat ; viandes rôties, vin de Bourgogne coupé avec les eaux de Spa, Pyrmont, Passy, Aumale, Rouen. Bains de mer ; coucher avec une personne qui a ses règles (*Himly*).

ANAPHRODISIE ou IMPUISSANCE.

INDICATIONS. Rendre aux organes génitaux l'énergie qui leur manque, en agissant d'une manière directe, indirecte ou empirique.

1º PAR DÉBILITÉ, ATONIE, RÉFRIGÉRATION.

Alimens nutritifs excitans, gelées animales chargées d'osmazome, poissons, leur laitance ; crustacés, écrevisses, truffes, morilles, topinambours, artichauts, céleri, cacao, chocolat, vanille, café, cannelle, sucre, ananas, framboises, amandes, noisettes, pistaches, cachou, salep, pigeons, etc. ; frictions sèches sur le corps ; bains et douches excitantes.

2º PAR ÉMISSIONS SÉMINALES FRÉQUENTES.

Eloigner les excitans physiques et moraux. Natation, douches de Baréges sur les lombes ; frictions avec les linimens stimulans ; décoction de racine de ginseng ; huile phosphorée aromatique de *Lescot* de 20 à 25 gouttes, pendant trois à cinq jours (formule de *Magendie*).

3º PAR CONTENTION D'ESPRIT.

Distraction, voyages ; frictions sur les reins.

4º PAR AFFECTION DU CERVELET.

Exutoire à la nuque ; aphrodisiaques ; acupuncture (*Lallemand*).

5º PAR CAUSE INCONNUE.

Diablotins d'Italie, pastilles vénitiennes ; cantharides en teinture 5 à 10 gouttes dans une émulsion ; ambre gris, musc, phosphore un demi-grain dans éther 36 gouttes ; borax ℈ ij (*Venetti*) ; opium ; remède de *Kempfer* ; safran ; huile de vers, de ricin, de fourmis ; sarrasin, chervi, moutarde (*Chaptal*) ; vin chaud ; sang menstruel, sperme humain, de bœuf, de hérisson, de la hyène (remèdes dégoûtans et inutiles).

ANASARQUE.

INDICATIONS. 1º Eloigner les causes de la maladie, et à cet effet, rappeler les écoulemens interrompus, les affections subitement supprimées, et combattre les maladies dont elle dépend ; 2° favoriser l'absorption on l'évacuation de la sérosité épanchée ; 3° rétablir l'état normal des lymphatiques.

A. IDIOPATHIQUE.

1° Hyperdiacrisie simple.

Anti-phlogistiques : saignée du bras, boissons délayantes, diète, repos, température douce. —Diurétiques : nitrate de potasse xij à xxiv gr. dans un décoction de chien-dent ou pariétaire; urée xxiv à xxx gr. en solution dans l'eau distillée édulcorée ; acétate de potasse.—Minoratifs : crême de tartre ʒ ij ; eau de Sedlitz, huile de ricin ʒß à ij, unie au sirop de roses pâles, conserves de casse ou tamarin ʒ j à ij, manne ʒ i à ij. — Sudorifiques : Bains de vapeurs simples , fumigations aromatiques, bains de sable chaud; larges vésicatoires. — Sous-carbonate de fer (*Cruveilhier*) ; lotions froides (*Hildebrand*); huile de croton (*Richter*).

2° Aiguë, active, sthénique.

Anti-phlogistiques : saignée générale, boissons aqueuses, légèrement diurétiques , bains de vapeurs (*Faye*); diète, repos, température douce. Rappeler les règles (*voyez* AMÉNORRHÉE), les hémorrhoïdes , par des suppositoires excitans, des sangsues à l'anus, quelques drastiques. Vésicatoire, cautère, séton, scarifications, mouchetures; tartre stibié à haute dose (*Laënnec*); envelopper les extrémités dans des feuilles récentes de jeunes bouleaux (*Meier*); bains de vapeur russes (*Schmidt*); bains froids (*Franck*).

3° Chronique, passive, asthénique.

Bandage compressif, frictions , exercice , (*Cullen*); toniques : sous-trito-carbonate de fer ʒß à j; eaux de Spa, Forges, Passy; quinquina

en décoction , infusion , extrait , sirop ; sulfate de quinine x à xx gr.; simarouba, quassia , pissenlit.—Vin d'absinthe (*Sydenham*); bain froid (*Cullen*); diurétiques; digitale (*Brera*); minoratifs; diaphorétiques légers. Vésicatoire, cautère, séton, scarifications, mouchetures, piqûres multipliées, incisions superficielles. Teinture d'iode (*Buisson*); racine de sénéga , à haute dose (*Kliemstein*); digitale , sénéga et fleur de sureau (*Schmidt*); hydro-chlorate de quinine (*Spielmann*); bains secs de sel chauffé (très-efficace *Stifft*). *Voyez* ASCITE.

B. SYMPTOMATIQUE.

1° D'une affection cutanée.

Température chaude , vêtemens de flanelle , frictions sèches ou aromatiques; bains simples ou aromatiques, bains de sable (*Beling*); diurétiques ; purgatifs ; émissions de sang. Vésicatoires, mouchetures; vin de tartre stibié de *Huxam*, avec la teinture de cantharides (*Buchole*); muriate de baryte (*Hufeland*); *tartre stibié à doses réfractées (Jakubowski)* ; emplâtre stibié (*Itard*); ♃ poudre de digitale vj gr., scille x gr., nitrate de potasse xv gr., conserve d'ænula campana , q. s. en plusieurs doses (*Janson*); huile éthérée de genièvre (*Sachs*); teinture de cantharides , autant de gouttes que d'années (*Autenrieth*); racine de sénéga (*Bouvard*) ; calomel, rhubarbe et scille (*Plenziz*); oxymel de colchique (*Stoerck*).

2° D'une altération des reins.

Saignées générales (*Bright*); sangsues ou ventouses aux lombes ; diurétiques : décoction de chiendent nitré ; de raifort (*Rayer*); digitale , crême de tartre (*Bright*); racine de cahinça; bains de vapeur (*Tissot*); vésicatoire, cautère, séton ; frictions mercurielles sur les lombes; onguent mercuriel iij gr., savon médical ij gr., scille j gr., deux ou trois par jour (M. *Solon*); purgatifs : eau de Sedlitz ; sulfate de quinine et scille ; ferrugineux et uva ursi ; mouchetures, scarifications ; vératrine extérieurement et intérieurement (*Magendie*).

3° **Par obstruction veineuse.**

Combattre les compressions accidentelles par des moyens divers.

4° **Par obstruction du fluide nerveux.**

Position élevée, compression méthodique ; frictions sèches ou alcooliques, de scille, digitale; légères mouchetures.

Hygiène, prophylaxie.

Changement d'habitation, de profession, de nourriture. *Voyez* HYDROPISIE.

ANÉMIE.

INDICATIONS. 1° Détruire ou éloigner la cause; 2° rendre au système sanguin son énergie normale.

Amers, gentiane, houblon en infusion ; vin amer, vin d'écorce d'orange (*Hoffmann*) ; *préparations martiales* (*Hallé*) ; limaille de fer porphyrisée ʒ j à ij par jour ; sous-carbonate de fer ʒ ß à j ; pilules de Bland, de Vallet : ℞ tritoxide de fer ʒ j, suc de réglisse, v gr. ; faites 72 pilules (*Piorry*); huile phosphorée de Lescot, 20 à 25 gouttes ; eaux minérales de Spa,

Pyrmont, Forges, Vichy; transfusion du sang.

Alimens nutritifs, viandes rôties, gelées de viandes aromatisées; salep, sagou, arrow-root; chocolat ferrugineux ; position basse de la tête, et élevée des membres (*Piorry*); air vif et sec, insolation ; voyages. Équitation ; bains de mer.

ANÉVRYSMES EXTERNES.

INDICATIONS. 1° Modérer l'impulsion du sang; 2° arrêter son cours dans le conduit malade; 3° favoriser le retrait du sac et l'absorption des caillots sanguins.

1° **SPONTANÉ.**

Saignées, eau pure ou boisson rafraîchissante; digitale en teinture 10 à 15 gouttes, dans un julep ; légers purgatifs.

Glace pilée, eau glacée, neige appliquée sur la tumeur (*Bartholin*, *Guérin*, etc.) ; poudres astringentes (inefficaces) ; cautérisation avec le fer rouge (*M.-A. Severin*); compression sur la tumeur (*Guattani*), au dessus (*Dupuytren*), au dessous (*Vernet*), immédiate. — Ligature au dessus et au dessous de la tumeur (*P. d'Egine, Aétius*), au dessus (*Anel, Hunter*), au dessous (*Deschamps, Lambert* et *Wardrop*).

2° **TRAUMATIQUE.**

Faux primitif, diffus.

Compression, ligature par la méthode ancienne (*Marjolin*). *Voyez* HÉMORRHAGIES.

Faux consécutif, circonscrit.

Compression (*Arnaud*) ; ligature, méthode nouvelle, — méthode ancienne (*Boyer*); réfrigérans.

Varice anévrysmale.

Compression.

Anévrysme variqueux.

Ligature au dessus et au dessous (*Parck* et *Physick*).

Prophylaxie, régime.

Repos absolu, eau fraîche pour boisson, calme, repos de l'esprit ; fuir les passions, les émotions ; éviter tous les excitans ; température fraîche, modérée ; se priver entièrement d'alimens solides ; lait.

ANÉVRYSMES INTERNES.

INDICATIONS. 1° Modérer l'impulsion du sang ou la coordonner à la résistance des parois artérielles ou cardiaques ; 2° favoriser le retour de ces organes à leur dimension première.

1° ANÉVRYSME PASSIF DU CŒUR OU DES GROS VAISSEAUX.

Vésicatoires, cautères, sétons, moxas sur la poitrine ; pédiluves et manuluves chauds (*Morgagui*) ; ligatures appliquées aux membres ; quelques sangsues ; sirops de pointes d'asperge, de digitale, de Jonhson ; pilules de digitale, teinture de digitale ; polygala en poudre, xij gr. à Ɔ j : ℞ assa-fœtida ℥ ij, gomme ammoniaque Ɔ ij, térébenthine 6 gouttes, cire jaune, q. s. pour un emplâtre, sur le cœur. — Purgatifs légers, diurétiques ; mouchetures sur les membres œdématiés ; acétate de plomb j à xij gr. (*Dupuytren*).

2° ANÉVRYSME ACTIF. (*Voyez* HYPLRTROPHIE.)

Prophylaxie, régime.

Calme des passions ; renoncer aux exercices violens, aux excitans, tels que café, liqueurs, épices, etc. ; position assise dans le lit ; vêtemens de flanelle ; moyens généraux de l'hygiène.

ANGINE.

INDICATIONS. 1° Enrayer, dénaturer, combattre l'inflammation ; 2° prévenir ou combattre les accidens.

A. INFLAMMATOIRE.

1° Taitement général.

État aigu.

Boissons mucilagineuses froides ou tièdes ; eau d'orge, infusion de fleurs de violette, de mauve, de guimauve , édulcorée avec le miel, le sucre , un sirop mucilagineux ou acide ; ou laxatives avec addition d'huile de ricin , d'amandes douces, ou ℥ ij de sirop de nerprun, ou ʒij de séné pour ℥ viij d'eau, ou ℥ j à ij de sulfate ou sousphosphate de soude. Eau de veau , décoction de casse ou tamarin. Gargarismes émolliens ou acidulés, linges chauds, cataplasmes, fomentations, éponges imbibées d'eau tiède , vessie remplie de lait autour du cou ; flanelles , fumigations émollientes ; pédiluves chauds sinapisés ou aiguisés de sel , de cendre ; vésicatoires au cou , aux jambes ; sinapismes ; saignées générales et locales avec les sangsues ou les ventouses. Bains tièdes prolongés ; purgatifs, lavemens purgatifs ou laxatifs , avec miel de mercuriale ℥ ij ; émétique en lavage, comme vomitif (*Roche*) ; ipéca en poudre, en sirop. Poudre d'alun insufflée , (*Laënnec*), portée avec le doigt (*Velpeau*) ; cautérisations superficielles avec le nitrate d'argent. Laryngotomie. Insufflation de poudre de borax (*Chinois*) ; friction autour du cou avec le liniment suivant : ℞ huile de jusquiame ℥ j , onguent mercuriel ℥ i ß, esprit de sel ammoniaque caustique, ℥ ß (*Most*). ℞ sulfate d'alumine et potasse āā , suc. de réglisse et gomme arabique ; pour tablettes (*Thilénius*) ; ℞ miel blanc ℥ iij nitre pulvérisé très-fin ʒ ij ; m. une cuillerée à café avalée le plus lentement possible (*Chevalier*).

État chronique.

Gargarisme avec addition d'acide hydrochlorique, acétique ou sulfurique, quelques gouttes; avec infusion de roses, d'écorce de grenadier, de noix de galle, de feuilles de noyer, de fleurs ou sirop de ronces, de sirop de mûres, de miel rosat; avec quelques grains de sulfate de fer, de cuivre, d'alumine, de potasse; insufflations d'alun (*Laënnec*); révulsifs: vésicatoires, cautères, moxas, purgatifs réitérés; ♃ feuilles de sabine ℨ vj, eau bouillante ℥ vj, sublimé j gr. pour gargarisme (*Kopp*).

ligature (*Guillemeau*); *excision* (*Celse*), mercuriaux; préparations d'iode; révulsifs permanens; — insufflations d'alun (*Laënnec*); ♃ *calomel en poudre* gr. vj, *savon médical* ℨ ß; pour 6 pilules, à prendre 2 par jour (*Buet*); moutarde (*Macartan*); écorce du Brésil en gargarisme (*Merrem*); extrait de ratanhia (*Ruster*); huile essentielle de sauge (*Schneider*).

2° Traitement spécial.

1° Amygdalite aiguë.

Saignées générales au cou, au pied, au bras, ouverture des veines ranines (*M. A. Severin*); *sangsues au cou*, sur l'amygdale (*Broussais*). Boissons et gargarismes émolliens mucilagineux, inspiration de vapeurs émollientes; laine, cataplasmes, fomentations autour du cou; pédiluves irritans; sinapismes; émétique en lavage, *comme vomitif* (*Roche*); poudre d'alun portée sur les amygdales (*Velpeau*); gargarismes alumineux (*Bénati*); *voyez* Traitement général. Ouverture des abcès avec le pharyngotome de Petit, la lancette ou le bistouri enveloppé de linge; cautérisation des ulcérations avec la pierre infernale, l'acide muriatique (*Bretonneau*); carbonate de chaux en poudre (*Guyton-Morveau*); essentia pimpinellæ, 20 à 60 gouttes sur du sucre avalé lentement (abortif *Gunther*); *calomel* ij à iij gr. par jour (*Zugenbuhler*); gargarisme d'infusion de sureau et oxymel (*Hecker*); calomel, teinture d'opium et miel sur la base de la langue (*Hamilton*); cataplasme de croûte de pain ℥ v, semences de lin en farine ℥ j, sel ammoniac en poudre ℨ ij, opium pur Ɔ j (*Vogler*).

Chronique Induration des amygdales.

Gargarismes résolutifs (*voyez* Traitement général); incision, cautérisation (*Severin*), arrachement (*Celse*); déchirure avec l'érigne (*Bérard*),

2° Palatite aiguë. (*Voyez* Traitement général.)

Gargarismes avec le miel rosat et le vinaigre, dans la décoction d'orge; antiphlogistiques. Décoctions mucilagineuses et narcotiques, comme bain local; fumigations émollientes dirigées à l'aide d'un entonnoir renversé; pédiluves; émétique en lavage, petit-lait, etc.

Chronique.

Gargarismes résolutifs; quelques saignées locales; cautérisations légères avec le nitrate d'argent, gargarismes avec le chlorure d'oxide de sodium.

3° Pharyngite. (*Voyez* Traitement général.)

4° Laryngite. (*Voyez* ce mot.)

B. GANGRÉNEUSE.

1° Gangréneuse, proprement dite.

Combattre par un traitement convenable l'affection dont elle est souvent le symptôme. — Saignée (nuisible *Renauldin*), (utile *Ozanam*); émétiques, cordiaux et toniques (*Renauldin*); scarifications et miel rosat (*Mead*); cautérisations avec le feu, la pierre infernale, les acides concentrés; gargarismes avec *chlorure d'oxide de sodium* ℨ ß a j, dans eau ℥ v; ♃ décoction de kina ℥ viij, oxymel ℥ j, alcool camphré ℥ ß, muriate d'ammoniaque xij gr. pour gargarisme; pyrothonide (*Ranque*), eau créosotée, en topiques; toucher avec une solution de 10 à 12 grains de nitrate d'argent dans

℥j d'eau; vin coupé, lavement de quina; acétate de plomb en gargarismes (*Raulin, Desgranges*); acides végétaux, camphre, écorce du Pérou (*Renauldin*).

2° Couenneuse pharyngienne, inflammation diphthérique (*Bretonneau*).

Sangsues (rarement utiles); vomitifs; boissons acidulées; gargarismes de quinquina acidulé, *de chlorure de sodium* (*Roche*); applications locales de nitrate d'argent, insufflations d'alun calciné (*Bretonneau*); toucher avec la mixture de Wanswieten, composée de miel rosat ℥j acide hydrochlorique ʒj à jꝪ ; cautérisations avec le nitrate de mercure, le sulfate de cuivre, l'acide hydro-chlorique, le sublimé, les chlorures; préparations mercurielles; calomel et précipité rouge en applications topiques (*Trousseau*); eau à la glace (*Jackson*); acides minéraux (*Naumann*); boissons aqueuses abondantes et émissions sanguines (*Piorry*); *sangsues à l'épigastre, en même temps, vomitif de 1 gr. émétique et sirop d'ipécacuanha ℥ ij*, puis sinapismes et calomel (*Ribes père*); mercure et opium (*Thilénius*); quinquina intérieurement et extérieurement (infaillible d'après *Wolf*).

3° Couenneuse pharyngienne compliquée de croup. (Variété sthénique.)

Saignées générales (peu utiles), indispensables (*Jolly*); sangsues au cou promptement répétées; émétique, ipécacuanha répété deux à trois fois dans quarante-huit heures, sirop d'ipécacuanha; polygala; *calomel 1 gr. d'heure en heure, jusqu'à ℥j à ij par jour* (moyen héroïque (*Bretonneau, Guersent*); en frictions autour du cou. Gargarismes de chlorure de soude (*Roche*); pédiluves sinapisés, sinapismes; vésicatoires; demi-bains; musc, camphre, assa-fœtida; sulfure de potasse uni au musc v gr. trois ou quatre fois par jour (peu avantageux, *Guersent*); fric-

tions mercurielles (nuisibles). Bronchotomie et cautérisation du larynx (*Bretonneau*).

Variété asthénique.

Polygala, calomel; vésicatoire au cou, entre les épaules, frictions irritantes; lavement avec le kina camphré; toucher avec la mixture de Wanswiéten; vapeur éthérées, ammoniacales; fumigations guytoniennes (dangereuses); chlorures; laryngotomie; gargarismes avec infusion de capsicum (*Eberle*); infusion de poivre d'Espagne à l'intérieur et en gargarisme (*Currie*).

4° Pultacée, caséiforme, symptomatique de la scarlatine.

Gargarismes émolliens acidulés; cautérisations; ℞ eau ℥ iv, alcool ℥ iv, vinaigre ʒ ij, acétate de plomb, x gr. en gargar.

Prophylaxie, régime des angines en général.

Éviter les efforts de déglutition, d'expuition, de phonation; situation élevée de la tête; alimens doux, non épicés, lait; température douce; repos du corps et de l'esprit; éviter les courans d'air, la poussière, le froid aux pieds; vêtemens de flanelle; frictions sèches, aromatiques, cravate de flanelle. Exutoire permanent; renoncer aux alcools et aux échauffans de toute espèce, à l'exercice des instrumens à vent; tenir le ventre libre, diète; lavage du cou à l'eau froide et gargarismes aluminés (*Dewes*).

ANGINE DE POITRINE (STERNALGIE).

INDICATIONS. 1° Modérer la durée des accès; 2° en prévenir le retour.

TRAITEMENT PENDANT L'ACCÈS.

—

Immersion des bras dans l'eau très-chaude (*Blackal*); pédiluves irritans. *Sinapismes sur le sternum.* Vésicatoire entre les épaules ; saignée (*Parry*, *Laënnec*) ; sangsues à l'épigastre ; vomitif (*Perceval*) ; plaques aimantées (*Laënnec*, *Lebreton*) ; ♃ teinture thébaïque 25 gouttes, vin antimonié 25 gouttes, dans une potion (*Héberden*) ; ℞ eau de menthe, 1 cochl., huile d'anis, 1 à 2 gouttes (*Kreyssig*) ; antispasmodiques généraux, tels que, opium 1 gr., camphre 1 gr. à Ɗ j, asa-fœtida xv gr., valériane ʒ j à iij, musc xx à xxx gr., castoreum vj gr. à Ɗ j, teinture de succin 30 gouttes, éther ʒ j à iij, thridace ij à iv gr., oxide de zinc vj gr. à ʒ ß, liqueur d'Hoffmann ʒ ß à j, sirop d'acétate de morphine ℥ j ; ℞ *eau de laurier-cerise* ʒ ij, teinture d'opium Ɗ j, 15 gouttes de deux en deux heures (*Pitschaft*) ; *belladone*, *jusquiame* en infusion ou fumée ; carminatifs ; ventouses simples ou scarifiées ; pilules de Méglin, iij à xviij gr. par jour, — 25 à 30 sangsues à la partie inférieure du sternum (*Bossu*).

TRAITEMENT HORS L'ACCÈS.

Moyens précités. — Vin, cordiaux (*Héberden*) ; sous-carbonate de fer 3 j à iij, seul ou uni au sulfate de quinine. — *Sulfate de quinine uni à l'opium et l'éther* (*Jolly*) ; ℞ sulfate de zinc, 1 gr., opium un quart de grain, deux fois par jour (*Perkins*) ; poudre de Dower, avant de se coucher (*Jurine*) ; solution de Fowler 6 gouttes, trois fois par jour (*Alexander*) ; acide phosphorique ʒ j, dans les vingt-quatre heures (*Baumes*) ; (nuisible souvent) gaïac et antimoniaux (*Bergius*) ; nitrate d'argent un sixième de grain en pilules (*Cappe*) ; ℞ nitrate d'argent fondu x gr., opium pur vj gr., résine de gaïac ʒ iij ; Faire des pilules de ij gr., à prendre 2, puis 3 par jour (*Zipp*) ; acide hydro-cyanique (*Elwert*) ; ℞ tartre stibié ʒ ß, opium ʒ j, mêlés à la salive pour frictions (*Kriegelstein*) ; frictions stibiées à l'épigastre (*Lind*) ; emplâtre stibié (*Lespinasse*) ; abstinence de boissons, sulfate de quinine, pilules drastiques, émissions de sang (*Marjolin*) ; garance et digitale (*Naumann*) ; musc à haute dose (*Récamier*) ; ℞ extrait de

laitue vireuse ij gr., feuilles de digitale un demi-grain (très-efficace, donné de deux en deux heures, *Schlesinger*) ; vésicatoires, cautères aux cuisses, séton à la poitrine ; application d'une pièce de toile imbibée d'une solution d'émétique dans l'eau bouillante. Électricité (*Godwin*) ; teinture de Théden (*Wichman*) ; quinquina, musc et camphre (*Jurine*) ; ferrugineux (*Elsner*) ; frictions avec l'onguent de vératrine, ʒ ß pour ℥ j d'axonge (*Turnbull*).

PROPHYLAXIE, RÉGIME.

Régime sévère, diète végétale ; éviter les repas du soir. Bains, demi-bains, bains froids (*Jurine*) ; eaux minérales de Bath (*Fothergill*) ; habitation à la campagne, à un bas étage, promenade, distraction, calme, tranquillité morale, lecture, fuir les plaisirs vénériens. Vêtemens de flanelle, frictions ; éviter l'humidité ; lavemens évacuans (*Fothergill*) ; petites saignées, cautères aux cuisses. Equitation, promenades en voiture (*Raige-Delorme*).

ANGIO-LEUCITE. (*Voyez* ÉLÉPHANTIASIS.)

ANKYLOSE.

INDICATIONS. Prévenir, diriger ou remédier à l'ankilose par des moyens chirurgicaux ou mécaniques.

A. FAUSSE.

1° Y remédier.

Mouvemens ménagés et gradués, machine de F. Hilden (*Boyer*) ; poids que l'on augmente graduellement. Bains tièdes, lotions, fomentations émollientes avec l'eau de graine de lin, la guimauve, le bouillon de tripes. Bains et douches de vapeurs simples ou aromatiques, alkalines ou sulfureuses. Frictions ; massage, bains de Barèges, de Bourbonne. Emplâtres émolliens, onctions, frictions avec l'huile ammoniacale camphrée, peau de mouton nouvellement écorché. *Appareil* à extension de Louvrier. Section des tendons fléchisseurs , et extension graduée (*Duval*).

B. VRAIE.

2° La diriger.

Ainsi : tenir la mâchoire légèrement abaissée, la cuisse et la jambe dans l'extension , le pied perpendiculaire à la jambe, les orteils étendus ; Le bras un peu écarté du tronc, l'avant-bras mi-fléchi entre la pronation et la supination , la main et les doigts mi-fléchis ; la tête dans sa rectitude naturelle. Amputation , incisions longitudinales sur les bandes rétractées (*Gidelha*) ; appareil mécanique à extension brusque (*Louvrier*). Section des tendons fléchisseurs , et extension graduée (*Duval*).

3° PROPHYLAXIE.

3° La prévenir.

Eviter l'immobilité trop long-temps continuée.

ANOREXIE.

INDICATIONS. Rechercher si elle est liée à un état sthénique ou asthénique de l'estomac , ou si elle dépend de la souffrance d'un autre organe.

Annihiler les causes.

Diète , exercices gymnastiques , lecture à haute voix , distractions.

Vomitifs (souvent nuisibles , *Broussais*), stomachiques , elixirs de longue vie ; rhubarbe , graine de santé, eau de Sedlitz , toni et vomipurgatifs. Eaux minérales ferrugineuses , eau de Seltz ; bains de mer. Infusions amères , alimens épicés , moutarde , conserves.

ANOSMIE (PERTE DE L'ODORAT).

INDICATIONS. Rechercher la cause et la combattre.

Inspiration de vapeurs aqueuses ou aromatiques stimulantes , odeurs vives et pénétrantes , sternutatoires : poudre de Saint-Ange, de bétoine , de muguet, de sous-deuto-sulfate de mercure , d'ellébore. Vésicatoires , cautères , moxas , vers l'origine de la cinquième paire nerveuse ; électricité , électro-puncture.

ANTÉVERSION DE L'UTÉRUS.

INDICATIONS. 1° Ramener l'organe à sa rectitude naturelle, en attaquant la cause de la déviation ; 2° combattre les accidens qui peuvent l'accompagner.

1° PENDANT LA GROSSESSE. (*Voyez* ce mot.)

2° HORS LA GROSSESSE.

Traitement approprié à la Métrite chronique, *voyez* ce mot. Antiphlogistiques , bains , sangsues , injections émollientes , puis astringentes , sulfureuses ; séjour au lit, le bassin élevé, pessaire en bilboquet.

3° PROPHYLAXIE. (*Voyez* MÉTRITE et GROSSESSE.)

ANTHRAX.

INDICATIONS. 1° Combattre l'inflammation ; 2° neutraliser ou détruire le virus.

A. ANTHRAX MALIN, MALADIE CHARBONNEUSE.

Traitement interne , médical.

Etat sthénique. Premier jour : saignée ; trois heures après, tartre stibié iij gr. ; bouillon léger, eau pure. Deuxième jour : apozème purgatif, avec décoction de tamarin ℥ iij , séné ℥ j , manne ℥ j; bouillon aux herbes. Troisième jour : lavemens purgatifs, bouillons légers. Quatrièmejour : nouvel émétique (traitement nuisible, dit *Bouillaud*); antiphlogistiques simples.

Etat asthénique. Thériaque; confection alkermès délayée dans une infusion aromatique ; deux heures après, tartre stibié qu'on répète trois ou quatre jours après; quinquina en substance, toutes les trois ou quatre heures (*Fournier*); purgatifs (*Bayle*); bains , lavemens; saignées (*Thomassini*) proscrite par (*Chambon*); vins et infusions amères aromatiques; sulfate de quinine. *Voyez* TYPHUS.

Traitement externe, chirurgical.

℞ vin blanc ℔ iv , gomme élémi et cire jaune āā ℔ j , résine ℔ ij , aristoloche ronde pulvérisée et sangdragon āā ℥ j , térébenthine de Venise ℔ j , faites fondre et passez au tamis pour un emplâtre (héroïque, d'après *Fournier*). *Sangsues en grand nombre* (*Régnier.*); enlever jusqu'au vif avec le bistouri (*Bayle*); extirpation, *scarifications ;* incisions autour de la base de la tumeur. *Cautérisation* avec les acides concentrés , la pierre à cautère, le cautère actuel; ventouse et cautérisation avec le fer rouge (*Avicenne*), la dissolution de nitrate de mercure (*Récamier*), le beurre d'antimoine (*Sylvius*); onguent ægyptiac , thériaque, quinquina seul ou uni au camphre et au charbon. *Chlorures alcalins. Voyez* POSTULE MALIGNE.

Prophylaxie.

Se garantir de la contagion, en évitant de toucher les corps ou les peaux d'animaux infectés. Lotions chlorurées ; régime nutritif, bon vin ; propreté minutieuse; bains de mer.

B. ANTHRAX PESTILENTIEL.

INDICATIONS. 1° Combattre la maladie interne ; 2° favoriser la sortie et la suppuration des bubons.

Traitement médical. (*Voyez* PESTE.)

Traitement externe, chirurgical.

Topiques relâchans et anodins (*Paré*); scarifications profondes (*Celse*); ablation des parties gangrénées ; cautérisation avec le fer rouge ou le cautère potentiel; pansement avec les digestifs excitans et les antiseptiques , tels que poudre de china , de charbon, de camphre , les chlorures alcalins.

Prophylaxie. (*Voyez* PESTE.)

C. CHARBON DES ENFANS, ULCÈRES GANGRÉNEUX, CANCER AQUATIQUE. (*Voyez* GANGRÈNE.)

D. ANTHRAX BENIN.

Traitement interne.

Boissons adoucissantes , émulsionnées, nitrées ; laxatifs; émétique; boissons amères ; bains tièdes ; lavemens émolliens opiacés.

Traitement externe.

Sangsues répétées ; lotions tièdes, fomentations émollientes narcotiques, cataplasmes; applications froides , glace; forte solution d'opium , de jusquiame, ciguë, belladone. Circonscrire la tumeur par une incision (*Lallemant*); incision cruciale (*Dupuytren*); compression; digestifs simples ou animés ; emplâtres résolutifs , fondans.

Tenir le ventre libre, prévenir les saburres ; éviter les alimens de mauvaise qualité, les coquillages, le lard, les alcooliques, etc.

ANUS ANORMAL.

INDICATIONS. Rendre aux matières leur cours naturel, en agrandissant d'une part le calibre de l'intestin, et en diminuant et obturant de l'autre l'ouverture anormale.

Diète sévère (*Lapeyronie*), très-nuisible (*Louis* et *Dupuytren*); alimens abondans et stercoraux; laxatifs, purgatifs légers; décubitus horizontal. Compression légère sur la plaie extérieure, mèches dilatatrices dans les deux bouts de l'intestin, et compression de l'ouverture fistuleuse (*Desault*); croissant d'ivoire pour refouler l'éperon d'intestin (*Desault*); le traverser d'une aiguille, sa section graduelle avec des ciseaux mousses, enfin, sa destruction avec l'entérotome de (*Dupuytren*) autoplastie; (*Blandin*).

APHONIE.

INDICATIONS. Rechercher la cause et la combattre.

A. IDIOPATHIQUE, NERVEUSE.

Frictions avec l'huile de croton tiglium, au col (*Andral*); insufflations d'alun, gargarismes avec alun ℥ ij, décoction d'orge ℔ j, sirop diacode ℥ j; puis frictions avec extrait de belladone xij gr., alcool camphré ℥ ijj (*Bennati*); linimens irritans, vésicatoires, sétons, moxa aux environs du larynx (*Jolly*); frictions avec la pommade stibiée; *émétiques* répétés (*Laennec, Rayer*) : ℞ éther sulfurique ℥ ij, baume de

Tolu ℥ ij, en fumigation (*Moreau*); galvanisme, électricité (*Most*); saignée (*Ollivier*); bains de vapeur à température élevée (*Rostan*); mastication du poivre cubèbe (*Rosenthal*); *cautérisation du larynx* avec une petite éponge imbibée de solution de nitrate d'argent et exprimée sur l'épiglotte (*Trousseau*); potion du docteur Mougenot (*Cadet de Gassicourt*); émotion morale vive.

B. SYMPTOMATIQUE.

1º D'une laryngite chronique.

Calomel jusqu'à salivation (*Graves*); trois à quatre vomitifs dans l'espace de cinq à six jours (*Rayer*); infusions de thé, sureau, bourrache; cautérisation de Trousseau. *Voy.* moyens précités et LARYNGITE; belladone (*Bartels*); vésicatoires répétés tous les quatre à cinq jours : ℞ carbonate de fer ℥ ij, racine de Columbo ℥ ijj; alun en poudre ℈ ij; mêlez et divisez en dix-huit paquets.

2º De suppressions ou répercussions.

Rappeler les exanthèmes supprimés les hémorrhagies habituelles, etc.; boissons chaudes, diaphorétiques; saignées.

3º De congestion cérébrale.

Purgatifs, vésicatoires, sangsues, pilules aloëtiques (*Webster*); saignées; pédiluves sinapisées; lavemens purgatifs; eau émétisée, etc.; belladone (*Selle*).

4º De la présence des vers.

Poudre composée de calomel, racine de jalap et oleo-saccharum d'anis (*Krumaker*); anthelmintiques.

C. PROPHYLAXIE. (*Voyez* LARYNGITE.)

APHTHES.

INDICATIONS. 1° Favoriser la cicatrisation des ulcérations ; 2° combattre ou prévenir les complications.

1° ÉRYTHÉMATEUX ET VÉSICULAIRES.

Gargarismes adoucissans, mucilagineux ou acidulés avec le miel rosat, les acides sulfuriques, acétiques, hydro-chloriques ; gargarismes avec le borate de soude (*Rau*), l'eau de chaux (*Wendt*) : ℞ feuilles d'aigremoine, une poignée, de sauge, une pincée, eau bouillante ℔ j, ajoutez miel rosat ℥ ij ; pour gargarisme (*Boërhaave*) : ℞ poudre de borax ℨ ij, teinture de myrrhe, eau de roses, ā̄ā̄ ℥ j, miel rosat ℥ ij, pour toucher les aphthes. Cautérisations avec le nitrate d'argent, le sulfate de cuivre, l'acide hydro-chlorique (*Grant*), uni au miel rosat (*Guersent*) ; gargarismes d'infusion de serpolet (*Jœrg*) : ℞ alun ℨ j, eau ℥ ij, miel rosat ℥ ij, pour toucher les aphthes (*Lütmann*), l'extrait de saturne (*Chaussier*) : ℞ sucre blanc ℥ ß, infusé de graine de lin, ℔ ß, suc de citron ℨ ij, pour gargarisme (*Swediaur*) ; pour les toucher il recommande borax en poudre 1 p., eau de roses 3 p., miel rosat 8 p., teinture de myrrhe 4 p. ℞ herbe de sauge ℨ ij, eau bouillante ℥ ij, mélasse ℥ j (*Kluge*) ; racine de geranium maculatum (*Eberle*).

2° GANGRÉNEUX.

Gargarismes de china, miel rosat et eau de Rabel ; d'infusion de roses rouges avec le sirop de mûres ℥ ij, le chlorure de soude (*Guersent*); application locale de chlorure de chaux sec sur un pinceau mouillé (*Bonneau*), de chlorure d'antimoine, du feu, des acides concentrés, de la mixture de Wanswieten, d'acide ligneux (*Simmons*), de teinture d'écorce du Brésil ℥ j, avec miel ℥ j (*Merrem*) : ℞ esprit de cochlearia ℥ ij ß, suc de citron, mucilage de semences de coing et sirop de mûres, ā̄ā̄ ℥ ß (*Starke*); huile de sauge (*Schneider*) : ℞ extrait de china ℨ ij, eau de rhue ℥ ij, esprit de sel dulcifié ℨ ij, miel rosat ℥ j

(*Wendt*) : ℞ sirop de mûres, teinture de myrrhe et quelques gouttes d'acide hydro-chlorique (*Rau*).

Eau d'orge, de poulet ; lavemens émolliens ; vomitifs et purgatifs (dangereux) ; magnésie, calomel ; quinquina (*Wanswieten*), bière ; gruau vineux.

3° COUENNEUX. (*Voyez* MUGUET.)

PROPHYLAXIE, RÉGIME.

Bouillons, gelées de viandes, crême de riz édulcorée, d'orge au bouillon.

Air sain, sec, lumière, propreté, frictions sèches ou aromatiques.

APOPLEXIE.

A. SANGUINE.

INDICATIONS. 1° Prévenir ou arrêter les fluxions sanguines vers la tête, et détruire l'effort qui tend à les renouveler ; 2° favoriser l'absorption du sang épanché, et maintenir le travail de réparation dans de justes bornes ; 3° stimuler la sensibilité paralysée.

Traitement des anciens.

Saignée (*Celse*) ; agitation, succussion des malades, ventouses sèches à la nuque (*Arétée*); saignée, vomitifs, purgatifs, sudorifiques, échauffans (*Avicenne*) ; onguens résolutifs, anti-apoplectiques ; sternutatoires ; gargarismes, sialagogues ; clystères, suppositoires ; boutons de feu sur la tête (*Aétius*), trépanation ; esprit de crâne humain (*Ettmuller*), os de supplicié sur le membre paralysé (*Kœnig*) ; poignée de sel dans la bouche (vulgaire).

Traitement des modernes.

1° et 2°. Deux ou trois *saignées générales* du bras, de la jugulaire (*Valsalva*), du pied, des veines occipitales (*Morgagni*), aux mastoïdes ; artériotomie (*Zuliani, Anglais*); au pied, puis au bras, à la jugulaire et aux veines occipitales (*Cruveilhier*, d'après *Barthez*); *sangsues* ou ventouses scarifiées à la tête ; phlébotomie de la pituitaire (*Cruveilhier*, très-efficace); compresses froides sur la tête, glace dans une vessie, (*Lallemand*), placée par intervalle (*Cruveilhier*); émétique puis saignée ; après le repas (*Geoffroy*); lavemens laxatifs répétés, lavemens purgatifs ; boissons délayantes, d'orge, de chiendent, etc.; diète sévère, repos. Sinapismes aux pieds, vésicatoires, sétons, moxas à la nuque, aux cuisses. Purgatifs : aloès, sels neutres, huile de croton; émétique à haute dose (*Laënnec*), vj à viij gr. en lavement (*Rayer*); frictions sur la peau avec une brosse rude ; éther sulfurique à l'extérieur (*Hufeland*), ammoniaque (*Gavarret*); lavemens de gratiole (*Jahn*), de vinaigre. ℞ tamarin ℨ iij, eau q. s., pour réduire à ℥ viij, nitre ℨ ij, sel de Glauber ℥ i, tartre émétique gr. i et demi; une cuillerée toutes les demi-heures (*Most*), poudre de James et Dower, et thé vert (*Stoker*); potions stimulantes, toniques, douches, eaux minérales, café, arnica (nuisibles); laisser à la nature le soin de la résorption du sang épanché (*Rochoux*); 2 poignées de digitale en décoction dans une pinte de bierre (*Ferrein*).

3° Électricité (nuisible, *Desbois de Rochefort*); sétons, cautères, moxas, frictions excitantes, rubéfiantes, vésicatoires répétés ; teinture de benjoin, de cantharides, alcool camphré en frictions. ℞ axonge ℥ i, camphre ℨ i, phosphore x gr. pour frictions (*Cruveilhier*); douches, bains de vapeur ; eaux minérales sulfureuses, ferrugineuses, de Barèges, de Cauterets, en douches ou bains, de Balaruc, de Sedlitz, à l'intérieur ; bains de vapeur sulfureux; noix vomique en poudre iv gr., en extrait alcoolique ij gr., deux à quatre fois par jour ; en décoction ℨ ß par lavement (*Asselin*), strychnine par la voie cutanée ; arnica en poudre (*Collin*), cantharides, ammoniaque, *voyez* Paralysie.

—

Saignées dans le cas de pléthore ; laxatifs, sinapismes; vésicatoire à la nuque, frictions irritantes, rubéfiantes ; vomitifs; éther, camphre; assa-fœtida (*Alquen*); arnica, belladonna (*Jahn*); phosphore (*Coindet*); ammoniaque ; électricité, galvanisme ; fleurs de zinc; douches, eaux minérales précitées.

C. PROPHYLAXIE, HYGIÈNE.

—

Eaux anti-apoplectiques ; amulettes de corail (*Camerarius*), de verbascum mas, cueilli le 28 juin (*Blaw*); usage bien entendu des règles de l'*hygiène*, régime de vie sage, air pur de la campagne, des bords de la mer (*P. d'Egine*); régime tenu, exercice modéré; alimens végétaux, viandes blanches, eau ; éviter tous les échauffans, tous les excitans moraux ou physiques. Vêtemens de flanelle; sangsues à l'entrée des saisons, saignées à époques fixes; pédiluves : exutoire permanent, deux cautères (*Pott*); séton à la nuque, sudorifiques, diurétiques, purgatifs, etc. (*Portal*); eaux salines purgatives, ferrugineuses (*Portal*), sulfureuses ; poudre de James (*Cheyne*).

PROPHYLAXIE DE L'ATTAQUE.

—

Desserrer tous les liens, position assise, air frais, aspersion d'eau fraîche au visage; éviter les stimulans de la pituitaire et les cordiaux ; tête nue, couvertures légères, calorifères aux pieds; compressions des carotides (*Blaud*); ligature des cuisses (*Tissot*).

APOPLEXIE DES NOUVEAU-NÉS. (*Voyez* ACCOUCHEMENT.)

—

APOPLEXIE PULMONAIRE. (*Voyez* HÉMOPTYSIE.)

ARACHNOIDITE. (*Voyez* MÉNINGITE.)

ARTÉRITE.

INDICATIONS. Combattre promptement et énergiquement l'inflammation artérielle, quand on parvient à la diagnostiquer.

Antiphlogistiques : Saignées générales et locales répétées ; bains tièdes, bains de vapeur ; digitale , laxatifs, purgatifs ; vésicans (nuisibles, *Broussais*) ; délayans abondans ; rappeler les hémorrhagies et les excrétions , ou maladies brusquement supprimées.

Diète sévère, repos absolu, alimens doux , lait.

ARTHRITE GOUTTEUSE ET RHUMATISMALE. (*Voyez* GOUTTE ET RHUMATISME.)

ARTHRITE TRAUMATIQUE.

INDICATIONS. 1° Enlever les corps irritans des plaies articulaires ; 2° pratiquer les débridemens convenables ; 3° combattre énergiquement l'inflammation locale et les désordres qu'elle aura entraînés.

Première période : inflammation.

Repos , situation ; *saignées répétées ; sangsues en grand nombre* , sans cesse renouvelées jusqu'à la cessation des accidens (*Bégin*). *Filet d'eau froide continu* pendant deux à cinq jours (*Maire*); bain local, d'eau froide laudanisée ou végéto-animale pendant huit à dix heures ; compression soutenue ; position élevée de l'article (*Piorry*) ; réunir immédiatement les plaies articulaires ; débridemens appropriés ; vésicatoires , cautères sur l'articulation (dangereux) ; ventouses (*Brodie*); *onctions mercurielles* (*Serres d'Uzès*) ; bandages divers, à extension permanente , inamovibles , etc.

Boissons abondantes (*Piorry*) ; délayans froids ; mercuriaux légers , salsepareille en dé-

coction ; opium uni aux diaphorétiques ; poudre de Dower x à xij gr., thridace vj gr. pour 4 pilules.

Diète très-sévère ; se priver de tout excitant ; alimentation végétale.

Deuxième période : résolution.

Frictions sèches ; linimens camphrés , cantharidés, iodés : ♃ huile d'olive ℥ ß, acide sulfurique ℨ ij (*Brodie*); ♃ tartre émétique ℨ j , cérat ℥ j (*Autenrieth*); onguent mercuriel camphré (*Brodie*); pommade d'hydriodate de potasse ; bains alcalins. *Douches d'eaux thermales* (*Ledran*); lotions de vinaigre et muriate d'ammoniaque (*S. Cooper*); vésicatoires volans.

Purgatifs légers et continus ; teinture d'iode 15 à 30 gouttes ; calomel ; savonneux.

Suppuration.

Ouvrir de bonne heure les abcès ; pansemens doux, repos parfait ; bandages à fracture ; émolliens , bains tièdes de trois à six heures ; injections d'eau miellée, d'eau de persil ; vésicatoires volans fréquemment renouvelés , moxas , cautères , sétons ; résection de l'article , amputations ; cautérisation transcurrente.

Eaux minérales salines, *sulfureuses ;* sirops dépuratifs ; mercuriaux , vin , amers , préparations iodées.

Régime féculent, animal ; air vif et pur ; repos complet.

ARTICULATION ANORMALE.

INDICATIONS. 1° Rétablir les parties dans leur régularité naturelle ; 2° rendre les mouvemens de la nouvelle articulation le moins pénible et le plus favorable possible.

1° LUXATION ACCIDENTELLE.

———

Réduction si elle est possible. *Voyez* ce mot.

2° LUXATION SPONTANÉE.

Laisser agir la nature, ou favoriser l'ankylose par une immobilité prolongée; appareil à extension permanente (*Harris*, *Duval*).

3° FRACTURE.

Appareil contentif permanent; extraire les esquilles, combattre les inflammations, ouvrir les abcès, etc.; anti-syphilitiques, scrofuleux, scorbutiques, amers, etc., suivant les causes qui s'opposent à la consolidation; bandage inamovible (*Seutin*, *Larrey*); procédés chirurgicaux : mettre les os à nu et enlever les corps intermédiaires; frotter les fragmens l'un contre l'autre (*Celse*); résection des bouts osseux (*Withe*); séton (*Physick*); anse de fil de métal passé entre les fragmens (*Sommé*); compression (*Amesbury*); double séton (*Oppenheim*).

PROPHYLAXIE.

Réduire à temps les luxations; prévenir l'usage trop prompt des membres fracturés; traiter les maladies constitutionnelles.

ASCARIDES. (*Voyez* VERS INTESTINAUX.)

ASCITE.

INDICATIONS. 1° Favoriser la résorption ou donner issue au liquide épanché; 2° rétablir l'équilibre entre les systèmes vasculaires.

A. TRAITEMENT GÉNÉRAL.

Vomitifs, drastiques, cathartiques, diurétiques, sudorifiques. *Voyez* HYDROPISIE.

B. TRAITEMENT SPÉCIAL.

Idiopathique.

1° Aiguë, sthénique.

Saignées générales, sangsues; delayans nitrés; préparations mercurielles et antimoniées; dérivatifs à la peau; diurétiques : scille et digitale à l'intérieur ou en frictions; diaphorétiques : bains de vapeur, de sable chaud; frictions toniques; bains chauds, aromatiques, iodurés; tartre stibié à haute dose (*Laënnec*); mouchetures, paracentèse; régime lacté, lait pour toute nourriture et boisson (*Christian*); frictions huileuses (*Chamberlain*); opium (*Franck*); compression avec un bandage lacé (*Godelle*, *Bricheteau*). *Voyez* plus bas.

2° Chronique, asthénique.

Tisanes amères : infusion d'absinthe, décoction de china, de cahinca (*François*); pilules de Bacher 6 à 8 de trois en trois heures; préparations d'iode (*Lugol*); frictions avec l'hydriodate de potasse (*Béchan*), et l'onguent mercuriel; scille et oxide noir de fer (*Bertrand*); digitale avec le nitre et la crême de tartre iij gr. par jour (*Jaurias*), en décoction chargée (*Schlegel*), en friction macerée avec la salive (*Christian*); colchique d'automne (*Carminati*); scille et calomel (*Demangeon*); elaterium (*Ferriar*); tabac (*Fowler*); bains de vapeur de soufre (*Gassaud*); compression abdominale (*Godelle*); acétate de potasse ℨ ß dans du petit-lait (*Grenet*). ℞ *teinture de scille digit. et semences de colchique* āā ʒ ß, *huile ammoniaque camphrée* ʒ ß; *pour frictions* (*Guibert*); racine d'ononis arvensis (*Hartmann*); ℞ poudre de cantarides ʒ ß, amandes douces ℥ j, sucre blanc ʒ ß, pour une émulsion de ℥ x; à prendre une cuillerée à bouche toutes les deux à trois heures (*Hervig*); ℞ teinture de digit. ʒ ij, scille ʒ j; 3o gouttes de deux en deux heures (*Horn*); tartrate de fer vj gr. ʒ ß; electro-puncture (*Kœnig*); urée ℈ j (*Laënnec*); ventouses et moxas (*Larrey*); gomme-gutte x à xx gr. (*Seutin*); frictions hui-

leuses, crême de 'tartre soluble, une cuillerée à
café de deux en deux heures ; infusion de baies
de sureau, alternée avec la décoction de kina
(succès constans, dit de *Meza*); huile de croton
à l'intérieur (*Richter*); suc de la racine de sureau ʒ ij, répétée de trois en trois jours (*Bonnet*);
en décoction (*Sydenham*); vin d'écorce de sureau ʒij
et plus par jour ; ferrugineux et rhubarbe (*Schmidt*); vin de gratiole ʒij pour ℔ j; deux cuillerées
de deux en deux heures (*Stoerck*); soufre doré
d'antim., seul ou uni à la scille (*Theden*); calomel jusqu'à salivation (*Arnheimer*); vératrine en
frictions (*Cless*) ; ℞ quassia et gentiane ãã ʒ j,
eau ʒ xvj, laissez macérer, adde, hydriodate de
potasse xxvj gr., carbonate de potasse ʒ ij;
ʒ cuillers à bouche par jour, dans un verre d'eau
(*Cuming*), extrait d'agave americana ʒ ij , en
ʒ bols (*Giadoron*); sucs de plantes apéritives ;
nitrate de potasse à haute dose (*Latanne*); bains
avec ij à iv gr. d'iode, par ℔ j d'eau, aiguisée de
chlorure de sodium ; opium (*Franck*). Mouchetures légères (*Tardieu*) ; incision , paracentèse,
puis injection d'eau tiède, de liquides irritans
(dangereux), de vapeurs vineuses (*Lhomme*), de
gaze oxidule d'azote (*Roosbrouch*); cataplasme
de feuilles de digitale sur l'hypogastre (*Trousseau*); séton sur le ventre, vésicatoires aux cuisses, cautères.

Symptomatique.

1° **De péritonite.** (*Voyez* ce mot.)

2° **D'un obstacle à la circulation; d'une affection des
reins.**

Traitement de l'ascite idiopathique. Drastiques, sucs apéritifs ; frictions mercurielles
aux lombes, révulsifs sur les reins; bains iodurés, sudorifiques, de sable chaud, de marc
de raisin ; abstinence de boissons, lait pour aliment et médicament, 5 à 7 pintes par jour (*Chrestien*); petit-lait nitré, opium (*Goudereau*); frictions; scille et calomel en pilules; etc.; saignées

générales (*Bhright*); sangsues et ventouses aux
lombes ; crême de tartre (*Bright*) ; vésicatoires,
cautères, sétons; eau de Sedlitz; onguent de vératrine, ℞ onguent mercuriel iij gr., savon médicinal ij gr. , scille j gr. , deux à trois fois par
jour (*M. Solon*); sulfate de quinine et scille; ferrugineux et uva ursi.

5° **Métastatique et consécutive.**

Rappeler les exanthèmes , les hémorrhagies,
les maladies trop brusquement supprimées ,
puis recourir au traitement de l'ascite idiopathique.

C. PROPHYLAXIE, RÉGIME.

Régime végétal ou végéto-animal, abstinence
de boissons (*Anciens*); cura famis (*Allem.*); lieux
secs, vastes, aérés, exposés au soleil, exercices,
distractions ; flanelle, frictions ; vins généreux,
eaux ferrugineuses, etc. *Voyez* HYDROPISIES.

ASPERMASIE ET DYSPERMASIE (NON-SÉ-
CRÉTION ET DIFFICULTÉ D'ÉMISSION DU SPERME).

1° **DYSPERMASIE.**

Rechercher la cause mécanique qui s'oppose
à l'éjaculation et la détruire. *Voyez* RÉTRÉCISSE-
MENT , CORPS ÉTRANGERS, etc.

2° **ASPERMASIE.**

Nourriture analeptique, succulente, viandes
rôties , consommés , bon vin vieux; beaucoup
d'exercice; continence prolongée, aphrodisiaques. *Voyez* ANAPHRODSIE.

ASPHYXIE.

INDICATIONS. 1° Soustraire l'individu à la cause de l'asphyxie; 2° rétablir la respiration et la circulation; 3° neutraliser le poison; 4° combattre les accidens consécutifs.

1° TRAITEMENT GÉNÉRAL.

Exposition du sujet à l'air vif; pression sur la poitrine et l'abdomen, de manière à simuler la respiration, insufflation pulmonaire modérée avec la bouche, le tube laryngien de *Chaussier*, etc.; excitans externes et internes, électricité (*Franck*) par étincelles ou en décharge, vers le cœur, à l'aide d'aiguilles enfoncées entre la huitième et la neuvième côte gauche (*Leroy*); ustion d'amadou, de coton, etc., sur l'épigastre; frictions avec l'ammoniaque, l'éther, une liqueur alcoolique ou aromatique, une flanelle, une brosse dure, etc. Excitation de la luette, des fosses nasales avec les barbes d'une plume; injection de liqueurs fortes dans l'estomac à l'aide d'une sonde œsophagienne; saignée du bras de la jugulaire, artériotomie.

2° TRAITEMENT SPÉCIAL.

A. Asphyxie par défaut d'air (noyés).

Placer la tête en bas une à deux minutes pour vider les bronches, enlever les mucosités buccales avec les doigts ou une plume; déshabiller le noyé, le coucher sur le côté droit, la tête un peu élevée, dans un lit bien sec et échauffé, l'envelopper d'une couverture chaude, briques chaudes, vessie à moitié remplie d'eau bouillante à l'épigastre; bains chauds comme calorifères; aspirer les mucosités bronchiques (inutile, *Fodéré*) avec la bouche, la seringue aspirante de *Desgranges*, le soufflet apodopnique de M. *Gorcy*, le respirateur artificiel de *Chaussier* fils; pressions expulsives de l'épigastre vers la gorge; frictions sèches ou alcooliques; insufflation pulmonaire (nuisible, *Leroy d'Etiole*) avec la bou-

che, un soufflet, un tube conique; laryngotomie; courant électrique dirigé vers le cœur (*Leroy*); stylet enfoncé vers l'oreillette droite par la jugulaire (*Bichat*) (insuccès, *Bérard*); fumigations de tabac par l'anus (nuisibles, *Portal*, *Orfila*); lavement de tabac ℥ ß à ij pour eau ℔ i; liqueur cordiale excitante par une sonde œsophagienne; saignée; acide sulfureux, ammoniaque, présentés aux narines pendant quelques secondes; sinapismes, ventouses; titillation de la luette; infusion d'un peu d'eau ammoniacale dans les veines (*Hunter*).

B. Par mauvaise qualité de l'air.

Air respirable, insufflation pulmonaire, excitans externes; aspersion d'eau vinaigrée sur la figure; eau bouillante; saignée générale; traitement général.

Par le chlore : inspiration d'ammoniaque.

Par le gaz nitreux : ammoniaque.

Par l'hydrogène sulfuré (*plomb*). Inspiration de chlore (*Dupuytren*, *Labarraque*); saignée, émétique.

C. Par non-introduction de l'air.

1° Des nouveau-nés. (*Voyez* ACCOUCHEMENT.)

2° Par obstacles mécaniques. (*Voyez* CORPS ÉTRANGERS.)

3° Par strangulation.

Saignée de la jugulaire, traitement général.

4° Par introduction d'air dans les veines.

Décubitus sur le côté droit, compression saccadée du thorax, occlusion de la plaie veineuse; respiration artificielle, injection dans les veines d'une eau saline; aspiration avec une seringue (moyens inutiles , *Velpeau*) , compression de l'aorte ventrale (*Mercier*).

Prophylaxie de l'introduction de l'air.

Compression du thorax pendant les opérations, sur les veines voisines (*Dupuytren*); réserver les pédicules veineuses pour la fin de l'opération et les comprimer avant de les ouvrir (*Warren*) ; tout faire pour éviter la lésion des veines jugulaires interne et axillaire dans les opérations (*Velpeau*); éviter les mouvemens, les tiraillemens quand le bistouri approche des grosses veines (*Velpeau*).

ASTHÉNIES.

INDICATIONS. Rétablir l'équilibre entre les divers systèmes organiques, sanguin et nerveux, en accroissant l'énergie des plus faibles, ou en diminuant la prédominance des plus forts.

A. TRAITEMENT GÉNÉRAL.

1 ° *Stimulans directs*. Spiritueux, éthers , toniques, aromates, excitans, irritans , calorique, électricité, électro-puncture , noix vomique.

2° *Stimulans indirects*. Sudorifiques, vomitifs, purgatifs , diurétiques, sialagogues, emménagogues, frictions irritantes , irritation de l'entrée des muqueuses.

3° *Régime*. Alimens sains, nutritifs , viandes rôties, gibier, bon vin , gymnastique , bains froids, air de la campagne, sur les lieux élevés , etc.

B. TRAITEMENT SPÉCIAL.

Asthénies de l'œsophage.

Porter les alimens dans l'estomac avec la sonde œsophagienne ; liquides et vapeurs irritantes. Vésicatoires, sinapismes à la partie postérieure du cou ; électricité.

De l'estomac.

Régime animal, vin vieux non alcoolisé, amers, quinquina , ferrugineux , rhubarbe à petites doses. Viandes de bœuf, mouton et de volailles, repas peu copieux et répétés , suivis d'exercice à pied , à cheval, en voiture. Air sec, frictions sur la peau, vêtemens de flanelle. Eau de Spa, Vichy, Forges, de Seltz. Bains de mer. Pastilles de Darcet.

Des intestins.

Purgatifs amers ; changement de nourriture ; séjour à la campagne ; lavemens émolliens , huileux.

Du rectum.

Vapeurs irritantes et astringentes ; compresses trempées dans des liquides toniques et stimulans , tels que décoction de roses rouges , de quinquina , de tannin, grenade, brou de noix , vin miellé ou sucré. Douches ascendantes d'eau froide , d'eau sulfureuse. Extrait alcoolique de noix vomique i gr. ; bains de mer, courant électrique. Air vif et pur.

De la vessie. (*Voyez* INCONTINENCE.)

De l'utérus. (*Voyez* ACCOUCHEMENT.)

Des organes génitaux (érection impossible).

Détruire les causes morales par le repos de l'esprit, le calme de l'imagination. Suspendre les travaux intellectuels. Repos des organes génitaux.

Combattre par un traitement approprié les maladies qui peuvent l'entretenir.

Amers, ferrugineux, cantharides, phosphore; demi-bains froids, vapeurs aromatiques. Immersion des parties génitales dans l'eau de moutarde. Electricité; linimens ammoniacaux, cantharidés, phosphorés; vésicatoires volans sur les lombes, l'épigastre, les cuisses, le périnée. Frictions, flagellation, urtication. Dérivatifs à la nuque (*Gall*). Alimens substantiels, nourrissans, épices, truffes, champignons, artichauts, céleri, vins toniques, spiritueux.

Du cerveau, collapsus.

Repos, sommeil, repos de l'organe de la pensée. Vin, liqueurs spiritueuses, thé, *café*, promenades, campagne, voyages.

Voyez Aménorrhée, Amaurose, Anémie, etc.

C. PROPHYLAXIE.

———

Eviter les pertes nerveuses ou sanguines abondantes, par l'usage bien entendu des règles de l'hygiène.

ASTHME.

Indications. 1° Combattre la violence de l'accès; 2° en prévenir le retour.

1° TRAITEMENT GÉNÉRAL.

———

Régime, exercice, cataplasmes émolliens sur la poitrine, fumigations diurétiques, frictions (*Celse*); vinaigre scillitique (*Pline*); nitre et infusions excitantes (*Arétée*); coloquinte, nitre et oxymel (*Galien*); vomir avec le raifort et les excitans (*Paul d'Egine*); vomitifs, purgatifs et antispasmodiques (*Avicenne*); poumons de renard, bouillon de vieux coq, pectoraux (*Rivière*); oxymel de labiées (*Sen-*

nert); carminatifs (*Ettmuller*). Petit-lait, eau de veau, d'orge, etc.; infusions théiformes de fleurs de violettes, de bouillon blanc, de tilleul, de feuilles d'oranger, de sauge, de mélisse, menthe, hysope, lierre terrestre, édulcorées avec oxymel scillitique ꝫ ij, ou sirop d'ipécacuanha ℥ j; kermès i à ij gr., ipécacuanha xv à xx, ou v gr. tous les matins dans une infusion aromatisée (*M'Kensie*), ou en pilules avec la scille iv gr., et le nitrate de potasse x gr., trois fois par jour; frictions aromatiques le long du rachis; pédiluves de dix minutes; — saignées (*Bosquillon*); cautères, vésicatoires, sinapismes. Rappeler les affections exanthématiques supprimées, la gale, les dartres. Sudorifiques; *antispasmodiques* : musc xx à xxx gr., éther sulfurique ꝫ ß, opium aquosum i gr., acétate ou sulfate de morphine, un quart de grain, sirop d'acétate par cuillerées à café; extrait de laitue v gr. répétés (*Schlesinger*); acide prussique médicinal 2 à 6 gouttes, plusieurs fois par jour; ℞ camphre xv gr., oxide de zinc un demi-grain, deux fois par jour; eau de laurier-cerise 5 gouttes à ꝫ ij progressivement (*Laënnec*); quinquina; phosphore un quart de grain dans une huile essentielle; nitrate d'argent (*Cappe*), uni à l'extrait de valériane et de quinquina. *Souscarbonate de fer* xx gr. à ꝫ j (*Laënnec*); gomme ammoniaque unie au savon, à la scille, au calomel; — café (*Floyer*); *sulfate de quinine* seul ou uni à l'opium; bains de vapeur, de sable chaud; massage. Baume de copahu (*Armstrong*); émulsions huileuses (*Borsieri*); décoction de bignonia catalpa (*Brera, Antommarchi*); huile de cajeput (*Cartner*); racine d'iris germanica (spécifique, *Coste*); digitale et opium (*Eberle*); gomme ammoniaque (*Franck*); vomitifs (*Good*); noix vomique 4 gr. deux fois par jour (*Hahnemann*); ℞ extrait aloétique ꝫ j, poudre d'ipécacuanha ꝰ ß, huile de menthe poivrée 5 gouttes, faire 30 pilules, une matin et soir (*Heim*); nitrate de bismuth (*Kœnigsdœrfer*); fenouil d'eau ꝫ j deux fois par jour (*Lange*); extrait de ciguë (*Lecomte*); veratrum album un quart de grain toutes les cinq heures (*Muller*); guaco (*Otto*); carbonate de potasse (*Stütz*); acide carbonique (*Sundelin*); toile d'araignée à l'intérieur (*Webster*); ℞ asa-fœtida ꝫ iij, extrait de valérianne sauvage ℥ ij , extrait d'aconit et de scille āā xij gr. castoreum ℈ j , esprit de corne de cerf ℥ ß ; faire pilules de iij gr., à prendre deux, toutes les trois heures (*Wolf*) ; teinture de semences de delphinium consolida (*Blanchard*) ; miel continué long-temps (*Monro*) ; benjoin (*Rust*) ; extrait d'aconit dans la teinture d'Huxham (*Vogel*).

<h3>2° TRAITEMENT SPÉCIAL DE L'ACCÈS.</h3>

Placer le malade sur son séant ou assis, le corps en avant, vis-à-vis une fenêtre ; enlever tous les vêtemens serrés.

Saignée du bras (*Hipp*), de la jugulaire (*Haller*) ; sangsues au thorax. Sinapismes à la plante des pieds ; ipécacuanha comme vomitif, au commencement de l'accès ; lavemens émolliens avec addition de séné ℥ ij et asa-fœtida ℈ j ; ligature des membres (*Jolly*) ; pédiluves et manuluves chauds ; infusions pectorales miellées, infusions aromatiques, sudorifiques, boissons froides. Alimens et boissons à la glace. Quelques gouttes d'éther sur du sucre. ♃ eau distillée de tilleul et de chardon béni ℥ ij, eau de fleur d'oranger ℥ j, asa-fœtida et teinture de castoreum āā 15 gouttes, éther, 15 gouttes, sirop de pavot blanc ℥ j ; à prendre par cuillerées toutes les deux heures ; on peut y ajouter kermès 1 gr. ; eau panée avec nitre et sel ammoniac (*Floyer*) ; expectorans vers la fin ; antimoniaux ; sulfure de potasse x gr. ; inspiration d'oxygène seul ou uni à l'azote, de chlore (*Desruelles*) ; vapeurs balsamiques, narcotiques, éthérées ; fumer l'opium, des feuilles de stramoine 15 à 20, belladone, jusquiame (*Cruveilhier*) ; insufflation pulmonaire (*Chiaravini*) ; eaux distillées aromatiques, *antispasmodiques.* Baume de tolu v à xx gr., du Pérou, en sirop ℈ j à iij ; blanc de baleine ℈ j à ℈ j dans un bouillon (*Baglivi*) ; acide hydro-cyanique médicinal 10 à 20 gouttes. Extrait de *jusquiame* et *belladone*, un demi-grain trois fois par jour (*Lenhossek*) ; ciguë, colchique, teinture de lobélie 20 à 30 gouttes (*Anglais*) ; ♃ assa-fétida ℈ iij, acétate d'ammoniaque ℥ j,

eau de pouliot ℥ iij ; par cuillerées toutes les heures (*Millar*) ; opium. Électricité, galvanisme (*Wilson*) ; aimant, magnétisme animal. Respiration cadencée (*Récamier*) ; vinaigre (*Brée*) ; ♃ huile d'amande douce et sirop diacode āā ℥ j ß oxymel scillitique ℥ ß, sucre candi ℈ ij par cuillerées (*Faanck*) ; sel ammoniac (*Hofbauer*) ; térébenthine à l'extérieur (*Little*) ; cyanure de potasse i à iv gr. dans une infusion de violettes éd. (*Munaret*) ; inspiration de teinture d'opium et gouttes d'Hoffmann (*Physic*) ; huile d'hysope (*Schneider*) ; vapeur de goudron (*Wansbrough*).

Asthme symptomatique. (*Voy.* ANÉVRYSME DU CŒUR, etc.

Acide prussique (*Fischer*) ; sirop scillitique ℥ ij, tous les trois jours comme vomitif (*Itard*) ; sirop de digitale ; — marum verum (*Linné*).

Spasmodique des enfans.

Laudanum à doses élevées (*Esmangard*) ; sulfure de potasse iv gr. (*Carusi*) ; lobelia inflata (*Cuttler*, *Drury*) ; benzoate d'ammoniaque (*Harless*) ; huile de cajeput dans l'eau de fenouil (*D'Alquen*) ; musc, china et castoreum (*Brera*) ; acide prussique (*Caspari*) ; ♃ musc ij gr., fleur de zinc un quart de grain, toutes les heures (*Dahlenkamp*) ; frictions mercurielles (*Dombson*) ; ♃ asa-fœtida ℈ ß, acétate d'ammoniaque ℥ ij, éther et teinture d'opium 20 gouttes, une cuillerée à café de deux en deux heures (*Engelhart*) ; émétique (*Good*) ; musc et bains de lessive (*Gales*) ; affusions froides (*Harder*) ; asa-fœtida (*Millar*) ; quelques sangsues, ventouses, petites saignées (*Naumann*) ; acétate de morphine par la peau (*Romberg*) ; calomel (spécifique selon *Rusch*) ; extrait de belladone un quart à un demi grain (*Stark*) ; vésicatoire sur les vertèbres (*Stiebel*) ; musc (*Wichmann*) associé à la plupart des antispasmodiques, surtout à l'asa-fœtida.

3° PROPHYLAXIE, RÉGIME.

Viandes de jeunes animaux bouillies ; éviter les légumes secs, le thé et le café (*Cullen*) ; les liqueurs alcoolisées , la bière , le cidre ; éviter de manger le soir. Tenir le ventre libre , vête-mens de flanelle peu serrés, éviter l'humidité des pieds ; éloigner les affections de l'âme.

Air pur de la campagne, exercices doux , gestation , équitation, promenade en pays plat et élevé ; voyages sur mer ; usage d'eaux miné-rales appropriées à l'individu. Vases de chlorure au huitième degré de Gay-Lussac , et placés dans la chambre du malade. Myrrhe, potasse et sulfate de fer, pour prévenir l'asthme (*Perceval*); gelée animale étendue (*Kerr*) ; eau de Seltz.

ATAXIE. (*Voyez* FIÈVRES.)

ATHÉROME. (*Voyez* LOUPE.)

ATROPHIE.

INDICATIONS. Rechercher la cause et la détruire.

A. ATROPHIE GÉNÉRALE.

1° Symptomatique.

Combattre la maladie qui y donne lieu.

2° Idiopathipue , par cause morale.

Traitement hygiénique ; voyages, distraction, fatigue musculaire ou exercice modéré; arts d'agrément, pratique des beaux-arts ; occupa-tion manuelle ; mariage ; changer la direction des idées, les habitudes ; eaux minérales diverses ; bonne nourriture, légers stimulans, café , soda-water.

3° Par incontinence ou habitudes vicieuses.

Traitement moral et physique approprié. *Voy.* MASTURBATION.

4° Par cause inconnue.

Bains tièdes prolongés , inaction , sommeil prolongé ; alimens gras nutritifs , rôtis , gelées animales, légumes féculeux ; bière, pâtes, con-sommés gras à haute dose et bains de quinze heures. (*P. Alpin.*)

B. ATROPHIE PARTIELLE.

1° Des membres.

Lotions , douches , bains généraux et locaux de toute espèce. Eaux , boues sulfureuses, bains de gélatine, de vapeurs aromatiques, immersion des membres dans les liquides animaux , le sang de bœuf, le marc de raisin , fumigations aqueu-ses aromatiques ; frictions avec une brosse rude, linimens irritans , embrocations calmantes ou irritantes suivant les cas. Cautère actuel (*De La Bissière*). Électricité, galvanisme , frictions avec la moelle de bœuf. Strychnine un dou-zième à un huitième de gr. ♃ brucine pure xij gr. conserve de roses ℥ß ; m. pour 24 pilules ; une à trois par jour (*Magendie*).

Régime sain et nourrissant, gras ; exercice proportionné à la faiblesse.

2° Du cœur.

Café, stimulans, alcools.

3° Du testicule.

Aphrodisiaques.

PROPHYLAXIE.

Traitement rationnel des maladies qui la peu-vent amener à leur suite ; cessation d'habitudes vicieuses ; régime nutritif, exercice modéré , vêtemens de flanelle ; bains.

ATROPHIE MÉSENTÉRIQUE. *Voyez*
CARREAU.

AVORTEMENT.

INDICATIONS. 1° Le prévenir ; 2° le favoriser, s'il est inévitable; 3° combattre les
phénomènes fâcheux qui l'accompagnent ;
4 remédier aux accidens consécutifs.

1° PROPHYLAXIE.

Observer scrupuleusement les règles de l'hygiène : repos horizontal , régime , tranquillité
morale ; délayans, tempérans, petites saignées ;
frictions sur les reins avec le rum, puis application de myrrhe et d'encens sur cette partie
que l'on recouvre d'un linge mouillé de rum ,
maintenu par un bandage serré; l'on aban-
donne ensuite l'emplâtre à lui-même (*Turcs*);
lavemens émolliens avec 12 *gouttes de laudanum*
répétés trois à quatre fois (*P. Dubois.*)
Pléthore. Petites saignées du bras ; bains tièdes, boissons émollientes, tempérantes.
Spasmes. Anti-spasmodiques, calmans, fomentations, injections émollientes et anodines, bains.
Atonie. Régime fortifiant, médicamens toniques , martiaux ; bains froids, d'eaux minérales;
injections, fomentations , fumigations aromatiques , toniques, astringentes. Dans l'intervalle
des grossesses : exercice , purgatifs toniques ,
pessaires toniques légèrement astringens , cautères (*Zacutus*).

2° FAVORISER L'AVORTEMENT.

Emménagogues ; aristolochiques (anciens),
seigle ergoté, etc. *Voyez* ACCOUCHEMENT.

3° REMÉDIER AUX ACCIDENS. (*Voyez* DÉLIVRANCE.)

BALANITE. *Voyez* BLENNORRHAGIE.

BALLONNEMENT. *Voyez* TYMPANITE.

BEC-DE-LIÈVRE.

INDICATOINS. 1° Rafraîchir, s'il y a lieu, les bords de la division ; 2° les rapprocher et les maintenir en contact immédiat le temps nécessaire à leur cicatrisation.

1° Aviver le bord de la division avec le caustique, le vésicatoire, le cautère actuel (*Louis*), de forts ciseaux (*Roux*), le bistouri ; inciser sur une plaque de bois, de corne, d'ivoire ou de carton ; aiguilles d'argent, d'acier, d'os, à pointe mobile, tranchantes ou piquantes, triangulaires, inflexibles ; porte-aiguilles (*J.-L. Petit*), épingles d'Allemagne, épingles ordinaires.

Peigner la tête de l'enfant avant l'opération ; fixer la lèvre avec la pince à crochets (*Roux*), une anse de fil passée dans chaque angle de la lèvre (*Dubois*), trois épingles dans une plaque de liége (*Enaux*) ; inciser la peau interne des joues (*Celse, Guillaume*) ; détacher légèrement les joues et les lèvres de l'os maxillaire supérieur (*Fabrice d'Acq.*) ; ablation du tubercule médian dans le bec-de-lièvre double, ou sa conservation, s'il est d'un certain volume ; opération en deux temps (*Louis, Heister, Bell*), détruire la saillie maxillaire par la compression (*Desault*), par la section avec la scie, ou l'ablation avec des tenailles incisives. Obturateur du voile du palais dans la séparation persistante ; staphyloraphie (*Roux*).

2° Suture entortillée (*Paré*), suture sèche (*Ledran, Garengeot*), bandages unissans ou mécaniques de Franco, Verduc, Lacharrière, Heister, Louis, Quesnay, Dent, Terras, Chaussier, agrafe de Valentin ; n'enlever la première aiguille qu'après trois jours, continuer l'apposition du bandage unissant de Louis ou Desault, avec bandelettes (*Franco*).

Attendre la quatrième ou cinquième année avant d'opérer (*Garengeot, Dionis*), dans les premiers mois de la naissance (*Ledran, Bell, Muys*) ; opérer de bonne heure les becs-de-lièvre qui nuisent à la succion, ceux qui sont compliqués de division de la voûte palatine ; attendre cinq à six ans pour les becs-de-lièvre simples (*Blandin*).

Empêcher les enfans de dormir pendant quelques jours avant (*Roonhuisen*) ; narcotiques après.

Après l'opération : repos, silence absolu ; abstinence d'alimens solides, tisanes rafraîchissantes, bouillons donnés avec le biberon.

BÉGAIEMENT, PSELLISME.

INDICATIONS. 1° Détruire les obstacles physiques ; 2° corriger les causes nerveuses ou les habitudes vicieuses de prononciation.

1° DE L'ENFANCE.

Faire épeler, lire et parler à haute voix, distinctement et posément ; insister sur la prononciation des syllabes qui coûtent le plus ; interdiction absolue de la parole, pendant un certain temps ; forcer les enfans à parler une langue nouvelle, en leur donnant une nourrice étrangère (*Itard*) ; section du filet de la langue (*Hervez de Chégoin*).

2° DES ADULTES.

Lecture attentive des ouvrages d'Amman, de l'abbé de l'Epée ; exercice des sons isolés et réunis ; correction, clarté, ornement (*Quinti-*

lien) en prononçant un discours ; déclamation tragique, prédication, chants répétés, filer les sons. Prononcer brusquement et avec force toutes les syllabes en prolongeant le plus possible l'émission des sons, avec mouvemens des bras portés en avant à chaque prononciation (*Serres d'Alais*) ; lier entre eux et d'une manière non interrompue tous les mots d'une phrase *Arnost de Londres*) ; *relever le bout de la langue* en parlant (secret de MM. *Leigt, Malbouche*) ; moyens précités, plus une forte inspiration et l'usage de la *mesure* en parlant (*Colombat*) ; moxas sur les côtés de l'hyoïde, gargarismes avec les teintures de cantharides, quinquina et cabaret (*Itard*) ; fourchette métallique à bouton de M. Itard ; glossanochon (*Wurtzer*).

BERLUE.

INDICATIONS. Rechercher la cause et la combattre.

Topiques froids, vapeurs excitantes dirigées vers l'œil ; dérivatifs, pédiluves, sinapismes, vésicatoires, errhins, émétique. *Voyez* AMAUROSE.

BILIEUSE (FIÈVRE). *Voyez* FIÈVRE.

BLENNORRHAGIE.

INDICATIONS. 1° Juguler ou calmer l'inflammation ; 2° arrêter l'écoulement ; 3° combattre les accidens.

A. CHEZ L'HOMME.

1° État aigu.

1° *Abortifs.* Copahu $\bar{3}$ ij à $\bar{3}$ ij (*Ribes, Delpech*) ; en lavement avec l'eau gommée $\bar{3}$ ij à $\bar{3}$ ij (*Velpeau*) ; poivre de Cubèbe $\bar{3}$ iij en trois fois dans un jour (*Delpech*), en injection (*Will*) ; injections de nitrate d'argent v à x gr. pour $\bar{3}$ j de liquide (*Wal-moreau, Lucas*), dans la fosse naviculaire (*Simmons*) ; injections de sulfate de soude xx à xxx grains dans un quart de verre d'eau pour quatre à cinq injections (*Trousseau*) ;

neige sur la verge (*Wreikart*) ; bains froids (*Reich*). ♃ suracétate de plomb, viij gr., eau de rose $\bar{3}$ viij, acide acétique $\bar{3}$ ij, chauffer et faire des injections (*Churchill*), avec sulfate de zinc, xvj gr. dans les cas rebelles (*Churchill*) ; eau de chaux et solution étendue de potasse caustique portée sur un pinceau (*Clossius*) ; injections astringentes diverses ; purgatifs, drastiques, antiphlogistiques et diète sévère, *voyez* plus bas. 40 verres d'eau tiède, injections copieuses d'eau tiède. ♃ baume de copahu et poivre Cubèbe, āā $\bar{3}$ ij, sulfate d'alumine et potasse $\bar{3}$ j, extrait d'opium iv à vj gr. (*Berton*) ; injections d'eau vineuse (*Mérat*).

2° *Bénigne.* Délayans, émolliens, boissons abondantes ; décoction de graine de lin, de chenevis concassé, d'orge, racine de saponaire, althœa, fraisier ; eau de veau, de poulet ; solution de gomme arabique, émulsion d'amandes douces, petit-lait édulcoré avec les sirops d'orgeat, d'althæa, de capillaire, avec addition de nitrate, de potasse xij à xx gr.

3° *Sur-aiguë.* Saignée générale, sangsues répétées au périnée, aux aines, aux cuisses ; bains de corps, de siége, locaux, de mauve, de graines de lin, lavemens émolliens laudanisés, cataplasmes de graine de lin et pavot au périnée ; tisane émolliente avec 20 gouttes de laudanum par pinte, boissons abondantes ; injections émollientes huileuses, avec extrait d'opium iij gr. par $\bar{3}$ j (*Brachet*), avec l'acétate de plomb (*A. Cooper*) ; compresses mouillées d'acétate de plomb sur les parties génitales (*Abernety*) bains froids (imprudens) ; *compression* à l'aide de charpie et de bandes roulées (très-efficace, *Dalton*) ; opium uni au camphre, au nitrate de potasse ou au musc, en pilules. ♃ opium et camphre āā $\bar{3}$ j, antimoine tartarisé xv gr., sirop q. s. pour 60 pilules. ♃ camphre xij gr., émulsion ℔ j, sirop d'iacode $\bar{3}$ j, à prendre par cuillerée. ♃ camphre et nitre āā vj gr., conserve de ro-

ses q. s. pour 12 pilules, 1 à 5 par jour.
♃ camphre ℈ ij, extrait gommeux d'opium
viij gr., mucilage q. s. pour 16 pilules (*Ricord*); raisin d'ours en poudre ℈ j, ʒ ß, trois
fois par jour (*B. Bell*); eau de laurier-cerise (*Heim*); rob de genièvre ℥ j pour ℥ viij d'eau,
à prendre par demi-tasses toutes les heures
(*Hecker*); frictions avec l'onguent de belladone
(*Blackel*); acide prussique à l'intérieur et en injections (*Caspari*); fruit de coloquinte en deux
doses (*Colombier*); antiphlogistiques sévères
(*Cullerier*); poivre Cubèbe en grains ʒ j, faire
infuser dans l'eau bouillante ℔ j, additionner de
belladone xxiv gr. pour injections (*Will*).
♃ cire jaune fondue ℥ ß, miel commun ʒ ij,
adde au mélange froid, camphre v à xx gr.
pour 120 pilules, à prendre 5 à 10 de deux heures en deux heures (*Droste*); injections d'eau
chlorurée alternée avec celle de laurier-cerise
dans une décoction de guimauve; acide hydrochlorique étendu en boisson ʒ ß par jour (*Eisenmann*); fomentations froides d'oxycrat (*Erdmann*).

Régime, hygiène.

Diète plus ou moins sévère, alimens légers,
végétaux, fruits cuits, laitages, potages peu
assaisonnés; eau pure; éviter les alcools, le
café, les épices; suspensoir, repos plus ou moins
absolu; éviter les lits mous et chargés de couvertures, la danse, la course, les lectures érotiques, les femmes.

2° État chronique.

Injections: d'infusion de geranium maculatum
(*Barton*), d'alcool étendu de 6 à 8 parties d'eau
(*Brown*), de nitrate acide de mercure 2 gouttes pour eau ℥ iv (*Chardon*). ♃ acétate de
plomb xx gr., sulfate de zinc xvj gr., eau de

rose ʒ viij (*Venus*), avec l'eau de mer (*Fletcher*).
♃ chlorure de chaux et teinture d'opium āā ʒ j,
eau ℥ x (*Graefe*), d'acétate de zinc viij à x gr.
pour eau ℥ iv à vj, ou mucilage de coings (*Henry*);
de *nitrate d'argent* un quart à 1 gr. pour ʒ j
d'eau (*Serres*); d'extrait de tormentille ʒ j
(*Thorn*); de décoction de ratanhia (*Hoering*);
sulfate de zinc ʒ ß, d'alumine ʒ ij, de cuivre ℈ j,
de carbonate de chaux, d'acétate de plomb ℥ ß,
de sublimé v gr., de laudanum ʒ ij, pour
eau ℔ j; de potasse caustique i gr. par ℥ avec
20 gouttes de laudanum; eau de Cologne étendue, *oxycrat*, vin miellé. ♃ *ioduze de fer* ℥ ß,
eau ℥ viij (très-efficace, *Ricord*); injections
d'huile de copahu ʒij, deux fois par jour (*Reynaud de Toulon*).

Lavemens avec laudanum de Rousseau xij gouttes, trois fois par jour; compression méthodique
(*Dalton*); bains de vapeur; commotions électriques (*Birch*); onguent napolitain en frictions
sur le canal dans les cas de nodosités (*Lagneau*);
frictions mercurielles (*Sachs*), frictions avec
l'hydriodate de potasse (*Uldall*), le liniment volatil camphré; bougies médicamenteuses; cautérisation superficielle du canal avec le porte-
caustique (*Delpech*); vésicatoire au périnée
(*Malenfant*), aux cuisses.

Mercuriaux (*Travers*); calomel iv à v gr.; pilules contenant un quart d'onguent mercuriel viij à x, d'Hahnemann, de Plenck, pendant
une quinzaine de jours (*Lagneau*); de cyanure
de mercure (formule de *Magendie*); chlorure
d'or et de sodium i gr. pour eau ℥ vj, une à
deux cuillerées par jour (*Bourquenod*); eau de
laurier-cerise (*Cless*). ♃ mercure purifié ʒ vj,
térébenthine fine ℥ vj, karabé en poudre ʒ j,
poudre de réglisse q. s., faire des pilules
de vj gr.; 1 puis 2 le matin à jeun (*Estor*).
♃ alun ʒ j, eau distillée ʒ vj, jus de réglisse ℥ j;
une cuillerée à bouche trois fois par jour (*Fried-
rich*); teinture d'Iode xv à lx gouttes, une ou
deux fois par jour (*Richond*); teinture de cantharides à haute dose (*Roberston*); acide nitrique (*Mitchell*). ♃ cachou en poudre xij gr.,
alun vj gr., opium ij gr., sirop q. s., faire des
pilules de v gr. (*Capuron*). ♃ alun vj gr.,
opium ij gr., cachou ℈ j, faire 6 pilules à prendre dans vingt-quatre heures (*Récamier*). ♃ chlo-

rure de chaux ʒ j, émulsion d'amandes ʒ vij ,
teinture d'opium ʒ j, sirop d'orgeat ʒ j, une cuillerée à bouche de trois heures en trois heures
(*Graefe*); sulfate de zinc uni à la térébenthine
iij gr. de sulfate, 3 fois par jour (*Graham*) ℞ chlorure de chaux ʒ j , eau de laurier-cerise ʒ j ß ;
3o gouttes, trois fois par jour (*Hufeland*) ; ratanhia (*Klein*) ; purgatif drastique (*Louvrier*);
seigle ergoté (*Négri*), avec clous de girofle
(*Muller*). ℞ eau de menthe poivrée ʒ iv , *térébenthine* ʒ j, mucilage de gomme q. s., adde :
eau d'amandes amères ʒ j ß, sirop d'orgeat
ʒ ß ; à prendre par cuillerée d'heure en heure
(spécifique selon *Pitschaft*) ; préparations
de *copahu* et *poivre Cubèbe* , déjà indiquées.
℞ baume de copahu et conserve de roses ãã ʒ j,
réglisse en poudre q. s. pour 6 bols , en deux
fois; potion de Chopart , mixture antigonor-
rhéenne de Giraudeau, opiat balsamique , mixture brésilienne , capsules de copahu de Mothès,
capsules gélatineuses moitié par la bouche, moitié par le rectum (*Ratier*); pilules de copahu en-
veloppées de gluten (*Raquin*). ℞ copahu et
tolu ãã ʒ ß j (*Fuller*); copahu et cubèbe (*Lagneau*);
mixture astringente de Fabre. ℞ jaune d'œuf n° 2,
vinaigre et huile ʒ iij, baume du Pérou ʒ vj ,
m. une cuillerée à thé de deux heures en
deux heures (*Fricke*). ℞ cubèbe, sang-dragon ,
ratanhia , cachou q. s. pour mêler en électuaire, ʒ ij à iv dans du pain azyme, quelquefois
on y ajoute opium j gr. (*Cullerier*). ℞ sirop de
baume de Tolu, ʒ ij, eau de menthe ʒ iij, laudanum 16 gouttes, alcoolat de copahu ʒ iij ; facile à prendre par cuillerée (*Dublanc*). ℞ baume
de copahu ʒ ß, alcool sulfurique ʒ j, sucre
blanc en poudre ʒ j ß; 10 à 20 gouttes trois
fois par jour (*Lapéronie*); extrait de noix vomique dans une décoction miellée à prendre par
cuillerée (*Horndel*). ℞ huile de croton - tiglium 2 goutt., carbonate de potasse xij gr.
pour 4 pilules, une le matin (moyen violent).
℞ térébenthine cuite et cachou ãã ʒ ij, rhubarbe
en poudre ʒ iv, copahu ʒ ij, faire 140 pilules,
de 12 à 20 (*Lagneau*). ℞ cachou xij gr., alun vj gr.,
opium ij gr., sirop q. s. pour quatre pilules.
℞ sulfate de zinc ʒ ij, térébenthine q. s. pour
faire 36 pilules, prendre 1 à 2 par jour.

3° État asthénique ; entretenue par débilité.

Eau ferrée , eaux minérales de Spa , Vichy,
Passy, bains de mer, immersion des bourses
dans l'eau glacée ; quinquina , martiaux , ratanhia, colombo , térébenthine , cachou , myrrhe,
mastic, benjoin, copahu dans du vin, du bouillon, du lait, uni à un sirop acide, une eau distillée aromatique ; baume de la Mecque , du
Canada (moins dégoûtans); poivre Cubèbe ,
teinture d'iode , etc., *voyez* l'article précédent.
Purgatifs drastiques (dangereux), vésicatoires au
périnée , aux cuisses , au sacrum ; étincelles
électriques ; *cautérisation* superficielle (*Delpech*);
émulsion de Cadet; injections astringentes précitées , d'eau chlorurée, d'acide nitrique étendu
d'eau (*Vigaroux*) ; de décoction de ratanhia et
d'alun, d'iodure de fer ʒ ß , eau ʒ viij (*Ricord*) ;
pilules de Glossius. ℞ térébenthine de Venise ,
extrait de gentiane, china, sulfate de fer ãã ʒ ij,
faire des pilules de ij gr. à prendre 5 à 8 trois
fois par jour (*Most*); sel ammoniac ʒ j dans une
décoction ; ou hydrochlorate de fer ammoniacal
avec la racine de sénéga (*Eisenmann*).

Hygiène , régime.

Régime fortifiant, viandes rôties, bon vin ,
exercice, bains de mer, frictions, air sec et pur,
flanelle , éviter l'humidité , les épices , user de
café modérément.

4° Blennorrhagie du gland ou bâtarde ; balanite.

Bains locaux émolliens répétés, injections de
même nature ; lotions froides, avec l'acétate de
plomb, la solution de sulfate de zinc, de nitrate
d'argent ; glace pilée dans un condom ; résolutifs.

B. CHEZ LA FEMME.

—

Antiphlogistiques généraux et locaux ; balsamiques (peu efficaces); injections d'eau blanche , de sulfate de zinc, d'eau de chaux, de sublimé, d'alun, de teinture d'iode étendue, d'une décoction astringente , de *nitrate d'argent* v à viij gr. en augmentant (*Ricord*); cautérisation avec le crayon de *nitrate d'argent* promené dans le vagin ou sur le museau de tanche ; injection avec le nitrate acide de mercure étendu de douze parties d'eau distillée (*Ricord*); toucher les petits ulcères avec le nitrate d'argent , de mercure, le calomel, le proto-iodure de mercure uni au miel ; bains, bains de vapeur , de mer , de Baréges ; eaux minérales sulfureuses; frictions mercurielles (*Lagneau*); calomel ; sudorifiques.

Introduire un bouchon de charpie chargé des médicamens convenables ; *maintenir constamment les parois du vagin écartées (Ricord).*

Régime, hygiène.

Comme chez l'homme.

C. PROPHYLAXIE GÉNÉRALE. (*Voyez* SYPHILIS.)

BLÉPHARITE.

INDICATIONS. 1° Éloigner la cause; 2° combattre ou dénaturer l'inflammation ; 3° prévenir son retour.

1° CUTANÉE.

—

Aiguë.

Évacuations sanguines à quelque distance des paupières ; émolliens , pédiluves sinapisés ; boissons délayantes.

Chronique.

Eau végéto-animale , de roses , de plantain , etc.

Ouvrir les abcès par une ponction dans le sens des plis de la paupière.

Dans les cas de gangrène : amers , applications stimulantes, de quinquina, camphre, charbon , de chlorure d'oxide de sodium, etc.

2° MUQUEUSE.

—

Deux sangsues sur la paupière renversée (*Demours*); mouchetures , excision ; cataplasmes de mie de pain . de pulpe de pommes, de cerfeuil cuit et haché; eau de guimauve aiguisée plus tard avec l'acétate de plomb, le sulfate de zinc ij gr. par ℥, le nitrate d'argent j gr. par ℥; collyre d'eau de roses , de laudanum , et gomme arabique ; instiller la teinture d'opium entre les paupières (*Horn*).

Boissons émollientes, pédiluves laxatifs, exutoire à la nuque; frictions avec la pommade émétisée.

Onctions mercurielles ; pommade de Desault, de précipité rouge, de nitrate de mercure.

3° GRANULEUSE, LIPPITUDE.

—

℞ Précipité blanc, tuthie préparée , extrait gommeux d'opium ā̄ā ij à iij gr., beurre frais ℨ ij pour onctions sur les paupières (*Beck*); pommade de Janin affaiblie avec le beurre ou l'axonge (*Scarpa*); ℞ beurre frais ℥ ß, *précipité rouge* x gr., tuthie préparée vj gr., pour onctions sur les paupières (*Beer*); ℞ fleurs de soufre ℨ ij, acétate de plomb ℈ j, eau de roses ℥ iij, pour lotions (*Bell*) ; onguent de *nitrate de mercure* (*S. Cooper*); ℞ onguent rosat ℥ j, fleurs de zinc ℨ ß, opium vj gr. (*Conradi*); ℞ fleurs de soufre ℨ ij, camphre ℨ j, eau de roses ℥ vij (*Graefe*); ℞ acétate de plomb, iv gr., eau de roses ℥ j ß, gomme arabique ℈ j, teinture vineuse d'opium ℨ ij; pour appliquer sur des compresses (*Himly*); ℞ précipité rouge, cérat et beurre ā̄ā (*Hufeland*); collyre de sublimé corrosif camphré (*Rowley*); ℞ précipité rouge iv gr., beurre frais ℨ ij, extrait de saturne et laudanum ℨ ß (*Rust*); onctions d'onguent mer-

6

curiel, de pommade iodurée ou de précipité
rouge (*Sichel*); onguent citrin en onctions sur
les paupières quatre fois par jour (*Ware*); ♃ précipité rouge iij gr., sulfate de zinc ij gr., axonge
℥ ij , cire blanche x gr. ; en onctions (*Weiss*);
cautérisation avec le nitrate d'argent et avulsion
des cils (*Lawrence*); vésicatoires, frictions stibiées ; — séton (*Gleize*); ♃ moelle de bœuf fondue ℥ j , extrait de suie de bois ℈ j , onguent citrin xij gr., huile blonde de foie de morue ℈ ij;
en toucher les paupières avec un pinceau (*Carron du Villards*).

—

Éviter les miasmes, les vapeurs irritantes, la
poussière, les vents violens, la lumière trop vive,
la lecture le soir; les alimens échauffans, les
épices, le gibier, les moules, huîtres et poissons gâtés ou de mauvaise qualité, les alcools,
le café pur, etc.; craindre les répercussions her-
pétiques, psoriques; les suppressions.

Bains, régime doux végétal, lait, verres coloriés.

BLÉPHAROPTOSE.

INDICATIONS. 1° En rechercher la cause ;
2° rendre à la paupière sa mobilité naturelle.

1° PAR ATONIE.

—

Lotions d'eau végéto-minérale; infusion de
pétales de roses dans du vin rouge; frictions d'é-
ther acétique; — de *seigle ergoté* (*Carron du Villards*); ♃ seigle ergoté ℥ iv , vin rouge bouillant q. s. pour applications sur les paupières ;
fomentations et vapeurs aromatiques ; — résection d'un pli des paupières.

Toniques à l'intérieur, préparations martiales,
eaux minérales ferrugineuses, sulfureuses.
Bon vin, régime stimulant.

2° PAR CONGESTION CÉRÉBRALE.

—

Première période. Déplétions sanguines générales; applications réitérées de sangsues aux
oreilles, aux tempes, à l'anus; purgatifs répétés;
eau émétisée; exutoires au bras, à la nuque ;
cautère entre l'angle de la mâchoire et l'apophyse mastoïde (*A. Smith*); moxas autour de
l'orbite; pommade ammoniacale, comme vési-
cante ou escharotique.

Deuxième période. Friction sur la paupière
avec le baume de Fioraventi; douches de vapeurs aromatiques, vapeur du soufre; eaux sulfureuses; seigle ergoté, strychnine, ou huile
de croton en frictions (*Carron du Villards*);
ablation d'un lambeau de la paupière (*Hunt*);
étincelle électrique.

Diète et régime adoucissant dans le principe.

BOULIMIE.

INDICATIONS. Rechercher si elle provient
d'un état morbide, ou si elle est le résultat
d'une disposition naturelle.

1° SYMPTOMATIQUE. (*Voyez* GASTRALGIE.)

2° IDIOPATHIQUE OU IDIOSYNCRASIQUE.

—

Pains de pâte ferme, chair de bœuf, de porc;
alimens à texture compacte en général, fades ,
féculeux; — repos, préparations narcotiques.

BOURDONNEMENT. *Voyez* DÉPRAVATIONS DE L'OUÏE.

BORBORYGMES.

INDICATIONS. Rechercher la cause et la combattre.

1° **SYMPTOMATIQUES.** (*Voyez* PÉRITONITE, GASTRO-ENTÉRITE, ENTÉRALGIE, etc.)

2° **IDIOPATHIQUES, SANS PHLEGMASIES.**

—

Carminatifs ; racines d'angélique, gingembre, galanga, serpentaire, calamus verus ; feuilles et tiges de chenopodium, rhue, absinthe, tanaisie, sauge, mélisse ; fleurs de laurier, oranger, tilleul, camomille, baies de genièvre en infusion, muscade, poivre, vanille, anis, coriandre, cumin, fenouil ; écorce de cannelle, Winter, cascarille, citron.

Eaux distillées de ces plantes ℥ j à ij dans véhicule ℥ iv ; vins et teintures amères et aromatiques ; huile de camomille ou de laurier camphrés en frictions sur le ventre.

BRONCHITE. *Voyez* CATARRHE PULMONAIRE.

[**BRONCHOCÈLE.** *Voyez* GOITRE.

BRULURE.

INDICATIONS. 1° Calmer promptement la douleur ; 2° prévenir l'inflammation ; 3° préserver de la mortification les parties non désorganisées ; 4° favoriser la séparation de celles qui le sont ; 5° prévenir ou combattre les accidens.

Premier et deuxième degrés. Rubéfaction, phlyctènes.

Fendre et enlever les vêtemens en ménageant l'épiderme ; plonger la partie dans l'eau froide pure (*Rhamzès*) pendant plusieurs heures (*Carle*), l'eau alcoolisée, acidulée, l'eau blanche et en humecter constamment les linges dont on la revêt ; affusions froides sur la tête (calmant par excellence , *Jolly*) ; fomentations d'eau tiède (*Crammer*) ; vinaigre froid ou

chaud (*Cleghorn*) ; compression , tafetas ciré et bandes (*Bretonneau*) ; ligature des membres (*Clérinet*) ; huile chaude de térébenthine (*Dewees*) ; ammoniaque étendue (*Girard*) ; *eau phagédénique* sur les ampoules qu'on a ouvertes (*Hintzer*) et qu'on saupoudre de rhubarbe ; eau froide , avec lait caillé et alun (*Most*) ; alcool (*Parkinson*) , éthers ; solutions de sulfate de fer , d'alun , d'encre ; saumure ; terres ferrugineuses arrosées de vinaigre ; approcher la partie du feu (*Paré* , *Heister* , *Neverman*) ; pulpe de pomme de terre crue et différens fruits acerbes ; fraises en cataplasmes (*Struve*) ; poudre de charbon et linges huilés (*Plasse*) ; bandelettes de diachylon (*Velpeau*) ; onctions de vernis (*Vergari*) ; farine (*Ward*) ; coton (*Anderson*) , ouate imbibée de teinture de benjoin (*Fahnestock*) , coton brut ou cardé ; cautérisation avec le nitrate d'argent (*Fricke*) ; vin ou eau-de-vie mêlée d'eau (*Greenhon*) ; gouttes noires ou opiacées (*Griffiths*) ; topiques très-chauds (*Kentisch*) ; eau de chaux , de potasse ; *chlorure d'oxide de sodium à* 5° coupé d'eau, et sur des bourdonnets de charpie recouvrant des compresses fenêtrées (*Lisfranc*) ; huile d'olive et eau de chaux en onctions (*Velpeau*), huile de lin et eau de chaux (*Callisen*) , blanc d'œuf et huile battus ensemble ; coton et appareil inamovible après avoir percé les phlyctènes (*Larrey*) : ℞ esprit de sel ammoniac caustique ℥ j , eau ℥ iij , pour liniment (*Autenrieth*) ; emplâtre de poix de Bourgogne, cire et huile (*Barnard*), eau de créosote (*Batzer*) ; cérat et chaux calcinée (*Beauchène*) ; papier gris trempé dans le mucilage de gomme adragant, et humecté quatre fois le jour (*Bluise*) ; feuilles de datura (*Borzenkoff*) ; *cérat opiacé* (Delpech) ; extrait de saturne, huile d'olive et eau de roses (*Dorsmueller*) ; ℞ eau de chaux ℥ ij, huile d'olives ℥ j, teinture d'opium ℈ j (*Horn*) ; suc de chicorée dans la cire (*Palucieri*) ; savon blanc râpé (*Reisig*) ; cérat de saturne, avec les fleurs de zinc (*Terras*) , cérat de Turner ; duvet de typha (*Vignal*) ; tranches de panne de cochon (*Engel*) ; eau de chaux et teinture d'opium (*Fehr*) ; blanc d'œuf battu à l'eau de rivière (*Lombard*) ; linges trempés dans l'huile de lin et renouvelés toutes les cinq minutes (*Saalen-*

bach) ; mucilage de graines de lin, fenugrec, pepins de coings, unis aux décoctions de morelle, jusquiame ou têtes de pavot ; huile essentielle de térébenthine et onguent basilicum liquéfié par cette huile (*Kentisch*),

Saignées générales, sangsues répétées (*Borot, Cloquet*); percer les phlyctènes quand la douleur commence à diminuer; opium à haute dose (*Dzondi*) ; diffusibles, émolliens, toniques excitans énergiques (*Kentisch*); éther, vin, quinquina, associés aux narcotiques.

Troisième et quatrième degré. Escharification du derme, destruction d'une partie du corps papillaire.

Topiques du premier et deuxième degré sur une compresse fenêtrée, charpie brute, cérat opiacé de Delpech ; emplâtres de céruse, Nuremberg, pompholix; chlorure de soude de Lisfranc ; liniment oléo-calcaire de Velpeau ; vinaigre pur.

Fendre les eschares, renouveler les pansemens, éviter le contact de l'air ; carbonate de chaux (*Cleghorn*). *S'il y a stupeur :* calorique, infusions chaudes de tilleul, d'oranger, stimulans diffusibles.

Dans les suppurations abondantes : analeptiques; martiaux, quinquina; fomentations aromaques, onguent de styrax, baume samaritain, pommade safranée (*Larrey*) ; lit mécanique de Daujeon pour les brûlures du tronc.

Surveiller la cicatrisation : empêcher la flexion des membres, les rétrécissemens, les adhérences contre nature ; pansemens appropriés ; réprimer les bourgeons saillans avec le nitrate d'argent, une plaque de plomb entre deux linges ; ramollir et étendre les parties rétractées par des embrocations huileuses, des bains, douches, etc., des mouvemens gradués ; section ou excision des brides.

Cinquième et sixième degré. Combustion, carbonisation d'un membre.

Chlorures en lotions ; traitement des brûlures avec suppuration abondante ; amputation après la cessation des accidens primitifs.

Saignée du bras, délayans, opiacés amers, toniques, quinquina, diffusibles, boissons chaudes réactives, lavemens.

Hygiène, régime.

Diète plus ou moins sévère en raison de l'intensité des accidens ; repos absolu en général, position commode et appropriée ; laitages, éviter toutes les substances susceptibles d'activer la circulation et l'innervation, excepté dans les cas de stupeur profonde ; air frais, chambre vaste, lits sans rideaux, propreté ; vases de chlorures dans l'appartement ; règles générales de l'hygiène.

BUBON.

INDICATIONS. 1° Favoriser la résolution ; 2° hâter quelquefois la suppuration ; 3° combattre la maladie dont il est le symptôme ; 4° prévenir les accidens ou y remédier.

A. IDIOPATHIQUE.

1° État aigu.

Émolliens en cataplasmes, bains, fomentations, sangsues, résolutifs ; quelques frictions avec l'onguent mercuriel, l'hydriodate de potasse ; un vésicatoire sur la tumeur ; ouverture des abcès avec le caustique : ♃ onguent mercuriel ℥ ß, savon ℨ ij, camphre ℨ ß, en frictions (*Schræger*).

2° État chronique. (*Voyez* ENGORGEMENS GLANDULAIRES.)

Vaccination de la tumeur (*Aden*) : ♃ souscarbonate de potasse ℥ ij, huile de térébenthine ℥ iij, pour frictions (*S. Cooper*) ; ♃ emplâ-

tre diapalme deux parties, cire blanche une partie, deutoxide de plomb une partie (*Fouquet*),
cataplasme de bouillie d'orge, avec savon râpé
℥ iv ; pommes de terre pelées, cuites, mêlées
au vinaigre et à deux cuillerées de fiel de bœuf ;
fomentations de fleurs d'arnica ℥ j, acétate
d'ammoniaque ℥ viij (*Lœffler*) ; pommade de
vératrine (*Turnbull*) ; cautérisation objective
(*Percy*).

B. SYMPTOMATIQUE.

1° **Pestilentiel**. (*Voyez* PESTE.)
2° **Scrofuleux**. (*Voyez* SCROFULES.)

3° Syphilitique.

Traitement chirurgical.

État aigu.

Sangsues, suivies de l'application de glace
pilée pendant quarante-huit heures ; bains,
cataplasmes émolliens simples ou laudanisés,
ou résolutifs, avec la farine de seigle, l'eau
blanche ; ou maturatifs, ognons, oseille cuite
au beurre, etc. ; ponction avec un bistouri
étroit dès le moment où le pus commence (*Dominel*) ; vésicatoire (*Ballingal*) ; vésicatoire,
puis cautérisation avec deuto-chlorure de mercure x à xx gr. pour ℥ j d'eau distillée, appliquée pendant deux heures, puis cataplasmes
laudanisés et eau blanche (*Malapert, Raynaud*) ;
sulfate de cuivre ℥ ij, ou de cadmium xl gr.
pour eau ℥ j en applications locales (*Cullerier*) ;
compression (*Ferguson*), avec des cailloux
(*Oppenheim*) ; écrasement avec les pouces ou
le cachet (*Malgaigne*) ; compression avec une
lame de plomb (*Schœnlein*) ; cataplasmes de
Kerndl (*Rust, Richter*) ; muriate de mercure et
graisse (*Kleffel*) ; sinapismes (*Lutz*).
Ouverture avec le bistouri, la potasse caustique, le nitrate d'argent, les trochisques d'oxide
rouge de plomb ; pansement avec la charpie sèche, un digestif frais, le vin miellé, l'eau végéto-minérale, l'eau phagédénique ou la solution
de sublimé ; cautérisation avec le nitrate d'argent, le sulfate de cuivre ou le beurre d'antimoine ; onguent mercuriel coupé ; compression
des foyers de pus ; injections irritantes ; excision

de la peau décollée avec le bistouri ; trochisque
d'oxide de plomb ; excision des glandes dissé-
quées par le pus ; antiseptiques, poudre de
china, chlorures suivant les cas.

État chronique. Bubon indolent.

Frictions avec l'onguent mercuriel sur la tumeur et la cuisse correspondante, sur le gland,
la peau de la verge (*Delpech*) ; — le liniment ammoniacal (*Lagneau*), l'onguent stibié (*Main-
gault*), avec onguent de genièvre ℥ j, acide
hydrochlorique ʒ j à ij (*Zellenberg*) ; frictions
avec j gr. de précipité rouge (*Rabben*), avec
l'or en poudre (*Niel*), le tabac en onguent
(*Graham*) ; hydriodate de soude Ə iv, axonge ℥ij
(*Biehler*) ; vésicatoire (*Assalini*) ; ℞ deutophosphate de mercure une partie, axonge cinq
parties, en frictions (*Albano*) ; toucher avec une
solution de chlorure d'or (*Récamier*) ; frictions
avec la pommade d'hydriodate de potasse seule,
ou unie à l'onguent mercuriel (*Dupuytren*) ;
l'iodure de mercure ; la teinture d'iode (M.) ;
douches alcalines, emplâtres de Vigo, diachylon,
ciguë, savon, ammoniaque ; cataplasmes saupoudrés de muriate d'ammoniaque, et arrosés d'a-
cétate de plomb pur (*Lagneau*) ; acupuncture,
cautérisation objective, ventouses, rubéfians,
vésicans divers, emplâtre de *Selle* avec mercure ℥ iij, baume de soufre simple ʒ j, gomme
ammoniaque liquefiée ℔ ij ; — écrasement, compression. *Voyez* ÉTAT AIGU.

Traitement médical.

État aigu.

Petit-lait, eau de veau, de poulet, tisane d'orge,
de chiendent, de lin, de gomme arabique édulcorée et acidulée légèrement ; lavemens, potions
calmantes avec le sirop diacode ℥ß, le sirop de
pavot blanc ℥ j, etc. ; vomitifs et purgatifs (*Chomel*) ; mercure, *Voyez* SYPHILIS.

État chronique.

Boissons amères ou sudorifiques, mercuriaux, *Voyez* Syphilis. ℞ aloès ℥ ß, savon ʒ vj, huile essentielle d'anis 8 goutes, sirop de nerprun, q. s. faites pilules; de xv gr. à ʒ ß, par jour (*Lagneau*); ℞ iode j gr., hydriodate de potasse, ij à iij gr. dans une potion à prendre dans la journée (*Cullerier*); purgatifs répétés.

Prophylaxie, hygiène. (*Voyez* Syphilis.)

—

État aigu.

Diète, repos, régime végétal; éviter les alimens échauffans, les épices, les alcooliques, les changemens de température ; air pur, modérément échauffé; renoncer au coït, pendant le cours de la maladie.

État chronique.

Régime plus nutritif, eau vineuse, quelquefois vin pur, exercice modéré; eaux minérales ferrugineuses, sulfureuses, bains de mer, frictions, vêtemens de flanelle, air froid et pur.

BUBONOCÈLE. *Voyez* HERNIES.

CALCULS.

INDICATIONS. 1° Prévenir leur formation ; 2° favoriser leur dissolution ; 3° procéder à leur extraction, opérer leur destruction, ou faciliter leur expulsion ; 4° combattre les accidens que leur présence peut déterminer.

A. BILIAIRES.

1° Traitement médical.

Sucs de pissenlit, — de grande chélidoine (*Creutz-bauer*); trèfle d'eau, chicorée, fumeterre, saponaire, cerfeuil, chiendent, lait d'anesse, petit-lait; éméto-cathartiques (dangereux, *Bertin*); minoratifs : manne, casse, tamarin, huile d'amandes douces pure ℥ iij à iv (*Alibert*); huile de ricin, calomel; hydro-chlorate d'ammoniaque, de potasse, de soude ; acétate de potasse ; carbonate de potasse (*Arnemann*) unie à la gomme et à un jaune d'œuf; calomel jusqu'à salivation (*Gibbons*); sous-carbonate de soude ℈ j, fiel de bœuf; — émétique (*Stoll*); poudre de Dower, à dose nauséabonde; — savon (*Sœmmering*). ℞ savon médical ℥ iij, aloès et crême de tartre ā̄ā̄ ℥ j, sirop des cinq racines apéritives q. s. faites 96 pilules; 2 à 4 par jour; ℞ éther sulfurique 3 parties, huile essentielle de térébenthine 2 parties ; à prendre ℈ ij tous les matins (*Durande*); éther ou alcool sur du sucre (*Odier*); ℞ essence de térébenthine 1 partie, éther 2 parties; mêlez à une émulsion faite avec un jaune d'œuf (*Withe*); éther sulfurique mêlé à des jaunes d'œufs (*Sœmmering*); petites saignées, bains prolongés, émolliens, délayans; — opium j à iv gr. (*Haller*); castoreum (*Bricheteau*); eau de laurier-cerise et teinture thébaïque (*Hufeland*); hydro-chlorate de morphine j à ijgr.; thériaque xx à xxx; électricité (*Hall*); eaux de Seltz, Vichy, Forges, Saint-Amand ; glace sur le foie (*Bricheteau*); lavemens de tabac (*Craigie*); belladone (*Lolatte*).

2° Traitement chirurgical.

Emplâtre de thériaque arrosé d'éther; glace; — incision de la vésicule biliaire (*J.-L. Petit*); incisions successives, à 1 ou 2 jours d'intervalle (*Bégin*).

3° Prophylaxie, régime.

Alimens végétaux, nourriture douce, fruits bien mûrs, acides, pommes, poires, raisins ; petit-lait; éviter les spirituenx, les viandes fortes, le thé, le café; exercice modéré, équitation, passions douces, éviter le froid; eau de Seltz; petites saignées de temps à autre; eau de Sedlitz; voyages, distraction.

B. RÉNAUX. (*Voyez* GRAVELLE et NÉPHRITE.)

C. VÉSICAUX.

1° Traitement médical.

Recourir aux alcalis, si l'acide urique prédomine; si ce sont les sels calcaires ou magnésiens, donner l'acide hydro-chlorique; — eau pure (*Littre*); remède composé de cloportes, jus de pois rouges et esprit de vin ou genièvre; — uva ursi (*Dehaen*); magnésie (*Brande*); eaux de Vichy (*M. Petit*); ℞ bi-carbonate de soude ou de potasse v gram. par litre d'eau (*Robiquet*); pastilles de Darcet; acide hydro-chlorique xx à xxv goutes étendu d'eau q. s. (*Biett*); soda-water, eau de chaux (*Blanc*); carbonate de soude et de magnésie (*Home, Brande*), avec opium (*Sirblain*); jusquiame, opium (*Prout*); soude en pilules (*Beddoes*); camphre et eau gazeuse (*Calet*); acide oxalique et phosphorique (*Carendeffez*); ℞ térébenthine de Venise ℥ ß, savon médical et extrait de réglisse ā̄ā̄ ℥ iij, faites pilules de 2 gr. à prendre 10 à 15 par jour (*Luthéritz*); raifort (*Murray*); savon (*Philipp*); bierre (*Ségalas*); infusion d'enula campana, un verre chaque matin (*Tonnet*); bardane (*Demachy*); acide sulfurique (*Hartmann*); miel (*Pringle*); crême de tartre (*Wœler*).

2° Traitement chirurgical.

Eau à 32°, injectée dans la vessie à l'aide de la sonde à double courant (*J. Cloquet*); injection d'eau de chaux (*Ledran*); de jus d'ognon, d'une solution de potasse et de soude (*Fourcroy*); dissolution avec la pile galvanique (*Dumas et Prévôt*); injections d'huile (*Morrès*).

Opérations : dilatation du canal de l'urètre chez la femme. Lithotritie (*Amussat, Civiale, Le Roy*); pince de A. Cooper; tarière (*Franco*); brise-pierre (*Amussat*); perforateur de la pierre (*Gruithuisen*); limes de (*Meyrieux*).

Cystotomie chez l'homme. A, taille périnéale: 1° petit appareil (*Celse*) : 2° grand appareil (*Marianus Sanctus*); 3° latéralisé (*fr. Jacques; Raw d'après Albinus*); incision avec le lithotome, en pénétrant dans la vessie (*Cheselden, Ledran*); deux triangles opposés au sommet (*Moreau*); le plus usité (*fr. Côme*); gorgeret tranchant (*Hawkins*); incisions avec le bistouri, sur une sonde cnanelée (*Thompson*); incision du col, dirigée vers la symphyse du pubis (*Dupuytren*); 4° appareil latéral (incision paralèlle au raphé, *Foubert et Thomas*); 5° bi-latéral ou transversal (*Franco, Chaussier, Dupuytren*); 6° recto-vésical (*Sanson*), B, taille hypogastrique (*Franco, fr. Côme*).

Cystotomie chez la femme : incision en haut sur une sonde cannelée (*Dubois*); lithotome double de Fleurant; extraction de la pierre par le vagin (*Clémot*).

D. URÉTRAUX.

Boissons abondantes, bains; distendre subitement l'urètre par un flot d'urine qu'on arrête un instant, en comprimant l'urètre au devant du calcul; injections huileuses en comprimant derrière le corps étranger; extraction avec la pince de Hunter; inciser sur le calcul (*Sabatier*).

E. ARTHRITIQUES.

Saturer l'acide urique, par des boissons alcalines (*Brande*); vin de colchique; extraction (grave); *Voyez* CORPS ÉTRANGERS.

F. INTESTINAUX.

Drastiques: huile de croton-tiglium 2 à 3 gouttes; en frictions, v à vj; pilules de jalap, scammonée et aloès; lavemens émolliens; pressions méthodiques.

Gastroraphie (*Meckel*), extraction avec des tenettes; division de l'angle postérieur de l'anus (*Maréchal*).

G. PULMONAIRES.

Acides.

H. DES AMYGDALES.

Résection, extraction.

I. SALIVAIRES.

Incision du conduit; extraction.

K. DE L'OREILLE, ETC. (*Voyez* CORPS ÉTRANGERS.)

Prophylaxie générale.

Prévenir l'embonpoint, éviter le repos, les spiritueux; habiter les climats chauds, ou un lieu exposé au midi; vêtemens de flanelle; frictions; bains chauds; repas modérés, végéto-animaux; promenades, équitation.

Pour les calculs d'acide urique, de phosphate de chaux, de magnésie, d'oxide cystique : diminuer la quantité d'acide urique en s'abstenant d'alimens azotés, et augmenter l'urine par des boissons abondantes; bierre en grande quantité (*Ségalas*); eaux acidules gazeuses; boissons abondantes et éther muriatique de Thénard (*Biett*).

Pour les calculs d'oxalate ou carbonate de chaux : régime animal.

CALENTURE.

INDICATIONS. Combattre le raptus sanguin qui se fait vers la tête.

Saigneés copieuses; sangsues au cou, à la tête,

au siége, aux jambes, sur l'ouverture des veines (*Beysser*) ; réfrigérans sur la tête ; sinapismes, véiscatoires à la nuque ; eau d'orge ; émétique, laxatifs (*Shaw*) ; potion calmante avec éther, opium, sirop de fleurs d'oranger ; lavemens émolliens, laxatifs ; petit-lait, orge nitré, limonade ; diète absolue, repos.

CALUS, DURILLON.

Bains émolliens, cataplasmes, emplâtres de savon, de diachylon, de vigo ; excision ; usure avec la lime, la pierre ponce, limes chimiques.

CALVITIE. *Voyez* ALOPÉCIE.

CANCER.

INDICATIONS. 1° Modifier les aberrations de la sensibilité organique qui produisent le squirrhe ; 2° diriger ou provoquer le travail qui s'établit dans ces tumeurs, lors de la fonte cancéreuse ; 3° les enlever avec l'instrument ou les détruire par les caustiques ; 4° combattre les accidens, calmer les douleurs, arrêter les hémorrhagies ; 5° pallier les cancers internes ou incurables.

A. EN GÉNÉRAL.

Traitement interne, médical.

Diète à peine suffisante pour entretenir la vie (*Pearson*) ; cura famis et ciguë de 2 à 24 gr. progressivement (*Récamier*) ; abstinence (*Pouteau*) ; eau d'orge seule ou thé, infusion de quelques feuilles de laurier-cerise (*Richter*) ; eau de laurier-cerise seule ou unie à la teinture d'iode, 30 à 40 gouttes (*Schweitzer*) ; iode, solution d'hydriodate de potasse (*Magendie*) ; extrait de ciguë 2 gr., ou poudre 4 gr., deux à trois fois le jour en augmentant progressivement (*Storck*) ; belladone, feuilles sèches 1 gr. en pilules (*Lambergen*), racine (*Coste*) ; jusquiame extrait 3 gr. (*Burns*) ; aconit un demi-gr. deux fois par jour.

Douce-amère ; paris quadrifolia, phytolacca, camomille (*Collenbusch*) ; digitale, opium, morphine, acide prussique 2 à 4 gouttes ; hydrosulfure d'ammoniaque (inutile, *Burns*) ; muriate de baryte (*Crawfort*) ; fucus helmintourton (*Farre*) ; lézard gris (*Gourlai*) ; arsenic 2 gr. dans ℔ ij eau distillée, une cuillerée tous les matins (*Lefebure, Justamond, Hill*) ; antimoine cru x gr. (*Potese*) ; hydro-chlorate d'or, un douzième de gr. deux fois par jour (*Chrestien, Rust*) ; mercure (nuisible, *Cayol*) ; sulfate et acétate de cuivre ; — carbonate et tartrate de fer x à xxx gr. dans du blanc d'œuf (*Carmichael*) ; saignées générales (*caron*) ; eau oxygénée et potasse comme neutralisant (pharmacien de Montpellier) ; créosote (inutile) ; charbon animal (*Weiss*), végétal ; — acide arsénieux uni à la serpentaire et à la suie (*Fusch*) : ℞ extrait de ciguë 4 gr., calomel 1 gr., faites pilules de 1 gr., deux à quarante par jour (*Gama*) ; sublimé-corrosif (*Vogler*) ; calendula officinalis (*Westring*) ; ℞ alun officinalis ʒ j, conserve de roses, q. s. pour 36 pilules, deux matin et soir en augmentant (*Fuster*) ; oxy-phosphate de fer 3 à 10 gr. trois fois par jour (*Dupouget*) ; acide arsénieux (*Neckel*), arséniate de potasse un seizième à un huitième de gr. en pilules avec la mie de pain ; solution de Fowler, 5 à 12 gouttes. Eaux de Plombières, Barége, Vichy.

Traitement externe, chirurgical.

Fomentations froides et sangsues (*Dzondi*), au voisinage de l'engorgement (*Broussais*), sur l'engorgement (*Bégin*) ; émolliens résolutifs doux, révulsifs. Cataplasmes de jusquiame et ciguë, de carotte (*Scheffer*), de petite joubarbe écrasée (*Lombard*) : ℞ extrait de ciguë ʒ j, de jusquiame ʒ ß, belladone en poudre ʒ ß, acétate d'ammoniaque, q. s. pour un cataplasme que l'on étend sur un cuir (*Richter*) : ℞ rob de carottes ℔ j, poudre de ciguë ʒ iij, teinture d'opium safranée ʒ iij, pour cataplasme (*Fuld*), cataplasme d'hellébore noire (*Schleger*) ; suc gastrique (*Sennebier*) ; fumigations aromatiques, sulfureuses, de sulfure de mercure, d'acide hydro-chlorique, de chlore (*Zugenbuhler*), d'acide carbonique (*Peyrilhe, Ewart*); fondans, frictions mercurielles; bains, lotions, injections narcotiques; solutions de sulfure de potasse et d'extrait de jusquiame dans l'eau de roses; comme palliatif (*Chelius*), de laudanum (*Steidele*), de chlorure de chaux, comme désinfectant (*Travers*), d'alun (*Fusler*), de phosphate de fer (*Dupouget*), de créosote (*Friese*); suc de morelle (*Vesale*); acide prussique pour lotions (*F. de Magendie*), suc de mancenillier (*Germon*); eau régale (*Récamier*); application de la poudre de carbonate de fer (*Carmichael*), de charbon; deuto-acétate de cuivre uni au sublimé (*Lachapelle*) : ℞ oxide blanc d'arsenic x gr., eau distillée ℔ j, extrait de ciguë ℥ j, laudanum ℥ j; en lotion chaque matin (*Lefebure*); pâte de Canquoin avec le chlorure de zinc. ℞ sublimé corrosif ℥ ij, gomme arabique, eau distillée, āā ℈ j, pour un onguent (*Graefe*); laurier-cerise et onguent rosat (*Janin*) : ℞ hydro-cyanate de fer ℨ j, cérat ℥ j (*Anglais*); caustique de Vienne (*Trousseau*), onguent de Helmundt, poudre de Rousselot, nitrate acide de mercure (*Récamier*); onguent de litharge, vinaigre, huile et axonge (*Bayle*), onguent de suie (*Blaud*); pâte arsénicale de Dubois, cautérisation avec les rayons solaires concentrés, le fer rouge. Onguent de Tar, remède de Plunket.

Compression (*Récamier*), nuisible (*C. Beell*); ligature des artères nutritives de la partie malade (*Maunoir*); ablation, extirpation, excision des tumeurs, amputations, opérations diverses.

Traitement prophylactique.

Il est tout dans le traitement méthodique des squirrhes, des engorgemens blancs, des ulcères : ainsi, sangsues en grand nombre, puis à des quantités moindres, mais répétées (*Lisfranc*); compression méthodique (*Récamier*). *Voyez* SQUIRRHE.

Éviter les irritans, la malpropreté, changer le régime de vivre, air pur de la campagne, voyages, bains de mer.

Pansement simple des ulcères, éviter les onguens rances et irritans; ne pas déchirer avec les ongles les boutons du visage. Les fumeurs doivent se précautionner contre les pipes sales.

Éviter les alimens épicés, échauffans, le lard, les poissons de mauvaise qualité, les alcooliques à jeun, les vomitifs répétés.

Fuir les habitudes vicieuses.

Pansemens doux, simples, propres et plus ou moins fréquens, des solutions de continuité extérieures.

B. CANCERS EN PARTICULIER.

1° Des paupières.

Cautérisation (dangereuse); incision en V dont le sommet regarde le cartilage tarse; ablation, excision avec des ciseaux courbes (*Dupuytren*); blépharoplastie (*Dzondi, Fricke*).

2° De l'œil.

Extirpation, avec une cuillère tranchante (*Bartesh*), un couteau courbe (*F. de Hilden*); circonscrire l'œil par deux incisions, le saisir avec une érigne, couper les muscles et le nerf avec des ciseaux courbes, extirper la glande lacrymale, tamponner (*Louis*).

3° De la glande lacrymale.

Extirpation.

4° Du visage, carcinome des lèvres, du nez, etc.

Fomentations de semences de fenouil (*Cloquet*); chlorure de chaux (*Froehlich*); onguent arsénical de Helmundt, pâte de Rousselot, nitrate de mercure, cautère actuel,—acide hydrochlorique fumant et infusion de belladone avec acétate de plomb (*Autenrieth*); ℞ litharge ℨ j, vinaigre ʒ vj, huile ℥ ij, comme calmant (*Bayle*); pommade d'hydriodate de potasse opiacée en frictions autour de l'ulcère (*Bermond*); ♃ axonge ℥ ij, poudre de racine d'impératoire ℥ j ß, teinture de la même racine, ℥ ij; pour un emplâtre à renouveler matin et soir (*Milius*); créosote (*Reichenbach*); cataplasmes de ciguë, carottes, digitale; acide prussique étendu pour lotions (*Blandin*); saignées locales autour de l'ulcère, bains émolliens narcotiques; ablation avec l'instrument, excision (*Dupuytren*), avec un couteau de bois dur trempé dans l'acide nitrique (*F. d'Aquapendente*); rhinoplastie, méthode taliacotienne, des Indes (*Lisfranc*), d'allongement (*Dieffenbach*); cheiloplastie (*Chopart*, *Delpech*); blépharoplastie (*Dzondi*, *Fricke*); entes animales (*Blandin*).

Régime tempérant; laxatifs, calmans et antiphlogistiques; arsenic (*Storck*), acide prussique médical, etc. *Voyez* TRAITEMENT GÉNÉRAL.

Aqueux. (Voyez GANGRÈNE.)

5° De la langue.

Excision, incision en V (*Boyer*), extirpation (*Dupuytren*); poudre de jusquiame et pulpe de carotte (*Carle*).

Extrait de calendula et fer carbonaté, āā pour des pilules de 2 gr., à prendre cinq à huit, trois fois par jour (*Rust*); ♃ calomel ℥ ß, eau de chaux ℥ ij, décoction mucilagineuse, q. s. pour gargariser (*Travers*); ♃ *solution d'iodure de potassium* ʒ ß, eau distillée ℥ j, à prendre ʒ j à ℥ j par jour (*Magendie*); arsenic (*Lane*), mercuriaux, ciguë, etc.

6° Du pharynx et de l'œsophage.

Traitement du cancer en général; sangsues sur les côtés du pharynx; introduction d'une sonde œsophagienne par les narines; lavemens de bouillon, bains nutritifs; gargarismes opiacés; cautérisation avec une éponge fixée sur une baleine et imprégnée d'une solution concentrée de nitrate d'argent.

Proscrire les substances gazeuses (*Sanson*).

7° De la parotide.

Mercure jusqu'à salivation (*Munckley*); extirpation (*Bégin*); moyens généraux.

8° Du sein.

Traitement médical.

Moyens précités; huile de ricin tous les deux jours; charbon animal ʒ ß à ʒ j par jour en quatre ou huit prises (*Foivre*); soufre doré d'antimoine (*Kerkring*); iode et hydriodate de potasse (*Ulmann*); acétate de morphine comme calmant (*Magendie*); arsenic (*Martens*).

Traitement chirurgical.

Sangsues, saignées, antiphlogistiques (*Puel*, *Darré*); résolutifs, fondans; charbon animal d'ongles de porcs brûlés et pilés (*Weiss*, *Favre*); pommade d'hydriodate de potasse (*Bénaben*); suie en lotions et onguent (*Blaud*); phosphate de fer en poudre sur l'ulcère (*Carmichael*); infusion de laurier-cerise miellée en application locale (*Chreston*); eau froide long-temps continuée (*Dzondi*); acide hydro-cyanique (*Frisch*); sedum acre (*Lombard*); datura stramonium (*Marcet*); arsenic (*Martens*); compression (*Récamier*, *Pleindoux*); chlorure de soude (*Ségalas*); créosote (*Thealier*); solution d'acétate de fer (*Rust*); amputation, enlever les ganglions axillaires malades ou jeter une ligature sur leur prolongement, résection des côtes malades (*Richerand*); — ♃ extrait de saturne ℥ ß, eau de roses ℥ iv, teinture d'opium ʒ iij, comme préservatif (*Hufeland*); peau de cygne sur le sein.

9° De l'estomac.

—

Première période, hygiène. Abstinence d'alimens solides, épicés, excitans, d'alcool, de vin. Lait coupé ou bière, viandes blanches, bouillies ou rôties, repas peu copieux et plus fréquens, eau pure ou gommée avec eau de fleurs d'oranger; bains, frictions; calme moral; — diète lactée (*Bayle, Cayol*).

Deuxième période. Sangsues à l'épigastre, à l'anus, exutoire; beurre de cacao ʒ j à ij dans une émulsion; eaux minérales acides gazeuses, de Seltz, de Vichy, etc.

Troisième période. Opium, ciguë, jusquiame (*Ferrus, Breschet*); infusion de fleurs de coquelicot, de menthe, de camomille; potions éthérées, anisées; magnésie en poudre; — bismuth (*Lombard*); boissons amères, sudorifiques, chicoracées, anti-scorbutiques; vomitifs et purgatifs (dangereux); lavemens émolliens, laxatifs; lait coupé avec l'eau de chaux; palliatifs. Moxas, cautères, sétons à l'épigastre; — compression (*Récamier*); nitrate d'argent un quart de gr. matin et soir (*Ruef*); extrait de ciguë et huile de laurier-cerise (*Trautzhes*).

40° Des intestins.

Clystères émolliens, narcotiques, huileux, laxatifs; sangsues à l'anus. *Voyez* CANCER EN GÉNÉRAL.

Anus contre nature (moyen palliatif).

11° Du rectum.

Traitement mercuriel (*Morgagni*); calmans, narcotiques, traitement général du cancer. Alimens d'une assimilation facile.

Douches ascendantes froides, lotions, injections narcotiques; mèches enduites de cérat opiacé,— d'onguent mercuriel (*Desault*); dilata-

toires (douloureux et inefficaces); *cautérisations avec le nitrate d'argent*, le nitrate de mercure, etc. Extirpation, — excision (*Lisfranc*).

12° Des organes abdominaux en général.

Minoratifs (*Anglais*), préparations d'aloës; lavemens émolliens, narcotiques, délayans; bains, douches sur le ventre; sangsues à l'anus, à la vulve, etc.; révulsifs cutanés; hygiène générale.

13° De l'ovaire.

Traitement général. Extirpation (*Laporte, Morand, Laumonier, Lizars*).

14° De l'utérus.

—

Traitement chirurgical.

Anti-phlogistiques : saignées générales, petites saignées dérivatives, pour combattre les hémorrhagies; sangsues aux lombes, aux seins, à la vulve (*Puel*), sur le col (*Baudelocque*); ventouses, vésicatoires, cautères. Diriger les moyens thérapeutiques sur le *point dorsal* (*Cruveilhier*); bains de siége, bains de mer chauds (*Lalesque*); douches ascendantes continues (*Alibert*); injections avec 5 à 6 gouttes d'acide phosphorique par injection (*Alibert*), de décoction de ciguë avec sublimé (*Beauchène*), de chlorure de chaux (*Biete*), de laurier-cerise (*Brera*), de sous-carbonate de soude (*Cruveilhier*), d'alun (*Fuster*), d'ammoniaque ʒ j p. ℔ j (*Girard*), d'acide pynoligneux comme anti-fétide (*Klaatsch*), de phosphate de fer (*Osiander*), de mauve et de morelle (*Puel*), d'acide prussique et de décoction de belladone (*Richter*), de sabine (*Wedekind*), de jus de carotte crue (*Tardieu*); tamponnement avec sa pulpe (*id.*), bains de siége avec sa décoction (*Pollack*).

Suppositoires, pessaires d'onguent opiacé,

belladoné ; frictions sur les grandes lèvres avec le muriate d'or (*Westring*), l'oxide d'or (*Chrestien*) ; lavemens de lait chaud opiacés (*Harvey*). ℞ infusion de laurier-cerise ℥ vj , décoction d'écorce de chêne ℥ xviij, teinture de myrrhe ℥ j, d'opium ℥ ß, nitrate d'argent ℈ j, pour injections (*Harvey*) ; suie (*Blaud*).

Cautérisation avec le nitrate d'argent (*Baudelocque*), le nitrate acide de mercure ou l'eau régale (*Récamier*), la potasse caustique (*Dupuytren*), aidée du spéculum de Meslier, Ricord, madame Boivin ou Récamier. Excision du col utérin , en l'amenant au dehors à l'aide d'un fil passé dans son tissu (*Osiander*), de la pince de Museux (*Lisfranc*, *Dupuytren*), avec le sécateur circulaire de Colombat. Extirpation de l'utérus (*Sauter* , *Delpech* , *Récamier*), modifiée par (*Tarral* et *Gendrin*).

Traitement médical.

Ciguë en pilule en augmentant progressivement (*Melhose* , *Storck*) ; opium à très-haute dose (*Chiapa*) ; sous - carbonate de soude (*Cruveilhier*) ; mercure (*Franck*) ; alun (*Fuster*) ; bi-chromate de potasse (*Hauche*). ℞ décoction d'écorce du Pérou ℥ vj, teinture de china composée et sirop de pavot blanc, ãã ℥ ß, liqueur de Fowler 20 gouttes ; plus 2 gr. opium chaque soir (*Harvey*) ; solution d'iode (*Henneman*), d'hydriodate de potasse, de 10 à 30 gouttes deux fois par jour (*Clarion*) ; eau de laurier-cerise et teinture d'opium, ãã 5 à 8 gouttes toutes les heures (*Pitschaft*) ; calomel et belladone jusqu'à salivation (*Siebold*) ; digitale (*Storck*) ; carbonate de fer (*Walker*) ; sabine (*Wedekind*) ; solution de Fowler, comme palliatif (*Wenzel*) ; calendula (*Westring*) ; acide hydro-cyanique médical 10 à 15 gouttes.

Hygiène, régime.

Régime léger, viandes blanches, végétaux frais , fruits , boissons aqueuses , lait ; exercice doux, air pur, température modérée, voyages aux eaux.

15° De la vessie et de la prostate.

Adoucissans, lait, bains, anti-phlogistiques légers ; mercuriaux ; injections émollientes, narcotiques ; cathétérisme ménagé ; mèches belladonées dans le rectum, etc. ; combattre les hémorrhagies par les réfrigérans à l'hypogastre. *Voy.* TRAITEMENT GÉNÉRAL.

16° Du testicule. (*Voyez* SARCOCÈLE.)

17° De la verge.

Amputation avec un long bistouri.

18° Des os. (*Voyez* OSTÉO-SARCOME.)

19° Du cerveau.

Traitement général ; moyens palliatifs , saignée , narcotiques ; révulsifs à la nuque, tels que vésicatoires, cautères, sétons, ou sur le tube digestif à l'aide de drastiques. Raser la tête, cataplasmes narcotiques ; cathétérisme , suppositoires ; bains, douches sur la tête, etc.

CARDIALGIE.

INDICATIONS. Rechercher la nature de la cause, et baser le traitement sur elle.

1° Saburrale.

Délayans, vomitifs, quelques amers ; mixture saline (*Portugais*). *Voyez* EMBARRAS GASTRIQUE.

2° Flatulente.

Magnésie seule ou unie à la rhubarbe , lavemens purgatifs, carminatifs, liqueur d'Hoffman ; éviter les alimens venteux. *Voyez* BORBORYGMES.

3o **Spasmodique.** (*Voyez* GASTRALGIE.)

4o **Inflammatoire.** (*Voyez* GASTRITE.)

5o **Hémorrhoïdale ou menstruelle.**

Purgatifs doux, lavemens purgatifs, irritans ; pédiluves , bains de siége ; sangsues au siége , saignée au pied ; fumigations aqueuses. *Voyez* DYSMÉNORRHÉE , HÉMORRHOIDES.

6o **Des femmes enceintes.**

Anti-spasmodiques ; liqueur d'Hoffmann, camomille, menthe, camphre, assa-fétida, en infusions , ou potions avec les sirops d'éther, de fleurs d'oranger, etc. , délayans ; saignée du bras; café pur , diète végétale. *Voyez* GROSSESSE.

CARDITE.

INDICATIONS. 1° Affaiblir l'énergie du cœur ; 2° combattre les accidens.

État aigu.

Anti-phlogistiques : saignées répétées (*Heim*), délayans ; ℞ digitale pourprée ℨij, faire infuser dans eau bouillante ℥vij, adde : nitrate de potasse ℨij, eau de laurier cerise ℨiij, sirop de guimauve ℥j, une cuillerée à bouche de deux en deux heures (*Krause*); ℞ calomel xv j gr., kermès iv gr., nitrate de potasse ℨiv, magnésie ℨij, sucre ℨij pour huit paquets ; à prendre un de deux en deux heures (*Kreysig*); calomel jusqu'à salivation (*Littré*); frictions avec la vératrine x-xx gr. pour ℥j d'axonge (*Turnbull*).

Vésicatoires , cautères, ventouses scarifiées, moxas, sur la région du cœur.

État chronique.

Saignée, séton sur la région du cœur; 3 pilules par jour, d'extrait de ciguë iij gr. digitale pourprée ß gr. (*Dundas*); ℞ poudre de serpentaire ℨj, muriate d'ammoniaque et nitrate de

fer ãã gr. xij ; 2 paquets par jour (*Langhans*); palliatifs, calmans, acide hydro-cyanique, préparations de digitale.

Prophylaxie, régime.

Diète sévère, éviter tout mouvement un peu fort, calme de l'esprit.

CARIE.

INDICATIONS. 1° Modifier la constitution ; 2° détruire l'affection locale.

A. EN GÉNÉRAL.

—

1o **Traitement externe. chirurgical.**

Dessiccatifs (*Arabes*) ; euphorbe (*Fabrice*) ; sels caustiques métalliques (*anciens*) ; anti-phlogistiques , cataplasmes émolliens narcotiques; dérivatifs ; ouverture des tumeurs avec le bistouri, la potasse caustique. Bains locaux avec une décoction aromatique détersive de thym, sauge, romarin, noyer, pervenche ; bains alcalins de lessive de cendres de bois neuf, de carbonate de soude ou de potasse; bains sulfureux , savonneux ; douches de même nature (*J. Cloquet*); teintures alcooliques de myrrhe, aloès, benjoin; ℞ décoction d'écorce de chêne ℥iv, poudre ℥j , liqueur de myrrhe ℨiv pour injections (*Berndt*); acide nitrique (*Bauer*), sulfurique, muriatique; dissolutions alcalines concentrées. Charbon (*Hunold*); potasse caustique en bains (*Cérutti*); cautérisation avec le nitrate d'argent (*Nicol*), la créosote pure (*Reichenbach*), ou l'eau de créosote, *le fer rouge* (*Sieboldt*, *Marjolin*, etc.): acide pyro-ligneux ou pyro-thonide (*Ranque*) ; chlorure d'oxide de sodium (*Petit*); amputation, résections, ruginations; diriger l'ankylose qu'on n'a pu prévenir; ℞ alun ℨviij , sulfure de fer ℥iv, de cuivre ℨij, verdet ℨß, sel ammoniac ℨij à ℥j, pour un litre d'eau ; faire fomentations tièdes (*Ammon*); assa-fétida en injection avec la myrrhe (*Beer*); acide phosphorique une pinte, eau sept pintes (*Seutin*); chlorure de chaux en bains ℨ ij par livre (*Werneck*).

2° **Traitement interne ou médical.**

Eau de goudron (*Acharius*) ; asa-fœtida , (spécifique selon *Hufeland*); potasse caustique (*Cérutti*); iode (*Eager, Paterson*); décoction de Zittmann (*Graefe*); ranunculus arvensis (*Hondel*); phellandrium aquaticum (*Henning*); hydrochlorate d'or (*Hauke*); suc du plantago angustifolia (*Joerdens*); poudre d'asclépias gigantæa ij gr. trois par jour (*Mackensie*); racine de salsepareille, tiges de douce-amère , écorce de mezereum pour tisane (*Molwitz*); ♃ sabine et racine de calamus aromaticus ãã ℨ vj , eau bouillante ℔ ij, acide phosphorique ℨ j-iij , sirop d'orange ℥ ij; une cuillerée à bouche de deux en deux heures (*Ontyd*); calamus aromaticus avec les semences de fenouil (*Pitschaft*); ♃ assafétida, et acide phosphorique sec ãã ℨ ij, poudre de racine d'althéa et calamus aromaticus, ãã ℨ j ; faites pilules de ij gr.; 10-30 , trois fois par jour (*Rust*); eau de chaux (*Rust*); huile de morue par cuillerées à café, 2 à 4 (*Schütz*); phosphate de fer liquide; — huile de cajeput (*Weinhold*). *Voyez* Syphilis, Scrofules, Scorbut, etc.; garance et china (*Samel*).

3° **Prophylaxie, régime.**

Éviter le séjour prolongé du pus près des os, leur exposition à l'air ou à l'influence de tout agent irritant.

Régime fortifiant, viandes rôties, vin généreux ; gélatineux, chicoracés; bains de mer; repos, position convenable de la partie.

B. EN PARTICULIER.

—

1° **Des os de la tête.**

Injections avec la décoction de china , miel rosat et teinture de myrrhe (*Samel*) ; frictions avec l'onguent mercuriel (*Vering*); acide phosphorique à l'intérieur et à l'extérieur (*Wendt*); asa-fœtida (*Bénédict*). *Voyez* Traitement général.

Ablation avec la gouje, le ciseau , une couronne de trépan , des tenailles incisives (*Duviel, La Peyronie*); caustiques et fer rouge (nuibles), rugination ; calotte prophylactique en cuir ou en argent.

2° **Des dents.** (*Voyez* ce mot.)

3° **Vertébrale, mal de Pott.**

Alimens nutritifs sous un petit volume, repos, exercice gradué; moyens mécaniques, orthopédiques (dangereux); renoncer aux habitudes vicieuses ; amers. Huile de foie de raie ou de morue 2 cueillerés à café par jour. Traitement particulier des scrofules, syphylis, scorbut, rhumatisme. *Voyez* Traitement général.

Larges cautères ouverts avec la potasse caustique (*Pott*), le moxa (*Desault*), le fer rouge, de chaque côté des apophyses épineuses et entretenu fort long-temps ; vésicatoires volans , pommade émétisée; moxa sur l'abcès par congestion qu'on n'ouvre pas alors (*Larrey*), moxas successifs; ponction oblique de la tumeur réitérée suivant le besoin (*Boyer*), avec le trois-quarts rougi au feu (*Larrey*); bains aromatiques, hydro-sulfureux, de mer; emplâtre styptique de Swediaur sur les lombes.

4° **Du sternum et des côtes.**

Inciser les foyers purulens , les fistules; découvrir la carie par des incisions convenables; enlever sa surface avec la rugine, des pinces, un couteau à forte lame, le couteau lenticulaire, le ciseau , la gonge; ou appliquer une ou plusieurs couronnes de trépan, ou scier les côtes sur une plaque de carton après avoir enlevé la plèvre (*Richerand*) ; caustiques et cautère avec précaution ; obturateur après l'opération. *Voyez* CARIE EN GÉNÉRAL.

5° Des extrémités.

Bains. ♃ écorce de chêne concassée ℔ ß, sublimé corrosif xxxvj gr., faites bouillir avec eau de fontaine ℔ vj (*Hanke*) ; moyens généraux et locaux précités ; cautérisation avec le fer rouge ; résections, ruginations, amputations, opérations diverses.

CARREAU, OU ATROPHIE MÉSENTÉRIQUE, OU MÉSENTÉRITE TUBERCULEUSE.

INDICATIONS. 1° Combattre l'entérite qui précède ou accompagne cette maladie ; 2° guérir le scrofule par la médication spécifique ; 3° soutenir l'économie ; 4° pallier les souffrances, quand on ne peut plus guérir.

Première période : anti-phlogistiques (*R. et Sanson*) ; bains de mer (*Russet*) ; teinture de digitale en augmentant (*Uwins*) ; apéritifs (*L. Winslow*) ; iode (*Brera*) ; cathartiques, puis toniques et bains astringens tièdes (*Fletscher*) ; rhubarbe (*Baumes*) ; frictions avec de l'onguent mercuriel, et ciguë à l'intérieur (*Feiler*) ; semen coutra (*Thom*) ; bains gélatineux ; quelques sangsues à l'anus.

Deuxième période : mercuriaux ; gomme ammoniaque ; séné, aloès ; extraits de myrrhe, absinthe, chicorée, ellébore noir ; racine d'arum ; eau de mercure de Theden ; essence douce de Sthal ; pilules de Becher, Grateloup, Janin, Gilser, Plummer, Rosen ; opiat mésentérique ; elixir de Peyrilhe (*Anciens*).

Infusions de houblon, patience, rhubarbe, bardane ; sirop ou vin antiscorbutique ou de quinquina, de gentiane, une cuillère à bouche

le matin à jeun ; *rhubarbe et acétate de potasse* ãã vjjj gr., matin et soir (*Hertz*) ; miel (*Fuster*) ; ♃ *acétate de potasse* vj gr., *poudre de ciguë* ij gr. trois fois par jour (*Guenet*) ; bains sulfureux, iodurés, de mer (*Guersent*) ; ♃ tartrate de potasse et de soude xix gr., rhubarbe en poudre vj gr., en une seule dose tous les matins (*Fordyce*) ; bains de gélatine (*Hermann*), de bouillon de tripes (*Rinna*) ; pilules de savon avec calomel et extraits amers de chardon béni, ményanthe, fumeterre, pissenlit ; calomel vj à xij gr. ; purgatifs (*Hamilton*) ; préparations martiales et iodure de fer, ij gr., deux fois par jour (*Maclure*) ; décoction de feuilles de pêcher (*Gumenus*), de tussilage (*Fuller*) ; purgatif deux fois par semaine, toniques et ciguë (*Pemberton*) ; huile de croton ; — calomel deux à trois fois par semaines et dans l'intervalle, sous-carbonate de soude (*Underwood*) ; æthiops antimonialis et asafœtida, presque spécifique (*Harless*) ; ♃ extrait d'aconit vj gr., vin stibié ʒ j ; 10 à 30 gouttes (*Hecker*) ; jaune d'œuf dissous dans une chopine et demie d'eau, avec une cuillerée à café de sel ordinaire (*Hufeland*) ; bains aromatiques (*Jordan*) ; café de glands (*Mellin*) ; purgations avec calomel et rhubarbe, puis muriate de fer ʒ j, pour ʒ j d'eau, à prendre 20 gouttes deux fois par jour ; enfin des bains de savon (*Neumann*) ; ♃ savon médicinal x gr., poudre d'ammoniaque composée v gr., fiel de bœuf ij gr., en deux fois (*Rosenstein*) ; bains aromatiques (*Ruch*) ; hydrocyanate de fer, et rhubarbe (*Sachs*) ; muriate de chaux 9 à 12 gouttes (*Westrel*) ; frictions avec jaune d'œuf et moelle de bœuf, le long de la colonne vertébrale (*Wirer*). Huile de foie de morue (*Brefeld*) ; ♃ calomel j à ij gr., ipeca ʒ ß à j, gingembre vj gr., confection aromatique q. s. par pilules de iv gr., à prendre une tous les soirs ; éponge calcinée ; sirops de quinquina, anti-scorbutique, et oxymel scillitique, parties égales ; 3 cuillerées par jour ; camphre ; frictions avec la pommade d'Autenrieth, l'huile de croton-tiglium ; ♃ sulfate de potasse x gr., poudre de Columbo vj gr., de rhubarbe iij gr., en trois doses pour un jour (*Thompson*) ; mercuriaux unis aux anti-scorbutiques (*Portal*).

Troisième période : continuation des moyens précédens ; opiacés, calmans, palliatifs.

Prophylaxie, régime. (*Voyez* ENTÉRITE et SCROFULES.)

Régime animal (*Paris*); alimens sains, toniques, vin en petite quantité, viandes rôties, bouillons animaux ; éviter les laïtages, les crudités, les épices ; arrow-root, sagou, tapioka à l'eau, aromatisés avec addition d'un jaune d'œuf ; changer l'enfant de nourrice ; habitation à la campagne, dans un lieu sain, exposé au soleil, sans humidité ; flanelle ; exercice gymnastique ; voyages en voiture, sur mer ; propreté ; bains de mer ; solliciter le rire par le chatouillement ; frictions et bains aromatiques.

CATALEPSIE.

INDICATIONS. Faire cesser l'accès et en prévenir le retour.

Excitans de toute espèce (*Boërhaave*) ; émissions de sang, puis stimulans externes et internes (*Sauvage*, *Petetin*) ; bains alcalins, castoreum et ipécacuanha à petites doses (*All*) ; bains à la glace ; affusions froides (*Lee*), glace sur la tête ; bains à peine tièdes (*Georget*) ; électricité (*Petetin*) ; magnétisme animal (*Bouvier*), minéral (*Weber*) ; aspirations et insufflations dans le nez de la malade, la main de l'opérateur étant sur l'épigastre (*Petetin*) ; insufflation pulmonaire (*Georget*) ; sangsues aux cuisses tous les cinq à six jours, provoquer une hémorrhagie nasale ; anti - spasmodiques (peu efficaces) armoise (*Graefe*) ; phosphore (*Lœbel*) ; injection d'émétique dans les veines (*Calvi*) ; huile éthérée de valériane (*Schneider*), cuivre ammoniacal (*Venus*) ; opium (*Wirtensohn*) ; évacuans (*Selle*) : ♃ asa-fœtida, ʒ j ß, jaune d'œuf, q. s. eau de valériane et camomille ãã ℥ iij, liqueur de corne

de cerf succinée, ʒ j , sirop de cannelle ℥ j , une cuillerée à bouche d'heure en heure (*Schneider*) ; ♃ oxide de zinc xv gr., castoreum ʒ ß, racine de valériane en poudre ℈ iv, huile animale de Dippel 10 gouttes, divisez en huit doses, une par jour (*id*). Vésicatoires, lavemens irritans, urtication, moxas, acupuncture ; rappeler les évacuations supprimées ; ferrugineux, etc. ♃ sous-carbonate d'ammoniaque iij gr., teinture de Columbo ʒ ß ; melez : à prendre trois fois par jour (*Boldwin*).

Prophylaxie, régime.

Laitages, boissons aqueuses, fruits doux, alimens faciles à digérer (*Georget*) ; lumière intense, bruit, sternutatoires (*Boërhaave*) ; injecter les boissons nutritives, lavemens nourrissans.

Éviter les émotions de l'âme, combattre ou diriger les passions.

Recommander les voyages aux eaux minérales, en Italie ; la distraction, les occupations manuelles.

Veiller aux changemens de température et au soigneux entretien des hémorrhagies habituelles, prévenir le brusque départ des affections cutanées, etc., etc.

CATARACTE.

INDICATIONS. 1° Rendre au cristallin ou à la capsule leur transparence ; 2° extraire ou déplacer le corps opaque du centre visuel.

1° TRAITEMENT MÉDICAL.

Apéritifs, émétiques (*Valentin*) ; cathartiques, sudorifiques, céphaliques, sternutatoires ; préparations de mille pieds de pavot blanc, ciguë, ellébore ; fiel de brochet uni au sucre (*Scultet*) ; huile de mustela fluviatilis (*Spigell*) ; mercure *Weinhold* (tous moyens inefficaces), *Wenzel*,

Beer, Ware); extrait de pulsatille noire de quart de gr. à iij, progressivement (*Beer*); collyre d'extrait de jusquiame, eau de roses et de laudanum (*Benedict*); suc de cloportes (*Demours*); collyre d'eau de laurier-cerise et mercurius nitratus (*Lentin*); jusquiame (*Pellier*); extrait de pulsatille et sublimé, saignées, séton et frictions ammoniacales (*Rau*); pilules de ciguë (*Stœrck*); éther sulfurique en instillations (*Ware*); polygala de Virginie (*Wendt, Helmuth*); frictions de la paupière, avec la pulpe du doigt, enduite d'un peu de liniment camphré, éthéré, ou mercuriel affaibli (*Ware*); saignée, ventouses, scarifications, cautères, sétons, vésicatoires (*Beer*); moxas (*Larrey*); cautérisation sincipitale avec la pommade de Gondret; électricité, galvanisme, magnétisme (*Himly, Loder*).

Quand un seul œil est cataracté : il faut opérer (*Wenzel, Richter, Travers, S. Cooper*); ne pas opérer (médecins français. *J. Cloquet*).

Quand les deux yeux sont cataractés : il faut les opérer immédiatement (majorité), à intervalle (*Scarpa, Démours*).

Préparations à l'opération. Vomitifs, purgatifs, laxatifs, saignée, amers; infusions de quassia (*Scarpa*); ℞ quinquina ℨ j, racine de valériane ℈ j, à prendre deux à troisfois par jour.

Bouillons, régime végétal, farineux aromatisés.

Si les paupières sont chassieuses : collyre, résolutifs, onguent de nitrate de mercure, pommade de Janin; vésicatoire à la nuque.

Si le malade est craintif : teinture d'opium 15 gouttes dans du vin, avant l'opération.

Vésicatoire à la nuque immédiatement avant d'opérer (*Roux*); instillation dans l'œil de quelques gouttes d'extrait de belladone ou de jusquiame étendu d'un peu d'eau (*Travers*).

2° TRAITEMENT CHIRURGICAL.

Indication d'opérer (succès probable). Cataracte vraie, bonne conformation de l'œil, malade intelligent, opérateur exercé, bons instrumens, genre de vie favorable, première enfance (*Saunders, Gibson*). — (*Succès douteux*) : mauvaise conformation de l'œil, ptérygion, malade brutal ou pusillanime, opérateur inexpérimenté, instrumens mauvais, manière de vivre défavorable, céphalalgies habituelles, affections catarrhales, rhumatismales, érysipèle, peau irritable, convulsions, épilepsie, diathèses, santé mauvaise, ophthalmies fréquentes, impossibilité de distinguer la nuit du jour, hystérie, hypochondrie, émotions violentes, manie, cataracte traumatique, gestation, opération antérieure infructueuse, couperose, affection constitutionnelle, convalescence, adhérences à l'iris, inflammation chronique de l'œil ou des paupières, ectropion, etc. (*Beer*).

Contre-indication. Amaurose, dissolution de l'humeur vitrée, hydropisie ou atrophie de l'œil, ophthalmies, glaucome, état variqueux des vaisseaux oculaires.

Opération. Maintenir les paupières écartées par un aide et l'opérateur lui-même, ou le spéculum de Rumpelt, Petit, Lecat, le crochet mousse de Pellier, la double airigne de Bellanger, tenaille de Guérin, pique de Pamart, ophthalmostat de Démours (tous moyens nuisibles (*Ware, Wenzel*).

1° *Abaissement* (*Pott, Callisen, Hey, Scarpa, Dubois, Dupuytren*); ponction avec l'aiguille de Scarpa, Bretonneau, Hey, à deux lignes de la cornée, une ligne au des sous du diamètre transverse, pénétrer dans la chambre postérieure, déprimer légèrement le cristallin, passer l'aiguille entre les procès ciliaires et le cristallin; abaisser et déchirer la capsule ; conserver la membrane capsulaire antérieure (*Petit*). Dans le cas de trouble des humeurs de l'œil, d'hémorrhagie : remettre l'opération (*Beer*); broyer la cataracte molle (*Scarpa*); déprimer le cristallin dans la chambre postérieure (*Dubois, Scarpa,*

Beer) au dessous de l'humeur vitrée; ouvrir seulement la capsule dans la cataracte laiteuse (*Pott*); détruire les adhérences de l'iris avec l'aiguille (*Beer*). Couvrir immédiatement les yeux.

2° *Réclinaison* : basculer le cristallin dans la cataracte lenticulaire dure, la capsulo-lenticulaire bien formée, la capsulaire secondaire compliquée d'adhérences, l'albumineuse secondaire; abaisser en même temps la capsule et la lentille (*Bergeon*).

3° *Extraction* : (*Wenzel, Démours, Boyer, Roux, Beer*); (plus de succès) (*Cloquet*); moins de succès (*Lusardi*); incision avec les couteaux de Wenzel, Beer, le kystitome (*La Faye*), au côté supérieur externe ou inférieur interne de la cornée, à une ligne de la sclérotique ; ouvrir la capsule, extraire le cristallin, agrandir l'incision avec des ciseaux courbes si elle est insuffisante; lambeau supérieur (vicieux); frictions sur l'œil, pour faire fuir l'iris (*Wenzel*); n'ouvrir la capsule qu'après l'incision de la cornée (*Boyer*), les ouvrir en même temps (*Wenzel*); pression légère de la paupière inférieure, faire regarder en haut; basculer le cristallin avec la curette de Daviel; essayer les yeux (*Beer*); extraire le cristallin et la capsule dans la cataracte de moyenne consistance ; ne pas ouvrir la capsule dans la cataracte enkystée, mais l'extraire avec la pince (*Beer*); ajuster exactement le lambeau de la cornée (*Beer*); réduire la hernie de l'iris en ouvrant subitement l'œil au grand jour; pansement.

4° *Kératonyxis*, couper et briser la cataracte en pénétrant par la pupille; dans les cataractes liquides, gélatineuses, enkystées, congéniales (*Saunders*, allemands).

Prophylaxie, hygiène.

Chambre abritée de la clarté du jour, par des rideaux épais ou des contrevens, lit à l'abri des courans d'air, de la poussière, bandeau de linge fin entourant un taffetas vert ou noir et attaché au bonnet.

Saignée du pied deux heures après l'opération (*Sanson*); compresse imbibée d'eau froide et renouvelée fréquemment ; séjour au lit, la tête élevée; tenir les paupières rapprochées.

Abstinence d'alimens ; délayans, pédiluves, lavemens.

Lunettes à verres convexes, à verres coloriés.

CATARRHE PULMONAIRE, BRONCHITE.

INDICATIONS. 1° Éloigner la cause, en rétablissant les excrétions ou sécrétions suspendues; 2° calmer l'irritation des organes pulmonaires.

1° État aigu.

Boissons pectorales : infusions de fleurs de violettes, mauve, bourrache, bouillon-blanc ; solution de gomme arabique ; décoctions de dattes, jujube, orge, édulcorées avec le sucre, le sirop de guimauve, le miel, la réglisse; pâtes et tablettes de jujubes, de guimauve, de gomme; boissons diaphorétiques, vin chaud, punch; purgatif doux. ♃ *eau-de-vie* ℥j, *étendue dans infusion de violette bien chaude* ℥ij, *édulcorée avec le sirop de guimauve* (*Laënnec*), le sirop diacode ℥j (*id.*); ij à iij gr. *ipécacuanha, pédiluve chaud, lit bien échauffé et couvert, puis quelques gorgées de gruau ou d'orge très-chaude* (*Williams*); infusions de sureau, d'œillet, de bourrache, de lierre terrestre, vulnéraire, hysope, sauge, houblon (*Fothergill*), aunée, polygala, lichen d'Islande ; potions gommeuses, huileuses, béchiques : loochs, juleps simples ou kermétisés ij gr. diacodés, ℥β, oxymélés ʒij ; préparations opiacées, *extrait de belladone* un demi-gr., une ou plusieurs fois par jour (efficace), acide prussique (*Bouchenel*), acétate de morphine par la méthode endermique (*Lembert*), lactucarium (*Rothammel*) ; tartre stibié iv gr. dans ℥ vj d'eau distillée en augmentant (*Laënnec*) ; ferro-cyanate de potasse (*B. Stuart*) ; sirop diacode, mucilagineux et de quinquina (*Dugès*) ; viscum quercinum ℈ j en poudre, de deux en deux heures (*J. Franck*) ; créosote pure en pilules 6 gouttes par jour (*Guelfi*) ; calomel uni à l'opium (*Hamilton*) ; ℞ camphre x gr., sel ammoniac ℨ ij à iij, eau de sureau ℥ xij, un sirop ℥ ij ; 2 cuillerées à bouche de deux en deux heures (spécifique d'après *Kortum*) ; vomitif, oxymel, kermès, ipécacuanha, à petites doses ; savon amygdalin ℨ ß par jour, seul ou uni à la gomme ammoniaque. Bains d'eau de mer de 27 degrés à 30, Bains alcalins ; carbonate de soude, de potasse, d'ammoniaque à l'intérieur de xij à xxxvj gr. (*Laënnec*) ; inspiration de vapeurs aqueuses au début (*Mudge*) ; bains russes (*Schmidt*), bain tiède de 28 degrés et couvertures chaudes, cataplasmes chauds sur la poitrine, entourés de taffetas ciré, cataplasmes sinapisés. Pastilles d'hydro-chlorate de morphine de Lepère ij à iij. ℞ sucre blanc pulvérisé ℔ j, rhubarbe *id.* ℨ j, safran calciné en poudre ℨ ß, mucilage de gomme adragant, q. s. ; faire des pastilles de 24 gr. ; savon amygdalin avec addition de gomme ammoniaque en pilules ℨ ß à j ; sirop d'ipécacuanha, chez les enfans ; potion avec la gomme et l'huile ; ℞ sucre de lait ℥ ij, gomme arabique en poudre et salep āā ℥ j, semences de phellandre ℨ j, ou pilules de cynoglosse ℈ j, à prendre une cuillerée à café dans un verre d'eau trois ou quatre fois par jour (*Hirschel*) ; poudre d'iris composée xij gr. ℨ ß ; tablettes de Tronchin, de Barthez vj à xij gr. par jour ; inspiration d'air à 30° le corps plongé dans une atmosphère de 28° (*Drake*) ; vomitifs (*Copland*) ; purgatifs : calomel v à vj gr. en pilules uni au jalap ; aloès, et nitrate de potasse ; sirops béchiques et pectoraux, pâtes de nafé, *de Regnault*, etc., *voyez* état chronique ; eau froide (*Moneta*), affusion froide (*Harder*).

Saignées générales, locales, au siége, à la poitrine, au cou ; ventouses scarifiées nombreuses (*Laënnec*) ; emplâtre de poix de Bourgogne sur la poitrine ; frictions avec l'huile de croton,

la teinture de cantharides, la pommade d'Autenrieth, vésicatoires.

Régime : diète, bouillons, potages maigres, fécules, arrow-root, racahout, tapioca, etc. ; éviter tous les excitans, séjour au lit.

2° État chronique.

Décotions de lichen, lierre terrestre, hysope, vulnéraire suisse ; gommeux, lactés ; eau de goudron coupée avec le lait ℥ xij ; juleps et loochs diacodés, kermétisés, oxymélés, cyanurés ; sirops de mou de veau, de sulfure de potasse de Chaussier, de Courtay, de Willis, L'Hoste, Johnson, de pointes d'asperges, d'acétate de morphine, cyanique, etc. ℥ j ; pâtes ou pastilles de guimauve, gomme, jujubes, de soufre ℨ j-iv, d'ipécacuanha ; pilules de Morton, de gomme ammoniaque x gr. ℨ ß ; baume de copahu 20-30 gouttes trois fois par jour, dans une infusion aromatique (*Laroche*) ; *lavemens de copahu* (*Bretonneau*) ; oxide blanc d'antimoine 20 à 30 gr. dans un looch. Vomitifs chez les vieillards et les enfans (*Laënnec*) ; émétine (*Magendie*) ; sous-carbonate de fer (*Laënnec*) ; teinture de lobélie 30 gouttes (*Cutler*) ; *phellandrium aquaticum* extrait ℨ j par jour (*Thuessinck*) ; acide prussique médical 20 à 30 gouttes en potion (*Bouchenel*) ; acétate de morphine un quart gr., j gr. ℞ blanc de baleine et térébenthine de Chio, āā ℥ ß, myrrhe ℨ ij, faire pilules de iij gr. une par heure (*Boërhaave*) ; fenouil aquatique xij à lx gr. (*Récamier*) ; soufre doré d'antimoine et opium (*Franck*) ; gelée de mousse d'Irlande (*Graefe*) ; colchique associé à la crême de tartre (*Hastings*) ; ℞ sel ammoniacque, soufre lavé, sucre blanc āā ℨ ß divisés en huit paquets, trois par jour (*Hornung*) ; ℞ extrait de chardon béni ℨ j, de douce-amère ℈ j, eau de fenouil ℥ j, de laurier-cerise ℨ j, 60 gouttes par jour (spécifique, *Hufeland*) ; ratanhia (*Neuman*) ; fleurs de benjoin (*Rau*) ; ℞ garance ℨ ij, eryngium des champs ℥ vj, eau commune, q. s. ; faites bouillir

une demi-heure , et ajoutez racine de salep ℥ j ,
sirop de guimauve ℥ j ; deux cuillerées à six de
deux heures en deux heures (très-efficace selon
Richter); extrait de chardon béni (*Selig*); sulfate de fer avec extrait de gentiane, demi à vj gr.
(*Van-Velsen*); ℞ gomme ammoniaque, extrait
de marrube blanc, poudre de racine de sénéga,
ā̄ā ℥ j ß, soufre doré d'antim. et calomel ā̄ā ℈ j,
pour six pilules deux ou trois fois par jour
(*Wedekind*); aconit (*Sachs*); galeopsis grandi-
flora (*Lejeune*); inspiration des vapeurs aromatiques, de benjoin, succin, goudron (*Forber*),
de chlore (*Gannal*), d'eau chlorurée (*Toulmouche*), d'éther sulfurique (*Eberle*), de résine
d'acaroïdes resinifera (*Rite*); bains de mer
(*Germani*), lotions avec le vinaigre froid (*Herberger*); vésicatoires, cautères au bras, à la poitrine, séton, emplâtre et pommades stibiées; ail
à la plante des pieds (*Harvey*); eau d'Enghien,
de Bonnes, Barége , Cauterets; feuille de laurier-cerise brisée dans l'eau de la boisson, lait
d'ânesse, de chèvre, le matin à jeun.

Régime : chocolat analeptique, sagou , salep,
arrow-root, racahout, viandes blanches rôties,
laitages , œufs, fruits mucoso-sucrés; éviter les
épices, le gibier, le café, les alcools.

3º État nerveux; catarrhe suffocant.

Larges vésicatoires, sinapismes, frictions stibiées ; *vomitifs répétés* (*Laënnec*), tartre stibié
iv gr. dans eau distillée ℥ iv , en augmentant
(*Badham*); gomme ammoniaque x à lx gr. ou
teinture ℈ ß à ij dans un looch ; scille j à x gr.
en pilules ; décoction de polygala avec le lait.
℞ tartre stibié vj gr., oxide blanc d'antimoine xx
à l gr. ; décoction de quinquina, lavemens de
china et opium dans une solution d'amidon
(*Graves*); lotions vinaigrées (*Herberger*); éther
balsamique de Tolu en fumigations (*Moreau*).

Régime : léger, végéto-animal, diète, eau
gazeuse pour boisson, avec une feuille brisée de
laurier-cerise.

4º État catarrhal; bronchorrhée.

Vomitifs ; *balsamiques* ; extrait de china, simarouba, cachou, ratanhia , ou en décoction,
polygala ; racine de columbo ℥ ij à iv par ℔ ij
d'eau ; acétate de plomb j gr. à ij ; poudre de
belladone demi-gr. à ij gr. répété; opium ; pilules
savonneuses ℞ racine de polygala ℥ ij , eau
bouillante ℥ iv; faites infuser, ajoutez sirop de
Tolu ℥ ij , gomme ammoniaque ℈ ß ; par cuillerée
de deux en deux heures (*Cayol*); infusion de
baies de génévrier avec addition de sirop de Tolu;
tablettes d'émétine un à deux gr. (*Magendie*);
purgatifs répétés (*Simon*); ℞ racine d'aunée ℥ j,
sommités d'hysope , feuilles de lierre terrestre
ā̄ā ℥ ij, sirop de miel ℥ ij (*L'Herminier*); ℞ acétate
de plomb et poudre de garance ā̄ā ℥ j , faites 36
pilules, une à deux par jour (*Fouquier*); vapeurs du goudron; ventouses sèches sur la poitrine, vésicatoires volans, moutarde aux extrémités , *abstinence de boissons*. Eaux ferrées ou
sulfureuses.

Régime : viandes rôties , gibier , vin de Bordeaux en petite quantité, chocolat au cachou ,
ferrugineux , café ou thé légers ; éviter les laitages et les fécules ; exercice , air pur un peu
frais.

5º Prophylaxie générale.

Éviter les conversations prolongées, l'exposition au froid, à l'humidité , les transitions
brusques de température, l'air chargé de vapeurs
irritantes , de poussière , renoncer aux instrumens à vent, au chant et à tous les efforts de
phonation.

Température modérée, voyage dans le midi,
habitation exposée au midi , à la campagne.

Vêtemens de flanelle, semelles de liége , frictions avec brosse douce.

Sobriété, entretenir avec soin les sécrétions
et excrétions normales.

Exutoire au bras.

CATARRHE VÉSICAL. *Voyez* CYSTITE.

CAUCHEMAR.

INDICATIONS. Rechercher s'il tient à un état de souffrance des organes respiratoires ou digestifs, ou s'il dépend d'un exercice insolite du cerveau.

Abstinence d'alimens le soir, décubitus sur le côté droit, la tête élevée; changer l'heure des repas, la position du lit, interrompre le sommeil. Une tasse de tilleul le soir en se couchant.

Air pur, chambre vaste, lit sans rideaux, éloigner les fleurs, les corps odorans de la chambre à coucher.

CAUTÈRE.

INDICATIONS. 1° Favoriser la suppuration; 2° prévenir ou combattre les accidens; 3° tarir la suppuration, fermer le fonticule.

1° Pois ordinaires, de racine d'iris fraîche ou sèche, orangette, maintenus par un emplâtre, un morceau de papier agglutinatif ou une feuille de lierre, recouverts d'une bande ou d'un bracelet en cuir, en caoutchouc ou en métal. Recouvrir le pois d'onguent de la mère, de pommade de garou ou épispastique, ou l'imprégner d'une solution de garou; pois et taffetas préparés de Leperdriel.

2° *Réprimer les chairs* avec l'alun calciné ou le nitrate d'argent; excision avec des ciseaux courbes.

Réprimer l'inflammation avec des cataplasmes, des lotions émollientes, d'eau blanche, de sureau, etc.

3° Pansement à plat, sans corps étranger, avec la charpie enduite de cérat. Retrancher successivement les pois. Laxatifs ou minoratifs pendant quelques jours; un peu de régime.

CÉPHALALGIE.

INDICATIONS. Sont subordonnées aux causes qui la peuvent produire.

1° SANGUINE, PAR PLÉTHORE.

Saignée du bras, du pied, de la jugulaire, de l'artère temporale, de la pituitaire. Pédiluves chauds, sinapisés; lotions et affusions froides sur la tête. Boissons laxatives, lavemens purgatifs. Sangsues aux tempes, à l'anus.

Exercice musculaire, distraction, régime.

2° INFLAMMATOIRE. (*Voyez* MÉNINGITE.)

3° CATARRHALE.

Toniques amers et diaphorétiques. Frictions générales et locales; air sec et chaud (*Pariset*); euphraise officinale (*Kraniaschfield*).

4° RHUMATISMALE.

Infusion de quassia (*Vicat*); vésicatoire sur la tête (*Barthez*); ♃ résine de gaïac ℥ ß, soufre doré d'antimoine, calomel et extrait d'aconit āā gr. ij, huile éthérée de valériane 2 gouttes, sucre blanc Э j; en deux fois, matin et soir (*Hufeland*); mercure jusqu'à salivation (*Rademacher*); électro-puncture (*Sarlandière*), urtication (*Setti*); camphre ℥ j, liqueur anodine d'Hoffmann ℥ j, à l'extérieur (*Tortual*); toile d'araignées v gr. toutes les demi-heures (*Webster*); ♃ poudre d'ipécacuanha composée viij gr., calomel, ij gr. à prendre le soir avant de se coucher. ♃ infusion de rhubarbe ℥ iij, crême de tartre ℨ iij, rhubarbe en poudre ℈ ß, teinture de séné ℥ ß, vin de colchique ℈ j ß, à prendre un tiers le matin et le reste jusqu'à effet purgatif. Ce traitement continué pendant trois jours est spécifique (*Weatherhead*).

5° **MENSTRUELLE, HÉMORRHOIDALE, HYSTÉRIQUE, ETC.**
(*Voyez* Traitement de ces maladies.)

6° **SYPHILITIQUE.**

—

Calomel jusqu'à salivation (*Tissot*); mercuriaux , dépuratifs en sirops ou tisanes , préparations d'or. *Voyez* SYPHILIS.

7° **MÉTASTATIQUE.**

—

Rappeler les diverses maladies imprudemment supprimées.

8° **SYMPATHIQUE, SYMPTOMATIQUE.** (*Voyez* les affections inflammatoires diverses, GASTRITE, FIÈVRES, etc.)

9° **INTERMITTENTE.**

—

Sulfate de quinine uni à l'opium. *Voyez* MIGRAINE. Sulfate de quinine uni au tabac pris par le nez xv gr. pour ℥ j (*D'Huc*) ; douches froides (*Hansbrand*) ; hydro-cyanate de zinc (*Murhbeck*) ; belladone à haute dose (*Ducros*) ; ♃ calomel ij gr., opium ß gr., yeux d'écrevisse et gomme arabique āā v gr. en pil.

10° **NERVEUSE.**

—

Antispasmodiques extérieurement et intérieurement : hydro-chlorate ou acétate de morphine (*Chiappa*) , teinture de semences de stramonium 12 à 15 gouttes , deux à trois fois par jour (*Amelung*) , cataplasmes narcotiques (*Franck*) ; ♃ opium en poudre ℈ ij, camphre ℨ ij,

poix de Bourgogne et emplâtre de litharge q. s. pour mettre sur la tête (*Graves*) ; ♃ extrait de jusquiame gr. ß, acétate de morphine un douzième de grain , oxide de zinc sublimé un quart de grain, pour une pilule, à prendre deux ou trois par jour (*Isoard*) ; ♃ esprit de vin affaibli, esprit de sel ammoniaque , āā ℥ ß, opium ℈ ij, camphre ℈ j, 4 à 5 gouttes dans la paume de la main placée sous les narines (*Lentin*) ; musc (*Récamier*) , digitale (*Thomassini*) ; frictions sur le front avec une émulsion de semences de jusquiame (*Wendt*) ; hydro-chlorate de fer (*Bang*) , carbonate de fer (*Elliotson*) ; teinture de semences de colchique (*Deez*) ; frictions sur le front avec tartre stibié ℈ j, eau ℔ j (*Fontaneille*) ; froid à la tête , lavemens térébenthinés , ventouses sèches nombreuses aux environs de la tête , linimens stimulans sur le ventre et les extrémités inférieures , térébenthine à l'intérieur, et nitrate d'argent à hautes doses (*Graves*) ; vésicatoires sur le crâne (*Husson*) ; frictions avec la pommade stibiée (*Aupepin*) ; artériotomie (*Lequien*) ; séton à la nuque (*Pariset*) ; eau de rose et éther acétique en applications sur le front (*Venus*) ; phosphore (*L. Lœbel*) ; hydrocyanate de potasse en topique iv gr. par ℥ d'eau (*Trousseau*) ; ♃ teinture de valériane , acide sulfurique āā ℈ j, 10 à 20 gouttes de deux en deux heures (*Schultz*) ; chlore (*Wallace*) ; pédiluves nitro-muriatiques (*Bartels*) ; moxa aux mastoïdes (*A. Leroy*) ; liqueur d'arséniate de potasse (*Locher-Balber*) ; fomentations sur la la tête avec le décocté de feuilles de roses de France (*Wolters*) ; poudres irritantes sternutatoires. ♃ sous-deuto-sulfate de mercure ℈ ß, poudre de bétoine ℈ j, sucre candi pulvérisé ℨ ij, d'ellébore xx gr. (M.) masticatoires , tabac , pyrèthre. Infusions céphaliques , d'origan, serpollet, thym , sauge, marjolaine, lavande.

PROPHYLAXIE.

—

Eviter les travaux de cabinet , les émotions morales, les excès en tous genres.

Repos de l'esprit et du corps, silence, obscurité, séjour à la campagne, exercice musculaire, distraction, voyages.

Tête fraîche, élevée; ventre libre, éviter les transitions de température.

Régime végéto-animal modéré.

Couper les cheveux, ou les laisser croître ou y suppléer par une perruque, une calotte de taffetas ciré.

CÉPHALITE. *Voyez* ENCÉPHALITE.

CÉRÉBRITE, CÉRÉBELLITE.
Voyez ENCÉPHALITE.

CHANCRES. *Voyez* SYPHILIS, ULCÈRES.

CHARBON. *Voyez* ANTHRAX.

CHLOROSE.

INDICATIONS. 1° Ranimer l'excitabilité de l'utérus; 2° combattre les conséquences de son atonie ou les complications.

1° ÉTAT ASTHÉNIQUE.

Essentielle.

Martiaux: carbonate de fer avec le quassia ou la cannelle xx gr., trois ou quatre fois par jour (*Bang*); pilules de sulfate de fer et sous-carbonate de potasse āā ℥ ß pour 48 bols, à prendre de deux à dix par jour en augmentant de trois en trois jours (*Blaud*), pilules de Vallet; sulfate de fer ij à iv gr. avec l'oxide de manganèse (*Centomo*). ♃ fer soluble ℥ ß, poudre de racine de rhubarbe et de calamus aromaticus āā℥ j, écorce de cannelle ℨ ß, sucre blanc ℥ j, 1 cuillerée à café toutes les quatre heures (*Dietrich*); limaille de fer avec safran et quinquina āā (*Gardien*), ♃ limaille de fer porphyrisée, chocolat en poudre āā 8 parties, safran en poudre 2 parties, mucilage q. s., faire des tablettes de xij gr., 3 à 4 par jour (*Bally*); teinture de malate de fer (*Lauffher*). ♃ fer en poudre gr. iij, cannelle en poudre v gr., écorce d'orange Ɔ ß, pour

16 paquets, 1 à trois fois par jour (*Most*). ♃ sulfate de fer, ℨ ß eau ℔ ij, oléo-sacch. d'orange ℨ ij; par petites tasses (*Marc*); tannin seul ou uni au fer (*Pezzoni*). ♃ hydriodate de fer ℨ j, safran en poudre ℨ iv, sucre en poudre ℥ viij, mucilage q. s. pour 240 tablettes dont on prend 8 à 10 par jour. ♃ fer pulvérisé ℨ ij, soufre lavé, myrrhe, aloès āā ℨ j, fiel de bœuf q. s. pour pilules de ij gr., à prendre 12 matin et soir (*Richter*); limaille de fer avec l'écorce du Pérou et l'extrait de gentiane (*Schaffer*); iodure de fer (*Maclure*), iode (*Brera*); lavemens froids (*Brandis*); purgatifs (*Hamilton*); oxide de manganèse ℨ iij, par jour, uni à la magnésie (*Kausch*); extrait alcoolique d'armoise (*Kœllreuter*); seigle ergoté (*Lalesque*); éther phosphoré et teinture de cannelle (*Lobstein*); vin de dictame (*Stoerck*); myrrhe (*Sundelin*); camomille, rue, safran, *aloès*, ellébore; pilules de Fuller aux approches menstruelles seulement, pédiluves irritans, vapeurs d'eau chaude, infusions aromatiques alcoolisées, dirigées vers la vulve; demi-bains ou bains aromatiques; frictions spiritueuses à l'hypogastre, aux cuisses; quelques sangsues à la vulve; vomitifs; infusions de houblon, de petite centaurée, d'absinthe, de rhubarbe, de quinquina; galvanisme, électricité.

Hystérique.

Acide sulfurique étendu; elixir acide de Haller (*Wendt*); bains tièdes; asa-fœtida, valériane, armoise, pouliot.

2° ÉTAT STHÉNIQUE, CHLOROSE CHAUDE.

Saignée du pied, sangsues et ventouses au siége; borax, crême de tartre, muriate de baryte, sel ammoniac, calomel, dérivatifs.

Viandes rôties ou grillées, vins de Bordeaux coupés, chocolat ferrugineux, au cachou ; eaux ferrées, eaux minérales de Vichy, Spa, Plombières, Forges, etc.

Vêtemens de flanelle, frictions sèches ou aromatiques ; bains froids dans l'eau courante, bains de mer à la lame (*Dupuytren*) ; lieu sec, élevé, chaud, à la campagne ; exercice forcé, à cheval, en voiture, danse, voyages, distractions, gymnastique.

CHOLÉRA ÉPIDÉMIQUE.

INDICATIONS. 1° Enrayer la marche de la cholérine ; 2° provoquer la réaction ; 3° la maintenir dans de justes bornes ; 4° combattre les accidens typhoïdes et les complications.

1° CHOLÉRINE.

Infusions de tilleul, de feuilles d'oranger ; mucilagineux, potions étherées ; laudanum, eau de gomme, de riz, de Sedlitz ; *ipécanuanha en poudre* xx à xxx gr. (*Gazette médicale*) ; lavemens émolliens, laudanisés, albumineux, un quart lavement avec laudanum 20 gouttes et sulfate de quinine xxiv gr. (*Andral*) ; sulfate] de soude ℥ j ß, ou julep avec sirop diacode ℥ ß et lavemens laudanisés (*Bonnet*) ; arnica (*Roeser*) ; opiacés et bains chauds (*Delpech*) ; éther et opium (*Deville*) ; acide carbonique (*Keidler*) ; saignée, sangsues, frictions (*Nerckhove*, etc.) ; *se mettre au lit, boire un grande quantité de thé de sureau, herbes aromatiques séchées à la poële sur le ventre, éviter avec soin de découvrir le lit* (*Gazette de Prusse*) ; charbon et acide carbonique (*Parkin*) ; ♃ eau de menthe poivrée ℥ j ß, laudanum 10 gouttes mucilage de salep ℥ ß, à prendre en trois ou quatre fois ; infusion de menthe poivrée pour boisson (*Wolowski*) ; ♃ teinture de ratanhia ℥ ij, eau de laurier-cerise et laudanum āā Ɔ j ; 5 à 10 gouttes de six en six minutes (*Zachar*).

Boissons délayantes, aqueuses, abondantes, eau pure (*Celse*), eau de poulet (*Sydenham*) ; abstinence de boissons et opiacés répétés (*A. Le Roy*) ; boissons froides (*Récamier*), glace par petits morceaux (*Broussais*) , eau chaude en abondance (*Bernstein*), beurre à la glace par morceaux (*Baumgaertner*) ; eau de groseille à petites doses (*Pinel*), eau de mauve, de violette, thé, tilleul, menthe ; applications locales émollientes, narcotiques ; quart de lavemens émolliens, opiacés, amidonnés, glacés, albumineux ; *saignée*, sangsues (*Chomel, Bouillaud, Broussais, Cofarelli, Corbin*, etc.) ; calorifères, frictions avec la brosse, le liniment de Petit, le liniment hongrois, l'huile et la térébentine āā ; sinapismes promenés sur les membres, vésicatoire avec l'ammoniaque, cautérisation spinale avec un fer chaud promené sur une bande de flanelle imprégnée d'un liniment ammoniacal.

Frictions avec un mélange de moutarde, cantharide et ail ; évacuations sanguines, puis magnésie dans du lait chaud avec du poivre (*Ainslie*) ; émulsion d'amandes avec quatre ou huit gouttes d'acide prussique ; opium, bains aromatiques, moxas et sinapismes (*Anderson*) ; ♃ acétate d'ammoniaque ℨ j, sulfate de quinine xv gr., éther 20 gouttes, camphre xx gr. ; lavemens avec laudanum et quinine, frictions avec la teinture de cantharides (*Andral*) ; inspiration d'oxygène (*Coster*) ; potion anti-émétique de rivière, saignée, frictions (*Balinski*) ; carbonate d'ammoniaque v à viij gr. de deux en deux heures ; acétate ou ammoniaque liquide 15 à 20 gouttes (*Steffen, Baum, Jocobson, Larrey*, etc.) électricité, galvanisme (*Bierkoski*) ; charbon de bois ℨ ß par heure (*Biett*) ; aloès (*Guillemin*) ; saignée, éther, valériane, esprit de corne de cerf, glace (*Blumenthal*) ; 4 vésicatoires pansés avec xv gr. de sulfate de quinine (succès, *Bon-*

nafoux) ; ipécacuanha et quinquina (*Alibert*) ; saignée, purgatif, potion excitante, laudanum, ipécacuanha (*Bonnet*); vomitifs, calomel, révulsifs (*Boyle*) ; ♃ eau-de-vie, j cuillerée, laudanum 50 gouttes, huile de menthe poivrée 8 gouttes, en 4 fois de dix en dix minutes (très-efficace dans le choléra de Java,) (*Blume*); opium seul ou uni au calomel, au tartre stibié, au carbonate de soude, à l'extérieur et à l'intérieur en potions, ou lavemens (*Brachet*, *Biett*, spécifique à haute dose d'après *Peyerl*), infusion d'arnica avec opium (*Eckstein*); huile de cajeput, teinture de valériane éthérée, esprit de corne de cerf succiné āā (*Bremer*) ; décoction de café et vésicatoire après les anti-phlogistiques (*Chomel*); ♃ infusion de fleur de sureau ℥ vj, esprit de Mindererus ℨ ß, ammoniaque liquide de dix à trente gouttes ; une cuillerée à bouche de quart d'heure en quart d'heure ; forte infusion de café non sucré (*Wolowski*) ; oxide de zinc (*Levestan*); extrait de noix vomique demi-gr. à j gr. d'heure en heure (*Wagner*); couverture de laine, sinapismes, large vésicatoire à l'épigastre, lavemens de quinine et d'opium; potion d'eau de laitue et d'infusion de mélisse āā ℥ iij, sirop de pavot blanc ℥ j ß; sulfate de quinine sur le vésicatoire (*Velpeau*) ; chlore (*Toulmouche*) ; laudanum, éther camphré, musc et muscade āā pour une potion (*Tilesius*); huile de cajeput (*Strobel*) ; ♃ décoction de racine de salep ℨ iv, eau de mélisse ℨ ij, acide nitrique étendu ℈ ij, sirop de pavot blanc ℥ j, une cuillerée à bouche de cinq en dix minutes (*Spoerer*); belladone *Halma-Grand*); ipécacuanha comme vomitif, (*Schefler*, *Fischer*, etc.), à doses réfractées (*Drant*, *Wagner*); infusion aromatique avec eau de laurier cerise et teinture d'opium, saignée, révulsifs, bains, ratanhia (*Rohrer*); huile d'olives extérieurement et intérieurement (*Désavenières*); ipécacuanha xv à xx gr., 2 à 6 gouttes d'alcool camphré dans l'eau glacée, sinapismes irritans cutanés (*Rinna de Sarrenbach*); laudanum liquide d'Hoffman et huile de menthe poivrée āā (*Rieke*); eau-de-vie d'absinthe (*Ribes père*); arnica et noix vomique contre la diarrhée (*Récamier*); air frais, boissons froides et potion avec mucilage d'althæa ℥ iij, acide muriatique ℨ j, esprit de sel dulcifié ℨ j, eau distillée

℥ viij (*Reich*); vin de Malaga éthéré, ratanhia éthéré en lavemens, en décoction à l'intérieur, sinapismes, frictions (*Rayer*) ; calomel seul ou uni aux narcotiques (*Wagner*, *Rang*, *Stromeyer*, etc.); tabac (*Bacid*); asa-fœtida (*Fourquemin*); ♃ carbonate de soude ℨ ß, muriate de soude ℈ j, chlorate de potasse vj gr. à prendre toutes les demi-heures (guérison deux sur trois *Davier*), opiacées, bains chauds, stimulans puis saignées (*Delpech*); éther et opium (*Deville*); eau de laurier-cerise à l'extérieur (*Dudon*); toniques, sinapismes, lavemens avec le ratanhia et le laudanum (*Duplay*); acétate de plomb et opium, cautérisation de l'épigastre, frictions (*Dupuytren*); ♃ camphre iv gr., racine de salep en poudre ℈ ß, poudre d'ipécacuanha iij gr., opium ij gr., magnésie viij gr., huile de cajeput et de menthe crispée āā vij gr.; mêlez et divisez en 15 parties, en donner jusqu'à ce qu'une soit gardée (succès nombreux, *Fieldmann*). ♃ alun ℥ j, camphre xvj gr., sucre blanc ℨ j, eau de mélisse ℥ j, à prendre par cuillerées à bouche; à l'extérieur : liniment ammoniacal, cantharidé, camphré (*Flies*); sinapismes, vésicatoires, frictions, eau de Seltz, laudanum ; lavemens amidonés, laudanisés, camphre en pilules, scille à l'extérieur (*Gerdy*); acide sulfurique (*Greenhow*) ; eau de chaux, substances azotées et oxygénées (*Grunberg*); purgatifs, huile de ricin (*Henderson*) ; tartre stibié, contro-stimulant (*Hierlaender*); acide nitreux (*Hope*) ; extrait aqueux de Colombo (*Hope*); acétate de potasse ℨ j en potion édulcorée avec le sirop de cachou (*Lamontagne*) ; bicarbonate de soude xv gr., acide tartarique v gr., contre les vomissemens (*Autrichiens*); substances hydrogénées et azotées (*Kunzly*); injection de substances salines dans les veines (*Latta*); acétate de morphine à haute dose (*Gérard*) sous-nitrate de bismuth iij gr., répétés (*Lefèvre*, *Leo*, *Archambault*, etc.); inspirations de protoxide d'azote (*Lepage*). ♃ infusion de menthe et de feuilles d'oranger ℔ ij, sirop de valériane ℥ ij, eau-de-vie ℨ ij, ammoniaque liquide 24 gouttes, à prendre un petit verre de quart d'heure en quart d'heure (*Lherminier*); albumine par l'estomac et l'intestin (*Levacher*); musc seul ou uni à l'opium (*Levestam*, *Ewer*). ♃ camphre et extrait de jusquiame Ɔ j, gomme arabique ℥ ß, émulsion de semences de pavot blanc ℥ iv, succinate d'ammoniaque liquide ℨ ij, sucre blanc ℥ i, demi-cuillerée à une, d'heure en heure; frictions camphrées et camphre en lavemens (très-efficace, selon *Leviseur*) ; camphre iv gr., laudanum 80 gouttes, esprit-de-vin rectifié ℥ j, en une dose, à renouveler toutes les six heures (médecins de *Manille*) ; punch, vin chaud de Malaga, infusion de camomille (*Magendie*) ; s'abstenir de boissons et opium (*Mars*); acétate d'ammoniaque et morphine en potion (*Masuyer*); sous-carbonate de soude à haute dose (*Velin*) ; rhubarbe et magnésie à petites doses (*Menkoffski*); sel de Glauber ℨ ij répétés; acide carbonique et charbon (*Parkin*); guaco (*Pereyra*); bains de sublimé ℥ j, pour un bain, avec addition de sel ammoniac (*Wedeking*); ingestion de glace, frictions à la glace ; calomel et rhubarbe (*Husemann*) ; acide fluorique sur la peau (*Ampère*); pêches (*Bourdois*); placer le malade dans une baignoire vide, *affusion de 4 à 5 seaux d'eau glacée*, répéter toutes les deux ou quatre heures, puis envelopper de couvertures bien chaudes, à l'exception du dos, du ventre et de la poitrine, qui sont recouverts de linges mouillés froids, que l'on renouvelle sans cesse; boissons et lavemens froids (*Casper*); frictions, bains chauds et galvanisme (*Couverchel*) ; ventouses sèches autour de la poitrine, eau de Seltz et glace (*Dance*); bains de vapeur (*Russes*); frictions mercurielles (*Guérin*); bain chaud avec addition de vinaigre aromatique, frictions avec alcool camphré et l'eau de lavande, liniment anti-cholérique russe, avec la thériaque, l'acide nitreux, l'huile de térébenthine et le miel (*Hegetschweiler*); lotions avec le vinaigre froid (*Herberger*); urtication (*Jouet*); bains de son de 30° à 35°, de vapeur de 40° à 45°, de dix à vingt minutes de durée, puis frictions avec la flanelle jusqu'au retour de la chaleur; potions avec infusion de menthe et laudanum ou acétate d'ammoniaque; puis lavemens d'amidon avec un jaune d'œuf (*Loder*); bains de vapeur de vinaigre et calorifères (médecins de Moscow); pédiluve chaud sinapisé, ou affusion froide ; julep diacodé avec sulfate d'alumine ℨ j, décoction de pavot avec alun ℨ j ß; eau de riz pour boisson (*Sanson*) ; bain de lessive de potasse ; un verre d'infusion de menthe avec 2 gouttes de laudanum tous les quarts d'heure. Sangsues à l'épigastre, potion avec les teintures de valériane, éther, castoréum, opium, avec esprit de corne de cerf succiné āā ℨ j (*Schœffer*) ; remède de Leroy ; bain d'enveloppe; transfusion du sang (dangereux).

3° RÉACTION.

—

Saignées, sangsues, émolliens, délayans, rafraîchissans, lavemens émolliens, albumineux, opiacés; sinapismes, ventouses, vésicatoires entretenus, glace; continuation d'une partie du traitement précédent.

4° TYPHUS.

—

Délayans, révulsifs, sangsues aux oreilles, au cou, saignée de la jugulaire, artériotomie, affusions froides, glace sur la tête ; bains d'enveloppe; transfusion du sang (inutile et dangereux) ; vésicatoires aux jambes, etc. *Voyez* TYPHUS.

5° CONVALESCENCE.

—

Amers, toniques, quinquina, vins de Tokay, d'Espagne, employés avec précaution ; huile de ricin, suppositoires de savon. ℞ castoréum iij gr., opium j gr., poudre d'ipécacuanha un quart de grain, pour combattre l'insomnie (*Braun*); régime long-temps continué, alimens légers, de digestion facile, eau de Seltz coupée avec le vin de Bordeaux; éviter soigneusement les excès en tout genre; air pur, à la campagne, vêtemens de flanelle, exercice après le repas; eau ferrée.

—

Calme moral , air pur , éviter les brusques changemens atmosphériques, ceinture abdominale en flanelle et taffetas verni , chaussons de flanelle ; exercice régulier , habiter les lieux élevés loin du foyer de l'épidémie ; éviter les excès vénériens.

Eloigner les alimens froids, de digestion fatigante, les farineux, les viandes noires, les alcooliques , les fruits aqueux , surtout les fruits à noyaux et les fruits verts ; usage modéré du vin , du café ; ne rien changer à son régime habituel, mais éviter les excès.

Désinfection des lieux publics avec les aspersions de chlorures et les fumigations de même nature ; vinaigre et aromates (inutiles) ; ventilateurs, feux allumés, détonations pour renouveler l'air ; éviter les grands rassemblemens dans un petit espace.

Toute la prophylaxie est dans le traitement rationnel et prompt de la cholérine (*Maire*).

℞ teinture aromatique ℥ iij, balsamum vitæ Hoffmann ℥ iij, napht. acetosus ℥ jß, oleum calami aromatici 5 gouttes, 20 gouttes deux à trois fois par jour, comme préservatif (*Schœffer*) ; acide carbonique à l'extérieur et à l'intérieur (*Heidler*).

Camphre, ail, vinaigres aromatisés, sels odorans ; emplâtres, sachets, amulettes (inutiles ou nuisibles).

CHOLÉRA SPORADIQUE.

INDICATIONS. Arrêter les évacuations, en combattant l'irritation nerveuse ou inflammatoire des voies digestives.

—

Émolliens, boissons froides ; potions éthérées, opiacées ; lavemens amidonés, laudanisés ; révulsifs ; quelques sangsues à l'épigastre ; préparations de plomb ; frictions mercurielles sur le ventre (*Antenrieth*) ; alcoolé de térébenthine 10 à 30 gouttes , trois fois par jour (*Condie*) ; Charbon (*Condie*) ; vomitif, calomel et ipécacuanha (*Cartwrigt*) ; sinapisme sur le ventre (*Gœlis*) ; lavement avec décoction émolliente et un jaune d'œuf (*Hildebrand.*) ; écorce de cornus circinata (*Ives*) ; alun un demi-grain , avec opium (*Miller*) , calomel et opium (*Miller, Eberle*) ; acétate de plomb un huitième à un quart de grain , calomel un demi-grain à un grain toutes les trois heures (*Mitchel*) : ℞ gomme arabique ℥ j, jaune d'œuf ℥ j ß , eau de fenouil ℥ j ß , huile d'amandes douces ℥ ß , teinture d'opium 15 gouttes, sirop ℈ vj ; une cuillerée à thé toutes les demi-heures (*Vogel*).

—

Eau froide en abondance , opium, frictions mercurielles sur le ventre (*Autenrieth*); glace en morceaux (*Treille*); camphre et liqueur d'Hoffmann (*Bang*) ; acide nitrique affaibli , 15 à 20 gouttes dans l'infusion de Columbo (*Bowes*); cuivre ammoniacal iij gr. par jour ; vésicatoire (*Delarive*) ; large vésicatoire sur le ventre (*Orfila*) : ℞ infusion de fleurs de pavot, eau de fleurs d'oranger ā̄ā ℥ j , racine d'ipécacuanha en poudre gr. xviij , éther sulfurique ℈ ß , une cuillerée à bouche toutes les demi-heures (*Gallereux*); émulsion avec addition de cire (*Hang*); Columbo (*Hopf*); extrait alcoolique d'armoise (*Kallreuter*); opium à haute dose répétée (*Menard*); albumine en boisson et lavemens (*Levacher*); muriate de morphine (*Liston*); alun et opium (*Chalmer*); calomel à doses réfractées (*Ayre*); eau de groseilles, eau sucrée froide (*Pinel*); traitement de la colique de plomb de Ranque ; potion avec éther, laudanum et un sirop calmant ; huile de Provence (*Rabe*).

—

Éviter les substances indigestes, les repas copieux, l'abus des alcools, les excès, les alimens gâtés, le lard, les poissons à coquilles, surtout l'été, les épices, etc.; éviter les boissons glacées quand le corps est en sueur, les champignons de mauvaise qualité.

Diète, régime lacté, bouillons maigres, œufs, viandes blanches, eau gazeuze ou eau pure pour boisson.

CHOLÉRINE. *Voyez* CHOLÉRA.

CHONDRITE ARTICULAIRE. *Voyez* TUMEUR BLANCHE.

CHORÉE, DANSE DE SAINT-GUY.

INDICATIONS. 1° Remonter à la cause; 2° régulariser l'innervation.

Rappeler les écoulemens habituels, les affections trop brusquement supprimées.

Boissons aqueuses abondantes, petit-lait, eau d'orge gommée, infusion de tilleul, de feuilles d'oranger. Saignée et purgatifs (*Sydenham*, *Bouteille*); sangsues aux tempes (*Peltz*), à l'occiput(*Lisfranc*), sous les mastoïdes (*Avy*), à la vulve, aux cuisses, — aux lombes et au sacrum (*Bertini*); bains à peine tièdes, *bains froids*, affusions sur la tête, douches, immersion par surprise, faire passer cinq à six fois le malade entre deux lames (*Dupuytren*, *Récamier*, *Jadelot*, etc.), bain tiède et affusion froide sur la tête (*Avy*), demi-bains avec l'infusion de camomille et ℥ ij camphre dissous dans l'alcool, lavemens camphrés (*Poissonnier*, *Desperrières*); bains sulfureux (*Guersent*), avec administration intérieure du sous-carbonate de

fer (*Baudelocque*), bain froid de quelques minutes tous les jours, puis quatre tasses de thé de marjolaine par jour et le séjour à la campagne (*Billard*); sangsues, vésicatoires et cautères le long du rachis (*Prichard*); frictions le long de l'épine avec le liniment de Rosen ; électricité, galvanisme, électro-puncture (*Dehaen*) *Alibert*, *Bailly*, *Andrieux*, etc.) ; frictions avec la pommade émétisée (*Hunter*); racine d'armoise (*Bonorder*); nitrate de fer (*Crampton*), carbonate de fer à haute dose (moyen excellent, d'après *Elliotson*); argent pulvérisé un sixième de grain (*Fauchier*), nitrate d'argent ℈ grains par jour, et affusions froides (*Franklin*, *Prion*); oxide de zinc (*Gaubius*), chlorure de zinc (*Houcke*), hydrocyanate de zinc j grain, quatre fois par jour (*Mueller*) ; cuivre ammoniacal ℈ ß, eau distillée ℥ j, 5 gouttes trois fois par jour (*Niemann*); acétate de plomb (*Schœffer*); acide sulfurique (*Hildenbrandt*); éther phosphorique (*Hildenbrandt*); iode(*Manson*) en teinture 12 à 18 gouttes dans une infusion de feuilles d'oranger, et bains de 24° (*Chomel*); tartre stibié à haute dose (*Laënnec*), opium (*Lullier*), acétate de morphine ; — valériane en poudre ℈ ß à ℈ j, unie à une pulpe de fruit (*Guersent*); quinquina, sulfate de quinine (*Magendie*); purgatifs au début (*Hamilton*); saignées et purgatifs (*Bouteille*); camphre et musc 4 grains toutes les cinq heures (*Bardsley*); purgatifs et ferrugineux (*Rewe*); huile de térébenthine (*Murchison*) : ♃ asa-fœtida ℈ v, extrait de noix vomique ℈ j; faites pilules de 1 gr., à prendre six à dix (*Niemann*) ; noix vomique (*Cazenave*), musc (*Petit*), colchique (*Raven*), pilules de Méglin (*Dupuytren*, *Récamier*) : ♃ asafœtida, racine de valériane en poudre āā ℈ iij, oxide de zinc ℈ j, castoréum ℈ ij, extrait de belladonne v gr., de camomille q. s., faites pilules de 2 gr., à prendre 6, trois fois par jour (*Schneider*); acide prussique (*Stuart*) ; asafœtida lavé ℥ ij, toutes les deux heures (*Vauters*, *Fouquier*); extrait de narcisse (*Purché*); fleurs de cardamine ℈ j toutes les six heures (*Michaelis*); extrait de stramonium (*Kreysih*) ; anthelmintiques, oxide de zinc, ventouses et sangsues en grand nombre sur l'épine (*Heine*); arsenic (*Girdelston*), solution de Fowler 5 gouttes trois

fois par jour (*Martin*); arnica, calomel et che-
nopodium ambrosioides (*Franck*); émétique à
un jour d'intervalle (*Cheyne*) : ⍩ teinture de castoréum ℥ß, musc et nitrate de potasse ꜳ iv gr.,
hydrocyanate de potasse ij gr. dans eau de tilleul ℥ viij pour vingt-quatre heures (*Fouquier*);
pommade de vératrine en frictions deux à trois
fois par jour sur la colonne vertébrale (*Ebers*) :
⍩ asa-fœtida, extrait de valériane ꜳ ℨ ij, de
belladonne v gr., fleurs de zinc Ɔ j, castoréum
xxxv gr., faites pilules de 2 grains, à prendre 5,
trois fois par jour (*Gunther*); ventouses scarifiées, moxas, dérivatifs aux membres inférieurs,
sédatifs au sinciput, bains froids (*Larrey*);
sous-carbonate de potasse (*Schœffer*); calomel
et sangsues (*Stiebel*); huile de cajeput (*Wer-
loff*) : ⍩ sulfate de quinine xij gr., poudre de
valériane ℨ j, asa-fœtida ℥ß, rhubarbe pulvérisée ℨ j, divisez en douze prises, trois par jour
(*Sordet*); provoquer une fièvre artificielle par
un bain glacé et un lit très-chaud (*Ducros*).

d'un bandage; lotions et gargarismes âcres, astringens; drastiques, lavemens irritans. Sangsues sur la langue, scarifications, résection
d'une portion de l'organe (*Welschius, Th. Bartholin*).

3° DE LA LUETTE.

Diaphorétiques, bains chauds; gargarismes
astringens; boissons mucilagineuses; bains tièdes; vésicatoire à la nuque. Cautérisation avec
le nitrate d'argent, les acides concentrés, le vinaigre, le suc de citron; insufflation d'alun,
de calomel, quelques grains de poivre, de piment. Excision de la luette (*Celse*) avec des ciseaux, en la saisissant avec une pince à polypes, avec le coupe-bride de Desault.

PROPHYLAXIE, RÉGIME.

Régime doux, rafraîchissant, substances non
épicées, vins légers; éviter le café et les alcools;
distraction, exercice modéré, natation, exercice après le bain; éviter les habitudes vicieuses, la contrariété, les frayeurs, les excès de
travail, la fatigue musculaire; exercices gymnastiques.—jeu de la corde (*Delamarre*), équitation;
vêtemens de flanelle, — mouvemens cadencés
(*Récamier*); éviter les émotions morales; influence de la volonté (*Jolly*).

CHUTES, PROLAPSUS.

INDICATIONS. 1° Rendre aux parties leurs
rapports naturels; 2° les y maintenir.

1° DE LA PAUPIÈRE. (*Voyez* BLÉPHAROPTOSE.)

2° DE LA LANGUE.

Maintenir les mâchoires rapprochées à l'aide

4° CHUTE, RENVERSEMENT, INVAGINATION DU RECTUM.

Réduire avec le doigt indicateur recouvert
d'un linge et introduit dans l'anus, compression; lotions avec le lait, les mucilagineux
froids, bains de siége froids; sangsues répétées
sur la tumeur; tampon de charpie imbibé de
liqueurs astringentes; opiacés. Maintenir avec
un bandage en T; lotions, injections astringentes de soluté d'alun (*Chreston*); bains de mer,
douches ferrugineuses ascendantes. Pessaire en
ivoire, percé à sa partie moyenne et maintenu
par des courroies. Huile de ricin ℥ß tous les
deux jours (*Hey*). ⍩ eau de chaux simple ℔ ij,
écorce de chêne pilée ℨ iv, alcool ℥ iv (*Hey*)
pour lotions. ⍩ racine de tormentille et écorce
de chêne ꜳ ℨ ij; miel q. s. p. un suppositoire;
⍩ écorce de grenade, de chêne, roses rouges ꜳ ℥ j, alun ℥ß; faites macérer pour fomentations. Rescision de la partie la plus saillante
du bourrelet (*Sabatier*), excision avec les ciseaux
de quelques plis mucoso-cutanés de l'anus (*Dupuytren*); lavement astringent chaque matin,

avec une solution de muriate de fer (*Brodie*) ; suppositoire d'alun et gomme adragant (*Helvétius*) ; fleurs de zinc ℥ ij, onguent de jusquiame ʒ i ß ; pour frictions sur le rectum sorti (*Kopp*) ; ℞ tartrate de fer ʒ j ß, sommités de mille-feuille ℥ ß, faites infuser dans eau q. s. ; ajoutez miel rosat ℥ j pour deux lavemens. Asseoir les enfans sur des chaises percées hautes ; éviter la diarrhée et la constipation ; défendre les légumes et farineux.

5° INVAGINATION DE L'INTESTIN. (Voyez ILÉUS.)

6° CHUTE ET INVAGINATION DU VAGIN.

—

Antiphlogistiques locaux; toniques astringens; réduction, injections, douches, fumigations astringentes; éponges, sachets aromatiques introduits dans le vagin; tampon de linge, éponge, pessaires en bondon. Scarifications dans les cas d'eschares (*Heister*) ; résection de la portion excédante de la membrane du vagin (*Désormeaux*); eaux ferrugineuses; exutoire.

7° CHUTE, RENVERSEMENT, INVAGINATION DE L'UTÉRUS.

—

Réduction. Vider la vessie et le rectum, position sur le dos, les cuisses fléchies et le bassin élevé ; repousser l'utérus avec les doigts dans la direction du détroit inférieur; les réunir en cône, aider le taxis de la saignée, des narcotiques dans le cas d'insuccès : repos horizontal, diète, saignée, boissons délayantes ; compression douce avec un bandage circulaire (*Desault*) ; *l'ulcération ne contre-indique pas la réduction* (*Levret, Saviart*). Injections émollientes, astringentes ; introduction de mèches dans le vagin. Extirpation (quelques auteurs) ; terreur inopinée.

2° **Contention.**

Contention. Éponges imprégnées de liquides astringens, d'alun; pessaires à anneaux, à tige ou à boudon, en métal, ivoire, caoutchouc ou liége, maintenus par un chauffoir; tampon de linge, éponge tenue par des fils; soins de propreté; suspensoir dans les cas d'irréductibilité. Repos prolongé, le bassin plus haut que les épaules; bains froids, douches vaginales froides. Ablation d'une lanière du vagin (*Marschall*), suture d'une bande du vagin, en fer à cheval (*Bellini*); compression du périnée avec une pelote adaptée à un ressort (*Aunau*); destruction d'une bande du vagin par l'acide nitrique (*Philips*).

PROPHYLAXIE, RÉGIME.

—

Combattre l'affaiblissement de la fibre contractile par les toniques amers et un régime nutritif. Éviter les efforts, suspendre les tumeurs volumineuses, maintenir, à l'aide de procédés mécaniques, les parties qui tendent à se déplacer.

Régime animal, vin vieux, eau ferrée, repos.

CLOU. *Voyez* FURONCLE.

COLIQUES.

INDICATIONS. En raison de leur nature diverse.

1° NERVEUSE.

—

Antispasmodiques, narcotiques en potion, lavemens; infusions de feuilles d'oranger, de thé, tilleul. Fomentations, cataplasmes chauds, mucilagineux ; demi-bains, bains entiers. Ceinture abdominale. *Compression* avec un coussinet et une ceinture (*Récamier*) ; *potion laudanisée et éthérée* ; eau à la glace (*Brandis*), eau de chaux saturée d'acide carbonique (*Brugnatelli*) ; teinture d'opium en frictions (*Chrestien*) ; teinture de coccinella septempunctata 8 à 10 gouttes (*Claussnitzer*) ; sulfate de morphine par la peau (*Dorte*), camphre dissous dans l'éther (*Graef*); fève Saint-Ignace (*Haasse*), noix vomique (*Sidren*) ; alun ou huile de ricin avec l'acide hydrocyanique (*Kopp*). Lavemens avec ammoniaque, 25 gouttes ; fomentations avec du savon dissous dans du lait chaud (*Lentin*) ; essence de térébenthine (*Magée* la dit spécifique) ; racine de Columbo et opium ; huile éthérée de camomille (*Schneider*) ♃ décoction de fleurs de camomille, ℥ x, esprit de nitre dulcifié ℥ ij, huile de cajeput 4 gouttes, en lavement (*Vogler*) ; extrait aqueux d'aloës avec eau d'amandes amères (*Wolf*); bains froids, toniques, eaux ferrées, potions huileuses. Saignées. Extrait de jusquiame (*Rademacher*). *Voyez* ILÉUS.

Bon régime végéto-animal, eau gazeuse coupée de vin de Bordeaux, exercice après les repas, café.

2° VENTEUSE.

Une cuillerée d'eau-de-vie dans une tasse de lait chaud (*Vogel*) ; lavemens de tabac (*Siébold*) ; huile de calamus aromaticus (*Schneider*); ♃ teinture de castoréum, liqueur anodine d'Hoffmann āā ℥ j, 30 gouttes dans du thé de camomille (*Richter*); ognons crus (*Lœffler*) ; carbonate de soude; charbon; acide muriatique (*Gutfeld*). ♃ asa-fœtida ℥ ij, camphre ℈ j, infusion concentrée de camomille et de valeriane ℥ iij, huile d'olive ℥ ß, jaunes d'œuf q. s. pour quatre lavemens (*Szerleski*), lavemens d'eau miellée, d'huile. — Onctions abdominales avec l'huile de camomille, de menthe, l'onguent de soucis et le camphre; eau froide, vinaigre, glace pilée. Infusions d'anis, d'angélique, des quatre semences chaudes; antispasmodiques aromatisés avec les huiles essentielles; sels neutres; opiacés; amers.

Viandes rôties ou grillées, fruits cuits, eau rougie, vin de bonne qualité. Éviter les pâtes, les farineux, les crudités. — Frictions sur le corps, équitation.

3° BILIEUSE.

Usage du cidre (*Dwigt*); tartrate d'antimoine avec le calomel (*Emmons*) ; huile de ricin (*Friese*); sels neutres, opiacés, lavemens, diète. *Voyez* DIARRHÉE.

4° STERCORALE. (*Voyez* CONSTIPATION, INDIGESTION.)

5° HÉMORRHOIDALE, UTÉRINE. (*Voyez* HÉMORRHOÏDE, DYSMÉNORRHÉE.)

6° DES ENFANS.

Infusion de semences et eau de fenouil āā ℥ ij, magnésie carbonatée xv grains, laudanum 11 gouttes, sirop ou eau de fenouil ℥ ij, teinture aqueuse de rhubarbe ℥ ij, muriate de magnésie x grains, sirop ℥ ß (*Gœlis*); ♃ carbonate de magnésie ℥ j, rhubarbe en poudre ℈ ij, racine de valériane en poudre ℈ ß, oléo-saccharum de fenouil ℥ ß ; par cuillerées à café (*Hufeland*); lavemens d'une forte infusion de café (*Neumann*).

7° VÉGÉTALE, DU POITOU, DE MADRID, ETC.

Émétique (*Bouté*); bains tièdes répétés et saignées locales abondantes (*Coste*); opium et purgations (succès constans, *Marquard*). *Voy.* DYSENTERIE. Changement de climat (*Citois*):

ipécacuanha (*Huxam*); antispasmodique (*Bouté*); bains de mer, vin vieux et lait, dans la paralysie consécutive (*Bouté*).

COLIQUE MÉTALLIQUE, OU DES PEINTRES.

INDICATIONS. 1° Neutraliser ou expulser la substance vénéneuse; 2° remédier aux accidens; 3° recourir aux traitemens empiriques.

TRAITEMENT CURATIF.

Traitement de la Charité. Premier jour : lavement purgatif des peintres , composé de feuilles de séné ℥ iv, faire bouillir dans eau q. s. , ajouter sulfate de soude ʒ iv, vin émétique ʒ iv. Dans le milieu du jour : eau de casse ℔ ij, sulfate de magnésie ℥ j, tartrate antimonié de potasse iij gr., avec addition quelquefois, de sirop de nerprun ou confection hamech ʒ ij. Le soir : lavement anodin avec huile de noix ʒ vj , vin rouge ℥ xij; à l'intérieur , thériaque ℥ j , avec j grain et demi d'opium, suivant les cas.

Deuxième jour : eau bénite composée de tartre stibié vj gr. , eau tiède ℥ viij, à prendre en deux fois. Tisane sudorifique laxative, de gaïac, salsepareille, séné , etc. Le soir : lavement anodin et thériaque, comme le premier jour.

Troisième jour : eau de casse du premier jour, lavement purgatif des peintres, tisane sudorifique laxative, lavement anodin; thériaque et opium.

Quatrième jour : purgatif des peintres avec infusion de séné ℥ vj, sulfate de soude ℥ ß, jalap en pondre ʒ j, sirop de nerprun ℥ j ; eau de casse ; le soir, le lavement anodin , la thériaque et l'opium.

Cinquième jour, comme le troisième.
Sixième jour, comme le quatrième.
Opium uni au camphre dans l'intervalle des purgatifs (*Stoll*); on prolonge ce traitement s'il est nécessaire, en donnant la tisane sudorifique laxative aux jours impairs et la potion purgative aux jours pairs. Si le ventre est douloureux à la pression : diète et antiphlogistiques ; si l'eau de casse ne fait pas évacuer , on double les doses; si les purgatifs étaient vomis : on prescrirait, une demi-heure avant, l'opium ou la thériaque ; s'il survient du délire : rubéfians et vésicans , sans interrompre le traitement.

Traitement de Ranque. 1° Epithème abdominal, sédatif et révulsif, couvrant tout le ventre ; 2° large épithème lombaire sédatif; 3° liniment anti-névralgique, composé d'eau de laurier-cerise ℥ ij , éther sulfurique ℥ j , extrait de belladonne Ɔ ij; 4° un lavement anti-névralgique avec l'huile d'olives ℥ iv, teinture éthérée de belladonne 21 gouttes; 5° boissons adoucissantes. On remplace l'épithème abdominal après deux jours, s'il n'a point arrêté les coliques. — Opium à haute dose (spécifique de *Brachet, Bricheteau*); huileux (*Desbois*); limonade sulfurique , 25 gouttes par pinte (*Fouquier*) ; acide sulfurique ou hydrochlorique (*Gendrin*); application sur l'abdomen de décoction de tabac; huile de croton à l'intérieur (*Graves*) ; infusion de valériane et séné , sulfate de magnésie et teinture d'opium ; lavemens évacuans , frictions aromatiques, puis les pilules suivantes : ℞ résine de jalap , savon de Venise āā Ɔ j , sulfure de chaux ℈ ß, pour pilules de ij gr.; 3 à 4 toutes les deux ou trois heures (*Guenther*); acétate de plomb uni à l'opium et au calomel, puis drastiques (*Harlan*); opium, bains chauds, lavemens de savon et d'huile (*Horn*); mercuriaux (*Hunter*) ; alun ℈ j à ℈ vj (*Kapeler, Gendrin*); pilules avec extrait d'élatérium et opium , sinapisme sur le ventre (*Langley*); laudanum (*Laroque*); émétique en lavage (*Mérat*); sulfate de zinc et alun (*Moselay*); huile de ricin (*Roche*); acide prussique (*Prout*); huile de croton (*Magendie*); jalap et scammonée (*Rayer*); antiphlogistiques seuls (*Dehaen , Renauldin , Récamier* , etc.); nitrate d'argent (*Roberts*); teinture de noix vomique en frictions sur le rachis (*Serres*). ℞ borax ℈ j ß, eau de menthe ℥ v, laudanum ℈ ß, sirop de guimauve ℥ j ß;

une cuillerée de deux en deux heures (*Sundlin*); sinapismes (*Treton*). ♃ sulfate de magnésie ℥ j, eau de camomille ℥ vj, huile de lin ℥ ij, extrait d'opium gr. ij, sirop de coquelicot ℥ j, une cuillerée à bouche toutes les demi-heures (*Richter*); huile de lin et manne (*Brambilla*); infusion de feuilles d'oranger avec le vinaigre rouge (*Velse*); acide tartrique cristallisé Ϡ ij à ℥ ß, toutes les deux à trois heures (*James*); courant électrique dirigé de haut en bas (*Andrieux*).

ACCIDENS. (*Voyez* PARALYSIE, CONSTIPATION.)

PROPHYLAXIE, RÉGIME.

Empêcher les ouvriers des fabriques de céruse, de travailler plus d'un mois de suite dans l'établissement, ne pas dormir ou manger dans la fabrique, ne pas avaler sa salive; éviter d'entrer à jeun dans les ateliers, se laver les mains en sortant, se gargariser souvent; libre circulation de l'air dans les ateliers, fourneaux d'appel; alimens gras, huileux; laxatifs légers; éviter le lait pur; pipe, eau-de-vie; — acide sulfurique (*Gendrin*).

Prévenir la sophistication des vins par des peines sévères.

Fruits cuits, laitue, chicorée, épinards, associés aux sucs de viande; diète plus ou moins sévère; bierre.

COMMOTION, EN GÉNÉRAL.

INDICATIONS. 1° Favoriser la réaction; 2° la maintenir dans de justes bornes.

1° Frictions chaudes sur la peau, bains d'enveloppe; inspiration de liqueurs aromatiques ou éthérées, d'ammoniaque; ingestion de liqueurs spiritueuses, ou leur application locale; sinapismes, vésicatoires rubéfians, application du feu.

2° Antispasmodiques, adoucissans, calmans, antiphlogistiques. *Voyez* FRACTURES DU CRANE.

CONDYLOME, EXCROISSANCE.

INDICATIONS. 1° Les résoudre, les détruire ou les enlever; 2° s'opposer à leur reproduction.

TRAITEMENT LOCAL.

Soins de propreté; bains, applications émollientes, narcotiques; résolutives, avec le sulfate de zinc, le sous-acétate de plomb, le nitrate d'argent; compression méthodique; destruction avec les caustiques, l'alun et la sabine (*Bodington, Wendt*); solution d'arsenic (*Walch*); tartre stibié en pâte, la pommade de Graefe (*Rust*); la créosote (*Reichenbach*); beurre d'antimoine, sublimé et sabine (*Meyer*); l'eau phagédénique (*Louviers*); le bromate de mercure (*Graefe*); nitrate acide de mercure (*Chelius*); caustique de Récamier; alun, poudre de sabine et précipité rouge (*Gardiner*); sublimé, sulfate de cuivre et pierre infernale; excision et lavage avec l'acide acétique concentré (*Wilkinson*); excision et cautérisation (*Ribes* père); ablation avec la ligature, le bistouri ou les ciseaux.

TRAITEMENT GÉNÉRAL.

Mercuriaux, sudorifiques, or en frictions (*Niel*); calomel et opium (*Louviers*). *Voyez* SYPHILIS.

PROPHYLAXIE. (*Voyez* SYPHILIS.)

CONGÉLATION.

INDICATIONS. 1° Rappeler la chaleur par degrés; 2° modérer la réaction; 3° combattre les désorganisations.

Premier degré. Froid. Onctions sur la peau avec les graisses, les huiles; applications de linges ou de parchemins enduits de ces substances; frictions sèches; vêtemens de soie, de laine, de duvet, fourrures.

Deuxième degré. Engourdissement. Frictions avec la neige, l'eau à la température de 0°, qu'on élève à 10° ou 15°, puis frictions sèches et couvertures de laine; enfin boissons chaudes légèrement aromatiques et stimulantes.

Troisième degré. Continuer les moyens du deuxième degré; fomentations stimulantes et aromatiques; décoction de china, infusions stimulantes chaudes, vin; teinture de myrrhe, alcool camphré, chlorures à l'extérieur. *Voyez* GANGRÈNE. Titillation de la luette, insufflation pulmonaire, saignée générale. *Voyez* ASPHYXIES.

Réaction. Antiphlogistiques locaux et généraux; percer les phlyctènes, réappliquer les lambeaux, opérations diverses, bandage roulé, inamovible de Seutin. Cérat de saturne opiacé, chlorure de sodium à 3° pour les pansemens. *Voyez* BRULURE.

CONGESTION SANGUINE.

INDICATIONS. 1° Diminuer la masse du sang; 2° soustraire localement le sang de l'organe congestionné; 3° prévenir de nouveaux raptus.

1° EN GÉNÉRAL.

Saignées générales larges et abondantes; saignées locales plus ou moins répétées à l'aide des sangsues ou des ventouses; eau glacée ou glace sur l'organe congestionné; compression de l'artère principale de la partie malade; révulsifs sur la peau ou les membranes muqueuses; ferrugineux chez les *chlorotiques;* sédatifs chez les *nerveux;* toniques et excitans chez les *anémiques*, etc.

2° EN PARTICULIER.

Du cerveau.

Purgatifs drastiques : ♃ aloès et scammonée āā 8 parties, coloquinte 4 parties, huile de girofle et sulfate de potasse āā 1 partie, mucilage q. s., faites pilules à prendre v gr. à Ɔ j par jour; coloquinte gr. ij à vj dans le miel; saignées, sangsues aux narines, aux mastoïdes, etc.; sinapismes, linges trempés dans la fomentation sinapisée de Fouquier, pédiluves, bains de siége, etc., *voyez* APOPLEXIE; compression des carotides (*Dézeimeris*).

Du poumon. (*Voyez* HÉMOPTYSIE.)

De l'utérus. (*Voyez* AMÉNORRHÉE, DYSMÉNORRHÉE, HÉMORRHAGIE UTÉRINE.)

3° PROPHYLAXIE, RÉGIME.

Veiller à la régularité des écoulemens habituels, les rappeler s'ils ont été supprimés; saignées de précaution ; laxatifs , pilules purgatives ; dérivatifs permanens ou périodiques.

Éviter tout ce qui peut accroître la circulation , le vin , les alcools , le café , les viandes rôties.

Régime végétal , diète , eau pure.

Éviter les excitations organiques prolongées , la fatigue , les travaux intellectuels , les exercices de phonation trop répétés , les affections morales , la colère en particulier.

CONJONCTIVITE. *Voyez* OPHTHALMIE.

CONSTIPATION.

INDICATIONS. 1° Combattre la cause qui l'entretient , ou la maladie dont elle n'est que le symptôme ; 2° délayer les matières fécales ; 3° les expulser.

1° IDIOPATHIQUE.

Lavemens simples , émolliens , de son , de graine de lin , de mauve , de miel , huileux avec huile de ricin ℥ ij ; huile d'olive deux cuillerées, sulfate de soude ou magnésie ℥ j à ij , miel de mercuriale ℥ j à ij , le séné , la rhubarbe , jalap , tabac , le vinaigre , — l'asa-fœtida ℥ ij (*Jordens*), eau froide (*Kopp*). *Laxatifs :* magnésie ℥ ß , crême de tartre ℨ j à ij , huile de ricin ℥ j à ij , avec parties égales de sirop , décoction de casse ou tamarin ℥ ij pour ℔ ij , manne ℥ ß à iij , petit-lait , bouillon de veau , de poulet , eau émétisée ; lavemens de décoction concentrée de fraise de veau.

Purgatifs : sels neutres , eaux minérales de Sedlitz , Balaruc , Epsom ; jalap ℈ j à ij , scammonée iij à xv gr. , extrait de coloquinte j à iv gr. , aloès x gr. à ℈ j , gomme gutte ij à vj gr. , huile de croton-tiglium 1 à 3 gouttes , sirop de nerprun ℥ ß à ij , rhubarbe ℈ j à ij , infusion de séné ℥ ij à vj pour eau , ℥ vj. Pilules d'Anderson : ♃ gomme gutte ℥ j , scammonée ℥ ij , huile d'anis 3o gouttes , sirop q. s. , faites pilules de 4 gr. (*Alibert*); infusion à froid de séné ℥ j , qu'on prend avec le café (*Cohen*); charbon de bois une cuillerée à thé toutes les demi-heures (*Daniel*) : ♃ gomme ammoniaque ℥ j , limaille de fer et aloès āā ℨ ß , baume du Pérou q. s. , faites pilules de 2 gr. , à prendre 4 à 6 par jour (*Gaubius*); acide nitrique 4 p. , huile de ricin 1 p. ; teinture de jalap en frictions sur le ventre (*Graves*); extrait composé de coloquinte 1 gr. ; aloès et scammonée unis au fer (*Hufeland*); galvanisme (*Labaume*); vératrine (*Magendie*); décoction de pommes de terre (*Nauche*); mercure pur (*Ring*); térébenthine en lavement (*Richter. Ringlake*); calomel 3 gr. par la méthode endermique (*Romberg*); ipécacuanha (*Tode*); mélange de quinquina et crême de tartre (*Vogler*) : ♃ résine de jalap ℨ ß , savon médical ℥ j ß , amandes douces ℨ ij , faites pilules de 2 gr. à prendre 5 à 12 (*Wedekind*); gratiole (*Wendt*); rumex acutus (*Zettermann*); antispasmodiques et purgatifs mélangés : ♃ extrait de coloquinte ℈ ij , de jusquiame ℈ j , faites 12 pilules à prendre 1 (*Brande*); *mèches enduites de cérat de belladonne introduites dans l'anus et d'un volume successif* (*Fleury*); extraction des corps étrangers ; marcher les pieds nus sur le carreau (imprudent); bains froids ; fumer une pipe et boire un verre de bière ; extirper les fèces endurcies ; longue seringue dans le rectum pour aspirer les matières (*Williams*) : ♃ huile de croton 2 gouttes , savon médical 2 gr. , gomme q. s. pour 4 pilules, à prendre 2 le soir (*Tavernier*); infusion de camomille dans les cas d'atonie digestive.

Des enfans : ♃ fiel de bœuf 1 gr. , savon ℨ gr. , rhubarbe ℨ gr. à répéter (*Richter*): ♃ infusion de fenouil et eau distillée de fenouil āā ℥ ij , teinture aqueuse de rhubarbe ℨ j par cuillerées à café (*Gœlis*); mercure (*Clarke*); sirop de fleurs de pêcher ℥ j à ij , de chicorée ℥ j à ij : ♃ huile de croton-tiglium 2 gouttes , sucre blanc ℥ ij , gomme arabique en poudre ℨ ß , teinture de cardamome ℨ ß , eau q. s. pour une mixture de ℥ j ß ; à prendre par cuillerées à café (*Cory*); suppositoires de savon, beurre de cacao , suif ; marmelade de Tronchin par cuillerées.

2° **SYMPTOMATIQUE.** (*Voyez* diverses maladies.)

PROPHYLAXIE, RÉGIME.

Aller à la selle chaque fois qu'on en éprouve le besoin, ne pas s'habituer aux lavemens; exercice après le repas. Pain de seigle, pruneaux, épinards, légumes, boissons aqueuses en abondance; une cuillerée de magnésie carbonatée de temps à autre, le matin. Éviter les voyages par mer, en voiture, le séjour prolongé au lit, les contentions d'esprit, et en général tout ce qui peut distraire la digestion; promenade à pied de plusieurs heures par jour; frictions alcooliques sur le ventre et les lombes; eau de Vichy, de mont Dor coupée de lait.

CONTRACTURE, CONTRACTION MUSCULAIRE PERMANENTE.

INDICATIONS. 1° Rechercher si la cause première est à l'encéphale, ou si elle est un état habituel de l'économie.

Massage et percussion cadencée (*Récamier*); section du muscle contracté.

CONTUSION.

INDICATIONS. 1° Favoriser l'absorption des liquides épanchés; 2° leur donner issue; 3° prévenir l'inflammation et la gangrène.

1° EN GÉNÉRAL.

Saignées générales, sangsues (enflamment souvent la peau); scarifications, incisions; applications d'eau blanche, d'alcool camphré, eau savonneuse, huile camphrée; cataplasmes d'o-

seille, de seigle; eau de boules de Nancy, eaux minérales ferrugineuses, sulfureuses en lotions; glace pilée, neige, oxycrat, eau de mer, douches froides, décoction de roses de Provins, lotions d'eau de Cologne, d'hydrochlorate d'ammoniaque et vinaigre, d'éther, de laudanum; ouvertures des abcès, ligature des artères, opérations diverses, amputation.

Infusions vulnéraires légères à l'intérieur de thé, d'hysope, d'arnica, avec addition de quelques diffusibles; frictions, calorifères.

2° EN PARTICULIER.

Des tégumens du crâne.

Sangsues, saignées, pédiluves; délayans, résolutifs; diète sévère; large incision, débridement du péricrâne.

De l'œil.

Résolutifs, sangsues autour des orbites, saignée du pied, boissons laxatives; collyres émolliens, opiacés.

Du tronc.

Moyens généraux; saignées larges et répétées, bandage de corps serré; silence et repos absolus.

Des autres parties du corps.

Même traitement.

CONVALESCENCE.

INDICATIONS. 1° Seconder les efforts conservateurs de la nature; 2° prévenir les récidives de la maladie; 3° ramener les forces à leur état normal.

TRAITEMENT HYGIÉNIQUE.

Température de 14 à 15° Réaumur; appartement exposé au midi, vaste, aéré; éviter l'air froid et humide ; fuir le voisinage des marais , des voicries , les grandes réunions d'hommes ou d'animaux.

Vêtemens de laine sur la peau, renouvellement fréquent du linge ; lit ni trop dur ni trop mou , éviter de coucher sur la plume et d'entourer le lit de rideaux.

Propreté du corps ; bains tièdes ; frictions sèches avec la flanelle , une brosse ; éviter la coupe des cheveux.

Alimens nutritifs sous un petit volume , bons bouillons, consommés, crême de riz, œufs frais , sagou , salep , chocolat et autres analeptiques aromatisés. — Pain léger bien cuit, volailles , mouton, perdreaux, cailles, poisson blanc et léger , fruits bien mûrs.—Proscrire les viandes noires , le gibier , les viandes salées, les substances grasses, oléagineuses, le saumon, l'anguille, la carpe, les végétaux durs, farineux. User modérément du lait. — Doser les repas , les faire plus nombreux, mais légers. — Eau vineuse ; proscrire les liqueurs, les alcools : ♃ faites cuire un pied de veau dans une pinte de lait à petit feu et ajoutez ℔ j de sucre, une cuillerée à bouche de temps en temps (*Billard*).—Gymnastique. Exercice passif, puis actif, le matin et le soir en été, au milieu du jour en automne ; choisir les lieux secs, à l'abri des grands vents , dans la campagne, en raison des forces. — Sommeil et veilles réparties suivant les besoins. — Éviter les affections morales tristes ou violentes, procurer des distractions douces et agréables, s'éloigner des affaires , s'occuper de musique, jeux, spectacles variés , retour dans la patrie ; éviter les contentions d'esprit, les travaux de cabinet, le coït.

TRAITEMENT MÉDICAL.

Amers : petite centaurée, gentiane , absinthe, camomille, quinquina ; teinture alcoolique de quinquina mêlée au vin, un verre à liqueur deux à trois fois par jour.

Purgatifs (rarement utiles) : combattre la constipation par les pruneaux, les épinards, les lavemens émolliens, les laxatifs légers.

Prolonger le traitement de la maladie pendant la convalescence, suivant les cas.

Eau gazeuse aux repas, pastilles de Darcet.

CONVULSION.

INDICATIONS. 1° Rechercher avec soin la cause du trouble nerveux et la détruire; 2° combattre le trouble nerveux en lui-même.

A. EN GÉNÉRAL.

Relever les pièces d'os enfoncées près des centres ou des troncs nerveux ; lever les compressions ; section complète des filets nerveux déchirés ; calmer l'irritation des méninges ou du cerveau (*voyez* MÉNYNGITE) ; détruire les vers intestinaux (*voyez* ENTOZOAIRES) ; terminer un accouchement laborieux. (*Voyez* ÉCLAMPSIE.)

Saignées plus ou moins répétées ; bain entier de 24 à 26°, répété et joint à des affusions froides sur la tête, pédiluves chauds , glace sur la tête ; ligature au dessus des malléoles ; eaux minérales, bains de mer, — bains froids pendant l'accès (*Curie*) ; camphre 4 gr. , musc 20 à 50, succin 20 à 40 gr. , castoréum, éther en potions avec un sirop calmant, eaux distillées spiritueuses opiacées, oxide de zinc 6 gr. à ℈ß par jour; sulfate de quinine seul ou uni à l'opium,— belladone (*Stoll*) ; noix vomique 5 gr. deux fois par jour (*Sidren*) ; eau distillée d'amandes amères (*Pitschaft*) , acide prussique (*Krimer*) , stramonium (*Eergius*) ; phosphore (*Hartman*) ; muriate de zinc (*Hanke*) ; poudre de senecio vulgaris (*Sinazzi*) , narcisse des prés (*Dufresnoy*) , poudre de feuilles d'oranger (*Dehaen*) ; solution de Fowler (*Alexander*) ; sous-carbonate de potasse liquide 80 gouttes répétées (*Schmalz*). ♃ extrait d'opium 1 gr., camphre 6 gr., nitrate de potasse 4 gr., sirop q. s. pour pilules. ♃ eau de valériane et de pivoine āā ℥ij, sirop de stœchas ℥j, teinture de castoréum 20 gouttes; par cuillerées (*Jadelot*) ; teinture d'ambre gris ℈j à ℥v. — *Oxide de zinc uni à la jusquiame* (*Brachet*) ; pargatifs; acupuncture (*Pipelet*); vésicatoires; cyanure de potassium (*Bailly*). ♃ acide prussique de Robiquet, alcool, eau de fleurs d'oranger āā ʒj, 5 gouttes trois fois par jour (*Kunzli*); musc dans de l'eau de menthe poivrée 3 gr. pour ʒiv; par cuillerées (*Jœrg*); anthelmintiques; irritation de la pituitaire; révulsifs avec l'eau bouillante, le marteau de M. Mayor; insufflation d'air; compression de l'épigastre (*Brown*), des carotides (*Trousseau*).

Opérations chirurgicales précitées, pansemens doux et simples, etc.

Vie active et laborieuse, exercices pénibles, distraction, gymnastique, bains de mer. — Diriger les passions.

B. EN PARTICULIER.

—

Éclampsie.

—

1° Des femmes enceintes.

Saignée du bras (*Baudelocque*); saignées extrêmement copieuses (*Staley*); saignées générales, locales et fomentations froides, glace sur la tête (*Chaussier*); ipécacuanha 1/2 gr. à 1 gr. tous les quarts d'heure (*Plenck*); infusions de mélisse, de menthe, de pivoine, eau distillée de lauriercerise 5 gouttes à ɔ ij, — acide prussique (*Remer*); carbonate de potasse (*Brunninghausen*); vésicatoire sur la tête et digitale (*Hamilton*); nuisible (*Dugès*); vésicatoires (*Petit*); acétate de plomb à petites doses (*Saxtorph*); saignées, affusions froides sur la tête, émétique, laxatifs, puis antispasmodiques, bains opiacés, sinapismes aux mollets ou à l'épigastre, morphine par la méthode endermique (*Schuster*); camphre, musc (*Jœrg*) : purgatifs.

2° Des femmes en couche.

INDICATIONS. 1° Faire cesser la pléthore sanguine générale et locale; 2° établir une forte révulsion sur les points éloignés; 3° si cela ne suffit pas, enlever l'obstacle mécanique qui s'oppose au libre cours du sang (*Désormeaux*).

Saignée du bras malgré la petitesse du pouls, sangsues; sinapismes, vésicatoires, purgatifs

moyens précédens; seigle ergoté 12 à 36 gr. (*Brinckle*); tartre stibié 5 à 6 gr. dans eau ʒviij par cuillerée après la saignée (*Kennedy*); pommade de belladone sur le col (*Chaussier*); perforer les membranes et terminer l'accouchement avec la main (*Mauriceau*); faire la version, appliquer le forceps, opérer la délivrance artificielle : ipécacuanha, safran et aloès dans les cas de suppression des lochies (*Plenck*).

PROPHYLAXIE. (*Voyez* GROSSESSE et ACCOUCHEMENT.)

—

3° Des enfans nouveau-nés; idiopathiques.

Saignée ombilicale, insufflation pulmonaire, une à deux sangsues aux tempes, derrière les oreilles, aux cuisses; cataplasmes chauds légèrement sinapisés aux extrémités; mouches vésicantes derrière les oreilles; looch blanc avec calomel 10 gr. ♃ extrait de jusquiame 10 gr., oxide de zinc 6 gr., sucre 20 gr. : m. pour six prises. ♃ *calomel* 12 gr., poudre de digitale 4 gr. à prendre de demi-heure en demi-heure, puis de deux en deux heures (*Brachet*); débarrasser l'enfant de ses langes, dans la crainte d'une piqûre d'épingle ou d'un vêtement trop serré (*Baume*); alcali volatil 4 à 8 gouttes, avec laudanum (*Chambon*); sangsues aux oreilles, calomel et magnésie (*Neumann*); calomel seul (*Clarke*); succinate d'ammoniaque (*Gœlis*); exposition de l'enfant à l'air frais; sulfate de zinc 1 gr. trois fois par jour (*Good*). ♃ camphre 10 gr., éther sulfurique ʒij par gouttes (*Kretschmar*); sous-carbonate de fer (*Locock*); frictions mercurielles.

4° Des enfans; sympathiques.

Eau de fleurs d'oranger, de mélisse, de tilleul, etc., thridace 1 à 4 gr., sirop de pavot ʒij à ʒß; — sous-carbonate de potasse liquide (*Hargens*). ♃ eau de fenouil ʒjß, magnésie ʒj, nitrate de potasse ʒß, extrait de jusquiame 2 gr., manne et sirop de pœonia āā ʒß, une cuillerée à thé toutes les trois heures (*Hufeland*); musc 1 gr. pour eau de mélisse édulcorée ʒj , à prendre par cuillerée (*Kraffnauer*); sinapismes, pédiluves, vessies pleines d'eau bouillante, coton cardé aux extrémités; oxide de zinc èt jusquiame; ammoniaque, éther, morphine, codéine, purgatifs, — calomel (*Brachet*); une goutte d'huile de cajeput sur un morceau de linge placé à l'épigastre (*Acrel*); belladone (*Stoll*); acide muriatique oxygéné(*Toel*); huile de ruta graveolens(*Meyer*); sulfure de potasse dans l'éclampsie de la *dentition* (*Lesage*); lotions avec le vinaigre froid (*Herberger*); acide prussique (*Heller*); armoise 5 gr. trois fois par jour (*Gitterman*); *oxide de zinc* 2 à 4 gr. par vingt-quatre heures (*Guersent, Autenrieth, Gaubius*), uni à la jusquiame (*Brachet*); opium (*Dehaen*); bains, affusions froides (*Curie, Graves*); calomel (*Clarke*); débridement des gencives (*Labarre*); une cuillerée d'huile avec le suc de citron; eaux distillées ou vomitif dans l'*indigestion;* sangsues, vésicatoires pour rappeler les *exanthèmes supprimés;* ♃ sirop d'ipécacuanha ou émétique 1 gr. dans l'eau de tilleul ʒv, eau de mélisse ʒß, sirop ʒj; à prendre par cuillerées (*Savary*); sirop de chicorée de Desessarts, huile d'amandes douces; liqueur d'Hoffmann; *anthelmintiques :* infusion de camomille, absinthe, tanaisie en lavement. Compression des carotides (*Trousseau*).

PROPHYLAXIE.

———

Ne pas se presser de faire la ligature du cordon si l'enfant est rouge, s'il a la face violacée; éviter de le laisser exposé à un air trop vif; le tenir en garde contre les langes serrés et attachés avec des épingles.

Lit de mousse, oreiller de balle d'avoine; tenir le ventre de l'enfant toujours libre avec de petits lavemens; détruire les vers; surveiller et faciliter l'éruption des dents; régler les repas des enfans, et ne pas surcharger leur estomac; vêtemens commodes, et en rapport avec la saison; ne point irriter les enfans colères, ménager leur jeune intelligence, et ne point les assujétir à de trop rudes travaux; les détourner des habitudes vicieuses. Soins de propreté : ne pas enlever trop minutieusement les croûtes du cuir chevelu des jeunes enfans; ne pas les laisser courir la tête nue au soleil; conserver ou tarir avec précaution les écoulemens muqueux; entretenir les diverses sécrétions et excrétions.

COQUELUCHE.

Indications. 1° Combattre l'inflammation catarrhale; 2° éloigner la complication nerveuse; 3° combattre les accidens.

Première période, catarrhale : boissons adoucissantes, relâchantes; infusion de fleurs de violettes, de bouillon blanc, de mauve, de lierre terrestre, d'hysope, décoction de limaçons; vin chaud sucré, — rum coupé (*Macartan*); émissions sanguines (*Marcus, Dewees*); *emétique,* ipécacuanha en poudre ou en décoction; mauve, huile de ricin, — calomel (*Dewees*); sulfure de potasse vj ou viij gr. Acétate de morphine un demi-grain, sur un vésicatoire à l'épigastre (*Meyer*) Sel ammoniac, esprit de Mindererus, dans l'affection de la *muqueuse* bronchique; calomel chez les *scrofuleux;* teinture d'aconit 2 gouttes par jour, dans l'*orgasme* sanguin; émétique et ipécacuanha dans la complication *gastrique* (*Weber*). Soufre et belladone un sixième de grain à un grain (*Guérard*); frictions avec la pommade stibiée à l'épigastre (*Autenrieth*). ♃ acide hydro-chlorique trèspur ʒ ij à iij, eau ʒ vj à viij, sirop de gomme ou de framboise q. s., une cuillerée d'heure en heure, dans toutes les périodes de la coqueluche (très-efficace, selon *Thiel*); ventouses scarifiées aux tempes (*Boisseau*), sangsues derrière les oreilles (*Desruelles*); émulsion (*Marcus*).

Deuxième période, nerveuse : acétate de morphine par la peau (*Berndt*); eau distillée de laurier-cerise 6 gouttes toutes les heures, en vapeur (*Brosserio*). ♃ extrait de ciguë xv gr., eau pure et eau de menthe āā ℥ iv, sucre blanc q. s., une cuillerée toutes les quatre heures (*Stoerck*); camphre, musc et opium (*Dehaen*); digitale (*Fielling*). ♃ musc ij gr., mucilage de gomme et sirop de roses āā ℥ ij, eau de roses ℥ j, à prendre une cuillerée à café de deux heures en deux heures (*Franck*); oxide de zinc, poudre de belladone et de ciguë āā trois quarts de gr. par jour, en augmentant (*Yvau*). ♃ extrait de laitue vireuse iv gr., sucre de lait Ͽ iv, divisez en 4 paquets, 1 de deux heures en deux heures (*Gumprecht*); acide hydro-cyanique (*Heinecken*). ♃ eau de fenouil ℥ j, laudanum 6 gouttes, sirop de cannelle ℥ ß, par cuillerées à café (*Henke*). ♃ extrait de jusquiame Ͽ ß, vin stibié ℥ ij, à prendre 10 gouttes de deux heures en deux heures (*Hufeland*); sulfate de quinine, belladone et opium (*Jolly*). ♃ poudre de belladone iv gr., de Dower x gr., fleur de soufre Ͽ iv, sucre en poudre ℥ ij, diviser en 20 paquets, 1 paquet toutes les une, deux ou trois heures; entre chaque prise, ♃ eau de camomille ℥ j, sirop ℥ ij, acide prussique 12 gouttes, une cuillerée à thé (*Kœhleiss*); asa-fœtida (*Kopp*); fumigations de belladone (*Magistel*); castoréum (*Morris*); nicotiane en infusion (*Pitschaft*); *belladone* (*Schœffer, Laënnec, Guersent,* etc.); opium et ipécacuanha (*Vogler*); musc et cantharides (*Wolf*); extrait de belladone et d'opium āā iv gr., valériane ℥ ß, pour 16 pilules, 1 à 4 par jour (*Trousseau*). ♃ sucre ℥ j, réglisse Ͽ j, racine de belladone iij gr., divisez en 12 paquets, trois par jour; *poudre sédative de Westler,* composée de poudre de belladone Ͽ j, sucre ℥ j Ͽ j, mêler et diviser en 96 paquets d'un quart de gr., 1 matin et soir aux enfans au dessous d'un an, 3 au dessus de deux ans, 4 de trois à quatre ans, 6 pour ceux de six ans, et ainsi de suite jusqu'à 12 (*Scheffer, Hufeland, Marc,* regardent ce remède comme spécifique); extrait de narcisse des prés;—oyide de zinc (*Hagen, Hufeland, Guer-*

sent); sirops de Désessarts, d'ipécacuanha, composé d'oxymel scillit. ℥ j ß, sirop diacode, d'ipécacuanha, āā ℥ ij, de fleurs d'oranger ℥ ß, 2 cuillerées d'heure en heure; du docteur Maloet, de Rivet, de Courtay, de Gardanne, de Brillant, deux cuillerées à café; de cloportes, de china, de sulfure de potasse (*Chaussier*), d'ognon, de karabé; *sirop de china et de pavot* ou coquelicot āā ℥ ß à j, dans une infusion (*Dugès*). ♃ sirop de guimauve ℥ ij, diacode ℥ j, salep en poudre et sucre de lait āā ℥ ij (*Dehaen*); élixir parégorique anglais 50 à 100 gouttes; teinture anisée d'Alibert ℥ j, unie à un sirop pectoral; sous-carbonate de fer, 2 à 3 gr. toutes les trois heures (*Steyman*); frictions à l'épigastre, trois fois par jour, avec la pommade d'Autenrieth; — guy de chêne (*Guersent*); suc exprimé de limaçons noirs, 1 cuillerée à café (*Viemann*); vomitifs et changement d'air (*Burns*); vaccination (*Chevalier, Italiens*); emplâtre stibié (*Corsin*); kermès (*Dehaen*); fumigations d'oliban, benjoin, fleur de lavande et roses rouges (*Dohrn*); poudre de James (*Fouchier*); solution d'arsenic blanc (remède souverain, d'après *Ferriar*); gelée animale (*Heinecken*); résine de gaïac (*Jæger*); vases chlorurés dans la chambre du malade (efficace contre la toux, *Jolly*). ♃ rum ℥ ij, jaune d'œuf n° 2, sucre ℥ ß, eau de fleurs d'oranger ℥ ij (*Knebel*); soufre (*Kopp*); térébenthine (*Little*); eau de chaux et lait āā (*Mongenot*); carbonate de soude avec opium et ipécacuanha (*Pearson*); extrait de pulsatille noire un demi-grain, à 1 gr. (*Ramm*); vomitifs répétés (*Rayer*). ♃ acétate de plomb cristallisé ij gr., eau de roses ℥ ij, sirop de violettes ℥ ij, 1 cuillerée de quatre heures en quatre heures (*Robert Thomas*); frictions à l'épigastre avec une forte solution de tartre stibié et la teinture de cantharides (*Struve*); acide muriatique (*Thiel*); frictions à la plante des pieds avec un onguent d'axonge et d'oxymel scillitique (*Wallis*); noix vomique (*Wendt*); extractum cannabis en poudre iv gr. par jour; calomel (*Sydenham, Deeves, Huxam*); suc exprimé à froid de carottes rapées (*Pitsch*); infusion de feuilles de pêcher (*Dougos*); ail à l'intérieur et en friction sur le dos (*Dewes*); teinture de lobélie 30 à 40 gouttes (*Andrew,* remède infaillible, dit-il); extrait de phellandrium aquaticum ʒ ß à j par jour en décoction, ou substance (*Tuessinck*) ; *vésicatoires ;* eaux minérales sulfureuses de Bonnes, Cauterets, Enghien ; cautérisation de l'occiput (*Mercatus*).

Troisième période. Décroissance : soins hygiéniques.

Prophylaxie, régime.

Éloignement de l'épidémie, soins rigoureux de propreté, éviter avec soin les changemens de température. Habitation à la campagne ; changement d'exposition, de localité ; purifier les effets (*Roche et S.*) ; amulette composé de soufre et musc, porté sur la région épigastrique (*Guérard*).

Pendant les quintes de toux, enlever les mucosités buccales, tenir l'enfant droit ou la tête appuyée ; aussitôt la quinte finie, boissons gommeuses pour en prévenir une nouvelle ; diète sévère (*Revvecs*).

Nourriture légère, liquide, potage, fruits, légumes farineux ; lait de vache, d'ânesse surtout.

Viandes rôties ou bouillies, alimens substantiels.

Habitation dans un lieu sec, aéré ; massage, gymnastique, frictions à la brosse ; vaccination (*Jenner*).

COR.

INDICATIONS. 1° Prévenir leur formation ; 2° les détruire ; 3° s'opposer à leur retour.

1° PROPHYLAXIE.

Chaussures aisées et souples. Éviter les bas grossiers et durs. Onctions avec les corps gras lors des marches forcées. Baudruche.

2° TRAITEMENT.

Immersion prolongée dans l'eau chaude. Ablation en dédolant avec un rasoir ou un bistouri. Chausson de taffetas gommé ; emplâtre diachylon double, celui de dessous fenêtré (*Peyrilhe*) ; onguent de la mère, emplâtre de savon, mucilage, gomme ammoniaque, galbanum ; feuilles de joubarbe, de lierre, de pourpier. Caustiques (dangereux), *extirpation*. Limes chimiques.

CORPS ÉTRANGERS.

INDICATIONS. 1° Les extraire, les dissoudre ou faciliter leur expulsion ; 2° calmer les accidens qui accompagnent leur présence ; 3° remédier aux maladies qui les suivent.

A. APPLIQUÉS SUR LA PEAU OU SUR UNE PARTIE SAILLANTE.

Extraction des anneaux, en comprimant circulairement avec un ruban de fil de soie très-lisse, dont on engage l'extrémité au dessous du corps étranger, qu'on fait glisser dessus. Compression avec la main, manipulations. Si l'anneau est d'or ou d'argent, il faut le frotter de mercure ; s'il est d'un autre métal, le couper avec des tenailles incisives, le limer, le briser avec un étau à main, en ménageant les parties voisines. Immersion dans l'eau froide ; onctions huileuses.

B. INTRODUITS PAR LES OUVERTURES NATURELLES.

1° Entre les paupières.

Extraction par le lavage, les frictions, un pinceau de linge effilé, sec ou mouillé d'eau émolliente, un cylindre de papier, une pince, une aiguille à cataracte, une bague. — Le barreau aimanté, pour les particules de fer (*F. de Hilden*).

2° Dans les voies lacrymales. *Voyez* FISTULES.

3° Le conduit auditif externe.

Extraction avec des stylets recourbés, des pinces allongées, des curettes, un fil métallique. Injections huileuses, mucilagineuses, calmantes, d'eau de savon ou d'huile pour tuer les insectes; d'eau très-chaude pour ramollir le cérumen ; sangsues derrière les oreilles, pédiluves, saignées ; ciseaux coudés sur leurs bords (*Brambilla*) ; sonde trempée dans une substance résineuse (anciens); bourdonnet de coton; provoquer l'éternuement.

4° La trompe d'Eustachi.

Cathétérisme (*Deleau*); injections d'air, d'eau tiède légèrement résolutive ou émolliente; perforation de la membrane du tympan.

5° Les narines.

Sternutatoires; crochet mousse, curette, pince à polype, érigne de Hunter ; boucher la narine postérieure; injection huileuse, vineuse ou salée, si ce sont des sangsues.

6° Les voies respiratoires.

Laryngotomie, trachéotomie. Sternutatoires, fumigations irritantes (insuffisans) ; injection d'émétique dans les veines.

7° L'œsophage.

1° *L'extraire par la bouche.* Pinces droites ou courbes, œsophagiennes, anse de fil de métal, crochet mousse flexible, tige de baleine garnie d'une éponge bien sèche avec laquelle on dépasse le corps étranger, puis on fait boire le malade; tige garnie de filasse, — de plusieurs anneaux de métal (*J.-L. Petit*), instrument en forme de parasol. Provoquer le vomissement par l'ingestion d'eau tiède, d'eau et d'huile ou de blancs d'œufs, tartre stibié, titilation de la luette ; lavement de décotion de tabac; — injection de iv gr. de tartre stibié dans une veine du bras (*Kohler*).

2° *Le précipiter dans l'estomac.* Stylet mousse et flexible, canule en gomme élastique, tige de baleine garnie d'une éponge huilée ou d'un tampon de linge, long porreau ; ingestion de bols de beurre, de mie de pain, de bouillie épaisse, de pulpe de fruits. — Si ce sont des sangsues : vin, vinaigre, solution de nitre, eau distillée de menthe. Antiphlogistiques.

3° *L'extraire par le cou.* OEsophagotomie.

8° L'estomac, ou les intestins.

Boissons mucilagineuses abondantes. Bains tièdes, fomentations huileuses, antiphlogistiques très-actifs; émétiques, ou mieux purgatifs. Gastrotomie, entérotomie.

10° Le rectum.

Dilatation de l'intestin avec les doigts, un spéculum, un crochet mousse; extraction avec les doigts, le crochet, une tenette; injections huileuses. Incision du sphincter dirigée vers la tubérosité de l'ischion.

10° Dans l'urètre.

Pince de Hunter, anse de métal; succion. — Pour une *sonde cassée :* introduire une algalie de même volume et diriger avec elle un mandrin dans le bout restant (*Viguerie*); incision sur le corps étranger. Urination par un mouvement brusque, après avoir comprimé au devant du corps étranger; injection dissolvante. Brisement du corps étranger. *Voyez* CALCULS.

11° Dans la vessie. (*Voyez* CALCULS.)

C. DANS LES BLESSURES. (*Voyez* PLAIES D'ARMES A FEU.)

D. DÉVELOPPÉS DANS LES ARTICULATIONS.

———

Fixer le corps étranger vers un point de la synoviale où il puisse contracter des adhérences, à l'aide d'un bandage (*Gooch* et *Middleton*); incision de la peau vers le côté interne de l'articulation, la peau étant tirée en dehors lors de l'opération, extraction avec une pince. Antiphlogistiques locaux et généraux. — Saturer l'acide urique des calculs tophacés, par des boissons alcalines (*Brande*); vin de colchique. Lotions avec l'acide sulfurique étendu, frictions avec le savon et le beurre de cacao. *Voy.* GOUTTE, TOPHUS.

CORYZA, RHINITE.

INDICATIONS. Calmer l'inflammation par les antiphlogistiques directs et plus souvent par les révulsifs.

1° AIGU.

———

Bains de pieds chauds, fumigations émollientes; boissons diaphorétiques; purgatifs répétés; une sangsue à chaque narine; un peu de graisse ou de suif sur le dos du nez, topique opiacé sur la même partie (*Brachet*); sirop de mousse de Corse (*Stéphanopoli*); bains de vapeur russes (*Schmidt*); insufflation d'une poudre inerte dans le nez.

2° CHRONIQUE.

———

Vapeurs aromatiques, balsamiques, de goudron, benjoin; bains de vapeur généraux, — *bains sulfureux* de 23° à 28° (*Kopp*). — Aspiration de la vapeur de liqueur d'Hoffmann et laudanum āā (*Physick*). Vésicatoire derrière les oreilles, à la nuque; purgatifs répétés pendant la durée de la maladie : ℞ calomel xv gr., *oxide rouge de mercure* vij gr., *sucre candi* xxx gr., à prendre 5 à 6 prises par jour (*Trousseau*; cautérisation de la pituitaire avec le nitrate d'argent (*Cazenave*).

3° DES NOUVEAU-NÉS.

———

Suspendre l'allaitement naturel. Lotions, fumigations (nuisibles, *Billard*); émissions de sang, calomel d'heure en heure, sinapismes, boisson et lavemens laxatifs; vésicatoires, cataplasmes chauds aux membres.

Forme pseudo-membraneuse. Insufflation du calomel, injection d'une solution de nitrate d'argent, toucher avec le miel rosat et l'acide hydro-chlorique ou l'alun.

4° PROPHYLAXIE, RÉGIME.

———

Vêtemens de laine, de flanelle, se tenir les pieds chauds par l'usage de chaussons, de semelles de liége. Eviter les courans d'air frais, les changemens de température.

Régime doux, éviter les excitans, renoncer à l'usage du tabac pendant la durée de la maladie.

Nourrir les enfans à la mamelle, à la cuillère. Prendre les boissons tièdes ; abstinence de boissons (*Williams*).

COUP DE SANG. *Voyez* APOPLEXIE.

COUPEROSE (DARTRE PUSTULEUSE DU VISAGE) ; AGNÉ, MENTAGRE (DARTRE PUSTULEUSE DU TRONC ET DU MENTON).

INDICATIONS. 1° Modifier la masse des fluides ; 2° combattre, détruire, dénaturer l'inflammation locale.

A. TRAITEMENT INTERNE, GÉNÉRAL.

Petit-lait, eaux minérales sulfureuses ; calomel (*Scott*) ; sucs de cresson, cochlearia, beccabunga, pensée sauvage. Purgatifs, laxatifs ; saignées larges (*A. Paré*) du pied ; sangsues derrière les oreilles, aux tempes, aux ailes du nez ; demi-lavemens ; rappeler les flux supprimés. — Décoction de sauge (*Lentin*) ; traitement mercuriel. — Créosote 2 à 15 gouttes trois fois par jour (*Elliotson*).

B. TRAITEMENT EXTERNE, LOCAL.

Bains tièdes ou frais ; eaux minérales sulfureuses de Barège, Bade, Aix, Cauterets, das Caldas, en bains (*Rayer*), en lotions, *en douches* (*Biett, Rapou*) ; lotions avec l'eau de son, le lait tiède, l'émulsion d'amandes, la décoction de semences de coings, l'eau de veau, — d'eau de roses, lavande, sauge avec un tiers d'alcool (*Biett*) ; linimens avec la térébenthine, le vinaigre, le savon, la myrrhe (anciens) ; solution de iv à viij gr. de deuto-chlorure de mercure dans eau de roses ℔ j, et eau de Cologne ʒ j.— Liniment d'ail pilé en frictions sous la plante des pieds (*Buchan*) ; douches de vapeur d'eau, d'eau sulfureuse froide, en arrosoir. — Lotions d'eau de chaux (*Blanc*) avec soufre ʒ j, eau de Goulard ʒ vj (*Klaatsch*), de sauge (*Lentin*), de sulfate de cuivre (*Mulhausen*) : ℞ eau distillée ℔ ß, fleurs de soufre ʒ x, camphre ʒ ij pour lotions (*Rust*) ; ℞ vitriol blanc ʒ ij, acétate de plomb ʒ j, teinture de benjoin, ʒ ß, eau de roses ʒ vj pour lotions (*Waller*) ; ℞ iodure de soufre xv à xxiv gr., axonge ʒ j pour frictions (*Cazenave*) ; onguent de précipité rouge (*Franck*) ; pédiluves d'acide nitro-muriatique (*Scott*) ; mercuriaux (*Vogel*) ; solution cautérisante de sublimé (*Plunibe*), de nitrate d'argent, d'acide muriatique ; onctions avec les pommades de proto-chlorure ammoniacal ou proto-sulfate de mercure ʒ j sur-axonge ʒ j. — Large vésicatoire (*A. Paré, Darwin*) ; lotions d'acide hydro-cyanique (*Magendie*) ; croûte de pain rôtie approchée des boutons (*Alibert*) ; axonge soufré, crême anglaise ; pommades de concombre, de limaçon. — Se laver avec l'eau aussi chaude que possible (abortif, *Green*) ; bains alternatifs de soude ℔ j par bain et de sulfure de potasse ʒ iv ; puis solution de Fowler 5 gouttes, teinture de gentiane 25 gouttes, deux fois par jour (*Litchfield*).

C. PROPHYLAXIE.

Entretenir les sécrétions et excrétions normales ; eau pure aux repas. Viandes blanches, légumes frais, fruits aqueux, fondans. Éviter la fatigue tant morale que physique, la chaleur, les excitans ; coucher la tête élevée. Cosmétiques, crême, lait, eau de concombre, alcool à la rose, eau-de-vie cosmétique, etc.

COXALGIE, LUXATION SPONTANÉE DU FÉMUR.

INDICATIONS. 1° Combattre l'inflammation de l'articulation ; 2° favoriser l'articulation contre nature ou l'ankylose, si l'on n'a pu la prévenir.

Repos absolu, le membre placé sur des cous-sinets ; *placer des sangsues* en avant et en arrière de l'articulation, en grand nombre d'abord, en petit nombre ensuite (*Lisfranc*) ; vésicatoires volans, dix à vingt (*Boyer*), *moxas*, séton, entretenir un vésicatoire avec la pommade de sabine (*Brodie*), cautère derrière le grand tro-chanter (moyens nuisibles, *Frietz*) ; iode, frictions avec l'hydriodate de potasse ; eaux sul-fureuses en douches et en bains, bains de Bath, bains chauds et bains de mer (*Albers*) ; douches de vapeurs aromatiques, de *succin et camphre* ãã ℥ß (*Carcassonne*) ; amputation , désarticula-tion, — résection (*Physick*).

Mélange d'alun , blanc d'œuf et eau-de-vie aromatique en applications locales (*Petit*) ; *huile de foie de morue* (*Spitta*); antiphlogistiques, émol-liens, réfrigérans, puis cautérisation avec le fer rouge, et frictions mercurielles (*Volpi*) ; cauté-risation transcurrente (*Rust*) ; *Frictions mercu-rielles répétées* (*Bell, Rust*) ; emplâtre de gomme ammoniaque et oxymel scillitique ãã, saupou-dré de scille et appliqué chaud (*Ford*) ; calomel (*Galis*) ; kermès (*Matheis*). Traitement des *scrofules, syphylis,* etc. *Voyez* ces mots.

PROPHYLAXIE.

Elle est toute dans le traitement rationnel , énergique et commencé à temps de l'inflamma-tion de l'articulation. (*Voyez* ARTHRITE.)

Matelas de mousse, de crin ; appareils méca-niques à extension douce et permanente, un poids à l'extrémité du membre.

Régime doux , et en raison de l'état aigu ou chronique.

CRAMPES.

INDICATIONS. 1° Rechercher la cause et la détruire ; 2° combattre la convulsion locale.

Antispasmodiques, bains; frictions légères sur les muscles convulsés, liniment de Petit , hon-grois, glace, éther, huile laudanisée. Combattre les maladies dont elles dépendent.

Exercer légèrement les muscles contractés ; ligature médiocrement serrée placée au dessus ; peau d'anguille (moyen vulgaire). (*Voyez* CHLOROSE , HYSTÉRIE , etc.)

CRÉTINISME.

TRAITEMENT MÉDICAL.

Amers tous les matins , anti-scrofuleux, iode et ses préparations , bains de mer.

PROPHYLAXIE, HYGIÈNE.

Élever les enfans des crétins sur les monta-gnes, les soustraire à l'indolence et à la mal-propreté, exercer leur intelligence ; développer l'industrie, faciliter le commerce, mesures gou-vernementales générales.

Gymnastique, air vif et sec, nourriture sti-mulante , vins de Bordeaux , viandes rôties , café noir.

CREVASSE. *Voyez* GERÇURES.

CROUP.

INDICATIONS. 1° Combattre l'inflamma-tion et s'opposer à la formation de la fausse membrane ; 2° faciliter son décollement ou sa dissolution, et provoquer son expulsion ; 3° prévenir l'asphyxie.

A. VRAI CROUP.

—

Première période. Saignée du bras, de la jugulaire, *sangsues* au cou, au haut de la poitrine, derrière les oreilles, ventouses scarifiées (presque tous les médecins); boissons adoucissantes, délayantes, inspiration de vapeurs aqueuses; *émétique* (médecins en général); sulfate de zinc 5 à 15 gr., ipécacuanha 15 à 30 gr., *en sirop*, par cuillerée; cataplasmes émolliens, fomentations, pédiluves chauds sinapisés, sinapismes, cataplasmes très-chauds aux grandes articulations; *calomel*, autant de grains que l'enfant a d'années, en augmentant progressivement jusqu'à 1 grain par demi-heure, dans les cas graves; lavemens fortement vinaigrés de trois en trois heures (*Autenrieth*), associés à l'opium et au musc (*Pearson*). Proscription des antiphlogistiques : ♃ oxymel scillitique et eau de fenouil āā ʒij, eau de fleurs d'oranger ʒj, en quatre fois, de demi-heure en demi-heure (*Delarue*); sulfure de potasse 6 à 10 gr. matin et soir (*Double*);—lavement de vinaigre, mixture de foie de soufre 12 gr., sucre ʒj, eau de fleurs d'oranger ʒiij, puis pommade d'onguent mercuriel et liniment volatil en frictions au cou (*Fritz*); lavemens de jalap ʒß à ʒjß (*Gironidi*); sangsues, calomel, vomitifs, frictions mercurielles (*Gœlis*); bains de bras, de quinze à vingt minutes, répétés (ce moyen a constamment réussi, dit *Grahl*); teinture d'opium (*Gregory*); affusions froides (*Hander, Müller*); lotions avec le vinaigre froid toutes les cinq ou six minutes (*Herberger*); sanguinaria canadensis (*Noordly*); évacuations sanguines jusqu'à l'évanouissement (*Dick*); sachet de sel très-chaud autour du cou (*Kibby*); applications d'éponges trempées dans l'eau très-chaude autour du cou, et d'une minute de durée (*Lehmann*); nitrate de potasse (*Lœwenhard*). ♃ huile de jusquiame ʒj, onguent mercuriel ʒjß, esprit de sel ammoniac caustique ʒß, pour frictions, de deux heures en deux heures (*Most*); baume de copahu (*Armstrong*); frictions mercurielles sur les jambes et les cuisses ʒj à ij dans l'espace de six heures (*Niemann*); bain de 36 à 38° centigrades tous les jours (*Vieusseux*).

Deuxième période. Continuation du traitement précédent, du calomel et des dérivatifs. — Décoction de polygala senega jusqu'à production de nausées (Américains) (nuisible selon *Bricheteau*); ammoniaque liquide 3 à 5 gouttes d'heure en heure, puis en frictions autour du cou (*Caron*); vomitif tous les jours (*Laënnec*), à haute dose (remède souverain d'après *Hegewisch*); camphre 1/2 gr., carbonate d'ammoniaque 2 gr. toutes les demi à trois heures (*Wolf*); aspiration des vapeurs de vinaigre, éther et camphre (*Farret*); carbonate de potasse (*Hufeland*); musc (*Henk*); sulfate de cuivre 1/4 de gr., digitale 1/8° de gr., un paquet toutes les deux heures (*Mehl, Hoffmann*, etc.). Potion anti-croupale : ♃ racine de polygala ʒij, oxymel scillitique ʒiij, sirop d'ipécacuanha ʒj, tartre stibié 1 gr. ß, colature ʒiv, une cuillerée à thé toutes les dix minutes (*Jadelot*); sulfure de potasse ou de soude 5 à 10 gr. (*Koop*); sirop de Chaussier, de sulfure de chaux. ♃ calomel ʒj, opium Ɉj, axonge ʒj, en frictions de deux en deux heures au cou (*Hausen*); onguent de précipité blanc en frictions (*Lentin*); huile de térébenthine (*Osborn*); musc et belladone à haute dose et frictions mercurielles (*Rosenberg*); cautère actuel (*Valentin*); acétate d'ammoniaque (*Wendt*); calomel 5 gr. toutes les heures (*Marcus*); 1/2 à 1 gr. *d'heure en heure, uni au miel* (moyen puissant, *Guersent*); lavemens de vinaigre avec la décoction de son (*Autenrieth*), de lait avec cassonade (*Guersent*), de jalap en poudre ʒß à j (spécifique *Giraudi*); vésicatoire au cou (*Crawfort*); bains de 27 à 28° d'une heure à deux; fumigations de tilleul, de fleurs d'oranger, d'éther. — Camphre, asa-fœtida, castoréum, éther dans l'*état nerveux;* narcotiques et sédatifs (nuisibles en général). ♃ eau de pouliot ʒiij, acétate d'ammoniaque ʒj, asa-fœtida ʒij, par cuillerées toutes les heures. *Cautérisation des fausses membranes* avec le nitrate d'argent (*Mackensie*), insufflation d'alun (*Lœffler*), chlorure de chaux porté avec un pinceau (*Constanti*). ♃ muriate d'ammoniaque ʒj, eau de sureau ʒij, sirop de mûres ʒij, à porter dans le pharynx avec un pinceau de plumes (*Chamberlat*), acide hydrochlorique (imprudent), porter sur la glotte une éponge imprégnée de solution de nitrate d'argent (*Guersent*).

Troisième période. Vomitifs, irritation de la luette (*Jurine*) ; acide phosphorique, préparé par l'acide nitrique (*A. Boyer*) ; sulfure de potasse (*Hallé*) ; eau à haute dose (*Piorry*) ; injections d'eau lactée par la bouche et les narines (*Récamier*) ; injection d'une solution d'émétique dans les veines *Richter*) ; antispasmodiques (*Zimmerman*) ; vapeurs acétiques, ammoniacales, de chlore (nuisibles), sternutatoires ; boissons aromatiques, vin, révulsifs, toniques, expectorans ;—cautère actuel (*Valentin*) ; extraire les fausses membranes du larynx avec une algalie, une éponge attachée à une tige de baleine(*Dupuytren*), une pince mousse et longue, — avec les barbes d'une plume (*Magendie*), aspiration avec une seringue (impraticable) ; trachéotomie (moyen unique et infaillible (*Caron, Bartholin, Home,* etc.) ; *trachéotomie* et cautérisation (*Bretonneau*), plus, écouvillonnement de la trachée (*Trousseau*).

Éloigner les enfans des pays froids et humides, ou les garantir au moins des vicissitudes atmosphériques, surtout pendant la durée des affections catarrhales épidémiques. Soigner avec scrupule les rhumes et en général les affections catarrhales des enfans ; diriger leur moral et leur physique d'une manière convenable. Isoler les enfans malades.

Purgatifs donnés de temps en temps (*Ebel*); émétique (*Hufeland*); vésicatoire au cou (*Crawfort*); antiphlogistiques, séton, bain chaud (*Michaelis*), calomel, etc. (moyens nuisibles).

Diète, alimens légers, lait, crême d'orge, d'avoine, de riz, compote de fruits légers, gelée, miel, vin et eau sucrée ; ajouter la cannelle aux boissons.

B. FAUX CROUP.

—

Pharyngo-laryngites ou trachéites et bronchites pseudo-membraneuses.

Antiphlogistiques, émolliens, vomitifs, sternutatoires, fumigations de vinaigre (*Caigné*); hydro-sulfure d'antimoine, sulfure de potasse; oxymel uni au lait, calomel; vésicatoires, sinapismes mitigés; purgatifs; antispasmodiques en potions, lavemens; vapeurs de camphre, d'ambre succiné;—asa-fœtida en lavement (*Millar*); bains tièdes, etc. *Voyez* ANGINE et LARYNGITE.

Exposer les enfans bien vêtus à un air sec e vif, les faire coucher dans des chambres bien aérées, sèches, closes avec soin, exposées au midi et sans feu.

Régime doux, lacté.

CROUTE LAITEUSE. *Voyez* ECZÉMA.

CYANOSE.

INDICATIONS. 1° Limiter le besoin de sang artériel ; 2° suppléer à la fonction du poumon en excitant les reins, le foie ou la peau ; 3° empêcher toute excitation pulmonaire (*Urban*); 4° diminuer la congestion veineuse.

TRAITEMENT MÉDICAL.

—

Hors les accès : petites saignées, pédiluves, potion calmante, eaux gazeuses de Spa, de Seltz (*Gintrac*); oxygène, vomitifs et purgatifs (dangereux); eau distillée de laurier-cerise, acide hydro-cyanique, — acides minéraux (*Müller*); galvanisme (*Nasse*); transfusion du sang (*Nevin*); lait d'une bonne nourrice (*Odier*).

Pendant les accès de suffocation : position assise, pièce aérée ; plonger les mains ou les pieds dans l'eau chaude vinaigrée, sinapisée ; linges secs et chauds ; antispasmodiques, petite saignée, boisson froide.

PROPHYLAXIE, HYGIÈNE.

—

Air pur et calme, d'une température élevée; éviter les excitans et tout exercice fatigant, les cris prolongés et les affections morales; frictions sèches et aromatiques, bains peu chauds, vêtemens de flanelle; alimentation saine, analeptique, mais non excitante. — Favoriser les excrétions en général.

CYSTITE et CATARRHE VÉSICAL.

INDICATIONS. 1° Extraire les corps étrangers; 2° rappeler les affections subitement disparues; 3° combattre énergiquement l'inflammation, et prévenir ainsi la chronicité; 4° éviter les rechutes.

1° ÉTAT AIGU.

—

Saignées du bras, sangsues répétées à l'anus, à l'hypogastre; bains tièdes prolongés, demibains émolliens, demi-lavemens souvent répétés; applications locales tièdes, vessie à moitié remplie d'eau; boissons tièdes en petite quantité; cathétérisme ménagé; injection d'eau chaude ou de décoction de pavot, deux fois par jour, avec ou sans addition d'une goutte d'acide nitrique pur (*Brodie*); mélange de gomme adragant, avec sirop diacode ℥ j et acide nitrique alcoolisé ℨ j, à prendre une cuillerée à bouche dans un verre d'eau toutes les deux heures (*Chopart*); sangsues, cataplasmes, bains, purgatifs huileux; aconit à forte dose joint à la jusquiame, digitale, eau de laurier-cerise; — chiendent (*Signoroni*); opium (*Brachet*); ponction de la vessie, cystotomie pour extraire les corps étrangers, quand l'inflammation est tombée.

Suite de blennorrhagie. Adoucissans, mucilagineux, applications émollientes, narcotiques;

lavemens huileux, fumigations aqueuses acidulées légèrement; cathétérisme; — ouverture de la veine dorsale de la verge (*Chopart*); sangsues le long de l'urètre (*Lagneau*).

Suite d'exanthème. Vésicatoire avec les cantharides sur le ventre, ou sur le lieu où était l'exanthème (*Desault, Dubois*); sinapisme, ammoniaque, eau bouillante; injections adoucissantes.

Suite d'ingestion de cantharides. Antiphlogistiques, bains prolongés, émulsion, bols camphrés.

Régime.

Diète sévère, lait; éviter les excitans matériels ou intellectuels.

2° ÉTAT CHRONIQUE, CYSTIRRHÉE, CATARRHE VÉSICAL.

—

Émissions sanguines (rarement utiles); sangsues à l'hypogastre et non à l'anus (*Ferrus*); carbonate de magnésie, quatre à six cuillerées par jour (*Alquen*); alun ℈ ij à iv en trois doses (*Arnheimer*); lavemens de copahu (*Delpech, Bretonneau*); sel ammoniac (*Buttner*) : ℞ huile de térébenthine ℥ iij, térébenthine de Venise xxv gr., aloès hépatique ℈ j, soufre lavé 1 gr., safran vj gr., feuilles de rue, absinthe, sauge ãã ℥ j, faites digérer au bain de sable pendant douze heures, passez et filtrez; 9 à 10 gouttes matin et soir (*Clarion*); ferrugineux (*Cruveilhier*); tabac (*Kopp*); bains sulfureux (*Bordeu*); séton à l'hypogastre (*Roux*); frictions avec la pommade stibiée (*Boyer*); teinture de cantharides 1 à 2 gouttes dans les potions gommeuses (*C. Broussais*); térébenthine par la bouche, l'anus, en vapeurs, frictions (*Dupuytren*); vésicatoire à l'hypogastre (*Dupuytren*); opium (*Fodéré*); bourgeons de sapin en décoction édul-

corée , avec un sirop balsamique (*Franck*); mercure doux j à ij gr., soufre ℈ j , matin et soir
dans un mucilage (*Pitschaft*); frictions mercurielles à l'hypogastre jusqu'à salivation (*Richter*); calomel (*Simon*); extrait de raisin d'ours
et gomme ammoniaque ãã, faites pilules de ij gr.,
12 par jour (*Stucko*); gomme kino dans une
décoction de raisin d'ours (*Voigtel*), cachou ,
quinquina , eau de goudron , baume de la
Mecque, du Pérou; eaux minérales ferrugineuses , acidulées, d'Enghien , de Contrexeville. — *Injections* dans la vessie d'eau d'orge ,
puis d'eau de Baréges coupée, d'eau de Balaruc
(*Chopart*), de calomel en suspension dans l'eau
de gomme iv à v gr., — de nitrate d'argent j gr.
pour ℥ iv (*Bretonneau*), de sublimé-corrosif j gr.
pour ʒ iv (*Trousseau*); sonde à double courant
(*Cloquet*); douches froides sur le périnée et l'hypogastre , cathétérisme (*Civiale*); *injection d'eau
de goudron* ℔ j , macéré à froid pendant une
nuit sur ℔ x d'eau (*Dupuytren*).

PROPHYLAXIE , RÉGIME.

—

Extraire les corps étrangers; conserver une
grosse sonde dans la vessie , bougie; injection
d'eau tiède.

Habitation dans un lieu sec , élevé, exposé
au soleil et aux vents; éviter l'humidité , vêtemens de laine ; léger exercice le matin avant
d'uriner , renoncer à la vie sédentaire ; éviter
les violens efforts de la vessie ; si l'urine s'arrête
tout à coup, changer de position, secousse
brusque; évacuation fréquente des urines.

Sobriété, nourriture substantielle , vin vieux
coupé.

DANSE DE SAINT-GUY. *Voyez* CHORÉE.

DARTRE.

INDICATIONS. 1° Prévenir la répercussion de certaines dartres, spécialement des dartres anciennes ou critiques; 2° quelquefois les rappeler; 3° modifier l'économie à l'aide d'un traitement convenable; 4° combattre l'exanthème localement, ou par les antiphlogistiques ou par les astringens, ou en suivant un traitement empirique.

A. DARTRES EN GÉNÉRAL.

—

1° Traitement interne, médical.

Saignées générales, sangsues, scarifications; bains, de gélatine ℔ ij, qu'on fait dissoudre dans ℔ iij d'eau et qu'on ajoute au bain, ou d'amidon, ou une décoction de guimauve, épinards et feuilles de morelle, ou graine de lin ℔ ß, guimauve et bouillon blanc ℔ iv, qu'on fait bouillir pendant une heure dans ℔ x d'eau. *Soufre* à l'intérieur, en douches, bains, fumigations (*Alibert*); décoctions, extraits, infusions, bains de douce-amère (*Swediaur* , *Guersent* , *Bretonneau*, etc.); scabieuse, bardane, patience, fumeterre, — trèfle d'eau (*Lerche*), rhus radicans (*Dufresnoy*), saponaire, ulmus campestris (*Coste*), pyramidalis : ℞ jacée, racine de saponaire, de salsepareille, tiges de douce-amère āā ℨ ij pour tisane (*Hufeland*) : ℞ gaïac, sassafras et douce-amère pour tisane (*Neumann*), ciguë (*Stoerck*), belladone (*Theden*) : ℞ *racine de patience, tiges de douce-amère* āā ℥ ß, eau ℔ ij ß, réduire à 2 par l'ébullition et ajouter sirop de salsepareille ℥ ij (*Billard*); rhus toxicodendrum, avec muriate de baryte (infaillible, selon *Van-Mons*) : ℞ racine de salsepareille ℥ iv, de bardane, gaïac, réglisse āā ℥ j, semences d'anis ℨ j, eau, 6 bouteilles réduites à 4 par la décoction; plus, ℞ percarbure de fer ℨ ß, antimoine cru xv gr., sucre blanc ℈ j, 1 paquet matin et soir (*Eisenmann*); tartrate de potasse et d'antimoine combiné à la douce-amère et au rhus radicans (*Fages*); eau de charbon (*Busch*); saignée, diète, antiphlogistiques généraux, douce-amère (*Chiappa*); iode et ses préparations (*Biett*, *Gimelle*, *Jeffray*); muriate d'or (*Rust*); sel de Glauber continué pendant un mois (*Kopp*); huile de morue (*Richter*); plombagine associée au fer, à la douce-amère, l'aconit, le mercure ou le soufre (*Weinhold*); agaricus muscarius v gr. trois à quatre fois par jour : ℞ sulfure d'antimoine xij gr., nitrate de potasse ℨ ß, dans une infusion. — Liqueur de Pressavin, un à trois verres; poudre de Grimaldi xlviij gr.; tisane de vinache 1 pinte; eau oxygénée d'Alyon, deux à trois verres; sucs d'herbes fraîches. — *Liqueur arsénicale* 4 gouttes, trois fois par jour dans un verre de thé ou de salsepareille (*Bishop*), ℞ arséniate de soude iv gr. dans eau distillée ℥ iv, 12 gouttes à ℨ j (*Pearson*), arséniate d'ammoniaque iv gr. dans eau distillée ℥ iv, 12 gouttes à ℨ j (*Biett*); ℞ éthiops antimonial et résine de gaïac āā ℨ ij, extrait de douce-amère ℨ ß, mêl., faites des pilules de 1j gr., 6 à 12, trois fois par jour (*Franck*): ℞ éthiops minéral et douce-amère āā ℨ ij, mêl., faites t 20 pilules à prendre 4 à 5, trois fois par jour (*Kopp*): ℞ extraits de fumeterre, douce-amère, salsepareille, proto-chlorure de mercure, soufre doré d'antimoine āā ℨ ß, f. s. a. 70 pilules à prendre 3 par jour; tisane de patience, saponaire et chiendent; bains trois fois par semaine, propreté extrême (*Nel*); bols diaphorétiques anglais 2, pilules de Plummer 6, d'aconit de Double 2, de Belloste 2, de panacée mercurielle 6 à ℈ j, de Renaudot xij à xlviij gr., bols purgatifs de Wilson j à x gr., tablettes de Kunkel ℨ j à iv, de soufre ℨ j à ℥ j, trochisques alhandal ij gr. à ℈ j. — Sirops de foie de soufre ℥ j, dépuratif de Majault, ℥ j à ij, de fumeterre, nerprun, de Bellet, — dépuratif, avec addition de bicarbonate de soude (*Berthomé*) : ℞ sirop de pensée sauvage ℥ ij, sous-carbonate de soude ℨ ij, une cuillerée à bouche tous les matins : infusion de scabieuse ℔ j, acide nitrique ℈ ij, sirop de guimauve ℥ iij, une à six cuillerées le matin (*Biett*); pilules de charbon et douce-amère (*Vogel*).

2° Traitement externe, chirurgical.

Bains tièdes , simples, émolliens, narcotiques, de sulfure de potasse, de vapeur humide, d'ammoniaque et sublimé ãã (*Trousseau*), de vapeur de soufre, de bouillon de tripes, etc. ; lotions d'eau de savon, de chaux, d'eaux de Baréges , Bagnères, d'Aix-la-Chapelle; bouteille d'eau n° 1, contenant sulfure de potasse ou de soude ℥ iij , bouteille d'eau n° 2 , contenant un tiers d'acide sulfurique ; on verse un verre à liqueur de chaque dans une cuvette aux trois quarts remplie d'eau, à laquelle on peut ajouter une à deux cuillerées de gélatine en poudre, pour lotions (*Alibert*); soufre sublimé distillé avec l'huile d'olive et additionné de chlore, avec ou sans eau distillée de sureau (liqueur de *Bugliarelli*); lotions d'eau de digitale (*Ferriar*). ♃ sublimé-corrosif viij gr. , eau de roses ℥ vj , soufre précipité ʒ ij , sucre de saturne ʒ ß , pour applications locales (*Hildenbrant*). ♃ eau de chaux et huile d'amandes douces ãã pour liniment (*Hufeland*), huile de noix (*idem*). ♃ poix liquide , une tasse , jaune d'œuf, n° 2 , crême douce , une tasse, pour frictions (*idem*). ♃ mercure doux ʒß , sublimé ℈ß , eau de chaux ℔j , pour lotions (*Most*); décoction de feuilles de sabine (*Müller*) ; acide prussique médicinal ʒj , pour alcool ℥ vj (*Schneider*), acide citrique en lotions (*Schindler*); solution ou bains de sublimé- (*Amelung* , *Wedekind*, etc.). ♃ calomel iv gr., eau bouillante ℥vj , pour lotions , deux fois par jour (*Peschier*). ♃ eau de chaux ℔j , sublimé corrosif ʒj (répercussif énergique). ♃ turbith minéral ʒß , cérat ℥v , pour quatorze frictions , une chaque matin (*Alibert*). ♃ *poix liquide* ℥j , *carbonate de potasse* ʒ ß , *axonge* ℥ij , pour frictions, deux fois par jour (*Wittzack*); application de viande fraîche tous les deux jours (*Bang*). ♃ axonge ℥j , calomel ʒß , camphre viij gr. ; ♃ cérat ℥j , sous-carbonate de potasse ʒj , ou iodure de soufre ℈j à ʒß (*Biett*). ♃ suie de boulanger ℥ij , blanc d'œufs battus n° 6 , ou unis à l'axonge (*Blaud*) ; vésicatoire (*Blech*); onguent de charbon (*Thomann*). ♃ axonge ℥ij ; huile d'amandes douces ʒ vj, chlorure de chaux ʒ iij, turbith minéral ʒ ij, pour frictions, deux fois par jour (*Chevallier*). ♃ proto-chlorure de mercure 8 p., oxide de mercure 2 p., acétate de plomb

4 p., mêlez et incorporez dans le cérat d'huile de noix (*Falck*); pommade de tabac (*Franck*); acétate de mercure (*Hufeland*) ; manganèse et axonge (*Villard*). ♃ bromate de potasse ℥j , axonge ℥j (contre les dartres humides, *Prieger*); sulfure de chaux en frictions dans la paume des mains (*Savardan*); onguent de belladone (*Theden*). ♃ axonge ℥j , nitrate de mercure ℈ij (*Vogler*). ♃ percarbure de fer ℥ij, oxide de zinc ʒß , axonge ℥j , en frictions (*Mœrker*). ♃ cinabre ℥j , camphre ℈j , cérat ℥j (*Alibert*). *Pommade de concombre* simple ou soufrée. Cautérisation avec le nitrate d'argent, la solution concentrée de sublimé, l'acide muriatique, l'huile animale de *Dippel.*

Rappeler les dartres. Vésicatoires , sinapismes , irritans cutanés , sudorifiques , bains chauds , etc.

Prophylaxie, régime.

Soins de propreté rigoureuse, usage de bains tièdes ; frictions, onctions d'huile fraîche, de moelle de bœuf, eaux spiritueuses, baumes odorans.

Entretenir la transpiration insensible et surveiller l'influence de la température ; changement de climat. Tenir le ventre libre ; suc de plantes fraîches; douches, équitation.

Nourriture légère de bonne qualité ; éviter le lard, les épices, le gibier, les alcools, les poissons laiteux, les coquillages, surtout l'été, les excès de table, les échauffans, etc.

B. DARTRES EN PARTICULIER.

—

1° Crustacée. (*Voyez* Impetigo. **)**

2° Farineuse et furfuracée.

Infusion de pensée sauvage, de fleurs de sureau, purgatifs. (*Voyez* Dartres en général.)

Lotions acidulées, d'eau salée, de mer, salive; cérat, émolliens; pommades de concombre, de limaçon, seules ou unies au soufre, axonge fraîche et beurre de cacao. ♃ *pommade de concombre* ℥ß, *nitrate de mercure* ℨij (*Dubois*), ♃ *borax* ℨß, *eau distillée* ℨj (*Reinhart*); frictions de suc de citron (*Ardusset*). (*Voyez* Pytiriasis.)

froide en lotions (*Pitschaft*); vomitif, vésicatoires, amers, opium, houblon, toile d'araignée (*Staugthon*); carbonate d'ammoniaque (*Velsen*); vésicatoires (*Graff*); carbonate de potasse (*Stintzing*); calomel seul ou uni à l'opium, ou à la digitale (*Lind*); boissons aqueuses, bains; sulfate de quinine ℥ß à j; phosphore.

Furfuracée arrondie. (*Voyez* Lèpre vulgaire.)

3° **Pustuleuse.** (*Voyez* Couperose.)

4° **Rongeante.** (*Voyez* Lupus.)

5° **Squameuse, dartre vive.** (*Voyez* Lichen, Psoriasis, Eczéma.)

6° **Phlycténoïde.** (*Voyez* Pemphigus, Zona, Herpes.)

7° **Erythémoïde.** (*Voyez* Urticaire et Erythème.)

DÉLIRE TREMBLANT, NERVEUX.

Indications. 1° Calmer l'irritabilité nerveuse; 2° combattre les congestions.

Opium demi-grain à iij et plus (*Dupuytren, Rayer, Forget,* etc); laudanum ℥ß à ı dans une potion; sangsues (souvent dangereuses), saignée du bras (*Esquirol*); acétate de morphine par la peau (*Gerhard*), teinture de stramonium (*Blumrœder*), 5 à 6 gouttes laudanum répétés (*Dupuytren*); jusquiame, camphre et arnica (*Barkausen*); asa-fœtida 3 p., teinture d'opium, 1 p., par cuillerées à bouche (*Carter*); potion de nitre, eau de laurier-cerise et opium (*Hansen*); teinture de digitale à haute dose (*Peirson*); angélique et asa-fœtida (*Wendt*); traitement antiphlogistique (*Lind, Franck, Bang*); *tartre stibié* à dose vomitive (*Ware*), ou controstimulante (*Barkausen, Hahn, Coates*); saignée, fomentations froides sur la tête, nitre, calomel, sels purgatifs (*Elwert*). ♃ élixir acide de Haller ℨij, laudanum ℥j, élixir vitriolique de Mynsicht ℨiij, à la dose de 30 gouttes, trois fois par jour; saignée et acides minéraux (*Most*); extrait de gratiole (*Muhrbech*, spécifique); lavemens avec le tartre stibié (*Neumann*); eau

PROPHYLAXIE, RÉGIME.

Modération, tempérance, fuir les alcooliques, éviter les accès de colère, les émotions vives, la douleur concentrée.

Diète plus ou moins sévère, éviter de supprimer brusquement les alcooliques chez les ivrognes. Entraves, camisoles de force; promenades en voiture ou à pied (*Most*); boissons abondantes; séquestration.

Vider l'estomac par un vomitif; combattre l'ivresse par l'eau salée, le vinaigre, le sous-carbonate de soude, l'ammoniaque, le café, etc.

DÉLIVRANCE.

Indications. 1° Laisser la nature agir, ou retarder l'expulsion du placenta, ou la faciliter, la hâter; 2° combattre les accidens.

1° Retarder la délivrance.

Repos, situation horizontale, température modérée, calme de l'esprit. Boissons calmantes, antispasmodiques; lavemens laudanisés.

2° Hâter la délivrance.

Air frais, frictions sur le ventre; tractions convenables sur le cordon; titillation du col; seigle ergoté.

3° Accidens.

Adhérences du placenta à l'utérus.

Faire décrire au cordon une poulie de renvoi sur les doigts profondément introduits. Soutenir le ventre d'une main et de l'autre chercher à détacher le placenta, par un de ses bords, — en perforant le centre avec le doigt (*Heister*), l'abandonner à la nature (*Smellie*); frictionner l'hypogastre avec des linges chauds; injections émollientes répétées, antiseptiques, d'eau vinaigrée, chlorurée, de décoction de china. — Extraction avec la pince à faux germe (*Levret*).

Resserrement spasmodique de l'utérus.

Calme, repos; saignée, bains, lavemens émolliens; injections adoucissantes, fomentations antispasmodiques, opiacés, belladone portée sur le col; expectation s'il n'y a pas d'accidens (*P. Dubois*).

Placenta enchatonné.

Dilater le chaton avec les doigts; antispasmodiques, opium, — mixture d'opium, quinquina et cannelle (*Franck*).

Placenta inséré sur le col.

Remédier à l'hémorrhagie faible : par le repos, les réfrigérans, la saignée du bras; dans l'hémorrhagie intense : détacher un côté du placenta, perforer les membranes, aller chercher les pieds et finir l'accouchement.

Grossesse composée.

Ne pas tenter la délivrance après l'expulsion du premier enfant; ligature sur le premier cordon (inutile). Dans le cas d'hémorrhagie, aller à la recherche des autres enfans.

Hémorrhagie après l'expulsion du fœtus.

Favoriser les contractions utérines par des frictions sur l'abdomen, la titillation du col, le seigle ergoté; tractions sur le cordon; introduire une main dans l'utérus, pendant que l'autre le fixe, étant appliquée sur le ventre, *détacher et extraire le placenta*. Coucher horizontal, air frais, fomentations froides, oxycrat; agacement de la matrice avec la main (*Lamotte*); injections d'eau glacée, d'oxycrat, de vinaigre pur, par la veine du cordon; glace portée dans l'utérus (*Levret*); glace pilée et sel commun sur l'hypogastre, ou solution de carbonate d'ammoniaque; aspersion d'eau froide, la femme étant sur le carreau, bain froid, — tampon (*Leroux de Dijon*); compression de l'aorte; boissons froides avec quelques gouttes d'eau de Rabel. Remèdes moraux, régime analeptique.

Délivrance après l'avortement.

Extraire le placenta sans violences; l'abandonner à lui-même, ou solliciter son expulsion par les contractions utérines; injections, fomentations froides; seigle ergoté; le saisir avec les doigts, les pinces à polype, à faux germe de Levret; tampon; s'assurer si le placenta est bien entier; ne pas se presser (*P. Dubois*).

4° **Soins à donner après la délivrance.** (*Voyez* ACCOUCHEMENT.)

DÉMENCE. *Voyez* ALIÉNATION MENTALE.

DENTITION DIFFICILE.

INDICATIONS PRINCIPALES. 1° Faciliter l'issue des dents; 2° modérer ou combattre les accidens qui la précèdent ou l'accompagnent.

A. HYGIÈNE, PROPHYLAXIE.

Air pur et tempéré; régler les repas de l'enfant, le tenir au lait de la nourrice pendant les premiers jours. — Provoquer le sommeil par le

calme, l'obscurité, le balancement modéré.—
Frictions douces sur les gencives avec le doigt;
la graine de lin, la gomme et le miel sur un petit bâton de réglisse ou de guimauve préparé;
figues grasses cuites au lait pour frictions;
hochets de corail, d'ivoire, de racines, mais
seulement quand les dents sont prêtes à percer
(*Billard*, *Baumes*); croûte de pain sec, recouverte de confitures ou de miel. Ne point trop
couvrir la tête de l'enfant et tenir le ventre libre (*Meissner*).

B. ACCIDENS, TRAITEMENT.

1° Inflammation, résistance des gencives.

Incision simple ou cruciale des gencives avec
ou sans excision des bords. Faire mâcher une
croûte de pain, une racine de réglisse, de guimauve; hochets. — Abstinence d'alimens solides, lait, eau panée, décoction d'orge, crême
de riz, de pain, fécules; bains tièdes, fomentations; tisanes de fleurs de mauve, de feuilles
de laitue, de pariétaire. Laxatifs avec l'huile, le
sirop de roses pâles; pédiluves irritans, sinapismes, vésicatoires, surtout dans les cas de
prostration.

2° Vomissemens.

Légers calmans, lavemens émolliens, bains
tièdes, fomentations émollientes ou narcotiques,
1 à 2 sangsues à l'épigastre ou derrière les
oreilles; — musc (*Whytt*).

3° Diarrhée.

La modérer sans l'arrêter; lavemens émolliens; sirop de rhubarbe, quelques grains d'i-
pécacuanha; eau de riz et sirop de coings, décoction blanche; columbo v à vj gr., dans un
peu de diascordium; thériaque ou conserve de
roses, avec ou sans addition de camphre, j à ij gr.
— Donner le sein peu souvent.

4° Constipation.

Lavemens, fomentations émollientes, bain
tiède, suppositoires (nuisibles); huile d'amandes douces, mêlée à une partie d'huile de ricin;
infusion de séné dans le jus de prune aux avec
le sucre et le miel; marmelade de Tronchin;
calomel et kermès légèrement camph rés et sucrés; tenir les pieds de l'enfant quelqu es instans
sur le carreau.

5° Salivation.

L'entretenir dans de justes bornes par l'application du calorique; légers purgatifs, frictions
aromatiques, vésicatoires.

6° Toux.

Vapeurs aqueuses; frictions laudanisées;
sangsues; émétique.

7° Agitation nerveuse.

Oxide de zinc un quart à un demi-grain, suspendu dans l'eau sucrée, gommée; sirop diacode (*Rosen*).

8° Convulsions.

Quelques sangsues, calmans, bains, narcotiques légers, asa-fœtida en lavem ens x à xij gr.
—Phosphore (*Hartmann*); éther sulfurique alcoolisé (*Hoffmann*); application de l'aimant
(*Missa*).

9° Paralysie.

Frictions avec la teinture de cantharides;
boissons excitantes, eaux de Balaruc; moxas
sur les côtés du rachis.

DENTS (MALADIES).

A. HYGIÈNE DE LA BOUCHE.

Éviter les boissons chaudes, ou alternativement chaudes et froides, les sucreries, les aci-

des; le refroidissement de la tête par les lavages à l'eau froide, les répercussifs sur cette partie du corps; l'usage fréquent de la pipe, l'action de briser des corps durs avec les dents, les cure-dents métalliques, les brosses rudes de sanglier, les bâtons de corail.

User de brosses très-douces, faire les frictions de haut en bas; éponges, cure-dents de plume, de bois *Palhitos*, racine de guimauve bouillie, bois de citron, de Sotio, en brosses; gargarismes d'eau fraîche; manger des deux côtés à la fois et se laver la bouche après chaque repas, en animant l'eau avec la teinture de gaïac, l'eau de Cologne, l'esprit de cochlearia, l'eau de men-the; opiats aigrelets, mais non acides; poudre de 2 parties de quinquina et 1 partie d'écailles d'huîtres bien porphyrisée; de miel carbonisé, de charbon bien porphyrisé, de cendre de tabac; ajouter aux opiats un peu de cochenille ou co-rail, pour donner de la couleur aux gencives.

B. MALADIES, TRAITEMENT.

1° Fractures.

Maintenir les fragmens par une plaque ordi-naire, ou contournée en gouttière, fixée sur les dents voisines, et gardée pendant cinq à six mois.

2° Entamures.

Limage des asperités, remplissage mécanique du canal dentaire.

3° Luxations.

Replacer les dents luxées, les maintenir dans leur cavité, ou les extraire.

4° Vacillement.

Frictions sur les gencives avec le quinquina en poudre, sa teinture mêlée à celle de gaïac ou de myrrhe. Scarifications des gencives; garga-rismes aromatiques avec l'esprit de cochléaria, l'eau-de-vie de gaïac, la teinture antiscorbutique. Traitement des maladies internes.

5° Déviations.

Enlever avec des pinces ou un fil, les dents de lait gênantes ou qui amènent des déviations. Extraire la dent voisine à une surdent; bâillon dentaire de Duval, plan incliné de Catalan, pour remédier au menton de galoche; égaliser les dents chez les adultes au moyen de la lime, ou les sé-parer jusqu'à une ou deux lignes du collet seu-lement.

6° Tartre.

Brosser les dents chaque jour avec soin. *Voyez* HYGIÈNE. Extraction du tartre avec le grattoir; gargarisme d'eau tiède aromatisée.

7° Carie.

Cautérisation avec les caustiques, le cautère. *Voyez* ODONTALGIE. Plombage avec des feuilles de plomb, d'étain, d'or, l'*alliage fusible* de Dar-cet; le ciment oblitérique de *Taveau*; destruc-tion du nerf par la piqûre; extraction à l'aide de la clef de Garengeot, du davier, du pélican, pied-de-biche, levier droit, repoussoir, pinces droites ou courbes, la langue de carpe, etc.; remplir la dent de plomb pour prévenir sa bri-sure; déchapellement de la couronne (*Anglais*).

8° Fistules dentaires.

Extraire la dent malade; inciser largement les abcès fistuleux en dedans de la bouche; fa-voriser la séparation des séquestres.

9° Maladies des racines.

Extraction.

10° Perte des dents.

Transplantation; dents naturelles ou artifi-cielles d'hippopotame, en porcelaine, miné-rales, à pivot, ligature, avec crochets, plaques métalliques, etc.

DÉPRAVATIONS DE L'OUIE.

INDICATIONS. En raison des causes et de la nature de la maladie.

1° BOURDONNEMENT.

Par congestion cérébrale.

Saignées, sangsues, révulsifs, affusions froides.

Par obstacles physiques.

Injections dans la trompe d'Eustachi (*Deleau*); dégorgement du conduit auditif externe; extirpation des corps étrangers. (*Voyez* ce mot.)

Nerveux.

Fumigations de tabac, de trèfle d'eau dirigées vers l'oreille, d'éther vaporisé par l'eau bouillante (*Itard*); emplâtre d'opium à la tempe; bruit analogue produit artificiellement; traitement moral; morceau de camphre enveloppé de coton et maintenu dans l'oreille.

Symptomatique.

Remonter à la source.

2° PARACOUSIE.

Examiner la trompe d'Eustachi et le conduit auditif; condamner au repos une oreille délicate; injections de vapeurs ou fumigations dirigées vers l'oreille.

DESCENTES. *Voyez* CHUTES.

DÉTRONCATION.

INDICATIONS. Faire l'extraction de la tête de l'enfant, en ménageant les parties de la mère.

Extraire la tête de l'enfant avec les doigts, la main, le crochet aigu, le forceps, le levier; filets (*Armand*), lacs, frondes (*Mauriceau*), réunis à une tige de baleine, au levier. Céphalotribe (*Baudelocque* fils), perce-crâne (*Assalini*), terebellum, tire-tête de *Mauriceau*.

DÉVIATIONS.

INDICATIONS. Rendre aux parties leurs rapports normaux et les y fixer.

DES CILS. (*Voyez* TRICHIASIS.)

DES DOIGTS OU DES ORTEILS.

Moyens mécaniques; section du tendon (*Boyer*), de l'aponévrose (*Dupuytren*).

DES PIEDS OU DES GENOUX.

Semelles plus épaisses du côté incliné (*A. Paré*); attelles pendant la nuit.

Toniques, bains de mer ou aromatiques. (*Voyez* PIED-BOT.)

DE LA COLONNE VERTÉBRALE.

Exercer les muscles antagonistes, gymnastique, corsets mécaniques, croix de fer, bandage de Winslow pour redresser la tête; lits mécaniques.

DE L'ONGLE. (*Voyez* ONGLE INCARNÉ.)

DE L'UTÉRUS. (*Voyez* OBLIQUITÉ.)

DIABÈTE.

INDICATIONS. 1° Diminuer la quantité de l'urine ; 2° augmenter la proportion de l'urée ; 3° recourir au traitement empirique.

TRAITEMENT MÉDICAL ET HYGIÉNIQUE.

—

Alimens astringens , vin austère en petite quantité, purgatifs avec le lait , frictions (*Celse*); purgatifs avec l'hiéra , cataplasmes sur l'épigastre , laitages , fécules , vin astringent (*Arétée*) ; alimens nutritifs de difficile digestion , intestins, pieds et mufle de bœuf , boudin , graisse , lard , boissons copieuses (*A. de Tralles*), anti-phlogistiques , diète végétale (*Houllier. Duret*) ; diète *animale*, soupe grasse , lard , pain et vin aux repas , eau rougie dans l'intervalle (*Rollo, Thénard, Dupuytren*) ; vomitifs , acétate de morphine et sulfate de cuivre ammoniacal (*Bernt*) ; café de glands (*Zwierlein*); eau de chaux (*Willis*); *opium* jusqu'à 60 gr. par jour (*Bally, Darwin, Thomassini*); magnésie calcinée (*Traller*); phosphate de soude (*Scharley*), phosphate de fer (*Smith, Venable*), 1 à 30 gr. trois fois par jour. ℞ gomme kino Ʒij , camphre ℈ß , poudre aromatique ℈j, oxide de zinc ℈ß: mêl. pour 20 pilules, une matin et soir (*Schée*) ; morphine (spécifique selon *Ronander*) ; urée (*Rochoux*). ℞ camphre 1/2 gr. , soufre doré d'antimoine 2 gr. toutes les trois heures (*Ritter*) ; valériane et tartre stibié (*Richter*); régime azoté , frictions avec le lard rance , opium , quinquina , et parfois musc (*Nicolas*); sangsues aux reins (*R. et Sanson*); vésicatoire au sacrum , rappeler la sécrétion séminale suspendue (*Neumann*) ; sangsues à l'épigastre (*Dézeimeris*) ; café (*Nasse*) ; alun (*Mead*); opium , bains chauds , exercice pénible (*Marsch*); bains froids (*Michelotti*); bains de vapeur de 30 à 38° (*Ritter*); bains de cendre, de sable, d'étuve sèche;—sudorifiques (*Hufeland*); elixir acide de Haller , fiel de bœuf et régime azoté (*Hufeland*); créosote 6 à 12 gouttes (*Corneliani, Elliotson*); térébenthine (*Van*); émétique (*Hildenbrandt*); opium et drastiques (*Heineken*) ; acide nitrique affaibli (*Gilby*) ; tannin (*Giadorow*); digitale (*Franck*); antispasmodiques , puis sulfate de cuivre ammonia-

cal 1/2 à 1 gr. deux fois par jour (*Franck*) ; quinquina et acide sulfurique (*Fraser*) ; opium , camphre , calomel et acétate d'ammoniaque (*Dzondi*); ammoniaque , sangsues et ventouses aux reins , opium (*Dürr*) ; infusion de noix de galles (*Jarald*); sulfure de potasse (*Redscarn*); poudre de Dower , frictions huileuses , frictions sèches , compression exercée sur les lombes , glace sur cette partie , teinture de cantharides 20 gouttes trois fois par jour , en augmentant peu à peu (*Hall*), à l'extérieur; à l'intérieur, en poudre , 1 à 4 gr. dans une émulsion; créosote 8 à 10 gouttes par jour (*Berndt*) ; *alimentation animale, abstinence de boissons et de fécules ou d'alimens sucrés (Rochoux).*

PROPHYLAXIE.

—

Éviter les écarts de régime , suivre exactement les règles générales de l'hygiène , éviter les causes qui ont provoqué la maladie , et insister long-temps sur le traitement que l'on aura choisi. Alimens végéto - animaux , bon vin , exercice , air pur.

DIAPHRAGMITE.

INDICATIONS. Combattre énergiquement l'inflammation et les complications.

1° PRIMITIVE.

Saignées (*Bursieri*); ceinture de sangsues ou de ventouses scarifiées; émolliens en lavemens, boissons et cataplasmes ; affusions froides sur la tête en cas de délire ; révulsifs , dérivatifs sous forme de vésicatoires, sinapismes, purgatifs, etc.; calmans, opiacés ; bandage de corps un peu serré sur les attaches du diaphragme , pour diminuer son action contractile; saignées jusqu'à la syncope (*Copland*); bains , calomel et opium à haute dose (*Copland*).

2° SECONDAIRE.

Voyez PÉRITONITE et PLEURÉSIE.

ka, gruau, viandes blanches de jeunes volailles, œufs frais.

PROPHYLAXIE. (*Voyez* PLEURÉSIE, PÉRITONITE.)

Silence et repos complets.

DIARRHÉE.

INDICATIONS. 1° Modérer les évacuations dans les diarrhées critiques ; 2° arrêter le mouvement péristaltique de l'intestin par de simples moyens hygiéniques, ou par les médications antiphlogistique, astrigente ou narcotique.

A. EN GÉNÉRAL.

État aigu.

Eau de riz, décoction blanche, d'orge, de guimauve, ou solution de gomme édulcorée avec les sirops de guimauve, grande consoude ou coing ; demi-lavemens mucilagineux, amidonés, avec les décoctions de graines de lin et tête de pavot, le laudanum 10 à 20 gouttes, l'opium j gr. ; fomentations, cataplasmes émolliens ; saignée générale, *sangsues à l'anus*, sur le colon ; vins de Madère, Malaga, vin chaud épicé (réussissent quelquefois, mais enflamment souvent l'intestin) ; *sulfate de soude* ℥ ß (*Trousseau*) ; décoction de simarouba (*Thomassini*) ; rhubarbe et poudre de Dower āā iij gr., toutes les trois heures (*Stokes*) ; bain tiède, se laver les bras et le visage à l'eau froide (*Reuss*) : ℞ décoction émolliente ℥ ij, jaune d'œuf n° 1 (*Hildenbrand*) ; gelée de mousse d'Irlande (*Graefe*).

Régime.

Diète, alimens légers, fécules, bouillies, salep en particulier, racahout, arrow-root, tapio-

État chronique.

Décoctions de *simarouba*, cachou, cascarille, quinquina rouge ; thériaque, diascordium ʒ ij à iv, confection hyacinthe. ℞ diascordium et cachou āā ʒ ij, conserve de roses ℥ iv, sirop de grenade q. s. à prendre ʒ j à ij par jour (*D'Huc*) ; racine de columbo (*Percival*), écorce d'angusture (*Fitter*) : ℞ sulfate de cuivre j gr., opium un demi-grain, trois fois par jour (*Elliotson*) : ℞ alun ʒ j, véhicule ℔ j, pour vingt-quatre heures (*Duméril*) ; écorce de saule (*White*) ; mixture de craie ℥ v, teinture de cachou, de cannelle āā ℥ ß, à prendre par cuillerées (*Brande*), opium (tous les praticiens) : ℞ rhubarbe iij gr., columbo x gr., muscade v gr., oleo-saccharum de fenouil x gr., pour 6 paquets à prendre matin et soir (*Berends*) ; strychnine (*Bardsley*) ; ipécacuanha (*Richter*, *Bang*) ; teinture de muriate de fer avec la gomme ou la jusquiame (*Abercrombie*) ; lait de beurre (*Vogel*) : ℞ écorce de chêne, de grenadier, de tormentille āā ʒ ij, faites bouillir avec eau de fontaine et lait de vache āā ℔ j, pendant un quart d'heure, ajoutez écorce de cannelle ʒ ij, à prendre par demitasses, deux à quatre fois par jour (*Swediaur*) ; teinture d'opium à doses croissantes et décroissantes (*Schwarz*) : ℞ infusion de quassia ℥ vij ß, laurier-cerise ℥ ß, deux cuillerées à bouche trois fois par jour (*Schlegel*) ; kino ij gr. deux à trois fois par jour (*Sandras*) ; jaune d'œuf cru avec un peu de rum et de sucre (*Richter*) ; morphine (*Quadri*, etc.) par la méthode endermique (*Eck*) : ℞ cachou ℈ ij, extrait d'opium ij gr., conserve de rose q. s. pour un bol (*Parmentier*) ; tablettes d'émétine (*Magendie*) ; racine d'arnica (*Stoll*, *Collin*), ratanhia (*Klein*) ; nitrate de peroxide de fer, 10 à 20 gouttes deux fois par jour, dans un demi-verre d'eau tiède (très-efficace, selon *Kerr*) ; tartrate de fer et de potasse v gr. à ʒ ß en dissolution. — Acétate de plomb (*Horn*), ammoniaque : ℞ carbonate d'ammoniaque Ɔ j , eau de menthe poivrée ʒ iij , sirop de roses ʒ ij ; à prendre en deux fois(*Hamilton*); sulfate de fer j gr. à j ß en pilules avec les amers (*Griffith* et *Velsen*); chlore (*Nysten*) ; eau de chaux coupée avec le lait de demi-heure en demi-heure , un demi-verre (*Renaud*); verre d'antimoine et cire v gr. associés à j gr. d'opium, de six heures en six heures (*Graham*); solution d'alun , avec addition de jus d'orange, opium et gomme arabique (*Dreissig*); emplâtre cantharide viij gr. par jour , en pilules (*Adair*) ; opiat de charbon (*Brachet*, *Récamier*); bain aromatique , avec essence de savon ʒ iv, et hydrochlorate d'ammoniaque ʒ ij(*Bailly*); lavemens, demi ou quart, émolliens, narcotiques, avec le laudanum , la décoction de pavot; lavemens vineux (*Franck*) : ℞ ratanhia ʒ j, opium iij gr., graine de lin ʒ ij, dans eau q. s. pour un lavement ; bains de vapeur ; vésicatoire sur le ventre; cataplasmes composés de mie de pain bouillie dans un verre de vin de Porto, uni à la marmelade de coing et appliqué sur l'abdomen(*Portugais*); boissons à la glace; remède de Leroy ; frictions sur le ventre, avec laudanum ʒ j , huile d'olive ʒ iv (*Duverger*); sulfate de quinine seul ou uni à l'opium ; un excès de table; frictions sur le rachis avec l'huile, le baume de noix muscade et l'esprit de genièvre.

Régime.

Selon les uns : diète sévère , alimens non stercoraux, tels que potages, fécules, œufs frais , gelées animales et végétales.

Selon les autres : pain , chair rôtie de jeunes animaux, poissons, eau gazeuse, eaux ferrées.

Vêtemens de laine , frictions sèches et aromatiques ; bains chauds.

B. EN PARTICULIER.

—

1° Stercorale.

Demi-diète, un peu de vin, chez les vieillards surtout; eau de riz, lavemens simples ou émol-

liens. — Rhubarbe à petites doses (*Hufeland*); vomitifs et purgatifs.

2° Bilieuse.

Bains , lavemens, limonade, petit-lait, bouillon de veau, aux herbes ; diète plus ou moins sévère ; sangsues à l'anus, rhubarbe xviij gr. à Ɔ ij, en sirop ʒ ij à ʒ ß.

3° Muqueuse.

Eau de riz, décoctions de cachou , bistorte, simarouba, tormentille, édulcorées avec le sirop de coing; lavemens d'amidon , opiacés ; conserve de roses ʒ ß à j , de cynorrhodon, diascordium; bains de vapeurs simples ou aromatiques, ou spiritueux. *Purgatifs salins.* —Savon(*Guersent*); noix vomique un douzième de grain trois fois par jour (*Loder*) : ℞ salep ʒ ß , eau bouillante ʒ viij, sel ammoniac ʒ j , teinture aqueuse de rhubarbe ʒ j , laudanum Ɔ j , sirop diacode ʒ j , par cuillérée toutes les heures (*Starck*); café et opium (*Wesl*).

Régime succulent, frictions sèches , vêtemens de flanelle.

4° Séreuse.

Boissons gommeuses, lavemens émolliens, opiacés; régime féculent, lacté; infusions d'ipécacuanha et de rhubarbe, purgatifs.

5° Lientérique.

℞ graisse d'oie ʒ ij , huile de macis ʒ j , de menthe Ɔ j , huile de baies de genièvre et de camomille āā Ɔ ß , en frictions sur l'ombilic deux à trois fois par jour : ℞ thériaque et diascordium āā ʒ ß, gomme adragant en poudre xviij gr., mêlez et ajoutez eau distillée d'angélique , de menthe, de valériane āā ʒ ß , sirop de sulfate de quinine q. s., à prendre ℈ j deux à trois fois par jour (*Bally*) : ♃ jus de citron ℥ j , huile d'amandes douces ℥ j ß, sirop de guimauve ℥ ß, une cuillerée toutes les trois heures (*Richter*).

6° Nerveuse.

Bains tièdes ; infusions de menthe poivrée , de mélisse , sauge , lavande, romarin , marrube ; diascordium ℈ j à ij , *opium,*—sous-nitrate de bismuth (*Récamier*); lavemens de valériane(*Horn*); frictions hypogastriques avec l'huile de térébenthine (*Rust*) ; ipécacuanha à doses réfractées (*Magnus*).

Bouillons gras froids, œufs frais, viandes rôties, vin de Bordeaux ; frictions sèches , vêtemens de flanelle, air pur.

7° Des enfans.

Boissons gommeuses, mucilagineuses, édulcorées avec le sirop de coing ; quarts de lavemens émolliens, narcotiques, amidonnés, albumineux. — Calomel (*Koop*), huile de térébenthine (*Copland*) ; terre argileuse lavée ℈ j à ℈ j (*Dürr*). ♃ décoction d'althéa et salep ℥ ij , laudanum 2 gouttes; une cuillerée à café par heure; ou ♃ camphre ß gr., décoction d'althæa ℥ j, laudanum 1 à 2 gouttes ; par cuillerées à café de deux en deux heures (*Gœlis*); savon (*Guersent*); nitrate de peroxide de fer 8 gouttes, en lavement(*Kerr*); extrait alcoolique d'armoise (*Koellreuter*); écorce d'angusture et calomel (*Lettsom*) ; noix vomique, extrait alcoolique un huitième de gr. dans sucre ℈ j (*Récamier*); jalap à petites doses (spécifique *Rauch*) ; cristallin de bœuf en poudre dans eau ℥ iv à v, par cuillerées (*Thilow*); calamus aromaticus (*Wendt*). ♃ racine de salep concassée ℥ ij , eau bouillante ℥ x ; passez , ajoutez borax ℈ ß, extrait de bois de campèche et de kina āā ℈ j, sirop d'althæa ℥ ß ; une cuillerée toutes les deux heures (*Lentin*) ; décoction de fruits de myrtile, avec addition d'eau de cannelle (*Plasse*),

fleur de soufre (*Flodin*) ; huile d'olive et sucre (*Lentin*) ; teinture de cochenille (*Claussnitzer*); décoction blanche (*Sydenham*).

8° Traumatique , de résorption.

♃ sulfate de zinc 1 gr., extrait aqueux d'opium , ß gr. ; faire une pilule à répéter matin et soir (*Dupuytren*); calamus aromaticus (*Wedekind*).

9° Des phthisiques. (*Voyez* ce mot.)

10° Intermittente.

Sulfate de quinine, seul ou uni à l'opium ou au diascordium , pendant l'apyrexie.

11° Des convalescens.

Toniques : vin pur après le repas, vins de Bordeaux , d'Espagne ; soins hygiéniques. *Voyez* CONVALESCENCE.

12° Critique.

Émolliens ; éviter les astringens.

DIASTASIS. *Voyez* ENTORSE.

DIPLOPIE.

INDICATIONS. Rechercher si elle est dépendante d'une affection de la rétine, du nerf optique ou du cerveau.

Vaporisation de quelques gouttes d'esprit de corne de cerf, d'esprit de vin safrané dirigée vers les yeux; lotions chaudes de pavot blanc, collyres froids.

Administration intérieure de china, valériane, ipécacuanha, fleur de zinc, huile de cajeput; rhubarbe, fiel de bœuf et asa-fœtida (*Richter*) , acétate d'ammoniaque et fiel de bœuf (*Richter*).

DIPHTHÉRITE. *Voyez* ANGINE ET CROUP.

DIVISIONS ANORMALES.

INDICATIONS. 1° Rafraîchir les bords de la division; 2° les maintenir en contact le temps nécessaire à l'agglutination.

De la paupière (œil de lièvre).

Ravivement des bords, suture.

Du nez.

Excoriation des bords (*Roonhuysen*), scarifications, suture.

Des lèvres. (*Voyez* BEC-DE-LIÈVRE.)
Du voile du palais.

Staphyloraphie (*Graefe*, *Roux*); n'est applicable que quand le voile seul est divisé.

DOTHINENTÉRITE. *Voyez* FIÈVRE TYPHOÏDE.

DRAGONNEAU.

INDICATIONS. 1° Extraire ou détruire le ver; 2° combattre les symptômes inflammatoires.

Cataplasmes émolliens, maturatifs; antiphlogistiques (*Gallandat*). Ouverture des tumeurs avec la lancette, le bistouri; tractions lentes sur le ver qu'on entortille sur un rouleau à chaque pansement, les répéter. Purgatifs, liqueur de Wanswiéten; aloès à l'extérieur et à l'intérieur; fomentations avec l'huile de laurier-cerise; frictions mercurielles, d'asa-fœtida; fumée de tabac dirigée sur l'animal.

♃ poivre long en poudre, ail pilé, fleur de soufre ãã ℥ j, rum ℔ ij; demi-tasse matin et soir. ♃ soufre et ail ãã ℥ j, poivre noir ℥ ß, camphre ℥ ij. vinaigre ℔ ij; à prendre deux cuillerées, deux à trois fois par jour.

DUODÉNITE. *Voyez* GASTRITE.

DURILLON.

INDICATIONS. Soustraire les parties qui en sont le siége aux pressions ou au contact des corps échauffés.

Bains émolliens, cataplasmes; emplâtre de savon. Excision en dédolant; usure avec la lime magnétique, sulfurique ou la pierre ponce.

PROPHYLAXIE.
—

Prévenir les pressions répétées sur un même point de la peau, ou les irritations mécaniques ou chimiques.

DYSENTERIE, COLITE.

INDICATIONS. 1° Épargner à l'intestin enflammé le contact de corps étrangers; 2° combattre l'inflammation intestinale par les sangsues (*Broussais*); 3° expulser les matières qui, par leur séjour, pourraient aggraver l'inflammation; 4° rétablir les sécrétions et excrétions normales.

A. EN GÉNÉRAL.

État aigu.

Anciens. Purgatifs gommeux (*Hipp.*, *Sydenham*, *Zimmermann*), vomitifs, toniques, anti-putrides. — Saignée (*Hipp.*); opiacées (*Archigènes*); lavemens d'eau tiède (*Celse*); gommeux (*Avicenne*), boissons mucilagineuses (*Xénocrate*); sangsues à l'anus (*F. Plater*); papier bouilli dans le lait (*Lentulius*); excrémens de chien (*Paul d'Ægine*).

Modernes. Boissons mucilagineuses d'orge, de salep, sagou, arrow-root, de mie de pain, de racine de guimauve; décoction blanche, infusion de mauve, de graine de lin, etc., édulcorées des sirops de gomme ou guimauve; décoction de *Pringle*, composée de suif frais de mouton ℥ ij, lait de vache ℔ j ; faites fondre et ajoutez amidon une cuillerée (*Pringle*); demi ou quarts de lavemens répétés de son, gélatine, guimauve, amidon, albumine, rendus narcotiques avec le pavot, le cerfeuil, le laudanum 10 à 20 gouttes; — l'eau de son et deux jaunes d'œufs (*Fouquet*); cataplasmes ou fomentations émollientes sur le ventre; bains et demi-bains prolongés; huile de camomille et jusquiame en onctions sur le ventre (*Richter*), solution d'opium en frictions, — fomentations de tabac (*Obierne*); *sangsues* répétées à l'anus, sur le colon(*Broussais*),ventouses sèches et scarifiées,— saignée générale (*Sydenham*, *Nedey*); vésicatoire sur le ventre (*Desgenettes*); lotions d'eau froide et eau froide à l'intérieur (*Brefeld*), lotions de vinaigre froid (*Herberger*); bandage de flanelle sur le ventre (*Dewar*), frictions camphrées (*Eckmann*); chlorure de chaux en lavement x gr. (*Reid*), lavement de valériane (*Horn*), lavement d'eau de chaux laudanisée (*Bretonneau*); *opiacés : extrait gommeux*, j gr. dans eau gommée ℥ v à vj, *ou laudanum* (*Sydenham*, la majorité des praticiens), acétate ou hydrochlorate de morphine à l'extérieur (*Gouzée*); aromates et spiritueux (*Brown*); opium et calomel (*Allemands*); acides végétaux. Colle forte du commerce (*Gautieri*), gelée de mousse d'Irlande (*Graefe*); acide nitrique et opium (*Abercrombie*); bierre aux œufs (*Allemands*); poudre de narcisse des prés (*Lejeune*, *Deslonchamps*), sedum palustre (*Biveraud*); chlorures associés à l'opium (*Toulmouche*); extrait d'aconit;—sous-carbonate de potasse 30 à 40 gouttes, trois fois par jour (*Trafenvelt*); *astringens :* décoctions de cachou, simarouba, ratanhia, rhubarbe, quinquina, — eau de chaux coupée avec le lait, ℥ iij à ℔ j par jour (*Baldinger*, *Bretonneau*, etc.); acétate de plomb uni à l'opium j à ij gr. toutes les deux à trois heures (*Mitchell*, *Burke*); diascordium, cynorrhodon, sorbes, nèfles, grenades, coings. *Vomitifs :* ipécacuanha ℈j à xxx gr. (*Leibnitz*, *Wedel*, etc), j gr. toutes les six heures, spécifique de (*Baglio*), ij gr. tous les quarts d'heure (*Fournier*). ♃ ipécacuanha en poudre, j gr., magnésie et sucre blanc āā v gr.,

1 paquet par heure (*Autenrieth*), gratiole (*Bouldec*). *Purgatifs* (*Huxam*, *Stoll*), gomme gutte (*Rasori*), eau de Sedlitz, — sels neutres ʒ ij à iv dans ℥ vj de potion (*Bretonneau*), baume de copahu (*Armstrong*), huile d'amandes douces, sel de Glauber et miel āā, une cuillerée trois fois par jour (*Berggren*), carbonate de magnésie (*Blosfeld*), tabac comme purgatif et vomitif (*Diemerbroeck*), huile de ricin (*Fraser*); calomel jusqu'à salivation (*Houlston*), ʒ ß en une seule fois (*Amiel*), manné, — teinture de coloquinte (*Wolf*). ♃ nitrate de soude ʒ ß, eau ℥ viij, gomme adragant x gr., à prendre par cuillerée (*Meyer*), jalap uni à la crême de tartre (*Pisani*); poudre de Dower; noix vomique ou strychnine (moyen violent); lavemens de décoction de mille-feuille avec amidon (*Jærdens*); cire unie au lait (*Vogel*), au verre d'antimoine (*Italiens*); *albumine* (spécifique selon *Mondière*); bains chauds (*Fournier* et *Vaidy*).

Régime : diète plus ou moins sévère; riz, vermicelle, bouillon, semoule, gruau, orge, avoine, panades, fécules en général, purées, jaunes d'œufs dans l'eau panée; raisins bien mûrs.

État chronique.

Emolliens et évacuations sanguines locales modérées, ventouses sèches; large vésicatoire sur le ventre (*Desgenettes*), vésicatoires volans (*Lemercier*), séton sur le colon (*Roche*); sinapismes, frictions avec la pommade émétisée; bains de vapeur, aromatiques, de sable chaud, frictions sèches ou aromatiques; décoctions ou infusions astringentes de cachou, cannelle, simarouba, cascarille, tormentille, etc. Diascordium, thériaque, conserve de roses. ♃ diascordium ℈ ß, laudanum 10 gouttes tous les soirs (*Blaud*). ♃ sulfate de cuivre un demi-gr., opium un demigrain, trois fois par jour (*Elliotson*); chlore (*Nysten*). ♃ racine de bistorte ℥ j, tête de pavots ℥ ß, eau ℔ ij, pour lavement (anciens);

charbon et poudre de Dower (*Abercrombie*); sous-nitrate de bismuth uni à l'opium et au columbo (*Archambaut*); huile de térébenthine (*Copland*); emplâtre de poix sur tout le ventre (*Eberle*); calomel jusqu'à salivation (*Houlston*); bains de lessive (*Keyler*); sublimé à l'intérieur et en lavement (*Koop*); alun (*Leib*); alcali volatil (*Martinet*). ♃ eau de cannelle ℥ iij, extrait de china ℥ ß, phosphore dissous dans l'éther iv gr., sirop d'écorces d'oranger ʒ iij; 1 cuillerée à bouche de deux heures en deux heures (*Ortel*); cire jaune (*Pringle*); hydro-cyanure de fer à la dose de iv gr., de quatre en quatre heures (*Zollikofer*); infusion d'euphorbia hypericifolia (*Zollikofer*); eaux ferrées de Spa, de Forges.

Régime : viandes blanches, œufs frais; épinards, laitue, chicorée, cuites au bouillon; chocolat à l'eau, au cachou, ferrugineux, au salep; marmelade de fruits, fruits bien mûrs, raisins; eau sucrée vineuse, de Spa, de Seltz; vins d'Espagne, de Bordeaux, de Madère (employés avec précaution).

PROPHYLAXIE.

Éviter le froid, l'humidité, les écarts de régime surtout, les fruits verts, les viandes faisandées; les affections morales.

Propreté, grand air, soleil, porter de la flanelle; changer de climat; éviter le voisinage des marais, des voiries, les encombremens d'hommes et d'animaux. Purification des hôpitaux, des prisons avec le chlorure; exercice à cheval; mesures publiques d'hygiène dans les épidémies.

B. EN PARTICULIER.

1° Inflammatoire.

Insister sur les antiphlogistiques généraux et

locaux; saignée au bras, sangsues à l'anus, boissons émollientes, — sulfate de soude ℥ ß, au début (*Bretonneau*), nitrate de soude. Extrait de ciguë, frictions mercurielles sur le ventre (*Autenrieth*). ♃ racine de guimauve ℥ ij, eau bouillante ℥ iv; faites bouillir jusqu'à réduction à ℥ iij, adde : gomme arabique ʒ ij, teinture d'opium Ɔ ß à j, acide muriatique Ɔ j à ℥ ß, sirop de pavot ℥ j, à prendre par cuillerées (*Malin*).

2° Bilieuse.

Insister sur les purgatifs non irritans, boissons acides et laxatives; éviter la saignée; — décoction de racine de benoîte (*Callisen*); lactucarium (*Rothamel*). — Faire vomir avec l'ipécacuanha et tartre stibié; puis ♃ nitrate de strychnine et acétate de morphine ãã un seizième à un dix-huitième de gr., toutes les quatre heures, pour les adultes; puis ♃ décoction de guimauve ℥ iij, manne et nitrate de soude Ɔ ij, sirop de manne ℥ ß à j; et frictions sur la région du foie avec onguent mercuriel et d'althea (*Malin*); opium et calomel (*Eismenger*).

3° Muqueuse.

Insister sur les vomitifs et l'opium. — Sel ammoniac et teinture vineuse de rhubarbe; — nitrate de strychnine (*Malin*). ♃ vin stibié ℥ iij, teinture d'opium ℥ j, à prendre 15 gouttes toutes les demi-heures (*Jawand*); noix vomique ij gr., dans eau ℥ iv, par cuillerées, de deux heures en deux heures (*Wendt*); teinture de gentiane, rhubarbe et cannelle ãã ℥ ß, laudanum 10 gouttes; par cuillerées (*Gall*).

4° Adynamique, asthénique.

Extrait aqueux de noix vomique 2 à 3 gr. par jour (*Malin*); alun uni au camphre, arnica et simarouba (*Jahn*). ♃ acétate de plomb iv gr., eau distillée ℥ ij, extrait aqueux d'opium ij gr. à prendre 1 cuillerée de deux heures en deux heures (*Monin*); écorce de saule (*Geuns*); charbon (*Juch*); chlore (*Kapp*); ratanhia (*Ruster*); racine de benoîte en décoction (*Allemands*); éther, musc, quinquina, camphre; vomitifs; eau de riz vineuse, vin pur; révulsifs volans. Demi-lavemens toniques, d'acétate de plomb, d'infusions astringentes.

5° **Ataxique, typhoïde.**

Vomitifs; éviter les purgatifs; potions éthérées camphrées, musc, infusions antispasmodiques. Bains; lotions d'oxycrat tiède; sinapismes, vésicatoire de bonne heure. ℞ liqueur ammoniacale succinée ℥ iij, opium iv gr., extrait de jusquiame viij gr., à prendre 30 gouttes trois fois par jour. — Calomel (*Copland*).

DYSMÉNORRHÉE. *Voyez* Aménorrhée.

DYSODIE CUTANÉE. *Voyez* Sueur morbide.

DYSPEPSIE.

Indications. 1° Relever, diminuer, modifier la sensibilité de l'estomac; 2° attaquer les maladies dont elle dépend, comme symptôme.

Bains simples ou aromatiques (*Bally*), antispasmodiques, calmans, bains frais, de mer; extraits amers, de bile de bœuf ʒj à ij, de Stougton ʒß; vomitifs, purgatifs, magnésie; sangsues ou applications toniques, aromatiques à l'épigastre, — glace (*Cullen*); pastilles de Darcet 3 à 4 avant et après le repas, d'acide lactique (*Magendie*); acide prussique médical 15 gouttes (*Elliotson*); jus d'herbes; eaux gazeuses, de Seltz, de Spa, Vichy, Contrexeville, eaux ferrées, eau froide glacée; rhubarbe 5 gr. à ʒj; infusions amères d'écorce d'orange, de quinquina, simarouba, quassia, trèfle d'eau, gentiane, houblon, chicorée, petite centaurée. (*Voyez* Gastralgie, Gastrite, etc.)

Hygiène, régime.

Diète, bon choix d'alimens, diminution des boissons; épices; eaux gazeuses, vin de Bordeaux, bierre, eau chaude très-sucrée après le repas, café; palette de Percy.

Cessation des mauvaises habitudes, changement d'habitation, exercice, gaieté, modération des plaisirs vénériens, air vif des montagnes; bains de mer, frictions sèches ou aromatiques.

DYSPHAGIE.

Indications. En raison des causes diverses de cette maladie.

1° **Irritation nerveuse, spasme.**

—

Opiacés : potions avec l'éther et le laudanum, eau de fleurs d'oranger, infusions théiformes aromatiques, asa-fœtida, castoréum, acide prussique (*Henning*), camphre 1 gr. à ℈j (*Hoffmann, Collin*); acétate de plomb (*Kramp*); sulfate de morphine par la méthode endermique (*Omboin*), musc, ciguë à hautes doses, — 15 gouttes de teinture thébaïque toutes les quatre heures (*Johnston*); vésicatoires au cou, entre les épaules; bains prolongés, bains de rivière; révulsifs aux extrémités, eau froide et fomentations froides au cou, dans le globe hystérique (*Good*); fumigations émollientes et narcotiques.

2° **Paralysie.**

—

Frictions irritantes au cou, vésicatoires répétés, fumigations irritantes vers le pharynx; infusion de quassia (*Wichmann*); bains sulfureux; tranches de fruits imprégnées de sucs pour calmer la soif; *sonde œsophagienne;*—galvanisme (*Most*) ; lavemens nutritifs. — Pousser les alimens dans l'estomac avec une tige de baleine garnie d'une éponge.

3° INFLAMMATION. (*Voyez* ANGINE.)

4° ENGORGEMENT DES GLANDES ŒSOPHAGIENNES.

Mercure (*Ruysh*); calomel, savon et extrait de ciguë ; emplâtre de savon et de ciguë à l'épigastre; sonde œsophagienne ; bons bouillons.

5° RÉTRÉCISSEMENT DE L'ŒSOPHAGE. (*Voyez* ce mot.)

6° SYMPTOMATIQUE. (*Voyez* diverses affections : GASTRITE, ANÉVRYSMES, CORPS ÉTRANGERS, etc.)

DYSPNÉE.

INDICATIONS. 1° Rechercher quelle en est la cause ; 2° rendre la respiration moins pénible.

IDIOPATHIQUE, NERVEUSE.

Tenir le malade assis dans son lit ou sur un siége près d'une croisée, débarrasser la poitrine de tous liens, air pur et frais, — bains d'air comprimé (*Pravaz*); anti-spasmodiques, éther, asafœtida, opiacés ; révulsifs, sinapismes aux jambes, cataplasmes chauds aux grandes articulations, plonger les bras et les jambes dans l'eau très-chaude ; saignée d'essai.

SYMPTOMATIQUE. (*Voyez* ASTHME, ANGINE DE POITRINE, PNEUMONIE, etc.)

DYSTOCIE. *Voyez* ACCOUCHEMENT.

DYSURIE. *Voyez* RÉTRÉCISSEMENS DE L'URÈTRE ET RÉTENTION D'URINE.

ÉCLAMPSIE. *Voyez* CONVULSIONS.

ECCHYMOSE.

INDICATIONS. 1° Borner l'effusion du sang; 2° favoriser la résolution; 3° procurer une issue au sang infiltré.

Applications résolutives froides, compression, eau végéto-minérale, eau-de-vie camphrée, eau de mer, eaux distillées aromatiques, ℞ hydro-chlorate d'ammoniaque ℥ ß, alcool et vinaigre ℔ j, en applications; infusions de plantes vulnéraires, de thé, de tilleul. Cataplasmes de racine de couleuvrée fraîche. Saignée, sangsues.

Repos de la partie affectée; quelquefois faire agir les muscles sous-jacens à l'ecchymose. Bandage approprié.

ECTHYMA (DARTRE CRUSTACÉE).

INDICATIONS. 1° Combattre l'inflammation pustuleuse de la peau; 2° surveiller le tube digestif.

Boissons délayantes; bains simples, frais, d'eau de son, de gélatine. Saignée générale, — émétique, ipécacuanha (*Monneret*); quelques sangsues (*Alibert*); ferrugineux, toniques, antimoniaux (*Bateman*); bains d'eaux minérales salines, eaux aromatiques, chlorurées; cautérisations superficielles avec le nitrate d'argent. *Voyez* DARTRE en général. Bains de sous-carbonate de soude ℥ viij à ℔ j (*Biett*); cérat térébenthiné pour pansement.

PROPHYLAXIE. (*Voyez* DARTRE.)

Soins de propreté, bains; nourriture réparatrice; régime adoucissant.

ECTROPION.

INDICATIONS. Rendre à la paupière sa direction normale, et l'y maintenir.

1° SARCOMATEUX.

Instillation de laudanum, avec addition d'éther sulfurique; nitrate d'argent, pommade avec deutoxide de mercure. Scarifications (*Beer*); retrancher la tumeur avec des ciseaux courbes (*Scarpa*) et maintenir les paupières sur l'œil à l'aide d'un bandage contentif ou de bandelettes agglutinatives croisées devant l'orbite; frictions avec l'huile ou l'axonge, chaque fois qu'on les change.

2° SÉNILE, PAR PARALYSIE.

Frictions excitantes avec l'éther, la teinture de cantharides, les huiles essentielles, l'huile animale de Dippel, de cajeput, l'ammoniaque. *Voyez* BLÉPHAROPTOSE. Électricité. Retrancher une portion de la paupière renversée, — enlever aussi une portion du cartilage tarse (*Weller*); mouchetures de la conjonctive (*Sichel*).

3° CICATRICE VICIEUSE.

Incision courbe près la base de l'orbite (*Celse*); incision horizontale de la cicatrice et pansement de la plaie avec onguent basilicum et pommade de cantharides āā. Blépharoplastie (*Dzondi*); incision en V et réunion par suture (*Adams*), incision en <> à la peau de la paupière, réunion en travers avec quelques petites épingles et un fil ciré (*Bouchacourt*).

PROPHYLAXIE. (*Voyez* OPHTHALMIE.)

ECZÉMA.

INDICATIONS. 1° Remonter à la cause;
2° quelquefois temporiser; 3° quelquefois
recourir à des médications actives; 4° les
varier quand elles restent inefficaces.

État aigu.

—

Traitement externe. Bains simples ou émolliens, frais ou tempérés, bains de vapeur, de
mer, alcalins, sulfureux, gélatino-sulfureux;
douches, lotions d'eau de graine de lin, de fleur
de mauve, de pavot; eaux de Loëche, das
caldas; cataplasmes de fécule de pomme de
terre, de riz, de mie de pain délayée dans le
lait et enveloppés de gaze, s'il y a des poils,
cataplasme de petite chélidoine, de clématite;
bains de vapeur russes (*Schmidt*). Pommades
sulfuro-alcalines, de précipité rouge, de zinc, ou
calomel. ℞ calomel ℨ ij, cérat ℥ j, essence de
citron 20 gouttes (*Dewes*); pommade de Werlofh (*Fischer*). ℞ éthiops antimonial, éthiops
minéral et fleur de soufre āā (*Feiler*); ℞ oxide
de manganèse et axonge pour frictions (*Morelot*);
sulfure de chaux (*Hahnemann*), eau de chaux
(*Lentin*); poix liquide étendue sur la croûte
laiteuse (*Kortum*); vaccination (*Seiler*); compression modérée dans l'eczéma des vieillards.
Cautérisations avec le nitrate d'argent ou l'acide
muriatique; vésicatoires.

Traitement interne. Lait coupé avec l'orge,
le gruau; limonades sulfuriques, muriatiques,
tartriques; infusion ou décoction de douce-
amère (*Gardras*); anti-scrofuleux (*Goelis*).
℞ sel de tartre ℨ j, eau de fontaine, ℥ iij, miel
℥ ß, par cuillerées, trois fois par jour (*Schoen-
heyder*); pensée sauvage (*Strack, Stein,* etc.).
℞ poudre de pensée sauvage et sucre de lait
āā ℨ iij, soufre précipité et carbonate de magnésie āā ℨ ß; une cuillerée à café de trois en trois
heures (*Iahn*).

Régime. Propreté; nourriture douce (*Feiler*);
pas de viande; donner le sein plus rarement aux
enfans à la mamelle, la mère ne faisant usage
que de laitage et de légumes (*Dewees*); bains
de propreté, lotions savonneuses.

État chronique.

—

Eaux de Sedlitz, de Balaruc; sulfates de
soude et de magnésie, ou crème de tartre deux
fois par semaine. — Suc ou extrait de douce-
amère v à x gr. et pilules de Belloste (*Carrère*);
préparations arsénicales (*Anglais* et *Allemands*);
sulfureux, teinture alcoolique de cantharides,
calomel 4 gr. tous les matins à jeun (*Biett*).
Pommades et onguens précités; pommade
de *Jadelot*. ℞ borax ℨ ß, axonge ℥ j (*Cazenave*);
surtout efficace contre le prurit.

PROPHYLAXIE. (*Voyez* DARTRES.)

ÉLÉPHANTIASIS DES ARABES,

ANGÉIO-LEUCITE, DE ROCHE ET SANSON.

INDICATIONS. 1° Combattre les phlegmasies internes concomitantes; 2° attaquer
l'affection locale.

Saignées locales et générales (*Rayer*); scarifications, compression et saignées locales
(*Lisfranc*); compression (*Bayle, Alard*); émolliens, bains tièdes; vésicatoires, cautères, —
douches de vapeurs (*Biett*); préparations iodurées et compression (*Lemasson*); préparations
d'or (*Sorina*); émétiques et purgatifs. Oxide de
zinc sublimé vj à viij gr. par jour, dans les exacerbations (*Hendy*); préparations arsénicales
(souvent nuisibles); sulfate de quinine (*Roche*

et *Sanson*) ; amputation (suivie souvent de récidive.)

Repos, position élevée de la partie ; bas lacé ou compression méthodique soutenue, après la guérison.

ÉLÉPHANTIASIS DES GRECS,
LÈPRE TUBERCULEUSE.

INDICATIONS. 1° Modifier la nutrition, pour prévenir le développement des tubercules ; 2° résoudre les tubercules existans, et cicatriser les ulcérations ; 3° arrêter les progrès des phlegmasies concomitantes.

Boissons douces, mucilagineuses, bouillons de tortue, de veau, de poulet, de vipère, de lézard, etc. Bains tièdes, émolliens, de sable, sulfureux, de mer, de vapeurs ; eaux minérales de Barège, d'Aix-la-Chapelle, Bourbonne, etc., en bains et en douches *(Biett)* ; vésicatoires (*Cazenave*), pommade de Gondret. Iode, (*Coindet*), frictions avec l'hydriodate de potasse. Acide nitrique 10 à 60 gouttes (*Cooke*) ; préparations arsénicales (*Fowler*) ; frictions avec le savon noir ; éthiops antimonial x gr., trois par jour (*Graef*) ; frictions mercurielles (*Heberden*) ; asclepias gigantea (*Playefair*) ; décoction de racine de tondin (*Shilling*), décoction de daphné mézéréum (dangereux), salsepareille et squine (*Depons*) ; frictions ammoniacales, cautérisation. Deuto-chlorure de mercure, —hydro-chlorate d'or, un seizième de grain en pilules (*Alibert*) ; décoctions sudorifiques ; extrait de ciguë ; teinture de cantharides. Chair hachée de 1 à 2 lézards verts (*Valentin*) ; bains d'arrow-root ℔ ß par bain (*Litchfield*), bains de sublimé, et muriate d'ammoniaque āā ℥ ß, dans eau ℔ j pour un bain (*Wedekind*).

Emigration ; propreté minutieuse ; exercices légers ; diète blanche.

EMBARRAS GASTRIQUE
ET INTESTINAL.

INDICATIONS. 1° Débarrasser les voies digestives ; 2° combattre l'irritation.

GASTRIQUE.

Boissons acidulées, lavemens ; quelques sangsues à l'épigastre (*Broussais*) ; tartre stibié ij à iij gr. ; ipécacuanha x à xxx gr. ; émétique j gr., avec ipécacuanha xij gr. ; amers, sucs d'herbes. Rhubarbe en poudre, quelques grains.

INTESTINAL.

Purgatifs : Jalap ℈ j à ij, sels neutres ʒ ij à ℥ j ß, aloès x gr. ℈ j, rhubarbe ℈ j à ij, sirop de nerprun ℥ ß à ij. ℞ feuilles de séné et sulfate de soude āā ℈ ij, rhubarbe ℈ ß, manne ℥ j ß, eau q. s. pour ℥ v. ℞ eau saturée de magnésie ℥ vj, sulfate de magnésie ℥ j. — ℞ huile de ricin ℥ j à ij, sirop de gomme ℥ j, gomme arabique ℈ ij, eau ℥ iv. ℞ huile de croton-tiglium 2 gouttes, sucre blanc ʒ ij, gomme arabique ℈ ß, teinture de cardanome ℈ ß, eau q. s. pour une mixtion de ℥ j ß, 2 à 3 cuillerées toutes les trois heures, chez les enfans de cinq à six ans (*Ed. Cory*) ; poudre de jalap orangée ℈ j à ij dans le lait ou le bouillon ; sel de Guindre ℥ j ß. ℞ eau de fleurs d'oranger, sirop de fleurs de pêcher āā ℥ j, esprit de romarin ℈ j, diagrède xij gr. (*Andry*) ; pilules écossaises 3 à 4 (*Anderson*) ; bols purgatifs d'Alibert, 2 toutes les heures ; biscuits, sirops purgatifs pour les enfans. ℞ follicules de séné ℈ j dans du jus de pruneaux, pour les enfans de quatre ans. — Sirops de chicorée, de

roses pâles, de fleurs de pêcher, par cuillerées
à café, pour les *nouveau-nés*. — Eau-de-vie allemande ℥ ij à ℥ j; purgatif de Leroy. ♃ calomel,
résine de jalap, savon d'Espagne ā̄ā ℈ j; aroma-
tisez, à prendre par cuillerée toutes les demi-
heures. ♃ sirop de jalap, de scammonée ℥ ß à j.
♃ huile de ricin ℥ j à ij, sirop de gomme ℥ j,
gomme arabique ℈ ij, eau ℥ iv (manière la plus
agréable de prendre l'huile de ricin).

EMPHYSÈME.

INDICATIONS. 1° Remonter à la cause de
l'infiltration de l'air; 2° lui donner issue ou
faciliter sa résorption.

TRAUMATIQUE.

———

Frictions; applications de vin aromatique,
d'alcool camphré. — Ventouses sèches ou scarifiées (*Larrey*); taillades dans les tumeurs, pressions; bandage autour de la poitrine (*Abernethy*); bain froid; ouverture de la poitrine
(*J. Bell*), incisions sur le trajet des plaies obliques ou sinueuses de la poitrine; saignées et
traitement interne, suivant la cause.

DES POUMONS.

———

Narcotiques (*Laënnec*); combattre la cause.
Voyez PHTHISIE.

EMPOISONNEMENT.

INDICATIONS. 1° Expulser le poison;
2° neutraliser ce qui en reste; 3° combattre les maladies ou les accidens qu'il a pro-
voqués.

A. POISONS IRRITANS.

———

Inspiration avec la pompe stomacale (*Lifar-*

gue); provoquer le vomissement à l'aide de
l'eau tiède, de la titillation de la luette, des vomitifs; agens neutralisans spéciaux; purgatifs;
antiphlogistiques.

1° *Acides concentrés.* Magnésie calcinée très-
étendue; eau de chaux, de savon.

2° *Alkalis.* Vinaigre, suc de citron, boissons
acidulées, susceptibles en se combinant de for-
mer un sel insoluble ou innocent.

3° *Préparations mercurielles.* Albumine, lait,
12 à 15 blancs d'œufs dans 2 pintes d'eau froide,
à prendre par verres; gluten en poudre.

4° *Préparations arsénicales.* ♃ eau de chaux
2 parties, eau de savon 1 partie; eau tiède
en abondance; tritoxide de fer hydraté;
hypersthénisans, eau-de-vie (*Rognetta*, *Giaco-
mini*); titillation de la luette; saignée, sangsues,
bains, lavemens, — tabac en infusion (*Emerson*).

5° *Préparations de cuivre.* Albumine, lait,
émolliens, sangsues, légers purgatifs, sucre.

6° *Préparations de plomb.* Sulfate de soude
et de magnésie. *Voyez* COLIQUE MÉTALLIQUE.

7° *Préparations antimoniales.* Infusion de noix
de galles, décoction de quinquina.

8° *Préparations d'étain, bismuth, or, zinc.*
Lait coupé en abondance.

9° *Préparations d'argent.* Sel de cuisine.

10° *Nitrate de potasse.* Eau sucrée en abondance, émolliens.

11° *Sulfures.* Mucilagineux, antiphlogistiques.

12° *Baryte.* Sulfates de soude et de magnésie, provoquer le vomissement; antiphlogistiques.

13° *Phosphore.* Mucilagineux , magnésie.

14° *Cantharides.* Huile d'olives (nuisible); mucilagineux.

15° *Morceaux de verre, d'émail* , etc. Pommes de terre, haricots, choux en grande quantité, puis émétique.

16° *Gaz irritans.* Voyez Asphyxie.

B. POISONS NARCOTIQUES.

Provoquer le vomissement avec l'émétique, le sulfate de zinc xxiv gr., ou celui de cuivre iij gr.; éviter d'étendre le poison par les délayans (*Orfila*). — Agens neutralisans; prévenir l'asphyxie.

1° *Solanées, opium.* Émétique, acides , vinaigre ; — infusion de café (*Orfila*); saignée (*Roche*) ; frictions sur les membres; lavemens camphrés.

2° *Acide hydrocyanique.* Vomissement, saignées, boissons abondantes; café, —térébenthine, trois cuillerées ; *eau ammoniacale; chlore* étendu d'eau. — Teinture d'iode (*Donné*); affusions froides.

3° *Noix vomique, coque du Levant, strychnine, etc.* Faire vomir , insufflation pulmonaire ; ♃ éther ℨ ij, sucre ℥ ß , huile de térébenthine ℨ ij, eau ℥ ij, à prendre toutes les dix minutes. Teinture d'iode (*Donné*).

4° *Champignons.* Citrons , vinaigre ; vomissement, saignée , potion éthérée ; décoction de tabac.

5° *Moules.* Lait (*Bullock*), émétique (*Beck*), éthers.

6° *Seigle ergoté.* Voyez Ergotisme.

7° *Garou, euphorbes, arums,* etc. Oseille (*Missa*); antiphlogistiques.

EMPYÈME.

Indications. 1° Favoriser la résorption des liquides épanchés; 2° leur donner issue; 3° combattre les accidens auxquels leur présence a pu donner lieu.

1° DE SANG , TRAUMATIQUE.

Saignées répétées, sangsues, ventouses scarifiées ; boissons délayantes ; révulsifs intestinaux et cutanés ; vésicatoire (souvent dangereux) , séton (*Bégin*), application du feu ; émulsions nitrées; looch calmant;— émétique à haute dose (*Sanson*).

Ouverture de la poitrine en perforant la quatrième côte (*Hipp.*), entre les côtes dans le lieu d'élection ou de nécessité ; en évacuant le liquide d'une seule fois (méthode nouvelle), ou en l'évacuant peu a peu (méthode ancienne); ponctions renouvelées de dix jours en dix jours , en descendant successivement (*Dupuytren*); canule bouchée de liége (*Bell*) ; injections dans les plèvres d'eau miellée ou très-légèrement chlorurée.

Abstinence sévère , repos absolu.

2° DE PUS.

Eau de chaux, seule ou unie au lait. — Suc de cresson (*Pouteau*), préparations scillitiques. —Acétate d'ammoniaque (*Billard* père); émétique en lavage (*Audouard*); quinquina, sirop d'écorce d'orange; décoction blanche, eau de riz édulcorée avec les aromates; potions cordiales, thériaque, diascordium; vins d'Alicante, de Malaga; vésicatoires, sétons; opération de l'empyème; frictions avec la pommade stibiée.

3° DE SÉROSITÉ. (*Voyez* HYDROTHORAX.)

4° D'AIR. (*Voyez* PNEUMO-THORAX.)

RÉGIME, HYGIÈNE.

Diète ou alimens légers, puis plus nourrissans, vin vieux.

Air doux, renouvelé, laine sur la peau, frictions, exercice modéré, éviter les plaisirs vénériens et les exercices de phonation; position assise.

ENCANTHIS.

INDICATIONS. En raison de l'espèce.

1° INFLAMMATOIRE.

Extraire les corps étrangers; cataplasmes de pulpe de pommes, de graine de lin, de mie de pain bouillie dans du lait; lavage à l'eau de sureau; pédiluves, délayans; régime.

Collyre tonique, astringent; toucher avec le laudanum, le chlorure de soude, le nitrate d'argent; excision.

2° SARCOMATEUSE.

Excision avec des ciseaux courbes, enlever les prolongemens; lotions à l'eau de mauve ou de sureau; cathérétiques légers.

ENCÉPHALITE, CÉRÉBRITE ET CÉRÉBELLITE.

INDICATIONS. 1° Combattre énergiquement l'inflammation, et prévenir la suppuration; 2° favoriser la résorption des lides épanchés; 3° détruire les productions anormales.

1° IRRITATION.

Saignées générales et locales répétées, artériotomie; *glace pilée* appliquée sur la tête dans une vessie, affusions froides. — Compression des carotides (*Blaud*); boissons rafraîchissantes, acidulées, délayantes, émollientes; lavemens adoucissans, huileux ou purgatifs.—Émétique en lavage (*Desault*); ventouses, sinapismes, vésicatoires, sétons, moxas; purgatifs énergiques; extraction des corps étrangers, aidée ou non du trépan.

2° SUPPURATION.

Cautères, sétons, moxas; purgatifs, calomel à doses fractionnées; quinquina ou sulfate de quinine s'il y a rémittence.

3° PRODUCTIONS ACCIDENTELLES.

Extirpation quand les tumeurs font saillie à l'extérieur; lavemens laxatifs, cathétérisme, si les évacuations alvines ou urinaires sont suspendues.

PROPHYLAXIE, RÉGIME.

Éviter les causes, et en combattre promptement les effets nuisibles; saignée après un coup, une chute sur la tête. — Ventouses scarifiées à

la tête (*Récamier*); boisson émétisée(*Desault*);
glace sur la tête, vésicatoire; laxatifs, purgatifs; diète sévère d'abord , végétale ensuite.

ENCÉPHALOCÈLE.

INDICATIONS. Comprimer doucement et
méthodiquement la tumeur jusqu'à l'ossi-
fication de la fontanelle ou la formation
d'une cicatrice solide.

Pelote de charpie recouverte d'une compresse
épaisse ; plaque de carton , de cuir bouilli ; lame
de plomb. — Se borner à préserver les tumeurs
volumineuses à l'aide d'une calotte protectrice.

ENDURCISSEMENT DU TISSU CELLULAIRE DES NOUVEAU-NÉS, OU SCLÉROME.

INDICATIONS. 1° Combattre la pléthore générale, par quelques émissions sanguines;
2° exciter la peau par des frictions irritan-
tantes, et les diaphorétiques.

1° *Sangsues* aux jambes (*Paletta*), au thorax
(*Broussais*), derrière les oreilles (*Chambon*).

2° Bains de sauge (*Andry*), bains chauds et
décocté de china, avec acétate d'ammoniaque;
potion cordiale, avec eau de menthe, de mélisse et de cannelle (*Chaussier*); sublimé (*Feil-
ler*); vomitif, cathartique et calomel à doses réfractées (*Hulme*); calorifères et frictions(*Mar-
zaré*); alcool de térébenthine à l'extérieur (*Pitschaft*); frictions mercurielles (*Richter*), pommade avec l'huile de menthe pour frictions
(*Schneider*); eau de Goulard , décoction de
china camphrée, eau salée, eau de savon en
lotions; vésicatoires. — Vêtemens de flanelle
(*Billard*).

PROPHYLAXIE. *Voyez* HYGIÈNE DE L'ENFANT, art. ACCOUCHE-
MENT, ALLAITEMENT.

ENGELURE.

INDICATIONS. Donner à l'inflammation l'é-
nergie nécessaire pour favoriser la résolution ou hâter la cicatrisation.

1° A L'ÉTAT D'INFLAMMATION.

Application du froid (*Dzondi*) , de la neige;
chaleur très-forte;—colle-forte(*Dzondi*),gélatine
de gants (*Tourret*) ; eau de Goulard , alcool,
émolliens, aromatiques, toniques,—eau de neige
tiède , dans laquelle a été bouillie de l'avoine
(*Muller*) ; décoction de feuilles de chêne (*Neumann*) ; ammoniaque, baume opodeldoc, liniment camphré, huile de pétrole;— cantharides
1 p. , liniment de savon 6 p. (*Wardrop*); deux
blancs d'œufs battus avec de l'alun , eau alumineuse; écorce de tan ; essence de térébenthine
pour lotions et bains ; vapeur de vinaigre , de
soufre; teintures de myrrhe, de benjoin, huile
de térébenthine et copahu āā ; enveloppe de
taffetas gommé, — bande très-serrée (*Richter*);
électricité (*Fuschel*) ; frictions mercurielles
(*Ratier*) ; sangsues, lotions de chlorure de chaux
(*Græfe*) ; eau de créosote (*Hahn*). ♃ alcool de
térébenthine ℥j, acide hydrochlorique viij gouttes , huile d'olives ℥ ij ℥ , de térébenthine ʒ ij
(*Fiévée*). ♃ baume du Pérou ʒ β, teinture d'o-
pium et éther muriatique āā ʒ j (*Henschell*);
pommade de borax (*Hufeland*). ♃ savon médicinal ʒ ij, eau distillée ℥ iv, baume du Pérou ʒ j
pour frictions, deux fois par jour (*Kern*) ; huile
de pétrole et alcali (*Mœnch*) ; eau distillée de
cannelle et acide nitrique āā, pour porter sur l'en-
gelure avec les barbes d'une plume (*Rust*). ♃
amandes amères ℥ j , miel commun ʒ vi , alun
calciné, oliban āā ʒ ij, moutarde et camphre en
poudre āā ʒ β, jaune d'œuf n° 1 ; on délaie la
pâte avec un peu d'eau et on frotte les engelures
deux fois par jour, puis on lave à l'eau tiède et
l'on essuie (*Swediaur, Cadet*). ♃ teinture aromatique d'opium safranée, acide hydrochlorique
affaibli āā (*Rosenthal*). ♃ suif et axonge ℔ j,

15

cire ℥ ij , faites fondre , ajoutez, limaille de fer alcoolisé ℥ iv ; après avoir fait bouillir et trituré fortement, on ajoute : térébenthine de Venise ℥ ij, huile de bergamote ʒ j , bol d'Arménie pulvérisé par l'huile d'olives ℥ j ; étendez sur un linge pour recouvrir la partie malade (*Walher*). ℞ muriate d'ammoniaque Ɔ j , alcool camphré et. eau de boule āā ℥ ij , acide hydrochlorique ʒ j , en frictions. ℞ huile d'olives ℥ ij, de térébenthine ℥ j', acide sulfurique ʒ ij en frictions. ℞ cire blanche ℥ ß, moelle de bœuf ℥ j, saindoux ℥ iij , en frictions le soir.

2° A L'ÉTAT D'ULCÉRATION.

Cérat de saturne, digestif doux, — *chlorure de sodium* (*Lisfranc*); liqueurs résolutives et astringentes , solution de nitrate d'argent. ℞ axonge et huile d'amandes douces āā ℥ xij , cire jaune ℥ iv , faire fondre , puis ajoutez huile de lavendula spica ℥ iij , ammoniaque ℥ xv , teinture de semence de moutarde noire camphrée ℥ j (*Le Gripp*); onguent de nitrate de mercure. ℞ opium en poudre ℈ ß, onguent d'althæa ℥ j (*Wolfart*); liniment de savon avec teinture de cantharides, en frictions autour de l'articulation (*Wardrop*). ℞ huile d'amandes douces et eau de chaux āā ℥ ij, laudanum ℥ j, teinture d'iode ℈ ß ; mêlez pour pansement sur un linge fenêtré (*Verdi, Delisle*). ℞ emplâtre de diachylon simple ℥ ß , baume du Pérou ℈ ß, opium x à xx gr. (*Rust*) ; pyrothonide (*Ranque*) ; camphre et huile de laurier unis à l'axonge et à la graisse de bœuf (*Plenk*) ; laudanum (*Dzondi*) ; nitrate d'argent (*Gambernini*); onctions d'onguent napolitain (*Desgranges*) ; eau de créosote (*Hahn*) ; pommade de Walher. (*Voyez* plus haut.)

PROPHYLAXIE.

Éviter les transitions brusques de température , du froid au chaud surtout; les chaussures

et les gants fourrés , les vêtemens. trop chauds ; entretenir les pieds secs. Frictions et bains froids à l'approche de l'hiver.

Propreté, des parties affectées surtout; éviter les frottemens répétés , le contact de la laine sur elles.

ENTÉRALGIE. *Voyez* GASTRALGIE.

ENTÉRITE.

INDICATIONS. 1° Éloigner la cause d'excitation ; 2° condamner le tube digestif au repos, ou ne le mettre en rapport qu'avec des substances douces ; 3° combattre son inflammation par des antiphlogistiques directs et indirects ; 4° quelquefois neutraliser un agent septique, ou combattre ses ravages.

A. AIGUE.

1° Superficielle. (*Voyez* DIARRHÉE.)

2° Phlegmoneuse.

Saignées générales et locales en abondance ; fomentations émollientes , narcotiques , froides, éthérées , glace dans une vessie ; lavemens ou demi - lavemens émolliens de mauve , graine de lin , amidon , albumine, avec la décoction de têtes de pavots , ou avec addition de laudanum ; boissons émollientes, adoucissantes, gommeuses , acidulées quelquefois avec le citron , la groseille , etc. , ou avec addition de lait ; eau panée , décoction blanche ; opiacées au début. Bains tièdes prolongés, cataplasmes sur le ventre ; révulsifs : pommade d'Autenrieth en frictions , vésicatoires , sinapismes. (souvent dangereux.)

3° Villeuse.

Boissons froides , gommeuses ou mucilagineuses ; cataplasmes et lavemens émolliens ;

saignées locales autour de l'ombilic, aux flancs ; acides (nuisibles souvent) ; laudanum de Rousseau 5 à 6 gouttes, ou sirop diacode ʒ iv, dans eau distillée de laitue ou de pourpier ℥ vj. Bains, surtout chez les enfans ; fomentations émollientes narcotiques.

4° Folliculeuse. (*Voyez* Fièvre typhoïde.)

Régime, hygiène.

Diète sévère, position horizontale, éloignement de toute cause d'excitation morale ou physique.

B. CHRONIQUE.

—

Quelques sangsues au siège (*Broussais*) ; continuation des délayans aromatisés avec la cannelle, la menthe, etc. ; boissons amères, astringentes, décoctions de simarouba, cascarille, cachou, ratanhia ; vésicatoires aux cuisses, sur le ventre ; bains chauds, bains de vapeurs ; demi ou un quart de lavemens opiacés, à l'eau de chaux, avec le chlorure de sodium étendu ; opium, diascordium à l'intérieur. (*Voy.* Dysenterie.)

Régime, hygiène.

Alimentation légère, lait, sucre, fécules, gélatine, bouillons de poulet, de tortue ; frictions sèches, vêtemens de flanelle. Exercice modéré en voiture. Campagne.

C. PSEUDO-MEMBRANEUSE.

—

Saignées locales, bains, lavemens émolliens, régime adoucissant. — Boissons amères, aromatiques ou anti-spasmodiques (*Burdin*).

Prophylaxie générale, (*Voyez* Gastro-entérite.)

ENTÉROCÈLE. *Voyez* Hernie.

ENTORSE.

Indications. 1° Prévenir l'afflux du sang ; 2° combattre l'engorgement inflammatoire ; 3° favoriser la réunion des ligamens déchirés ; 4° combattre la faiblesse consécutive de l'articulation.

1° Eau glacée, eau de puits renouvelée, immersion de cinq à dix heures ; fomentations avec l'eau de Goulard, une forte solution d'opium. Mélange de suie, alun, opium et blancs d'œufs battus ensemble. ℞ liqueur ammoniacale, ʒ j, éther sulfurique ʒ ß, esprit de lavande, ℥ ij, mêlez pour embrocations. ℞ hydro-chlorate d'ammoniaque ʒ ß, vinaigre et alcool ãã ℔ j, pour lotions (*S. Cooper*) ; frictions prolongées et massage (*Maignien*) ; appareils inamovibles de Larrey ou Seutin.

2° Saignées générales ; sangsues répétées ; cataplasmes émolliens, safranés, rendus narcotiques avec une décoction de pavot, le laudanum.

3° et 4° Repos continu, cataplasmes de plantes aromatiques cuites dans du gros vin, vin aromatique, fomentations d'alcool camphré, douches d'eaux alcalines, hydro-sulfureuses, bains de lessive, lotions d'eau de boule.

Bandage roulé, bas lacé de toile, de peau de chien, brodequin.

ENTOZOAIRES. *Voyez* VERS, HYDATIDES.

ENTROPION.

INDICATIONS. Corriger la difformité à l'aide d'opérations particulières.

Maintenir la paupière relevée avec des bandelettes agglutinatives (*Demours*) ; incision de la commissure externe des paupières (*Wardrop*); irritation de la peau des paupières avec les frictions de liniment ammoniacal, le baume de Fioraventi, la teinture de cantharides.

Destruction de la peau des paupières : *enlever un pli avec les ciseaux courbes* (*Celse*) ; gangrène d'un pli, par la compression (*Bastish*); anse de fil d'archal (*Demours*) ; cautérisation avec l'acide sulfurique (*Quadri*), le feu (*Ware*); extirpation d'une partie du cartilage tarse (*Saunders*); opération du TRICHIASIS. *Voyez* ce mot.

PROPHYLAXIE. (*Voyez* BLÉPHARITE, OPHTHALMIE.)

———

ÉPANCHEMENT,

INDICATIONS. 1° Favoriser l'absorption du liquide épanché; 2° lui donner issue par une opération; 3° combattre les accidens auxquels sa présence peut donner lieu.

1° DANS LE CRANE.

———

Par cause interne : *Voyez* APOPLEXIE, HYDRO-CÉPHALIE, ENCÉPHALITE.

Par cause externe, de sang : Saignée du pied, de la jugulaire ; sangsues nombreuses au cou, aux mastoïdes, ventouses scarifiées. Bouillons de veau, petit-lait, émétisés ; lavemens purgatifs ; couvrir la tête d'un vésicatoire ; trépan

(*Quesnay*), proscrit par *Morgagni*. *Voyez* PLAIES DE TÊTE.

De pus : Moyens généraux antiphlogistiques. *Voyez* ENCÉPHALITE. Trépan ; incision des abcès du cerveau si la surface de celui-ci est lisse, molle et fluctuante.

2° DANS LA POITRINE. (*Voyez* EMPYÈME, PLAIES DE POITRINE.)

3° DANS L'ABDOMEN. (*Voyez* ASCITE, PLAIES DU VENTRE.)

ÉPHÉLIDES.

INDICATIONS. 1° Combattre la cause quand elle est connue ; 2° les abandonner à elles-mêmes ; 3° essayer des moyens empiriques.

Bains sulfureux tous les deux jours; eau de Barége à l'intérieur, lotions émulsives ; linimens camphrés ou de borate de soude, pommade avec l'eau de laurier-cerise, lotions avec l'eau de veau, le lait caillé. Douce-amère, aconit ; laxatifs. Lotions ferrugineuses, bains de ciguë. Anti-scorbutiques.

PROPHYLAXIE.

———

Éviter l'ardeur du soleil sur la face, ou la chaleur artificielle, les alimens de mauvaise qualité; surveiller la constitution.

Exercice, frictions, vêtemens appropriés aux saisons.

ÉPILEPSIE.

INDICATIONS. 1° Modérer l'intensité, la durée de l'accès, et garantir le malade; 2° prévenir ou éloigner son retour; 3° combattre la maladie en elle-même.

1° PENDANT L'ACCÈS.

Contenir le malade, lâcher les liens qui le peuvent gêner; saignée dans les congestions cérébrales violentes. — Ammoniaque (*Martinet*). Flacon d'ammoniaque porté aux narines au moment de l'accès (*Pinel*), 10 à 12 gouttes à l'intérieur (*Martinet*).

2° HORS L'ACCÈS.

Opium (*Tacheron*), castoreum (*Thouvenel*), racine de pivoiné (*Thom*); carbonate de fer Ɔ j à ij (*Strauch*); musc (*Rech*), digitale (*Parkinson*), camphre (*Behrends*), oxide de zinc et ciguë (*Hawkins*), oxide de zinc jusqu'à xl gr. par jour (*Guthrie*), stramoine (*Hufeland*), acide hydro-cyanique (*Ferrus*), belladone (*Evers*), ♃ belladone un demi-gr., oxide de zinc j gr., ipécacuanha un tiers de gr. (*Berends*), *Valériane* seule ou unie à l'oxide de zinc (*Columna, Fothergill,* etc.) Ɔ j par dose (*Gaertner*), huile éthérée 6 à 8 gouttes (*Schneider*), feuilles d'oranger (*Dehaen*), hydro-cyanate de fer un demi-gros matin et soir en augmentant (*Gergerès*), extrait de jusquiame (*Greding*), asa-fœtida (*Klosse*); arsenic (*Duncan*); racine de selinum pallustre (*Amman*). ♃ racine de valériane З ß, magnésie et sel ammoniac ãã Ɔ j, huile de cajeput З 2 gouttes, une cuillerée à thé trois fois par jour (*Berends*). — Saignée du pied de З ij; quatre jours après, émétique, huile de ricin З j; mercure doux iv gr. en pilules, et par dessus une tasse d'infusion de feuilles de fougère mâle; après ces moyens, le matin à jeun, *eau de laurier cerise* 20 gouttes dans une tasse d'infusion de tilleul en augmentant chaque jour d'une goutte; le

soir, feuilles d'armoise en poudre ʒ ij dans une tasse de tilleul; un moxa tous les quinze jours sur la colonne épinière; bracelet aimanté au bras gauche, que l'on serre à l'approche de l'accès; frictions avec l'éther sur les extrémités inférieures deux fois par jour (*Borier*); racine d'armoise (*Hufeland*); huile de croton-tiglium (*Chiesa*); galium album (spécifique selon *Coste*); mercuriaux; acétate de plomb iij gr. deux fois par jour (*Eberle*); sedum acre (*Fauvage*); ipécacuanha à petites doses (*Ferrara*); *térébenthine* (*Foville*); verjus (*Franck*); eau de chaux (*Gerhard*); phosphore dans une émulsion (*Hartmann, Hufeland*); acide sulfurique affaibli З ij par jour (*Hildenbrand*); graine de poivre vj gr., trois fois par jour (*Holer*); oxide de manganèse x à c gr. par jour (*Jacques*); *indigo* xv gr. deux fois par jour (*Dœpp, Lenhossek*) noix vomique (*Lichtenstein*); ♃ iodure de potasse З iv, iode gr. ij, eau de menthe et de fleurs d'oranger ãã З iij; à prendre une cuillerée à bouche trois fois par jour (*Magendie*) poudre de Marchionis (*Allemands*), poudre de châtaigne ij à xx gr. (*Mettauer*). ♃ nicotiane, magistère de bismuth, cinabre factice ãã gr. j, extrait d'aloès gr. ß (*Pitschaft*); purgatifs drastiques (*Abercrombie*). ♃ poudre de racine de valériane sauvage З j, limaille de fer З iij, myrrhe, oliban, extrait de tormentille ãã З ß; faites pilules de iij gr. à prendre sept à dix, trois fois par jour (*Quarin*); vomitif (*Richter*); acétate de plomb et carbonate de chaux (*Saxtorph*), oxide d'étain Ɔ ij à З j, pendant quatre jours, puis un purgatif, puis oxide d'étain (*Scharmann*); *nitrate d'argent* un demi-grain deux fois par jour (*Brera, Richter, Sims,* etc.); sulfate de cuivre ammoniacal j à ij gr. par jour (spécifique de *Winter, Richter, Chaussier*). ♃ sulfate de cuivre ammoniacal iv gr., eau distillée З ß, succinate d'ammoniaque liquide З ij (*Vogt*); chlore (*Wallace*). ♃ poudre de fèves St-Ignace x gr., d'ipécacuanha v gr., d'écorces d'oranges З j, magnésie carbonatée З j, sucre blanc З j, huile de menthe poivrée 4 gouttes; quatre cuillerées à thé par jour (*Rosenthal*); limax agrestis sèché et pulvérisé x gr. trois fois par jour, aux enfans de deux à six ans comme spécifique (*Zeviani*); sulfate de quinine (*Piorry, Baude-*

locque) ; oxide de zinc viij gr. , extrait de jusquiame j gr. , poudre de valériane , x gr. , matin et soir en augmentant (*Siedler*) ; semences
de fenouil Ɔ j, quatre fois par jour (*Brüchmann*),
cura famis et frictions mercurielles (*Holscher*) ;
huile animale de Dippel (*Thovenet, Franck*) ;
extrait de narcisse des prés : anthelmintiques ;
morphine (peu efficace) ; guy de chêne. Inspiration d'oxygène, — électricité, galvanisme, —
aimans artificiels (*Thouret* et *Audry*) ; amputation du point d'où part l'aura epileptica (*Tissot*) ; affusions froides (*Récamier*), douches,
bains froids. Ligature des carotides (*Preston*) ;
fumigations narcotiques (*Preston*) ; cataplasmes
de tabac à l'épigastre (*Currie*) ; cautérisation
des nerfs saphènes ; castration (*Franck*) ; cautérisation sincipitale avec le fer rouge, ou cervi-
cale (*Hale*), séton à la nuque (*Hegwisch*), cautère, moxas, — trépan (dangereux et inutile) ;
pommade de Gondret au sinciput ; saignées
générales et locales. Vers de terre, lézards,
cœur ou foie de taupe avalés à jeun, etc. (moyens
ridicules, anciens).

Ammoniaque aux narines (*Pinel*), à l'intérieur
(*Martinet*) ; ligature au dessus du point de départ de l'aura ; sangsues au siége périodique-
ment. Bains tièdes, réfrigérans sur la tête. Anthelmintiques.

Contenir le malade, le débarrasser de ses
liens ; bourrelet entre les dents.

Combattre les habitudes vicieuses des enfans.
Exercice soutenu ; musique, distraction ; éviter
les frayeurs et la fréquentation des épileptiques ;
danse, natation, escrime. Changement de pays
(*Hipp*).

ÉPIPHORA.

INDICATIONS. Rendre aux larmes leur
cours normal.

Désobstruer les conduits lacrymaux à l'aide
d'injections (*Anel*), du cathétérisme. Diminuer

l'engorgement de la conjonctive par les résolutifs, la cautérisation avec le nitrate d'argent.
Remédier à l'Ectropion, *voyez* ce mot. Pratiquer
des conduits lacrymaux artificiels (*Monro,
Bertin*), établir une fistule artificielle, en ouvrant le sac lacrymal en dedans de la paupière, et en cautérisant ses bords (*Léveillé*) ;
℞ acide acétique ℥ j, alcool ℥ ß, eau de roses
℥ viij, en collyre ; sulfate de fer avec un peu
d'alcool camphré, ou teinture opiacée dans un
collyre (*Beer*).

ÉPISTAXIS, RHINORRHAGIE.

INDICATIONS. 1° Faciliter l'épistaxis criti-
que ; 2° arrêter l'épistaxis accidentel.

Solutions chaudes sous le nez, inspiration de
vapeurs émollientes, séjour dans un lieu chaud
et humide ; position horizontale, tête basse.

Lieu frais, tête élevée ; oxycrat, éther, eau
glacée sur le front ; linges chauds et cataplasmes
sinapisés aux mains et aux pieds.

Pédiluves et manuluves chauds ; limonade
minérale et végétale à la glace ; — digitale (succès
nombreux, *Thomassini*) ; huile de térébenthine (*Copeland*) ; acide phosphorique 6 à 10
gouttes toutes les deux heures (*Henning*) ;
℞ opium un quart de grain, acétate de
plomb ij gr., acétate de potasse iij gr., sucre de
lait v gr., pour une prise (*Krimer*) ; seigle ergoté (*Italiens*) ; hydro-chlorate de manga-

nèse 10 à 15 gouttes trois par jour (*Osborn*); sulfate de fer dans l'eau de sauge en injections (*Berends*); tente imprégnée d'acétate de plomb liquide (*Berends*); insufflation de gomme arabique dans le nez (*Brunner*); immersion dans l'eau fraîche, — de la tête (*Darwin*), du corps, des bras (*Paulin*), des testicules (*Pitschaft*); ♃ bol d'Arménie, alumine, aa ʒ ß, sang-dragon ʒ ij, colcothar vitriolique ʒ j, faites une pâte avec du blanc d'œuf et étendez sur une tente (*Griffith*); décoction de chêne aluminée (*Howison*); injections d'une solution d'ichthyocolle (*Lentin*), d'acide sulfurique affaibli (*Wansborough*); prise de tabac (*Weikart*); eau de créoste sur une mèche (*Hœring*); ognon coupé appliqué à la nuque (*Riel*); vésicatoire à la nuque (*Niemann*); mastication d'un papier gris (*Hufeland*); ♃ poudre de bol d'Arménie, racine de ratanhia āā ʒ j, vinaigre rosat q. s. pour un épithème sur le front (*Brera*); aspiration de décoction de racine de bistorte, tormentille, ratanhia. Saignée de pied. *Tamponnement* des narines antérieures et postérieures à l'aide de la sonde de Bellocq, du rhynobion, ou sonde armée d'une vessie qu'on remplit quand elle est arrivée derrière les fosses nasales postérieures (*Saint-Ange*); doigt de gant rempli de charpie (*Desault*); émotion morale vive.

Éviter l'air chaud, l'exposition au soleil, les alimens échauffans, les boissons alcooliques, les passions violentes.

Exercice, boissons acides, purgatifs salins, bains tièdes.

ÉPULIE, ÉPULIS.

INDICATIONS. Détruire ou enlever la tumeur.

Arrachement de la tumeur avec les doigts, la pince à polype ou de Museux, ligature, causti-

ques; — excision et cautérisation avec le fer rouge dans l'épulie cancéreuse.

Soins de propreté; combattre l'engorgement atonique ou scorbutique des gencives, avec les gargarismes acides, chlorurées, alcoolisés, etc.

ÉRECTILE (TISSU). *Voyez* TUMEUR ÉRECTILE.

ERGOTISME.

INDICATIONS. 1° Débarrasser l'économie de l'agent septique que recèle le sang; 2° combattre ses effets locaux et généraux.

1° TRAITEMENT INTERNE.

—

Ipécacuanha; purgatifs; infusions de sureau et de camomille; vin blanc; thériaque ʒ j par jour; préparations d'ammoniaque; poudre tempérante de Stahl; antimoine diaphorétique (anciens); émétiques et sudorifiques (*Langius*); saignée, purgatifs, camphre et quinquina (*Tissot*). *Saignée générale* répétée (*Dupuytren*, *Roche*); opium 3 à 4 gr. (*Boucher*, *Janson*); boissons acidules, lait.

Quand la gangrène est survenue : china, camphre, thériaque, vin vieux. Infusion de sureau avec quatre cuillerées de vinaigre et de miel, et j gr. d'émétique par pinte. ♃ quinquina ʒ iv, sel ammoniac ʒ ß, fleurs de camomille 2 pincées pour tisane, à prendre ʒ iv, toutes les trois heures.

2° TRAITEMENT EXTERNE.

—

♃ alun ʒ iv, vitriol romain ʒ iij, sel ʒ j; faites bouillir dans eau ℔ ij, pour fomentations dès le début (*Read*). Applications aromatiques, cataplasmes de fleurs de sureau ; décoction de china animée avec le camphre, l'hydrochlorate d'ammoniaque, l'eau-de-vie, etc.; chlorure d'oxide de sodium de Labarraque. Faciliter la chute des eschares ; amputation dans un point où l'on sentira encore les pulsations artérielles (*Roche*). Large vésicatoire sur les membres engourdis (*Read*).

PROPHYLAXIE.

—

Éviter le pain de mauvaise qualité, administrer le seigle ergoté avec précaution.

Viandes rôties, vin vieux.

ÉRYSIPÈLE.

INDICATIONS. 1° Rechercher la cause et la détruire ; 2° résoudre la phlegmasie locale ; 3° prévenir ou combattre les accidens.

A. EN GÉNÉRAL.

Traitement externe. Lotions à l'eau fraîche ou tiède, la décoction d'althæa, de mauve, de sureau, l'acétate d'ammoniaque étendu (*Bateman*) ; onctions avec l'huile ou l'axonge (*Martin Solon*), unie à 10 p. spermaceti pour 100 (*Lisfranc*), l'onguent mercuriel (*Ricord, Serre d'Alais*) ; farine d'avoine ou de froment sur la peau enflammée, — craie (nuisible, *Bateman*) ; *camphre* mouillé entre deux linges (*Malgaigne*) ; poudre de petite mauve, de camomille, de mélilot et de graine de lin, ãã 1 pincée, farine de fèves 4 pincées (*Meyer*) ; infusion de tabac en fomentations (*Vetch*) ; frictions autour avec le liniment opodeldoc (*Somervail*) ; coton écru (*Regnaud*) ; vésicatoire au centre de l'érysipèle (*Petit de Lyon*) ; onguent basilicum et essence de térébenthine en application locale (*Kentisch*) ; farine tiède (*Leroy*) ; cautérisation avec nitrate d'argent ou de mercure autour de l'érysipèle (*Blanc*), le fer rouge (*Larrey*) ; circonscrire l'érysipèle avec des sangsues (*Fouil-*

loy), les placer sur les ganglions (*Blandin*), à l'épigastre (*Broussais*).

Traitement interne. Antiphlogistiques généraux, saignée, eau acidulée, petit-lait, bouillon de veau, de poulet. *Emétique;* boissons émétisées (*Desault*), nitrées ; purgatifs, laxatifs; pédiluves sinapisés. Vésicatoires aux jambes. Poudre de colchique (*Bullock*) ; ♃ digitale en poudre xv gr., calomel iv gr. ; sucre blanc ℈ v; divisez en 10 paquets, un par heure (*Kopp*) ; opium (*Reil*), camphre associé au nitrate de potasse et à l'opium (*Velpeau*) ; carbonate d'ammoniaque (*Wilkinson*).

Repos, situation, air frais (*A. Paré*). Éviter les répercussifs ; rappeler les hémorrhagies habituelles, la sueur supprimée.

B. EN PARTICULIER.

—

1° Phlegmoneux.

Saignées générales et sangsues en grand nombre ; incisions profondes, quand le pus paraît (*Boyer*), avant sa formation (*Hutchinson*) ; cataplasmes émolliens, narcotiques, frais. Vésicatoire loco dolenti (*Dupuytren*), cautérisations légères (*Larrey*) ; *frictions avec l'onguent mercuriel* ʒ ij à iij, deux à trois fois par jour (*Serres*), à moindre dose (*Ricord*); sangsues coup sur coup sur les ganglions (*Blandin*) ; compression (*Velpeau*) ; *camphre* entre deux linges mouillés sur un cataplasme, etc. (*Malgaigne*) ; injections de vin aromatique, de décoction de china, — de chlorure d'oxide de sodium (*Morand*) ; tartre stibié à haute dose (*Fischer*).

2° Œdémateux.

—

Compression; fomentations d'eau de Goulard, d'eau de sureau, etc. *V.* TRAITEMENT GÉNÉRAL.

3° Accidentel.

Lotions froides , résolutives , répercussives ; glace, oxycrat, eau végéto-minérale.

4° Ambulant.

Vésicatoire.

5° De la face.

Tartre stibié (*Autenrieth*), vomitifs et purgatifs (*Sabatier*) ; fomentations alcooliques, réfrigérantes (*Gouzée*) ; huile de térébenthine à l'intérieur et en lavemens (*Harry-Cox*); calomel x à xxx gr. seul ou uni à la rhubarbe et à la magnésie (*Wedekind*) ; belladone (*homœopathes*).

6° Des nouveau-nés.

Oxymel comme vomitif; calomel (*Joerg*); sulfate de quinine un demi gr. par jour (*Milès*) ; mercure gommeux de Plenck; sulfate de quinine, bains , frictions mercurielles (*Oesterleben*); vomitifs (*Romberg*).

7° Intermittent.

Sulfate de quinine.

C. PROPHYLAXIE.

Respirer un air pur ; se tenir bien couvert dans les temps froids et humides , laine sur la peau. Boissons aqueuses ; éviter les spiritueux et les assaisonnemens ; exercice modéré. Réprimer les affections de l'âme. Laxatifs au printemps , suc d'herbes , petit-lait , bains , saignées, cautère permanent. Eaux minérales de Pougues, de Seltz. Alimens doux et sains : ♃ belladone j gr. eau ℔ j, à prendre une cuillerée à bouche

toutes les trois heures, pour prévenir les récidives des érysipèles de la face (*Liston*).

ÉTRANGLEMENT EXTERNE. *Voyez* Hernie.

ÉTRANGLEMENT INTERNE. *Voyez* Iléus.

ÉTROITESSE. *Voyez* Imperforation et Rétrécissement.

EXCORIATION.

DU SACRUM.

Emplâtre composé de styrax liquide et colophane āā ℥ viij , résine élémi et cire jaune āā ℥ iv, emplâtre de litharge simple ℨ ij; faites liquéfier , passez et ajoutez la cire et l'emplâtre simple ; coussins de balle d'avoine ou de crin; poudre de lycopode, de bois pourri, d'amidon, propreté : lotions astringentes spiritueuses ; sparadrap percé au point correspondant à l'excoriation et recouvert de deux autres (*Bégin*); lotions et poudre de china ; charbon seul ou uni au camphre ; chlorure de sodium à 3°. ♃ tannate de plomb ℨ ij, onguent rosat ℨ j pour pansement (*Tott*) ; eau de créosote (*Coen*), soluté de nitrate d'argent (*Tompson*).

DE LA PEAU DES ENFANS. (*Voyez* Gerçures.)

PROPHYLAXIE.

Éviter les pressions prolongées sur un même point de la peau, les frottemens durs , le contact des agens irritans ; varier le décubitus dans les maladies longues; bourrelets de formes diverses; lits mécaniques; onctions graisseuses; soins de propreté.

EXCROISSANCE. *Voyez* Condylome.

EXOMPHALE. *Voyez* Hernie.

EXOPHTHALMIE.

Indications. 1° Rechercher la cause et la combattre ; 2° replacer l'œil dans sa cavité ; 3° prévenir ou combattre avec énergie, une inflammation qui doit être grave.

ACCIDENTELLE.

Replacer et maintenir l'œil dans sa cavité ; antiphlogistiques énergiques, saignées répétées du pied, de la temporale. Application continue de glace pilée ou d'eau glacée ; sinapismes aux extrémités, lavemens, purgatifs, boissons laxatives et délayantes ; régime sévère.

SYMPTOMATIQUE.

Extraction des corps étrangers ; ouverture et rescision des kystes séreux ; extirpation des polypes ; combattre les accidens inflammatoires par le régime et les antiphlogistiques ; traitement palliatif.

2° Frictions excitantes ; vésicatoires ; emplâtre de Vigo, de savon, diabotanum ; bains et douches alcalines, hydrosulfureuses ; rubéfians ; frictions mercurielles jusqu'à la salivation ;—emplâtre de belladone (*Chevalier*) ; pommade mercurielle ammoniacée (*Dupuytren*).

3° Ablation avec la gouge et le maillet, les tenailles incisives, la scie, en coupant en différens sens, la scie de Hey, de Græfe', etc. Réunion immédiate, si l'os est sain ; s'il est fongueux, cautérisation avec le fer rouge.

TRAITEMENT GÉNÉRAL.

Anti-syphilitiques (*ménagés*) ; sudorifiques, préparations d'or, antiscrofuleux, scorbutiques ; amers, toniques, eaux minérales ; iode ; mercure uni à quelques grains de potasse ou de soude ; deuto-chlorure de mercure et salsepareille (*A. Cooper*).

PROPHYLAXIE. (*Voyez* SYPHILIS.)

EXOSTOSE.

Indications. 1° Si l'exostose est idiopathique, traitement antiphlogistique et résolutif ; 2° si elle est symptomatique, il faut, de plus, attaquer la maladie dont elle est le symptôme.

TRAITEMENT LOCAL.

1° Saignées locales répétées ; applications émollientes, cataplasmes de farine de lin cuite dans une décoction de morelle et jusquiame, avec addition d'une forte solution d'opium (*Boyer*).

EXTROPHIE CONGÉNIALE DE LA VESSIE.

Soins de propreté, boîte adaptée exactement pour recevoir l'urine ; prévenir les excoriations de la peau.

FAVUS. *Voyez* Teigne.

FIBREUX (corps). *Voyez* Polypes.

FIBRO-CHONDRITE DU BASSIN,
OU ENGORGEMENT DES MEMBRES ABDOMINAUX DES FEMMES EN COUCHE.

Indications. 1° Combattre énergiquement l'inflammation; 2° maintenir les parties malades dans un repos rigoureux; 3° si l'on n'a pu prévenir la formation d'abcès, donner issue au pus par des ouvertures et contre-ouvertures convenables.

Saignées générales (*Puzos*) et locales répétées, tant qu'il reste de la douleur; cataplasmes, fomentations émollientes et narcotiques, — fomentations froides (*Rust*); entourer le bassin et les membres abdominaux de flanelle, fomentations aromatiques; donner issue au pus par des incisions convenables; cautères, sétons près des articulations malades, — vésicatoires (*Becker*), moxas (*Bayle*); sachets d'herbes aromatiques (*Carus*), fomentations d'eau de Goulard et de ciguë (*Daniel*), vapeurs vinaigrées (*Dewes*); compression avec des bandes de flanelle (*Lofland*); onguent de mercure, de digitale et jusquiame (*Osiander*), frictions mercurielles (*Steffen*), flanelle trempée dans du vin chaud (*Wite*); scarifications, douches d'eau chaude (*Fricke*); compression avec des bandelettes agglutinatives (*Jennings*), compression (*Récamier*). ♃ sulfate de potasse ℥ vj, infusion de digitale ℥ x, miel ℥ vj, 2 cuillerées à bouche toutes les deux heures (*Martin*). Sudorifiques et diurétiques; diète absolue; repos parfait, iode (*Bacon*); digitale en infusion (*Graetzner*); calomel et digitale (*Meissner*).

PROPHYLAXIE. (*Voyez* Accouchement.)

FICS ou **FICUS.** *Voyez* Syphilis.

FIÈVRES CONTINUES, ESSENTIELLES,
PHLEGMASIES FÉBRILES, GASTRO-ENTÉRITES CONTINUES.

Indications. 1° Rechercher avec soin s'il existe une cause locale à la pyrexie, ou si elle dépend d'une cause nerveuse ou générale; 2° attaquer cette cause dans le premier cas, combattre ses résultats dans le second; 3° prévenir ou combattre les complications ou accidens; 4° favoriser et diriger les mouvemens critiques.

1° FORME INFLAMMATOIRE OU ANGÉIO-TÉNIQUE.

—

Saignées générales, boissons mucilagineuses tièdes ou délayantes, acidulées; frictions sèches, bains tièdes ou frais; quelques laxatifs; lavemens émolliens; repos, diète.

Avec phlegmasie locale : Sangsues, fomentations, cataplasmes émolliens, dérivatifs, révulsifs.

2° FORME BILIEUSE OU MÉNYNGO-GASTRIQUE.

—

Boissons émollientes, délayantes, acidulées; limonade citrique, orangeade, sirop de groseilles, décoction de pommes de reinette, de cerises, petit-lait, — eau pure (*Hecquet*); solution de gomme légère, eau de guimauve, de chiendent, décoctions d'orge, de mie de pain; émulsion simple, orgeat, eau chargée d'acide carbonique, soda-water, boissons froides ou tièdes. Lavemens d'eau pure, miellée, acidulés, mucilagineux, huileux. Émétique (*Pinel, Stoll*), souvent funeste (*Broussais, Boisseau*); laxatifs, purgatifs;—sangsues à l'épigastre (*Broussais*), aux tempes; fomentations émollientes, pédiluves, sinapismes, vésicatoires. *Voyez* Embarras gastro-intestinal.

Convalescence, régime. Diète plus ou moins sévère; bouillons d'oseille, de laitue. de poirée, de veau, de poulet; eau de pruneaux, hydromel, petit-lait; soupe, fruits sucrés, légumes, œufs et viandes légères; vin coupé; bains froids avant ou après le coucher du soleil, exercice modéré; purgatifs (quand l'appétit ne reparaît pas et que la langue est sale sans être rouge, ou dans les cas de purgations habituelles (*Boisseau*); toniques (souvent nuisibles).

Avec phlegmasie locale. Saignées ou sangsues à l'épigastre, l'ombilic, le cou, les tempes; boissons délayantes, laxatives, acidulées; lavemens émolliens; épithèmes froids sur la tête, embrocations émollientes sur le ventre; évacuans légers; couvertures légères, renouvellement de l'air. *Voyez* Gastro-entérite villeuse.

3° FORME MUQUEUSE OU ADÉNO-MÉNYNGÉE.

—

Faire vomir avec l'ipécacuanha, l'émétique; purgatifs; rhubarbe et crême de tartre, résine de jalap iij à iv gr. dans une émulsion. Amers, gentiane, china, vin d'absinthe; amers aromatiques; anthelmintiques.

Gelées, fécules, consommés.

Avec phlegmasie locale. Émissions de sang ménagées, sangsues à l'anus ou à la fosse iliaque droite Lavemens répétés; infusions de tilleul, de fleurs de mauve, de violettes; vésicatoires, sinapismes, cautères. *Voyez* Gastro-entérite folliculeuse, Fièvre typhoïde.

4° FORME PUTRIDE, ADYNAMIQUE.

—

Première période. Saignée (*Huxam, Pringle, Sydenham*); amers, vin généreux; eaux distil-

lées de menthe, cannelle, fleurs d'oranger en potion; infusion vineuse de fleurs d'arnica, serpentaire, camomille. Rubéfians fixes ou ambu-
lans; frictions sur le corps avec l'eau et l'eau-
de-vie tiède, l'oxycrat, l'eau de Cologne; vésicatoires volans aux jambes; réfrigérans à la tête;
quarts de lavemens mucilagineux, amidonnés, opiacés; bouillons de poulet, décoction
blanche, eau gommée édulcorée; cataplasmes
chauds aux articulations, vessie à moitié remplie d'eau tiède sur l'abdomen. Bains froids
(*Anglais, Italiens*); favoriser le développement
des parotides, — s'y opposer (*Pinel*).

Renouvellement de l'air, purification avec les
chlorures de Labarraque; isolement, soins moraux.

Deuxième et troisième période. Vin chalybé ℥ß;
quinquina ℨ ij à iij, en décoction ℥ j à v, sirop
℥ ß à j; sulfate de quinine dans une potion gommée x à xv gr., sirop ℨ j à ij; vin de gentiane
℥ j à iij, teinture ℨ j; acétate d'ammoniaque
ℨ ß à j; infusion de chicorée, émulsion camphrée ℥ ß à ij; ♃ serpentaire de Virginie ℨ ij, sirop de china ℥ j, camphre gr. xii, acétate d'ammoniaque ℥ j, eau ℥ iv, à prendre par cuillerées;
musc xx à xxx gr. en pilules, teinture éthérée ℨ ß à j; ♃ teinture éthérée de musc ℨ j,
camphre Ɵ j, eau q. s. pour un lavement; huile
phosphorée aromatisée, f. de Magendie, 20 à
25 gouttes pendant trois ou quatre jours; frictions à l'épigastre avec la teinture de cannelle.
Vésicatoires (dangereux, *Boisseau*). Laver les
eschares avec l'eau blanche, les lotions de china,
les lotions chlorurées; soins de propreté, bourrelets.

Avec phlegmasie locale. Traitement antiphlogistique modéré, pendant la première période;
saignées, sangsues, délayans, eau gommée, lavemens émolliens; cataplasmes sinapisés (*Boisseau, Broussais, Bégin*); réfrigérans.

Par empoisonnement miasmatique. Voyez Typhus.

5° **FORME MALIGNE, ATAXIQUE.**

—

Vins généreux de Bordeaux, amers, éthers,
camphre, ammoniaque, thériaque, quinquina,
acétate d'ammoniaque, eaux distillées aromatiques : ♃ eau distillée de menthe, girofle, cannelle ā̄ā ℨ j ß, thériaque ℥ j, camphre x gr., sirop ℥ j, pour une potion; orangeade, bière;
vomitifs; sinapismes, *vésicatoires* sur diverses
parties du corps; lotions d'eau vinaigrée chaude,
frictions avec la main, une flanelle imprégnée de
vapeurs aromatiques; bains, bains d'enveloppe.

*Avec phlegmasie locale, de la tête, fièvre céré-
brale.* Voyez Méningite.

Des voies digestives : saignées générales, — sangsues à l'épigastre (*Broussais*), à l'anus, — aux tempes (*Regnault*), à l'estomac; lavemens émolliens,
anodins, laxatifs; fomentations émollientes ou
réfrigérantes; pédiluves chauds, — sinapismes,
vésicatoires (nuisibles, *Boisseau*); cataplasmes
chauds sinapisés aux articulations, ventouses
sèches et scarifiées, affusions froides; bouillons
de veau, de poulet, ou boissons délayantes.

Fièvre lente nerveuse : infusion de tilleul édulcorée avec les sirops de fleurs d'oranger, de vinaigre, etc., laxatifs ou purgatifs, vomitifs; *sulfate de quinine* à petites doses; stimuler la peau
d'une manière lente et continue avec des sinapismes ou cataplasmes sinapisés; lotions, frictions, irrigations; quinquina.

6° **FIÈVRE ADÉNO-NERVEUSE.** (*Voyez* Peste.)

PROPHYLAXIE GÉNÉRALE.

—

Application de toutes les règles de l'hygiène. Les fièvres pestilentielles en particulier, exigent l'isolement, la tranquillité morale, la soustraction de la cause productrice, les désinfectans ou chlorures en lavages, le renouvellement fréquent du linge, de l'air des appartemens, une exposition hygiénique convenable, etc.

FIÈVRE HECTIQUE.

INDICATIONS. 1° Rechercher la cause et la détruire; 2° soutenir les forces qui s'épuisent.

1° ESSENTIELLE.

—

Modérer les travaux de l'esprit ou du corps, les évacuations excessives; satisfaire les passions, distraire l'esprit; alimentation suffisante; climat ou froid ou chaud; lait, œufs frais, viandes blanches rôties; eau de veau, de poulet; délayans, adoucissans, mucilagineux; vomitifs; sulfate de quinine, amers; *modérer les sueurs* avec les décoctions de china, la décoction éthérée de menthe, l'agaric, l'acétate de plomb; *suspendre le dévoiement* avec les gommeux, mucilagineux, l'eau de riz, la décoction blanche édulcorée avec les sirops de coing, de grande consoude, etc., cachou, simarouba, opium. — Huile phosphorée aromatique, formule de Magendie, 20 à 25 gouttes : ♃ myrrhe ℨj, carbonate de potasse ℨß, triturez et ajoutez eau de menthe et eau distillée āā ℥ ij, sirop de sucre ℥j, à prendre dans la journée (*Griffitz*).

2° SYMPTOMATIQUE.

—

Opium ; opérations chirurgicales diverses. *Voyez* les diverses Phlegmasies chroniques.

PROPHYLAXIE, HYGIÈNE.

—

En raison de la cause , *voyez* plus haut.

FIÈVRE INTERMITTENTE.

INDICATIONS. 1° Combattre les accidens qui peuvent la compliquer ; 2° s'opposer au retour des accès.

PENDANT L'ACCÈS.

—

Enrayer le développement de l'accès, ou favoriser la chaleur et provoquer la sueur.

Premier stade. Boissons diaphorétiques, aromatiques, infusion de camomille, de tilleul ; solution de sirop d'écorces d'oranges ; lit chaud, bain chaud, —bain de vapeur (*Edwouard*); émétique (*Wilson, Philips*) ; ligature circulaire des membres (*Kellie*); saignée (*Mackintosh*); sinapismes très-chauds, bain froid, pédiluve chaud sinapisé.

Deuxième et troisième stades. Enlever quelques couvertures, aciduler les boissons, changer de linge; saignées générales et locales (*Bailly* de Blois); acétate d'ammoniaque dans une infusion aromatique.

PENDANT L'APYREXIE.

—

Quinquina ℨß à ij, vin de china ℥ iv à viij, extrait alcoolique ℨ ij à iv, *sulfate de quinine* x à xxx gr. (tous les médecins), quinine brut (*Trousseau*), hydrochlorate de quinine un demi-gr. à iij gr. (*Spielmann*), tannate de quinine et de cinchonine (*Ronander*) , sulfate de quinine en frictions sur les gencives iv à viij gr. (*Pointe*), par la méthode endermique (*Martin* , *Lembert*), phosphate de quinine j à iv gr. (*Harless*), hydro-ferro-cyanate de quinine ij à viij gr. (*Cerioli*), ex-trait de quinquina et sulfate de quinine(*Carrié*), citrate de quinine (*Berandi*), cinchonine ou son sulfate (*Ficinus* , *Bally*); éther et quinquina (*Desbois*) : ♃ poudre de quinquina ʒ ij , de cas-carille xij gr. (*Hartmann*); ♃ china ʒ j, jus de citron ʒ ij , eau ℥ vj , une cuillerée à bouche toutes les heures (*Hosach*); bains de pieds avec le quinquina (*Klose*) : ♃ écorce du Pérou et magnésie calcinée āā ℥ ij , extrait de taraxa-cum ℥ ß , sirop q. s. pour un électuaire, par cuillerées toutes les demi-heures (*Lobstein*); as-socier le quinquina avec le tartre stibié (*Lucht-mann*) : ♃ poudre de quinquina royal ℥ j , ra-cine de gingembre xv gr., vin rouge ʒ viij , su-cre blanc ʒ j , à prendre en huit heures (*Neu-mann*); pyrèthre et quinquina (*Oxley*) : ♃ pou-dre de quinquina rouge Ə j , soufre doré d'anti-moine , limaille de fer āā ij gr. , en 12 paquets, 4 par jour (*Ruff*) : ♃ écorce de quinquina royal, racine d'arnica āā ℥ ß , écorce de marronnier ℥ j, pour une poudre, à prendre une cuillerée à thé d'heure en heure (*Schmidt*) : ♃ quinine viij gr., tartre émétique iv gr. , sel ammoniac ʒ ij , quin-quina royal en poudre ℥ j , une cuillerée à thé toutes les trois heures (*Blosfeld*); kinate de quinine (*Brera*); quinquina uni au vin de Ma-laga (*Frenzel*); feuilles d'olivier (*Bidot*), en tein-ture ℥ ß , eau commune ℥ ij (*Pallas*); poudre de houx ʒ j à ij (*Bodin*), extrait (℈ ß à j , ili-cine vj , xij ou xxiv gr. (*Rousseau*); salicine vj, à xx gr. (*Miquel*), peu efficace (*Magendie*); pou-dre de petite centaurée en lavement (*Nepple*) ; café en poudre xv gr., avec v gr. de poudre aro-matique (*Paldanus*) : ♃ fleur d'arnica pugil j , faites infuser dans eau ʒ viij , ajoutez écorce du Pérou pulvérisée ℥ vj , sirop de camomille ℥ j , à prendre deux cuillerées à bouche de deux heures en deux heures , dans les cas opiniâtres (*Plenck*); grenadier (*Rehmann*) : ♃ fleurs de ca-momille en poudre et écorce de china āā ℈ ß , opium un huitième à un sixième de gr. , soufre doré j gr. , poudre aromatique v gr. pour 12 pa-

quets , à prendre de 6 à 12 (*Wolf*); angusture (*Williams* , *Heine*); infusion de quassia(*Thom-son*); poudre de feuilles de belladone (*Theden*); benjoin ℈ ß (*Schwilgen*); narcotine (*Root*); poivre cubèbe ʒ ß (*Pül*) : ♃ solution officinale de chlo-rure de sodium ℥ ß , eau de fleurs d'oranger ℥ iij, sirop ℥ j, trois cuillerées le matin à jeun et une avant l'accès (*Munaret*) ; pipérine vj à viij gr. (*Meli*) : ♃ poudre de camomille et myrrhe āā Ə j, carbonate de potasse x gr., pour six do-ses , une par heure (*Mead*); abricotier (*Mai-sano*); gentiane unie à la noix vomique (*Ludo-vici*); narcisse des prés(*Loiseleur-Deslonchamps*); fenouil d'eau ℈ ß , avec la cannelle , toutes les heures (*Lange*) ; phloridrine x à xv gr. (*Ron-ninck*); infusé de ményanthe, calamus aroma-ticus et écorces d'oranges (*Kellberg*); phosphore (*Hufeland*) : ♃ extrait de piment, d'absinthe āā ʒ j, eau de menthe crépue ʒ vj , teinture aqueuse de rhubarbe ʒ j , deux cuillerées toutes les deux heures (*Hildenbrandt*) ; fèves Saint-Ignace (*Hahnemann*); calomel iv à x gr. (*Franck*): ♃ alun ʒ j , eau de camomille ʒ viij , deux cuil-lerées à bouche de deux heures en deux heures (*Franck*); solution de Fowler 4 à 20 gouttes , deux à trois fois par jour; — racine de valériane ʒ j à iij (*Fournier et Vaidy*); toile d'araignée (*Faust*); ergot de seigle (*Dalton*); éther sulfuri-que ℥ j dans eau de menthe (*Davidson*); peuplier blanc (*Cottereau*), arnica (*Collin*),lupinine(*Che-valley*); charbon (*Calvert*); lépidine (*Leroux*); carbonate de fer (*Buchwaldt*) , fleurs de zinc (*Brera*) , ferrugineux sous diverses formes (*Franck*), sous-nitrate de bismuth (*Breier*); ra-cine d'aristoloche (*Biermann*), ellébore à haute dose (*Bernot*); asa-fœtida (*Bergius*), kino , gen-tiane et columbo (*Barton*); camphre uni au ni-tre (*Barthez*); poudre de fleurs de camomille x gr., toutes les trois heures (*Bischoff*) ; sulfate de zinc v gr., toutes les quatre heures (*Blanc*); taxus baccata en poudre ʒ ij fractionnés, extrait x à xij gr. (*Brera*); phellandrium aquaticum (*Franck*); oxide de bismuth , plusieurs gr. toutes les deux ou trois heures(*Henke*); absinthe(*Heur-mann*); prussiate de fer (*Hosach*); acide muria-tique (*Joerdens*), sulfurique (*Mathy*) : ♃ huile de térébenthine ℥ j, de girofle ℈ ß , musc iv gr. , 4 gouttes par heure (*Peters*); jus d'oseille, trois

verres (*Urban*), écorce d'orange (*Werlof*); arsenic (spécifique de *Hegewisch*); gélatine animale (*Seguin*), albumine, trois blancs d'œufs ,
deux heures avant l'accès (*Prieur*), colle forte
(*Heineken*); ipécacuanha j gr., toutes les trois
heures (*Wichmann*); cristallins d'yeux de bœuf
(*Thilow*); saignée, puis sel ammoniac ʒ ij ,
eau ℥ viij , émétique xij gr., une cuillerée toutes
les deux heures (*Sternberg*); vomitifs répétés
(*Salomon*): ♃ tartre stibié j gr. eau distillée ℥ viij, sirop diacode ℥ j, gomme arabique ℥ ß, eau de fleurs
d'oranger ℥ ß, par cuillerées et frictions avec
une pommade émétisée (*Heysson*); applications
de la racine fraîche du ranunculus repens à l'é-
pigastre (*Marinelli*); vomitif une heure avant
l'accès, et teinture d'opium une demi-heure
après le stade de chaleur (*Lind*); emplâtre de
Grater sur les poignets , affusions froides (*Giannini*), bains chauds (*Gassant*); émétique et saignée (*Corvisart*), émétique et quinquina (*Desbois*); liniment avec, opium ʒ ij ß, camphre ʒ ij,
quinquina gris ℥ iv, rhubarbe ʒ iv, alcool ℔ j ,
pour frictions (*Chrestien*); vomitifs , purgatifs ,
saignées, amers (*Chomel*); inoculation de la
vaccine (*Casper*); lavemens d'eau froide (*Broussais* fils); cautères aux lombes (*Franck*), onctions de pommade stibiée (*Pommer*); laudanum
40 à 50 gouttes dans ℥ vj de véhicule : ♃ sulfate
de fer ℥ j , eau ℔ ij , un verre (*Marc*).

Avec phlegmasie locale. Commencer par éteindre l'inflammation par les anti-phlogistiques ,
puis combattre l'intermittence par le sulfate de
quinine donné intérieurement ou extérieurement
sur la peau dénudée, en frictions, uni à l'huile,
sous l'aisselle.

FIÈVRE INTERMITTENTE PERNICIEUSE.

INDICATIONS. 1° Arrêter à tout prix la
marche des accès; 2° combattre les accidens concomitans.

Quinquina ʒ vj à ℥ j ; *sulfate de quinine* 12 à
20 gr. , immédiatement après l'accès (*Torti*),
ou même pendant son dernier stade. (*Voyez*
FIÈVRES INTERMITTENTES.)

Avec phlegmasie locale. Unir les antipériodi-
ques aux antiphlogistiques.

PROPHYLAXIE DES FIÈVRES INTERMITTENTES, EN GÉNÉRAL.

Soustraction de la cause , éloignement des
lieux marécageux , des eaux stagnantes , des
émanations des voieries , des amphithéâtres, des
égouts et des foyers d'infection en général.
Éviter les variations brusques de la température , les bains trop chauds ou trop froids , les
alimens difficiles à digérer. — Sous-carbonate de
potasse ʒ ij, eau de framboise ℥ vj, sirop de framboise ℥ j , par cuillerée (*Schneider*), raifort (*Fu-
nek*). Éviter les purgatifs , les boissons froides.
Régime doux , sans crudités ; air pur de la campagne.

FIÈVRE JAUNE.

INDICATIONS. 1° Neutraliser l'agent septique, s'il est possible, ou favoriser au moins
son élimination ; 2° favoriser la réaction ;
3° la réprimer, en agissant largement sur
l'appareil sanguin ; 4° combattre les phlegmasies particulières et les accidens qui peuvent se développer.

A. FORME ATAXIQUE, FOUDROYANTE.

Frictions sur le corps avec des tranches de
citron (*Créoles*); limonade cuite très-chaude ,

infusions aromatiques chaudes, thé, tilleul, diffusibles, potions éthérées, punch léger fortement acidulé, infusion de sureau avec la poudre de Dower, diurétiques, quinquina ; bains d'enveloppe, bain tiède et glace sur la tête, lotions d'eau tiède alcoolisée, savonneuse ; sinapismes promenés sur le corps, rubéfians, vésicatoires ; saignée d'essai (*Maire*) ; sublimé-corrosif et frictions mercurielles (*Palloni*).

B. FORME INFLAMMATOIRE.

Première période. Larges saignées répétées. *Sangsues* à l'épigastre, au cou, aux tempes, aux mastoïdes, sur le trajet des sutures, après avoir rasé la tête (M.); glace, éther sur la tête; pédiluves, sinapismes; boissons acidulées de tamarin, citron, orange; lavemens émolliens, laxatifs, — purgatifs (*Faure*).

Deuxième période. Ventouses scarifiées, frictions, cataplasmes, bains tièdes prolongés, sinapismes, *vésicatoires;* eaux gazeuses, acidulées, boissons nitrées; — bains froids (*Anglais*); frictions d'huile chaude (*Bally*).

Troisième période. Toniques : quinquina, cannelle, simarouba, cascarille, cachou, ratanhia en potions; ammoniaque, camphre, elixir de Mynsicht,—sulfate de quinine à haute dose (*Lefort*); vésicatoires, cautérisations superficielles.

PROPHYLAXIE.

Fuir le foyer d'infection, vivre sur un lieu élevé distant des bords de la mer; n'arriver dans les lieux d'infection que hors l'époque de l'hivernage, acclimatement gradué, éviter l'insolation, les pluies d'hivernage. Force morale : prendre quelques alimens le matin avant de sortir. — Café noir (*Créoles*). Saignées, purgatifs de précaution (nuisibles); fumigations d'acide nitrique, lotions chlorurées, propreté extrême; éviter les excès de table ou vénériens, varier le régime sans le changer trop brusquement, vie sobre et régulière; alimens un peu épicés, boissons peu stimulantes. Frictions huileuses.

FIÈVRE PUERPÉRALE. *Voyez* PÉRITONITE.

FIÈVRE TYPHOÏDE, DOTHINENTÉRITE ET TYPHUS.

INDICATIONS. 1° Neutraliser l'agent septique; 2° combattre les inflammations qu'il peut faire naître; 3° aider, diriger les efforts éliminateurs naturels.

A. TYPHUS SIMPLE.

Première période, inflammatoire. Saignée du bras (*Pringle, Velpeau, Bretonneau*), nuisible (*Delaroche*), *coup sur coup* (*Bouillaud*), petite saignée, huit à dix sangsues et frictions mercurielles (*Autenrieth*), saignées, vomitifs et purgatifs (*Laurent*); sangsues à l'épigastre, à la fosse iliaque droite, au cou, à la tête; — vomitif, purgatif, applications froides sur la tête, vésicatoire à la nuque (*Clemens*); glace pilée dans une vessie sur la tête, calomel 3 à 6 gr.,—extrait de coloquinte (*Anglais*); purgatifs violens (*Hamilton*, etc.), *calomel* à doses fractionnées, seul ou uni à la jusquiame (*Gœden, Schneider*); vomitifs, puis infusion d'ipécacuanha avec le tartre stibié (*Pommer*), émétique à haute dose (*Grave, Rasori*), ipécacuanha 10 à 20 gr. pour une infusion de ℥ iv (*Martin*). ℞ sulfate de quinine 15 gr., acide sulfurique affaibli 12 gouttes, eau distillée ℥ vj, sirop de framboise ℥ j, une cuillerée à bouche toutes les heures lors de la première rémission (*Plagge*). ℞ digitale 16 à 20 gr.; faites une infusion dans eau bouillante ℥ vj, tartre stibié 12 gr., sirop de guimauve ℥ ij, à prendre une cuillerée à bouche toutes les heures, en diminuant successivement la dose du tartre stibié (*Ritter*) ; vomitif, puis ℞ eau muriatique ℥ j, eau distillée ℥ vj, sirop de guimauve ℥ j, à prendre une cuillerée toutes les demi-heures (*Schneider*) ; chlorure de soude 1 gr. pour ℥ j, lavemens et lotions chlorurés (*Chomel*). ℞ chlorure de chaux ℥ j ß, eau distillée de valériane ℥ v, sirop d'écorces d'orange ℥ j, à prendre par cuillerée d'heure en heure (*Græfe*) ; chlorure de soude 15 à 20 gouttes dans eau ou mixture camphrée ℥ j (*Graves*) ; eau de Seltz, acide carbonique en lavemens (*Clanny*) ; alun ℥ j dans un véhicule mucilagineux (*Dumoutier*) ; anti-phlogistiques, nitrate de potasse (*Müller*) ; lavemens émolliens répétés ; décoction d'orge, chiendent, fleurs de guimauve ; sucs de citron, groseilles, grenades édulcorés et étendus ; bains tièdes (*Fodéré*), chauds (*Grossheim*) ; lotions aqueuses froides répétées, eau froide pour boisson, puis potion d'orge gom. suc. avec élixir acide de Haller ℥ ß et eau de mélisse ℥ iv (*Mistler*) ; *affusions froides* (*Currie, Récamier*) ; méthode expectante (*Ruef*) ; vomitifs et laxatifs (*Delaroque*).

Deuxième période. Nerveuse, ataxo-adynamique. Infusions de valériane, serpentaire, camomille, angélique, — d'arnica (*Hildenbrandt*) ; castoréum chez les enfans (*Struve*) ; eau de chaux coupée de lait chaud ℥ ij à iv (*Sicherer, Bretonneau*). ℞ huile de pavots, mucilage de gomme ãã ℥ j, décoction de guimauve ℥ vj (*Sedlitz*) ; frictions avec la pommade d'Autenrieth (*Martin*) ; sulfate de fer calciné 8 à 10 gr. trois à quatre fois par jour (*Lesser*) ; boissons acides ou infusion à froid de réglisse, compresses froides sur la tête, sinapismes (*Laurent*) ; extrait de semences de datura stramonium 1/2 gr. à 1 gr. (*King*) ; charbon associé au camphre (*Fauchier*) ; huile de térébenthine en émulsion 15 à 20 gouttes (*Ebers*) ; musc (*Boyer*) ; couvrir la tête rasée d'un vésicatoire (*Graves*), *vésicatoires* aux jambes ou aux cuisses ; — camphre en lavemens ℥ ß (*Stibel*) ; acétate de plomb 1/4 à

1/2 gr. trois à six fois par jour (*Spiritus*) ; lactucarium (*Rothamel*) ; teinture de vanille (*Richter*) ; extrait de quinquina, vin, éther (*Littré, Petit*) ; toniques diffusibles (*Neumann*), acétate d'ammoniaque (*Massayer*), café (*Martin-Solon*), vin (*Huxam*) ; acide phosphorique 15 à 30 gouttes (*Lobstein, Wolf*), acide sulfurique étendu (*Hartmann*) ; sulfate d'alumine (*Fouquier*) ; nitrate d'argent en lavemens et à l'intérieur (*Boudin*) ; frictions avec la térébenthine et moxas sur le rachis (*Baumgærtner*) ; lotions d'eau tiède vinaigrée, bains d'enveloppe (M.).

Troisième période. Rémission. Toniques légers, infusion de germandrée (*Chomel*), de camomille, d'angélique avec un peu d'éther ; sirop de menthe, d'écorces d'orange ; bains tièdes, savonneux ; camphre en pilules, en émulsion 4 à 10 gr. pour ℥ ij. Bains de vapeurs. Entretenir les parotidites dans de justes bornes d'inflammation.

Régime. Diète sévère ; puis bouillons de veau, de poulet, lait coupé, crème de riz, panade légère ; puis viandes blanches légères, œufs frais, jeune volaille, un peu de vin coupé avec l'eau de Seltz, etc.

B. TYPHUS COMPLIQUÉ.

1° Prédominance d'une phlegmasie locale dessinée.

Insister sur les anti-phlogistiques locaux et généraux ; les révulsifs, vésicatoires, sinapismes ; les laxatifs, casse, tamarin, manne, calomel simple ou uni à l'opium 4 à 6 gr. par jour. Bouillons de veau, de poulet, petit-lait, boissons nitrées ; fomentations, lavemens émolliens répétés, glace pilée, etc. Mercure soluble d'Hahnemann 5 à 10 gr. par jour (*Burdach*). (*Voyez* Typhus simple.)

2° D'un état bilieux, saburral.

Insister sur les vomitifs au début et sur les purgatifs salins. Boissons acidulées , quelques amers ; acétate d'ammoniaque, lotions et aspersions d'eau froide ; vin blanc léger, diète sévère.

3° D'un état muqueux, vermineux.

Vomitifs et purgatifs ; infusion d'hysope , potions avec la mousse de Corse et le camphre, mercure doux, amers ; vésicatoires et révulsifs cutanés.

4° D'un état adynamique.

Arnica, serpentaire, quinquina en extraits ou infusions , camphre, éther, musc, — acétate d'ammoniaque (*Massuyer*) ; vin , sulfate de quinine , punch très-léger ; lotions alcooliques et flanelle chaude sur les membres ; quarts de lavemens toniques avec addition de chlorure de sodium , chlorure à l'intérieur, une goutte dans un petit verre d'eau , à répéter ; vésicatoires et sinapismes (souvent dangereux) ; styptiques et tamponnement contre les hémorrhagies ; bouillons de viande avec un jaune d'œuf. (*Voyez* Typhus simple.) Charbon ℨß, six fois par jour (*Fauchier*) ; phosphore ij gr. dans une émulsion, à prendre par cuillerées (*Windish*) ; affusions froides (*Récamier*).

5° D'un état ataxique.

Sangsues à la tête, à l'épigastre ; émétique ; boissons nitrées, petit-lait, infusion de valé-

riane, eau de veau, de poulet ; acétate d'ammoniaque, camphre x à xx gr. , musc xx à xxx gr.; lavemens émolliens , frais, avec camphre et musc ; sinapismes , vésicatoires de bonne heure. Glace pilée sur la tête , bain d'enveloppe ; purgatifs , calomel en particulier. *Voyez* Typhus simple. Datura stramonium un demi-gr., à 1 gr. (*King*) ; vésicatoire sur la tête (*Graves*), émétique à haute dose (*Graves*) ; arnica (*Hildenbrandt*).

6° De diarrhée ou dysenterie.

Ipécacuanha ; émolliens en boisson , en lavemens avec addition de têtes de pavot, de laudanum , d'opium brut ; aromates, noix muscade, musc. Frictions sur le ventre avec un liniment fortement opiacé ; sangsues à l'anus (*Broussais*) ; bain chaud et frotter le corps avec une éponge et du savon, puis placer le malade bien essuyé dans un lit chauffé ; sirapismes sur le ventre ; cataplasme avec la marmelade de coing et le vin de Porto vieux (*Portugais*) ; décoction légère de simarouba ; un quart de lavement avec j à ij gr. acétate de plomb. Quelques cuillerées de bouillons restaurans et de vins généreux. Eau de chaux coupée de lait (*Sicherer*) ; sulfate de fer calciné v à x gr. (*Lesser*) ; huile de térébenthine 15 à 20 gouttes (*Ebers*).

PROPHYLAXIE GÉNÉRALE.
—

Éloignement des lieux infectés, des personnes malades ; aérer les appartemens , laisser ses habits dans les hôpitaux, soins généraux d'hygiène ; courage moral ; éviter les transitions de température et les excès en tous genres. Lotions chlorurées ; éviter les grands rassemblemens , surtout dans un petit espace et lors de la durée des épidémies. Frictions huileuses ; inspiration de vapeurs de suif (*Bressy*). ♃ nitrate de potasse ℨß, acide sulfurique ℨj ; mêlez dans un verre à patte et placez près du malade (*Billard*) ; régime sain et nutritif. Prendre le matin avant de sortir un peu de vin avec un biscuit.

FISSURES DE L'ANUS.

INDICATIONS. 1° Combattre la douleur ; 2° détruire la maladie ; 3° favoriser la cicatrisation.

1° F. AU DESSUS OU AU DESSOUS DU SPHINCTER.

—

Lotions émollientes et narcotiques avec la guimauve, la morelle, les têtes de pavot, la jusquiame ou belladone, le datura. — Cérat opiacé, pommade de concombre, de limaçons, beurre de cacao, onguent populéum sur des mèches. ♃ suc de joubarbe, de morelle et huile d'amandes douces ãã ℥ iv ; injecter quelques cuillerées, deux à trois fois par jour (*Boyer*). ♃ extrait de belladone ℨ ij, eau miellée ℥ ij, axonge ℨ ij sur une mèche (*Dupuytren*) ; bougies enduites de cérat de belladone (*Delaporte*) ; cérat soufré, bains, lavemens émolliens, préparations mercurielles. —Douches ascendantes (*Dupuytren*) ; huile de jusquiame à haute dose et mercuriaux en topiques (*Descudé*). ♃ axonge ℥ j, extrait gommeux d'opium gr. ij, de belladone ℨ ij, pour frictions à l'anus, et mèche (*Sylva*).

2° F. AU NIVEAU DU SPHINCTER.

—

Fendre de dedans en dehors sur la fissure (*Boyer*), à moins qu'elle ne soit directement en avant ; panser avec des mèches exactement appliquées entre les lèvres de la plaie. — Cautérisation avec le nitrate d'argent, et mèches de plus en plus grosses (*Béclart*), avec le fer rougi (*Guérin*).

3° PROPHYLAXIE.

—

Alimens végétaux, laxatifs, bains, lavemens, propreté ; pincer la fissure entre les doigts pendant l'exonération des matières (*Gossement*) ; éviter les échauffans et le frottement des vêtemens sur la fissure.

FISTULES.

INDICATIONS. 1° Détruire la cause qui les entretient ; 2° rétablir le cours normal des matières ; 3° cicatriser le conduit fistuleux ; 4° respecter les fistules critiques, chez les phthisiques, les cacochymes.

1° AÉRIENNES.

—

Rafraîchir ou cautériser les bords de l'ouverture, les maintenir en contact ; bandage approprié, pelote, suture, obturateur.

2° LACRYMALES.

—

Tumeur : compression (*Rhazès, Fabrice*) ; collyre de sublimé. ♃ eau de roses ℥ vj, acide nitrique Э j, alcool ℨ j (*Schmidt*) ; saignées locales répétées à trois ou quatre jours d'intervalle, et faites sur la tumeur ou au grand angle de l'œil ; applications émollientes locales ; fumigations dirigées vers l'œil à l'aide d'un entonnoir renversé. Boissons délayantes, purgatifs doux, pédiluves irritans, bains généraux.

Fistule : saignée générale, 30 sangsues tous les trois jours aux régions temporales et mastoïdiennes, cataplasmes émolliens, fumigations de même nature, puis 4 à 6 sangsues tous les deux jours, fumigations résolutives, vésicatoires derrière les oreilles et injections par la fistule avec du chlorure de soude a 1, 2 et 3 degrés (*Lisfranc*) ; collyre avec sulfate de zinc iv gr.

eau de plantain ℥ iv, mucilage de semences de coings ℥ ß , quelques gouttes entre le paupières (*Scarpa*) ; injections détersives (*Anel*), d'eau distillée, d'eau de Balaruc, de chaux miellée , alcoolisée, d'infusion d'aristoloche, d'iris miellée, d'eau de roses animée ; injections par les points lacrymaux avec la seringue d'Anel ; cathétérisme des voies lacrymales par les points lacrymaux, avec le stylet de Méjan, muni d'un fil de soie, ou la canule de Jurine, ou par les fosses nasales avec la sonde de Laforest ; séton introduit avec le stylet aiguillé par le conduit lacrymal supérieur (*Pouteau , Lecat*) ; pommade de Janin ; cautérisation de la fistule (anciens) , du canal nasal avec le nitrate d'argent (*Harving*), par le nez (*Gensoul*) ; inciser le sac et y placer une tige de plomb, des mèches (*J.-L. Petit*) , le stylet de Ware. — Incision large du sac, introduction d'une bougie flexible garnie de fil, pansement avec une pommade formée de précipité rouge et de gomme arabique, puis d'un mélange d'eau de chaux et de miel rosat , enfin tige de plomb de douze à quinze lignes, surmontée d'une plaque coudée et couverte d'une mouche de taffetas gommé (*Scarpa*); mèche de charpie (*Lecat*); canule d'argent de douze lignes placée à demeure (*Dupuytren*) ; perforation de l'os unguis (*Wolhoose*), avec l'emporte-pièce (*Hunter*), le cautère actuel (*Scarpa*); perforation du sinus maxillaire (*Laugier*); corde à boyau (*Taillefer*).

3° SALIVAIRES.

Evacuations sanguines locales (*Lisfranc*); cautérisation avec le nitrate d'argent, cathétérisme (*Louis*) ; compression (*Maisonneuve*); cautère actuel pour pratiquer une ouverture artificielle (*Deroy*); canule de plomb (*Duphénix*), anse métallique (*Deguise*) ; pratiquer un canal oblique artificiel avec le trois-quarts, et appliquer une canule de plomb recourbée en trois branches, en dedans de la bouche, et maintenue par un fil à l'extérieur (*Atti*). *Voyez* GRENOUILLETTE.

4° DENTAIRES. (*Voyez* DENTS.)

5° MAMMAIRES.

Emolliens, antiphlogistiques, séton, injections stimulantes.

6° BILIAIRES.

Tumeur : Boissons apéritives avec les racines d'asperge et le petit houx, le suc de cerfeuil avec iv gr. de sous-acétate de potasse ; pilules de savon et de gomme ammoniaque (*Sabatier*). Ponction de la tumeur (*Petit*), (nuisible), caustiques (nuisibles); incision des parois de l'abdomen pour mettre le kyste à découvert seulement. Régime végétal, exercice modéré.

Fistule : Inciser les trajets fistuleux, injections émollientes. Traitement intérieur, drastiques , aloès en particulier , pour chasser les Calculs. *Voyez* ce mot.

7° STERCORALES.

Complètes : Introduction d'une tente de linge imbibée de suc de tithymale et saupoudrée de vert de gris (*Hipp.*), séton imbibé de créosote (*Smith*) ; suppositoires, compression, caustiques, injections irritantes ; couteau rouge (*Albucasis*), excision ; *incision* sur une sonde et un gorgeret (*Larrey, Desault*), puis mèche enduite de cérat ; ligature, avec des fils (anciens) , un fil de plomb (*Foubert*), des crins, de la soie. Incision et excision (*Roux*).

Incomplètes : La compléter en perforant l'intestin, ou en ouvrant la peau et pratiquant l'opération de la fistule.

Alimentation légère, non stercorale.

8° URINAIRES.

—

Urétro et vésico-rectales. Extraire les corps étrangers; bains fréquens;—cautérisation avec le nitrate d'argent, suivie d'une injection d'eau fraîche (*Dupuytren*); vider la vessie, ou algalie à demeure; demi-lavemens tous les matins; incision des sphyncters. Régime analeptique, exercice modéré, air pur.

Vésico ou utéro-vaginales. Algalie à demeure et tampon dans le vagin (*Desault*); cautérisation avec la pierre ou le fer rouge (*Dupuytren*); sonde érigne de Lallemand, à plaque de Dupuytren, érygne vaginale de Laugier, précédée de la rescision des bords de la plaie; suture à l'aide d'instrumens particuliers, spéculums, aviveurs; procédés d'accollement et d'oblitération (*Leroy d'Etiolles*).

Urétro-périnéales. Extraire les corps étrangers; combattre les rétrécissemens, cautérisation; urétro-plastie (*Cooper*).

9° TRAUMATIQUES EN GÉNÉRAL.

—

Compression douce et permanente; injections stimulantes, d'eau de chaux, d'eau blanche animée, de chlorures, d'orge miellée, de suc de persil, de décoction de quinquina, de roses de Provins, de vin, d'alcool, etc.; incision, excision des tégumens amincis; position; contr'ouvertures, sétons; cautérisations avec la pierre infernale, la potasse caustique, le feu, le nitrate de mercure, les trochisques escharo-

tiques. Détruire la carie, la nécrose; extraire les corps étrangers.

PROPHYLAXIE.

Elle est toute dans le traitement convenable des plaies, des tumeurs, ou des inflammations qui les précèdent. Soins de propreté minutieux; bains. Régime alimentaire nutritif, animal. Extraire avec soin les corps étrangers développés dans nos tissus, ou provenant du dehors; ouvrir de bonne heure les abcès de l'anus, etc. *Voyez* ABCÈS.

FLEURS BLANCHES. *Voyez* LEUCORRHÉE.

FLUX HÉMORRHOIDAL. *Voyez* HÉMORRHOÏDES.

FONGUS.

INDICATIONS. 1° Combattre le mouvement de végétation qui le produit; 2° détruire ou enlever la tumeur.

EN GÉNÉRAL.

—

Caustiques, cathérétiques (favorisent le cancer, *Bégin*); nitrate d'argent, poudre de sabine, alun calciné, chlorure d'antimoine; arrachechemens, ligature, excision; ablation successive des tumeurs fongueuses (*Bégin*); ligature de l'artère nutricière; cautère actuel, compression.

EN PARTICULIER.

—

1° **De la caroncule lacrymale.** (*Voyez* ENCANTHIS.)

2° **Des gencives.** (*Voyez* ÉPULIE.)

3° **De la dure-mère.**

—

Calotte résistante, compression (*Louis*) (dangereuse); excision et caustiques (dangereux), cautérisation, ligature; *mettre la dure-mère à nu* et enlever la portion sur laquelle le fongus est implanté.

4° Du périoste.

—

Le mettre à nu , enlever la tumeur avec le bistouri , ruginer l'os, cautériser avec le fer rouge.

5° De la moelle des os. (*Voyez* Spina ventosa.)

6° Des fosses nasales, du sinus maxillaire. (*Voyez* Polypes.)

7° Hématode. (*Voyez* Cancer.)

FRACTURES.

Indications. 1° Réduire la fracture; 2° la maintenir réduite; 3° prévenir et combattre les accidens.

A. en général.

—

1. *Réduction*. Extension, contre-extension et coaptation. Détourner l'attention du malade; saignée , narcotisme.

2° *Contention*. Repos, situation, appareil contentif ; bandage roulé, à chefs isolés de Scultet, à bandelettes obliques (*Pott*) ; attelles , fanons, faux-fanons , sachets de remplissage, lacs ; arroser le bandage de liqueurs résolutives, eau blanche alcoolisée, eau pure; emplâtre de Wurtz et Purmann , — cérat de litharge, huile, cire et savon (*Pott*) ; étoupade d'eau de saturne, alcool camphré et blancs d'œufs battus ensemble (*Larrey*), moule de plâtre (*Diffenbach*), bandage inamovible composé de compresses , une première couche de bandelettes de Scultet ,

barbouillée d'eau d'amidon cuite en bouillie épaisse , attelles de carton , puis deuxième et troisième couche de bandelettes également bar-bouillées , coussinets, repos pendant quatre à huit jours (*Seutin*) ; dextrine délayée dans l'eau avec addition d'un demi-verre d'eau-de-vie ; en mouiller les bandes déroulées , les rouler légèrement, les appliquer sur une simple compresse, remplir les vides et interposer les attelles de carton , laisser sécher pendant trois jours (*Velpeau*) ; demi-flexion à l'aide de coussins de balle d'avoine; gouttière en fil de fer garnie de coton, appareil hyponartrécique (*M. Mayor*).

Régime plus ou moins sévère , boissons délayantes ; antiphlogistiques ; lever l'appareil le lendemain, et le laisser appliqué ensuite pour un temps variable.

3° *Complications* : Saignées générales et locales; opium et calomel; fomentations résolutives; *courant continu* d'eau froide; s'opposer à la pénétration de l'air dans les foyers; favoriser la chute des eschares , extraire les esquilles déplacées , replacer les autres, resciser un fragment trop saillant, débrider, amputer; bandelettes agglutinatives, bandages à bandelettes isolées ou réunies; extension permanente, à l'aide de bandages et d'attelles, de poids, leviers coudés, etc. (*Boyer, Desault*); bandages inamovibles de Larrey, Seutin, Velpeau; planchette suspendue de M. Mayor; moules en plâtre, gouttières métalliques. Pansemens très-éloignés (*Espagnols*). Bains émolliens, cataplasmes, douches, frictions, embrocations huileuses, bains de tripes, exercice ; rupture du cal vicieux (*OEsterlen*), sa résection (*Wasserfuhr*).

Régime, hygiène.

Diète plus ou moins rigoureuse pendant l'inflammation ; immobilité du membre, séjour au lit, prévenir les excoriations du siége par des bourrelets percés ; veiller au libre exercice des fonctions ; ne permettre la marche dans les fractures des membres inférieurs, qu'après que la consolidation est complète, à moins qu'on n'ait mis en usage les appareils amidonnés ; air pur, renouvelé fréquemment, éloigner toutes les causes d'excitation ou les foyers miasmatiques ; lits en crin, plutôt durs que mous, lits percés pour recevoir les évacuations ; corde à poignée pour aider le malade dans les mouvemens du corps ; lits mécaniques de Withe, Tober, Knoll, Bottcher, *Earle*, Daujon ; fauteuils de White, Wolfsohn, Thaden ; matelas élastique ; éviter de placer trop d'oreillers sous la tête du malade. — Couper les vêtemens du membre fracturé, mettre les os dans un rapport provisoire, et placer le membre sur un oreiller placé sur le brancart ; en montant un escalier, il faut avoir la précaution de présenter les membres inférieurs les premiers.

—

1° Des os du crâne.

Saignée, abstinence, délayans, lavemens et pédiluves irritans ; applications réfrigérantes ou résolutives sur la tête ; trépan, levier.

Commotion. Stimulans diffusibles, odeurs fortes, frictions sur le corps et la région précordiale avec des brosses, des flanelles sèches ou imbibées de liqueurs ou vapeurs stimulantes ; sinapismes, eau bouillante aux jambes ; sangsues derrière les oreilles (jusqu'au septième jour) ; vésicatoires volans autour de la tête, séton à la nuque. Boissons délayantes et laxatives ; émétique (peu prudent) ; électricité.

Compression. Saignées générales et locales ; eau froide ou glace sur la tête ; petit-lait émétisé, — émétique en lavage (*Desault*) ; purgatifs répétés ; sinapismes promenés sur le corps. Rele-

ver les pièces d'os enfoncés avec le trépan, le levier ; opération du trépan, pour donner issue au sang épanché.

2° Des vertèbres.

Position appropriée, décubitus sur le ventre ; réduction (mortelle) ; saignées, sangsues, résolutifs ; trépan (*Viguerie*) ; purgatifs légers après la période inflammatoire ; tamponnement, cautère actuel ou ligature dans les cas d'hémorrhagie ; cathétérisme répété pour vider la vessie, lavemens pour vider le rectum ; combattre la Paralysie consécutive. *Voyez* ce mot.

Prévenir et combattre les excoriations de la peau.

3° De la mâchoire inférieure.

Lier les dents entre elles avec un fil métallique (*Hipp.*) ; fronde du menton, — lames de cuir moulées sur le menton (*Paré*), carton (*Duverney*) ; pièce d'ivoire dans laquelle s'engagent les arcades dentaires (*Bertrandi*), pièce de liége (*Boyer*) ; appareils de Rudenick, Bush, Houzelot, etc.

4° Des côtes.

Ventouses (*P. d'Ægine*), emplâtre de résine (*Guillaume*), efforts en divers sens (*Guy de Chauliac*) ; bandage de corps serré et maintenu par des scapulaires et des sous-cuisses ; presser sur les deux extrémités de l'os fracturé et faire faire au malade une forte inspiration ; compresses graduées (*Boyer*), quadriga des côtes (*Anciens*), bandage de Baïllif ; coucher le malade à la renverse sur un corps saillant et cylindrique ; incision au bord supérieur de la côte (*P. d'Ægine*), levier, tirefond ; — bandage de corps bourrelé sous le sternum pour augmenter le diamètre antéro-postérieur (*Lisfranc*); relever le fragment enfoncé en déprimant l'autre de manière à l'engréner dans ses aspérités (*Malgaigne*).

Évacuans (*Hipp.*); saignées, repos absolu pendant quinze jours, régime sévère; combattre les inflammations du poumon ou de la plèvre, boissons pectorales, juleps, loochs.

5° Du bassin.

Position, bandage de corps, bandage de Creve, moufle de Boyer pour soulever le malade. Repos, antiphlogistiques, lavemens, cathétérisme.

6° De la clavicule.

INDICATIONS. 1° Attirer en dehors et en arrière le fragment scapulaire; 2° le remonter au niveau du fragment sternal.

Coucher le malade sur le dos, un corps saillant entre les épaules (*Hipp.*), forte pelotte de laine sous l'aisselle (*P. d'Ægine*), bandage en 8 de chiffre, courroie de Brunnighausen, croix de fer de Heister, corselet de Brasdor, coussin carré entre les omoplates (*A. Cooper*); gouttière pour l'avant-bras et le coude (*B. Bell*); bandage de Desault avec un coussin en coin dans l'aisselle et des tours circulaires; corselet de Boyer, manche de toile de Earle, bandage de Richter, de Cruveilhier, sac triangulaire de Flamand, coussin d'air de Ricord, appareil de Carron et Zudnachowski; position seule (*Pelletan*) aidée du coussin de Desault, de quelques circulaires autour du corps et de quelques obliques du coude à l'épaule saine (Hôtel-Dieu); simple mouchoir triangulaire lié parallèlement à l'avant-bras autour du corps, et dont les deux autres angles sont dédoublés pour s'attacher vers l'épaule saine (*M. Mayor*).

7° De l'omoplate.

De l'acromion. Bandage des fractures de la clavicule.

De l'angle inférieur. Maintenir la main du côté malade, sur l'épaule opposée, à l'aide d'un bandage, le coude un peu écarté du corps.

Verticales. Maintenir le bras appliqué au corps.

8° De l'humérus.

Du corps. Trois attelles dont la postérieure et l'externe dépassent légèrement l'épaule et le coude, bandage roulé, position demi-fléchie; appareils de Theden, Cooper, Amesbury (inusités).

Du coude. Avant-bras fléchi, attelles coudées de Henkell, attelles concaves brisées de Cooper, attelles de carton coudées de Desault, bracelets de Græfe; suspensoir en balance de Sauter, pour soulever le membre.

Du col. Bandages de Duverney, Petit, Ledran; étoupade de Moscati (inusité); bandage des fractures du corps avec addition d'un coussin axillaire, et le maintien du bras au corps (*Desault*).

9° De l'avant-bras.

De l'olécrane. Position demi-fléchie (*Desault, Earle, Camper*); extension; bandage de Wardenburg, de Cooper, de Freyter; bandage roulé avec une attelle légèrement coudée du côté de la flexion; bandage unissant des plaies en travers (*Dupuytren*); immobilité pendant huit jours.

18

Du corps de l'os. — *Complète.* Compresses longuettes (*Petit* et *Duverney*), attelles en bois , en fer-blanc, en cuir verni; cylindres (*Pouteau*), brasselet (*Assalini*); *compresses longuettes antéro-postérieures* épaisses et recouvertes d'atelles entourées de circulaires ; diriger les compresses de l'olécrane vers le poignet (*Lisfranc*); repos de trente-cinq à quarante jours.

Du radius. Incliner la main vers le bord cubital ; lame de fer recourbée de Dupuytren; bandage ordinaire des fractures de l'avant-bras.

Du cubitus. Incliner la main vers le bord radial; appareil des fractures complètes de l'avant-bras.

10° Des os de la main.

Débridement ; antiphlogistiques , bains émolliens , narcotiques ; amputation ; compresses longuettes, attelles de carton, bandage simple; 4 compresses pyramidales et 4 attelles pour les espaces inter-osseux (*Lisfranc*).

11° Du fémur.

Réduction par les procédés ordinaires; glossocome (*Galien*), poulie mécanique (*Paré*), lacs (*Heister*, inusités).

Extension simple. Lit horizontal , gouttière (*Hipp.*), longues attèles (*P. d'Ægine*); attelles à courroies, bandages à chefs et longues attelles de bois (en France).

Extension permanente. Poids de 1 à 2 kilogrammes attaché à une corde passée dans une poulie de renvoi, au pied du lit (*Guy de Chauliac, hôpitaux de Brest*); machine de Bell, instrument de Gooch; — deux attelles fixées au bassin par une ceinture ou des lacs, et garnies d'une mor-

taise et d'une échancrure près du pied, pour faire l'extension, à l'aide de lacs qui y sont passés (*Desault*); longue attelle ferrée, garnie d'une vis sans fin, ceinture , semelle garnie et sous-cuisse en cuir (*Boyer*); les deux jambes immobiles dans un même appareil (*Hagedorn*); deux longues atelles unies en bas par une traverse (*Hôtel-Dieu, Dzondy*); attelle prolongée jusqu'à l'aisselle (*Nicolaï*).

Demi-flexion. Position sur le côté (*Pott*), demi-assise (*Aitken*); coussin en forme de coin (*Roltcher*); gouttière oblique de bas en haut (*Laurer*); deux planches réunies à angles (*C. Bell*), à charnières (*Cooper*); lit d'Earle.

Demi-flexion et extension. Double plan incliné formé de coussins, attelles sur la cuisse et drap passé sur la jambe et attachée à la couchette (*Dupuytren*); appareil d'Amesbury; double gouttière mobile et extension à l'aide d'un poids (*Smith*); coussin sous le jarret et poids de 2 à 3 livres à l'extrémité du membre. — Suspension du membre (*Santers* et *Mayor*); gouttière métallique et coton (*Santers* et *Mayor*).

Appareils inamovibles de Larrey, Seutin, Velpeau.

12° De la rotule.

Kiastre (bandage en X), plaques trouées de Purmann, Bass, Petit, capsule de Kalstmith, plaques échancrées (*Bell*); courroies de Brembilla, Cooper , gouttière de Staefe, de Baillif, — bandage unissant des plaies en travers, position élevée du pied , la jambe horizontale (*en France*), avec une attelle postérieure (*Desault*); coucher le membre dans une gouttière et assujétir la rotule avec des courroies (*Boyer*); bandage des plaies en long pour les fractures en long, — double griffe d'acier (*Malguigne*).

13° De la jambe.

Appareil de Scultet modifié, deux attelles dépassant un peu le genou et le pied; position demi-fléchie sur la cuisse (Anglais, *Dupuytren*); lits à fond sanglé (*Petit*); appareil à extension (*Hipp.*, *Coutavous*, etc.); machine à suspension de Ravaton, Mayor, etc.

Du péroné seul. Maintenir le pied dans l'adduction à l'aide d'un coussin et d'une attelle interne, dépassant le pied de cinq à six pouces, et appliquée sur celui-là, qui ne descend que jusqu'à la malléole interne; on maintient le tout par des bandes pendant trente à quarante jours (*Dupuytren*).

Du tibia. Appareil contentif, deux compresses onguettes, l'une sur le tibia, à sa face interne, l'autre sur l'espace interosseux; maintenir le pied.

14° Des cs du pied.

Extension du pied, la jambe fléchie sur la cuisse; pantoufle de Petit, bandage de Desault pour la rupture du tendon d'Achille; attelle peu courbée fixée au devant de la jambe et sur le coude-pied (*Boyer*), kiastre (*Callisen*).

Antiphlogistiques, opiacés, bains froids, émolliens, narcotiques, sangsues répétées, etc.

FURONCLE, CLOU.

INDICATIONS. 1° Juguler l'inflammation; 2° favoriser l'issue du bourbillon.

Saignée, sangsues, dix à quinze sur la tumeur; bains prolongés, cataplasmes émolliens, narcotiques, glace; incision cruciale de la tumeur; emplâtre de diachylon gommé; cataplasmes avec addition d'axonge ou d'onguent de la mère, d'oseille, d'ognons cuits sous la cendre et pilés; *cataplasme de riz* ou de farine de riz.

Boissons adoucissantes, acidules ou amères; purgatifs salins; vomitif; eau de Sedlitz.

PROPHYLAXIE.

Éviter les alimens épicés ou de mauvaise qualité, les poissons à coquilles dans l'été, les poissons peu frais, le lard, les corps gras rances, etc.

GALACTIRRHÉE.

INDICATIONS. Modérer la sécrétion du lait, en soumettant la nourrice et le nourrisson à des repas réglés et peu fréquens, ét en suppléant aux besoins de celui-ci par des alimens artificiels.

1° IDIOPATHIQUE, HYPERNORMALE.

Eloigner les tétées de l'enfant ; faire téter par un chien (fort nuisible), cuvette des seins (nuisible); astringens, spiritueux, aromatiques sur les mamelles (nuisibles); émolliens, ouate de coton, frictions huileuses, beurre de cacao; résolutifs. Pédiluves, sangsues à la vulve, ventouses au dos, — à chaque bras (*Wigand*); vésicatoires aux cuisses; fumigations sur le sein avec une décoction de camomille et de son de froment ; ♃ emplâtre de jusquiame ℥ j, de ciguë, huile cuite de camomille ãã ℥ ß (*Nolde*); sachets de feuille d'épine-vinette, de menthe crépue, de fleurs de sureau et de camphre; (spécifique de *Behrends*); huile d'olives avec acétate de morphine (*Pétrequin*); sachets de camphre, liniment camphré.

Opium, diurétiques, laxatifs, sudorifiques (peu prudens); toniques, quinquina, décoction de canne de Provence. ♃ sulfate de fer cristallisé Ə ij, myrrhe Ə iij, quassia en poudre Ə iv, extrait de china q. s., à prendre 4 à 8 pilules trois fois par jour (*Behrends*), sel amer (*Behrends*); polytrichum commune ʒ j, eau de fontaine ℥ viij; à prendre en deux fois (*Bonnafour*), ♃ myrrhe ℈ j, infusion de fleur de camomille ℥ vj, eau de cannelle ℥ j, sel de mars, gr. xv, sirop d'écorce d'orange ℥ j , à prendre une à deux cuillerées à bouche, toutes les trois heures (*Franck*); extrait de ciguë un demi-gros toutes les deux heures (spécifique *Outrepont*); iode un quart de gr. quatre fois par jour (*Lolatte*); saignée (*Pitschaft*); oléo-saccharum de sauge (*Schneider*). *Sevrage*, régler les repas de l'enfant, air de la campagne, crême de pain, de riz, tapioka, etc., *Voyez* ALLAITEMENT.

2° SYMPTOMATIQUE, ANORMALE. (*Voyez* MÉTRITE, AMÉNORRHÉE, SQUIRRHE, CANCER UTÉRIN.)

GALE.

INDICATIONS. 1° Respecter certaines gales critiques ; 2° combattre les autres par un traitement spécifique.

1° TRAITEMENT EXTERNE.

Anciens. Os de sèche, album græcum, fiente de renard, de coq, etc., moelle distillée (*Kunratz*); bains froids (*Dower*); décoction de scordium (*Quarin*); onguent d'acide nitrique et de fleurs de soufre (*Baldinger*); décoction d'écorce de peuplier (*Lentin*); onguent de nicotiane (*Sala*), pommade d'amandes amères (*Pline*); bains de mer (*Bereis*); décoction de soufre et arsenic (*Trécourt*); fourmis en poudre avec du sel (*Pilargue*); suie unie à la crême (*Pilargue*); solution de mercure dans l'eau forte (*Freytag*); amalgame de plomb et mercure (*Heister*); eau mercurielle (*Dulaud*); bains de feuilles de chêne; frictions d'opium, lotions avec la teinture de cantharides camphrée; vernis de baume noir du Pérou; mélange de charbon et graisse, —goudron (*Danois*); axonge et suc de scabieuse; lierre, origan., sauge, marrube, pouliot en macération dans le vinaigre.

Modernes : Eau chaude presque bouillante; pommade de sulfure de mercure (*Willan*); proto-chlorure de mercure 1 p., axonge 8 p. (*Werlhof*); ℞ fleurs de soufre ℥ j, racine d'ellébore blanc en poudre ℈ j, nitrate de potasse ℈ ß, savon mou et axonge āā ℥ j; mettre le malade au lit, enveloppé d'une couverture de laine, transpirer pendant trente-six heures, puis lavage avec le savon brun et guérison (méthode anglaise); lotions avec la digitale (*ea ver*); clématite pilée avec l'huile (*Vicary*). ℞ camphre ℥ j, huile ℥ j (*Vaidy*); liniment volatil camphré (*Fournier*); dentelaire dans l'huile bouillante (*Sumeire*); bain et brossage de la peau (*Senn*), frictions sur la peau dans une chambre échauffée, coucher le malade douze à quinze heures, puis lui donner un bain chaud et le laver avec une dissolution de savon (*Green*); fumigations de soufre en bâton qu'on liquefie dans un chaudron sur le poêle (*Ballard*); lotions d'eau créosotée (*Coen*). ℞ acide sulfurique ℈ j, axonge ʒ j (*Duncan*). ℞ poix liquide deux p., beurre salé deux p., faites fondre et ajoutez sous-carbonate de potasse (*Pentzlin*); vieux oing, fleurs de soufre et jaune d'œuf (*Quiret*). ℞ soufre lavé ℥ ß, borax et sel ammoniac āā ℈ ß, mercure précipité blanc ℈ j, onguent simple ʒ j, huile de térébenthine ℥ iij (*Russel*); sublimé en bains ℥ ß pour chaque (*Récamier*), onguens de sublimé avec précipité blanc (*Ring*), lotions de sublimé 12 gr. par ℥ j (*Schæf*); eau psorique de Mettemberg; lotions avec une solution de potasse caustique ℈ j par ℔ j d'eau', puis frictions avec une pommade savonneuse (*Wilhelm*); lotions chlorurées, chlorures de chaux ℈ j, pour eau ʒ j (*Wittzack*). ℞ savon blanc ℥ iv, huile d'amandes douces ℥ viij, sulfure de potasse ℥ vj, huile de thym xv gr. ℈ j; deux frictions par jour. ℞ fleur de soufre 1 p., ardoises pilées 1 p., chaux vive 4 p. : pour chaque friction ʒ j ß (*Belgique*). ℞ soufre sublimé ℥ j, vitriol blanc ℥ iij, charbon de tilleul ℥ ij, axonge ʒ iij (*Most*); décocté de ciguë (*Pellegrini*); frictions avec un nouet contenant la seconde écorce de l'aune noir bouillie dans l'huile de chenevis (*Percy*); liniment ammoniacal (*Peyrilhe*) ℞ soufre ℥ j, ellébore blanc et sel ammoniac āā ℈ ij, axonge ℥ ij ß (*Pringle*); frictions dans la paume des mains avec ℈ j sulfure de chaux broyée, avec addition d'un peu d'huile au moment de s'en servir (*Pihorel*). ℞ staphysaigre en poudre ℥ ß, faites bouillir dans eau ℔ ij, ajoutez extrait de pavot ℈ ij, ℥ j ß, en frictions deux fois par jour (spécifique infaillible selon *Ranque*). ℞ acide sulfurique ℈ j à iij, eau ℥ viij (*Rasori*, *Alibert*). ℞ soufre 16 p., protoxide de plomb 1 p., axonge q. s. ℈ ij par friction (*Laubert*). ℞ soufre lavé, nitrate de potasse et ellébore ℈ ij, unis à la crême tiède (*K. Hausen*). ℞ eau de Goulard ℔ ij. sel de cuisine, ℥ vj, alun ℥ ij (*Kohlhaas*); fumigations de soufre et chlore (*Koch*). ℞ soufre dépuré et sulfate de zinc āā 1 p., axonge lavée, huile de laurier, āā 2 p. (*Jasser*);

pommade de sulfure de chaux de Jadelot : ♃ graisse de vipère ℥ j, oxide de zinc précipité et lycopode āā ʒ ij , dans la gale opiniâtre (*Hufeland*) ; liniment sulfuro - savonneux (*Horn*). ♃ *soufre sublimé* 2 p., *sous - carbonate de potasse* 1 p., *axonge* 8 p. ; ℥ j *toutes les six heures en friction, puis lotions savonneuses* (*Helmerick*) ; sulfate de zinc dans l'axonge (*Hegewisch*), dans le décocté d'ulmus campestris (*Hartmann*). ♃ oxide de manganèse 6 p., axonge 16 p. (*Grille*) ; huiles essentielles (*Gras*), essence de térébenthine (*Aubé*). ♃ poudre de racine d'ellébore blanc 1 p., axonge 8 p., huile essentielle de citron 10 gouttes (*Biett*) ; infusion vineuse de tabac (*Coste*) ; frictions huileuses (*Delpech*) ; acide muriatique oxygéné 60 gouttes, pour huile ℥ j (*Deimann*). ♃ chlorure de chaux ʒ iij, eau distillée ℔ j, en lotions (*Derheim*). ♃ sulfure de potasse ʒ iv, eau ℔ j ß, acide sulfurique ℥ ß, en lotions (*Dupuytren*) ; lotions d'arnica et eau salée (*Durr*). ♃ savon noir ℔ viij, sel marin ℔ iv, soufre ℔ iv, alcool ℔ j, vinaigre ℔ ij, chlorure de calcium ℔ ß ; ℥ j en frictions (*Emery*) ; solution de mercure dans l'eau forte (*Freytag*) ; fumigations sulfureuses (*Gales, Darcet*) ; savon vert (*Græff*) ; pommade d'Alyon, de Crolius , eau mercurielle de Pidenit, onguent soufré simple. ♃ acide sulfurique ℥ j, décoction émolliente ℥ viij (*Bagneris*) ; bains de sulfure de potasse ℥ iv à viij , dans une baignoire en bois. ♃ *sulfure de potasse* ʒ j, *eau de rivière* ℔ j ; *acide hydrochlorique* ℥ j, *eau distillée* ℔ j; *pour lotions* ℥ j *dans eau* ℥ iv. ♃ graisse, 50 p. , soufre 15 p. , muriate d'ammoniaque et alun 1 p. (*Edwouards* et *Vavasseur*). ♃ huile d'amandes douces ℥ j, cire blanche ℥ ij, proto-chlorure de mercure bien porphyrisé ʒ ij, divisé en 12 doses ; deux frictions par jour. ♃ soufre sublimé ℔ ij , sel décrépité ℔ j , axonge ℔ viij ; ℥ ij à iv pour frictions (formule des hôpitaux) ; pommades de proto et deuto-iodures de mercure (*Biett*) ; immersion des mains dans le chlore liquide (*Thénard*) ; onguent citrin ; ♃ fleur de soufre et acétate de plomb āā ℥ ij , sulfate de zinc ℥ j (*Chaussier*).

2° **TRAITEMENT INTERNE**.

—

Décoctions de patience, saponaire, pensée, chicorée sauvage ; tablettes de soufre simple ℥ j à iv , composées n° 1 à 4. ♃ soufre sublimé gr. viij , savon méd. gr. iv, sirop de gentiane q. s. pour un bol, matin et soir ; pilules de charbon et douce-amère (*Vogel*). ♃ muriate de magnésie, sucre blanc āā ℥ ij , fleur de soufre ℥ j , par cuillerées-à café, trois fois par jour chez les enfans (*Gœlis*) ; thé de tussilage (*Gœlis*) ; tisane de Zittmann, Vigarous, vinache, de Seltz , lusitanienne , sirop de Laffecteur ; acide sulfurique (*Willie*).

PROPHYLAXIE, HYGIÈNE.

—

Soins de propreté, bains ; éviter le contact des galeux ; désinfecter leur linge à la vapeur du soufre.

Rappeler l'éruption. Muriate de baryte (*Trezzolani*) ; électricité (*Sigaud et Lafond*) ; inoculation nouvelle.

GANGLION, HYDROPISIE DES GAINES TENDINEUSES.

INDICATIONS. 1° Favoriser l'absorption du liquide qu'il contient, ou lui donner une issue ; 2° procurer l'adhérence des parois de la poche entre elles.

1° **GANGLION PROPREMENT DIT**.

—

Frictions mercurielles, pommades d'iode ou d'hydriodate de potasse, liniment volatil, acétate de plomb, sulfate de zinc ; décoction de noix de galle, de tan ; huile d'origan, de pouliot, de laurier ; compression soutenue, aidée d'une plaque de plomb ; rupture de la tumeur

avec un cachet garni , les deux ponces réunis ;
ponction, séton (insuffisans ou nuisibles), extirpation (souvent grave), acupuncture.

dans un petit verre d'eau, renouvelée plus ou
moins.

2° HYDROPISIE DES GAINES.

Saignées locales , émolliens , bains et résolutifs ; astringens ; compression , écrasement et
compression aidés de résolutifs ; incision et excision (dangereux), ponction et injection irritantes (dangereuses), ponction avec bistouri en
détruisant le parallélisme de la peau et du sac
(*Bégin*); acupuncture et compression forte
(*Baudens*).

PROPHYLAXIE.

Eviter les pressions continues , les chaussures
trop serrées , le frottement des corps durs ou
irritans.

GANGRÈNE.

INDICATIONS. 1° Borner les progrès quand
on n'a pu la prévenir ; 2° faciliter la chute
des eschares, ou débarrasser le corps des
parties frappées de mort.

A. GANGRÈNE INTERNE.

1° *Si l'inflammation prédomine :* traitement
antiphlogistique , saignée , bains , etc.
2° *Si la gangrène prédomine :* traitement anti-
septique ; plantes aromatiques , amers , spiritueux, acides minéraux, quinquina, serpentaire
de Virginie en poudre x gr. ℥ ß, uni au quinquina
ou au camphre ; teinture de cannelle ℥ ij à ℥ j ;
camphre iv gr. dans ℥ j d'émulsion ; vin ; acide
sulfurique étendu ; chlorure de soude en lavement 20 gouttes à ℥ ß , par la bouche 1 goutte

Du poumon en particulier.

Antiphlogistiques ; excitans et toniques (*Laënnec*) ; vase dégageant du chlore (*Récamier*) ; pilules de chlorure de chaux iij gr. trois par jour
(*Graves*) ; fumigation de chlore (*Chomel*).

Des intestins.

Amers , quinquina et sulfate de quinine ;
chlorures de calcium et sodium par la bouche et
en lavement. *Voyez* FIÈVRE TYPHOÏDE.

B. GANGRÈNE EXTERNE.

1° Simple.

*Combattre énergiquement les inflammations
intenses,* taillades profondes, saignées, sangsues,
émolliens , diète ; *lever les compressions* accidentelles ; *extraire les corps étrangers ; faciliter
le cours du sang* dans les vaisseaux collatéraux ,
après les ligatures artérielles , par les frictions ,
le massage, les sachets chauds et aromatiques ;
incision des eschares. Amputation quand la maladie est limitée, excepté dans la gangrène par
cause physique, les plaies d'armes à feu (*Larrey*).
Antiseptiques ; poudres aromatiques , poudre de
china, camphre et charbon, chlorures alcalins ;
pyrothonide (*Ranque*), eau créosotée ; dissolutions de sulfate d'alumine, de fer, de zinc, d'a-
cétate de plomb ; styrax ; cataplasmes de charbon , de bierre ; méthode d'embaumement
du docteur Gannal (*Lafargue*) ; liniment de
camphre, charbon, china et térébenthine (*Berends*); décocté d'arnica avec camphre (*Fleisch*),

d'écorce de chêne (*Hahnemann*); alcool de tannin (*Pezzoni*) ; pain et vin de Porto pour cataplasme (*Thomson*).

Vin amer, excitans diffusibles, boissons acides, bouillons de veau, de poulet, toniques, préparations opiacées ; *quinquina* (nuisible , *S. Cooper*). ℞ succin v gr., musc viij gr., à prendre toutes les trois heures (*Hufeland*); eau chargée d'acide carbonique. — Végétaux frais , lait de femme ou d'ânesse (*Morgagni*); ℞ camphre, nitrate de potasse et gomme āā ℈ j ; faites pilules de iv gr., à prendre trois ou quatre fois par jour (*Kapeler*).

2º Spécifique.

Cautérisation avec l'ammoniaque, la potasse concrète , les acides concentrés , le deutochlorure d'antimoine, le cautère actuel; cataplasmes aromatiques, camphrés ; antiseptiques, chlorures. *Voyez* ANTHRAX, *ergotisme.*

Opium (*Lecointre*).

3º De la bouche ; cancer aquatique, ulcère charbonneux.

Gargarisme astringent , de labiées et vin blanc (*Van de Voorde*) ; toucher avec l'onguent ægyptiac et le sirop de mûres (*Battus*) , l'esprit de vin camphré, aluminé, sucré (*Saviard*) , une solution de sel ammoniac et nitrate de potasse (*Vanswieten*), avec acide hydrochlorique 20 gouttes et miel ℥ ℔ (*Vanswieten*) ; vin de Porto et teinture de myrrhe en frictions (*Symmonde*); teinture et décoction de china avec alcool camphré (*Rey*) ; avec sulfate de zinc (*Pearson*) ; cautérisation avec l'acide sulfurique uni au miel (*Van de Voorde*) , uni au camphre, à l'onguent ægyptiac ; acide acétique (*Klaatsch*); chlorure d'oxide de sodium (*Rey*) ; nitrate acide de mercure (*Constant*) ; baume du Pérou (*Thompson*) ; scarification des gencives (*Boot*), excision (*Boyer*); fer rouge (*Desault*) , beurre d'antimoine ou fer rouge après l'incision (*Billard*) ; hydrochlorate de zinc sur l'ulcère (*Hauke*), acide pyroligneux (*Simons*).

Toniques; eau d'orge acidulée avec le citron (*Van-Lil*) , acide sulfurique affaibli avec le miel (*Bruinemann*); esprit de cochléaria et miel (*Meza*) ; quinquina (*Fleisch* , etc.) , avec addition de xv gouttes de chlorure de soude; mixture camphrée. Vins toniques et excitans , vin de Malaga ; lait et bouillon.

Vomitifs , purgatifs , lavemens de sulfate de soude; calomel à doses réfractées dans l'eau sucrée; frictions alcooliques, bains, sulfate de quinine.

4º Sénile ou spontanée.

Immersion des pieds dans le lait ou l'eau chaude (*Pott*); topiques émolliens, narcotiques, chlorures de sodium; poudre de quinquina , charbon et camphre; styrax , digestif; incisions superficielles des parties gangrénées; glace pilée dans une vessie ; pansement avec onguent résineux et huile de térébenthine chaude (*Anglais*); poudres astringentes. Amputation. Décoction de benoîte (*Waldenstroem*).

Opium ij à iij gr. (*Pott*) ; ℞ camphre v gr., nitre x gr., de quatre heures en quatre heures (*Pouteau*); amers, quinquina, — sulfate de quinine uni à l'opium (*Bégin*); toniques; *saignée générale* (*Dupuytren, Broussais* , etc.) saignée locale; diffusibles (nuisibles), bons bouillons, vin vieux.

5º Des plaies. (*Voyez* POURRITURE D'HÔPITAL.

Prophylaxie.

Combattre énergiquement les inflammations graves, débrider les aponévroses , lever les compressions accidentelles , faciliter le cours du sang, combattre les intoxications; alimentation saine et nourrissante.

GASTRALGIE, GASTRO-ENTÉRALGIE,
CARDIALGIE.

INDICATIONS. 1° Écarter les causes; 2° combattre les symptômes nerveux; 3° en prévenir le retour à l'aide d'un traitement hygiénique convenable.

Frictions à l'épigastre avec le sulfate de cuivre ammoniacal (*Brera*), emplâtre de thériaque saupoudré de 5 gr. d'acétate de morphine (*Margot*); affusions froides (*Récamier*); électricité (*Gourdon*), électro-puncture (*Sarlandière*), galvanisme, magnétisme : ♃ asa-fœtida ℥ j, sous-nitrate de bismuth, huile de valériane āā ℥ j, faites pilules de ℈ij gr., à prendre 5 à 10 de deux heures en heures. — Teinture de rhubarbe aqueuse ℥ j, élixir d'Hoffmann, teinture d'écorce d'oranges āā ℥ ß, castoréum et éther āā ℥ j, une cuillerée à thé trois fois par jour (*Bode*); huile essentielle de camomille avec du sucre de lait , ₁ goutte (*Budig*); teinture de suc de coccinella septempunctata (*Ctaussnitzer*); extrait de calendula, 4 gr. de deux heures en deux heures (*Rust*); cinchonine (*Dufresne*) : ♃ magistère de bismuth gr. ij, opium j à j ß, tartrate de fer x gr., poudre de rhubarbe viij gr., carbonate de magnésie x gr., huile de cajeput 2 gouttes, 1 paquet toutes les une, deux, trois heures (spécifique , d'après *Dührssen*); alcool de noix vomique (*Egeling*); huile de ricin et succinate d'ammoniaque liquide (*Erdmann*), liqueur de corne de cerf succinée (*Franck*); musc (*Galeozzi*), extrait de valériane (*Guibert*) : ♃ racine de belladone en poudre vj gr., magistère de bismuth ℈ j et ij gr., poudre de rhubarbe ℥ ij x viij gr., extrait de réglisse et pissenlit q. s., faites pilules de 2 gr., trois par jour (très-efficace , *Hauff*) : ♃ extrait de belladone iv gr., eau de laurier-cerise ℥ ß, 30 gouttes trois fois par jour (*Hufeland*) : émétique : ♃ ipécacuanha, opium āā iv gr., alun xvj gr., oleo-saccharum de cédrat xxxij gr., divisez en 8 paquets, 1 d'heure en heure (*Hecker*) : ♃ teinture alcoolique de jusquiame ℥ ij, de gaïac ℥ j, 30 gouttes matin et soir (*Hérisson*); hydrocyanate de zinc j à iv gr., deux à trois fois par jour (*Hufeland*); nitrate d'argent un quart de gr. (*Johnson*) : ♃ semences de pavot blanc ℥ j,

eau commune ℥ x pour émulsion , adde, liqueur de corne de cerf succinée ℥ ß , teinture d'opium ℥ ij, huile de menthe poivrée 10 gouttes, 2 cuillerées d'heure en heure (*Koeklin*); phosphore (*Lobstein*); glace en morceaux (*Loeffler*); acétate de morphine (*Bardsley*), camphre (*Marryat*). ♃ extrait de pulsatille j gr., eau de camomille ℥ j, 20 gouttes de deux heures en deux heures (*Messerschmidt*); teinture éthérée de valériane, eau de laurier-cerise et extrait de jusquiame (*Wenzel*); sous-carbonate de fer (*Trousseau*); éther et opium (*Thomas*) : ♃ magnésie ℥ j, quassia v gr., 2 paquets par jour (*Tode*), columbo (*Schneider*), guaco (*Otto*), sulfure de potasse (*Reil*), asa-fœtida (*Richter*): ♃ extrait de ményanthe ℥ ij, fiel de bœuf ℥ j, aloès xij gr., castoréum x gr., savon de Venise ℈ j, faites pilules de ij gr. 5, quatre fois par jour (*Schmidz*); carbonate de potasse dans l'eau distillée de chaux (*Michaelis*); stramoine (*Dreyssig*); huile de morue 1 cuillerée, quatre fois par jour (*Munzenthaler*); sous-nitrate de bismuth seul ou uni à la jusquiame , ou l'opium, ou la thridace (*Odier, Baumes , Laënnec , Biett , Trousseau*, etc.); extrait d'aconit 2 gr. matin et soir (*Gebel*) : ♃ teinture éthérée de stramoine, de noix vomique, thébaïque āā ℥ j ; huile de valériane 6 gouttes ; 30 gouttes par heure dans du thé de camomille (*Nevermann*); huile cuite de jusquiame ℥ j à ij pour un lavement , deux à trois par jour (*Sachs*); soufre , nitre et magnésie (*Scheffer*); sulfure de potasse uni à l'oléo-saccharum de menthe (*Stegmann*); belladone 2 à 5 gr. (très-efficace , dit *Voigtel*); noix vomique 1 partie, asa-fœtida 5 parties (*Niemann*); huile de cajeput (*Weickart*); bains narcotiques, révulsifs cutanés; pastilles de Darcet, eaux gazeuses et alcalines; eau chaude très-sucrée et édulcorée de teinture de menthe après le repas : *extrait de ményanthe* ℥ j, *poudre de rhubarbe et aloès* ℥ ß, faites pilules de 4 gr., à prendre 3 à 4 par jour (*Barbier*) : ♃ sulfate de fer ℥ ß, sous-carbonate de potasse ℥ ß, faites 48 pilules, ajoutez un huitième de grain d'opium à chaque pilule, 3 par jour. — Croûte de pain trempée dans une solution d'opium et saupoudrée de camphre, sur l'épigastre; aimant, plaques aimantées au creux de l'estomac, — plaque de zinc à l'épigastre, de cuivre au dos, qu'on

19

met en communication avec la pile (*Burnay*); *lait d'ânesse* (*Barras*).

Séjour à la campagne , air sec et vif sur un lieu élevé, à température modérée ; alimentation douce et modérée , animale plutôt que végétale; diète lactée et féculente, viandes rôties, œufs frais ; boissons gazeuses, vin de Bordeaux; exercice modéré à pied , à cheval , en voiture; occupations manuelles, interdire les travaux de cabinet; distraire les malades des sensations prédominantes, traitement moral; bains de mer.

GASTRITE.

INDICATIONS. 1° Éloigner la cause excitatrice, la neutraliser ou l'expulser; 2° condamner l'estomac au repos; 3° combattre sa phlegmasie par la médication antiphlogistique ou révulsive.

1° AIGUE.

Boissons gommeuses, mucilagineuses, acidules, froides, glacées, glace en petits morceaux, eau pure, tranches d'orange ou de citron à sucer ; saignées, sangsues à l'épigastre, cataplasmes, fomentations émollientes, laudanum en friction à l'épigastre, glace dans une vessie, éther, alcool en applications, lavemens émolliens, laxatifs ; bains de plusieurs heures; sinapismes, vésicatoires. ♃ calomel et jusquiame un tiers à un demi-gr. (*Holscher*); évacuations de sang jusqu'à la syncope et opium (*Armstrong*); antiphlogistiques et solution légère d'acétate de plomb, émulsion huileuse (*Autenrieth*); acétate de morphine un quart à un demi-gr. trois fois par jour (*Bardsley*); beurre à la glace (*Baumgaertner*) ; lactucarium (*Rothamel*), belladone 1 gr. par ℥ j de colature, à

prendre par cuillerées ; ou eau de laurier-cerise (*Schœnlein*); semences de lycopode ℥ j par jour (*Autenrieth*) ; calomel à haute dose (*Vieweg*) ; éther sulfurique chez les ivrognes , puis traitement ordinaire.

Régime. Diète sévère , puis laitages , fécules , arrow-root, décoction blanche, bouillons, potages, viandes blanches, soda-water.

2° CHRONIQUE.

Quelques sangsues de temps à autre, pendant l'exacerbation (*Roche*) ; boissons émollientes, mucilagineuses, gommeuses, acidules; décoctions d'orge , de gruau , de pomme de reinette, de chiendent, eau de poulet, de veau, de grenouille, eau acidulée de vinaigre, groseilles, limon, grenade , eau de réglisse gommée ou chargée d'albumine, ou édulcorée avec les sirops de guimauve, capillaire, violette, etc. , à petites doses, répétées et froides; eaux de Spa, de Seltz, petite bière , eau de Vichy pure ou coupée avec le lait d'orge ; infusions de tilleul, d'oranger, de mélisse; lavemens émolliens, laxatifs avec l'huile , l'eau de casse , le miel mercurial ; cataplasmes ou fomentations émollientes à l'épigastre , glace , emplâtre opiacé, de poix , pommade stibiée, vésicatoire, séton, moxa,—potasse caustique (*Roche*); ferrugineux (*Cruveilhier*); purgatifs doux (*Hamilton*), huile de croton-tiglium en frictions à l'épigastre (*Stokes*); lavemens répétés (*Stokes*); bierre (*Guersent*) ; sousnitrate de bismuth dans l'eau de Vichy (*Trousseau*).

Régime. Diète plus ou moins sévère, exercice, bains, frictions sèches; abstinence complète de vin, café, liqueurs, alcools, viandes noires, salées, épicées. Consommés, bouillons, fécules, laitages, gelée de pied de veau cuite dans du lait sucré (*Billard*), légumes, herbes cuites, fruits mucoso-sucrés, fruits rouges, poisson, huîtres, viandes blanches; repas réglés et peu copieux.

Exercice modéré, bains tièdes, frictions, air de la campagne. Eaux minérales de Spa, Vichy, Seltz.

3° COMPLIQUÉE. (*Voyez* les diverses complications.)

4° AVEC RAMOLLISSEMENT, GASTROMALACIE.

Antiphlogistiques et dérivatifs (*Billard*, *Rostan*); opium à petites doses (*Cruveilhier*); argile purifiée ʒ ß à j dans véhicule ℥ j ß; aidée des mucilagineux, des excitans de la peau, bains, sangsues, etc. (*Duhr*); chlore liquide (*Meyer*, *Winter*); embrocations mercurielles (*Zeller*); —sangsues, sinapismes à l'abdomen et aux cuisses, bains à 26° deux fois par jour, *teinture de rhubarbe* ʒ j à iij dans eau de fenouil ℥ j, avec décoction de salep ou gomme arabique (*Winter*); eau à 18° acidulée avec l'acide sulfurique; huile de térébenthine en frictions sur les reins; vêtemens de flanelle, habillemens chauds (*Winter*); acide nitrique (*Wiesmann*); carbonate de fer et extrait de china (*Schwarze*), muriate de fer (*Pommer*). ℞ eau de fleurs d'oranger ℥ ij, acide pyroligneux ʒ j, sirop émulsif ℥ j; une demi-cuillerée toutes les heures (*Pitschaft*); émulsion de semences de pavot avec addition de tartrate de potasse et eau d'amandes amères; calomel à petites doses dans l'intervalle (*Nægel*); muriate de fer et musc; frictions avec le liniment volatil (*Hergt*).

5° PROPHYLAXIE. (*Voyez* GASTRO-ENTÉRITE.)

GASTRO-ENTÉRITE.

INDICATIONS. 1° Éloigner la cause d'excitation; 2° condamner le tube digestif au repos; 3° combattre la phlegmasie en elle-même.

A. ÉTAT AIGU.

1° Forme villeuse.

Saignées générales, *saignées épigastriques* répétées ou à l'anus; glace sur l'abdomen (*Roche*), fomentations, cataplasmes émolliens, bains. Boissons froides ou tièdes, gommeuses, acidules, émollientes, édulcorées avec les sirops de gomme, guimauve, violettes, capillaire, orgeat, groseilles, etc.; lavemens émolliens, anodins; vomitifs au début (quitte ou double, *Broussais*). *Voyez* ENTÉRITE, FIÈVRES CONTINUES, FORMES INFLAMMATOIRE, BILIEUSE, ATAXIQUE.

Diète absolue, puis fécules.

2° Forme folliculeuse.

Évacuations de sang plus ménagées; boissons acidules légèrement aromatisées, infusion de fleurs de tilleul, de sureau, de chicorée, de feuilles d'oranger; tanaisie et coralline de Corse, s'il y a des vers. *Voyez* VERS INTESTINAUX.

Révulsifs cutanés, vésicatoires, cautères; vins amers, de china, de Bordeaux, en petite quantité. *Voyez* ENTÉRITE, FIÈVRE TYPHOÏDE, FIÈVRE MUQUEUSE, ADYNAMIQUE.

Bouillons par cuillerées répétées.

3° Gélatiniforme.

Abstinence de solides et de liquides, diète lactée; bains, opium (*Cruveilhier*), quelques saignées locales (*Roche*). *Voyez* GASTRITE AVEC RAMOLLISSEMENT.

4° **Pseudo-membraneuse.** (*Voyez* ENTÉRITE.)

5° **Intermittente.** (*Voyez* FIÈVRE INTERMITTENTE.)

B. ÉTAT CHRONIQUE.

—

Saignées locales moindres, mêmes boissons qu'à l'état aigu, eau de Seltz; quelques laxatifs; sangsues au siége ou sur les points douloureux lors des exacerbations ; lavemens d'eau de mauve, avec ou sans pavots, ou teinture d'opium ; eau de Vichy, lait de chèvre ou d'ânesse le matin ; bains de son, de mauve, frictions sèches; vésicatoires, cautères, sétons, moxas, frictions avec la pommade stibiée.

Diète végétale, alimens légers, pastilles de Darcet.

Prophylaxie, hygiène.

N'offrir aux voies digestives que des substances légères et en rapport avec son mode actuel de sensibilité ; éviter les alimens et les boissons échauffantes ou de digestion pénible, le gibier, les épices, les crustacés, coquilles, le lard, les boissons alcooliques surtout à jeun, le café, le thé fort, etc. Mesurer la quantité d'alimens aux forces digestives et aux besoins de réparation de l'individu. Ne point troubler les digestions, ainsi éviter pendant son travail, les bains, les boissons glacées, les médicamens actifs, les travaux d'esprit, les émotions morales, les transitions brusques de température, etc.

Ceinture abdominale bien appliquée, palette de Percy, vêtemens de flanelle, promenade en voiture, équitation, air pur de la campagne, repos ou promenades à pied après les repas, suivant les idiosyncrasies ou les habitudes.

Voyages aux eaux de Vichy, dans le midi de la France, en Italie, etc.

Vivre de laitages, bouillons consommés, fécules, chocolat au sagou, analeptique, au fer, gélatine, pieds de veau bouillis dans le lait, puis viandes blanches, œufs bien frais, huîtres, fruits mucoso-sucrés bien mûrs.

Eau pure, ou eau de Seltz coupée avec un sirop, du vin vieux, etc. *Voyez* CONVALESCENCE.

GASTRORRHAGIE. *Voyez* HÉMATÉMÈSE.

GASTRORRHÉE.

INDICATIONS. Perturber, corriger, dériver, neutraliser l'hyperdiacrisie de l'estomac.

Ipécacuanha ; purgatifs amers, rhubarbe, rhubarbe et magnésie mêlés et pris un instant avant de manger (*Roche*), magnésie calcinée, 1 cuillerée à bouche dans un demi-verre d'eau sucrée en se couchant (*Roche*); extrait gommeux d'opium un demi-gr. à un gr., baume de Tolu, térébenthine de Venise (*Chomel*); infusions aromatiques, eau ferrée ; exutoires, bains de vapeur; rappeler les maladies cutanées, répercutées. *Diète de boissons.*

Changement d'air; viandes rôties, grillées; flanelle sur la peau ; air frais, vif, des montagnes ; vin vieux de Bordeaux, eaux gazeuses.

GERÇURES, CREVASSES.

INDICATIONS. 1° Calmer la douleur ; 2° favoriser la cicatrisation.

1° DES LÈVRES.

—

Onguent rosat, pommade de concombre, de limaçon : ℞ cire blanche, axonge et beurre de cacao ãã parties égales : ℞ cétine pure et cire blanche fondue au bain-marie ãã ℥ j, huile d'amandes douces ℥ ij, mêlez dans un mortier et ajoutez eau distillée de roses ℥ j ß et teinture alcoolique de baume de la Mecque ℥ j.

2° DES MAINS ET DES PIEDS.

—

Préparations huileuses en frictions, suif que l'on fait fondre sur la partie crevassée, corps gras en général, eau végéto-minérale; pommade d'ail cuit dans l'huile : ℞ moelle de bœuf ℥ j,

graisse de veau ʒij, miel et huile d'olives ʒ ß,
camphre ʒ ß (*Percy*) : ♃ huile d'amandes douces ʒ iv, axonge lavée et suc de joubarbe ãã ʒ iij
(*Boyer*).

3° DES SEINS, DU MAMELON.

Cérat, pommade de concombre, mélange
d'axonge et de beurre de cacao, huile fraîche,
mucilage de guimauve, de graine de lin, de semence de coing; eau de plantain, de roses, eau-
de-vie unie au blanc d'œuf, cérat de saturne,
onguent Rhazès, populéum; vin sucré, rum,
cautérisation avec le nitrate d'argent (*Hannay*);
lotions de sublimé (*Wedekind*), de sulfate de fer;
couvrir le mamelon d'une noix muscade creusée
(*Underwood*) : ♃ noix de gale ʒ vj, vin blanc
ʒ vj, en application trois à quatre fois par jour,
comme *prophylactique* (*Sthal*); baume de copahu en topique (*Sachs*) : ♃ fleurs de zinc Ə j,
extrait de jusquiame Ə ß, onguent rosat ʒ j
(*Richter*) : ♃ oxide de zinc Ə ß, beurre de cacao
et huile d'amandes douces ãã ʒ j, huile de bergamotte 6 gouttes (*Meyer*); suc récent de millefeuille (*Reicheman*) : ♃ blanc de baleine et cire
blanche, ãã ʒ ß, eau-de-vie ʒ cuillerées (*Murat*):
♃ sucre candi brun, faites dissoudre dans du
vin rouge à l'aide de la chaleur, ajoutez baume
du Pérou un huitième (*Meyer*) : ♃ mucilage de
semences de coing ou de gomme arabique ʒ j,
essence de myrrhe ʒ ij (*Kortum*); solution de
sucre candi dans l'eau avec addition d'eau-de-
vie (*Horn*) : ♃ borax ʒ j, jaune et blanc d'œuf
ãã ʒ ij, huile d'amandes douces ʒ j, baume du
Pérou ʒ j ß (*Harless*); créosote (*Harring*); coton
de laine introduit entre les lèvres de la plaie
(*Culer*) : ♃ gomme arabique en poudre ʒ ij,
baume du Pérou ʒ j, huile d'amandes douces ʒ j ß,
eau de roses ʒ j (*Dennemann*); acide pyroligneux
mêlé à du blanc d'œuf (*Burshart*) : ♃ alun Ə j à ij,
gomme arabique ʒ ß, pour poudrer la plaie, après
l'avoir lavée à l'eau-de-vie (*Vogt*).

Mamelon artificiel, couvrir le mamelon d'un
linge, d'un chapeau de cuir, de gomme élastique; ne pas suspendre l'allaitement du côté ma-

lade, ne pas tarder vingt-quatre heures à présenter le sein à l'enfant; soins de propreté.

4° DES ENFANS A LA MAMELLE.

Poudre de lycopode, d'amidon, — de myrthe
incinéré (*Portugais*) : ♃ cérat ʒ ß, poudre de lycopode et fleurs de zinc ãã ʒ j (*Rosen*); pommade
de concombre, axonge, cire blanche et beurre
de cacao; bains tièdes, lotions émollientes, résolutives, avec eau blanche, eau de roses, de
plantain; ouate de coton. Ne se servir que de
linge blanc de lessive pour essuyer les enfans.

5° DE L'ANUS. (*Voyez* FISSURES.)

Prophylaxie.

Empêcher le frottement des corps durs sur la
peau, le séjour des corps irritans, des matières
fécales en particulier; garantir le corps de l'influence du froid ou du chaud trop vifs.

GIBBOSITÉ. *Voyez* OSTÉITE.

GLAIRES, HYPERDIACRISIE MUQUEUSE.

INDICATIONS. 1° Rechercher la cause de
la supersécrétion muqueuse, et la combattre; 2° en chasser le produit hors l'économie.

A. EN GÉNÉRAL.

Élixirs, amers, sirops, purgatifs, pilules et
remèdes secrets, dits antiglaireux (souvent nuisibles); décoctions de cachou, simarouba, ratanhia, aromatiques; vomitifs; rhubarbe, aloès,
pilules du docteur Franck, 5 à 10 par jour :
♃ aloès, rhubarbe et extrait de ménianthe en
pilules (*Barbier*); bicarbonate de soude, eaux
minérales de Spa, Vichy, d'Aumale, Contrexe-

ville, Forges, eaux gazeuses acidules, eaux minérales sulfureuses d'Enghien, de Baréges, de Bagnères, etc. ; bains de mer du Havre, de Dieppe, etc.; diète de boissons.

B. EN PARTICULIER.

1° De la bouche.

Gargarismes d'alun, de tannin; aromates qu'on fait mâcher; macis, myrrhe, cachou aromatisé, muscade en tablettes, pastilles de menthe; substances amères et aromatiques.

2° De l'estomac.

Amers, substances tannantes, oxide et carbonate de fer, opium, ipécacuanha, toniques divers; émétiques répétés plusieurs fois; magnésie calcinée prise par pincées.

3° De l'intestin.

Purgatifs résineux, séné, rhubarbe, coloquinte, toniques amers, purgatifs, aromatiques, élixirs, toni - purgatif de Leroy; lavemens avec j à ij gr. de nitrate d'argent ou un demi-gr. à ij gr. acétate de plomb.

4° Des voies respiratoires.

Inspiration de vapeurs aromatiques, de sucre brûlé, d'alcool, de vinaigre, d'acide benzoïque, soufre, kermès; préparations de scille à l'intérieur; barbe de plume introduite jusqu'à la luette et laissée à demeure quelques minutes (*Domergue*).

5° Des enfans à la mamelle.

♃ looch anisé ℥ iv, sirop d'ipécacuanha ℥ j, par cuillerées; sirops de pêcher, de chicorée, etc.

C. PROPHYLAXIE, HYGIÈNE.

Habitation des lieux chauds, secs et élevés, insolation; vêtemens de flanelle, de laine, frictions sèches et aromatiques; lits ni trop chauds ni trop mous; gaieté, distractions, exercice.

Alimens animaux, viandes noires d'animaux adultes; usage modéré du vin, de la bière forte, café, thé; diète de boissons.

Se garantir de l'abus des purgatifs; eaux de Spa, Vichy, Contrexeville, Seltz, pastilles de Darcet.

GLAUCOME.

INDICATIONS. 1° Détourner la fluxion inflammatoire de l'œil; 2° apaiser les douleurs; 3° combattre la paralysie de la rétine.

Frictions sur les sourcils avec la teinture de safran et d'opium (*Allemands*), le liniment ammoniacal, sur le dos, derrière les oreilles, etc. Sachets aromatiques sur les yeux; lotions opiacées, d'eau de laurier-cerise; affusions froides continues sur la tête. Vésicatoire, cautères, sétons, pommade stibiée, de Gondret; évacuation des humeurs de l'œil, — son extirpation (*Saint-Yves*); éther en évaporation.

Petites saignées du pied répétées; extrait de ciguë, calomel, savon; narcotiques, purgatifs.

Éviter le froid. *Voyez* AMAUROSE.

PROPHYLAXIE. (*Voyez* AMAUROSE et OPHTHALMIE.)

GLOSSITE.

INDICATIONS. 1° Rechercher si la maladie est idiopathique ou sympathique; 2° diriger en conséquence le traitement antiphlogistique; 3° opérer le dégorgement forcé quand la respiration devient trop gênée.

A. ÉTAT AIGU.

1° *Avec gonflement considérable. Tailiades profondes* deux ou trois, de la base à la pointe de la langue, gargarismes acidulés et résolutifs ; saignée, — *saignée locale suivie d'émétique* et répétée de six heures en six heures (*Dupuytren*) ; ouverture des veines ranines ; ventouses scarifiées, vapeurs d'eau vinaigrée ; lait tiède, décoction nitrée ; clystères nitrés ou émétisés de j à vj gr. successivement, ou purgatifs ; gargarismes de sucs de laitue et de plantain (*Galien*) ; humecter les lèvres avec l'eau acidulée, le citron ; sonde œsophagienne ; lavemens nutritifs ; vésicatoire sous le menton ; laryngotomie.

2° *Avec abcès.* Ouverture avec le bistouri, le pharyngotome ; gargarismes acidulés, miellés, émolliens, astringens ; décoction de china avec le miel rosat, la teinture de myrrhe, le baume du Pérou.

3° *Avec gangrène.* Cautérisation avec le feu ; chlorures alcalins ; collutoires aiguisés d'acides minéraux, gargarismes de décoction de china ; ligature, excision.

4° *Avec ulcères.* Poudre de jusquiame mêlée à la pulpe de carotte appliquée sur l'ulcère (*Earle*) ; chlorures alcalins, gargarismes d'eau salée ; excision, cautérisation.

5° *Mercurielle.* Suc de laitue (*Galien*) ; lotions opiacées, avec le poivre, gingembre, moutarde, — sel marin (*Rivière*) ; lavemens purgatifs, pédiluves sinapisés. *Voyez* SALIVATION.

B. ÉTAT CHRONIQUE.

Ciguë, — arsenic (*Lane*) ; calomel et savon (*Biett*) ; iode ; saignées locales, taillades ; va-

peurs aromatiques ; *compression* ; purgatifs, amputation, extirpation.

PROPHYLAXIE, HYGIÈNE.

Éviter les masticatoires irritans, le tabac en particulier, les alimens épicés, de haut goût, les alcools.

Alimens doux nutritifs, lavemens de bouillon, de jaunes d'œufs ; sonde œsophagienne pour ingérer les alimens dans l'estomac.

GOITRE, OU BRONCHOCÈLE.

INDICATIONS. 1° Chercher à obtenir la résolution de la tumeur ; 2° donner issue au pus ; 3° extirper la glande cancéreuse.

1° TRAITEMENT EXTERNE.

Frictions sèches de vingt minutes et répétées trois fois par jour, avec un liniment excitant, l'huile camphrée ; saignées locales (*Burns*) ; ♃ emplâtre de litharge ℥ ß, mercure doux ℨ j, tartre stibié x gr. (*Wylie*) ; frictions mercurielles, de *pommade d'iode* 1 partie sur 24, d'*hydriodate de potasse* ; collier anti-goitreux de Morand, compression avec une plaque de plomb (*Nolberk*) ; ♃ emplâtre savonneux 4 parties, étendre sur un cuir mou (*Lettsom*) ; mélange de camphre, esprit de sel ammoniac, teinture de cantharides et extrait de jusquiame, unis à la mie de pain sur un linge (*Osiander*) ; hydrobromate de potasse uni à l'axonge, f. de Magendie. ♃ chlorure de chaux xviij gr., axonge ℨ j (*Warneck*) ; ♃ carbonate d'ammoniaque ℨ ij, camphre ℨ ij, huile d'olives ℥ iv, à prendre une cuillerée à café pour frotter la tumeur matin et soir (*Fodéré*) ; camphre (*Copland*), acide sulfurique uni au camphre, en frictions (*Naylor*) ; vésicatoire sur la tumeur, sétons (*Klein*), incision, caustiques (dangereux), ponctions avec le trois-quarts (*Petit*), extirpation subite ou graduée (dangereux), ligatures des thyroïdiennes (*Walther*,

Coates de Salisbury). Incision et tamponnement du kyste dans le goitre cystique (*Beck*); électricité. Emplâtres d'ammoniaque, de mercure, de Vigo, de ciguë.

2° TRAITEMENT INTERNE.

℞ *Eponge brûlée*, liége brûlé et pierre ponce āā x gr., pour faire fondre sous la langue (*S. Cooper*); proto-chlorure comme purgatif, toutes les semaines. Vomitifs et purgatifs, le lendemain de la pleine lune, et trochisques d'éponge pendant sept nuits de suite (*Wilmer*); coquilles d'œufs calcinés dans du vin rouge (*Hevin*); muriate de baryte, de chaux (*Postiglione*); verbascum lichnitis (spécifique de *Coste* et *Willemet*); ℞ suc de réglisse en poudre 44 parties, éponge brûlée 16 parties, carbonate de soude 8 parties, cannelle en poudre 4 parties, mucilage q. s. pour tablettes, à prendre une tous les soirs (*Dubois*); alun de roche iv à vj gr. par jour (*Georges*); extrait de ciguë bien préparé (*Gibson*); préparations d'or (*Niel*); ℞ digitale ij gr., camphre iijgr.; à prendre tous les soirs (*Osiander*); ℞ carbonate de soude ʒ ij à ʒ ß, eau ʒ viij, une cuillerée à bouche deux fois par jour (*Peschier*); belladone; ℞ mercure doux iij gr., muriate de fer ammoniacal iv gr., éponge brûlée iv gr., écorce de laurus-cassia, vj gr.; divisez en 12 doses, à prendre une ou deux fois par semaine (*Wylie*); savon, sulfure de potasse (inefficaces), ℞ sulfure de potasse xxx gr., eau ℔ ij; 2 ou 3 verres par jour (*Fodéré*); eau antigoitreuse de Strasbourg (*Percy*); *iode et ses préparations* (*Coindet, Kolley, Mauson*, etc.), un huitième de grain, deux ou trois fois par jour en pilules, teinture 20 à 3o gouttes, éther sulfurique iodé, F. (*Magendie*) 4 à 6 gouttes, eaux iodées de Lugol, iodurées de Magendie.

Emigration des sujets goîtreux; faire nourrir les enfans dans les montagnes, par des femmes non goîtreuses.

Eviter les efforts violens, les cris, le jeu des instrumens à vent; alimentation saine; vêtemens chauds, bains froids, exercice journalier, frictions sèches et toniques. Surveiller la menstruation chez la femme.

GONALGIE. *Voyez* TUMEUR BLANCHE.

GONORRHÉE. *Voyez* BLENNORRHAGIE.

GOUTTE.

INDICATIONS. 1° Prévenir le développement ou le renouvellement des accès; 2° modérer leur intensité; 2° combattre les complications.

A. TRAITEMENT GÉNÉRAL.

1° État aigu.

(*Remèdes internes*). Bouillons de veau, de poulet, infusions de mauve, de bourrache, de buglose, de violettes, — 48 verres d'eau tiède (*Cadet de Vaux*); quinquina à haute dose (*Held, Small, Lemnos, Travers, A. Leroy*). ℞ salsepareille coupée et macérée douze heures dans l'eau tiède ʒ ß, squine ʒ ß, racine de patience et hermodates concassées āā ʒ ij, séné mondé et réglisse āā ʒ j, phosphate de soude et tartrate acide de potasse āā ʒ ß, faites bouillir dans eau ℔ ij ß, 3 verres par jour (*Bachoué de Lostalot*); préparations d'iode (*Valentin*); vin chaud, gingembre, poivre, cannelle, camphre; eau drastique de Husson (moyens dangereux); colchique d'automne (*Ware* et *Home*), vin Э j à ij, sirop ʒ j à ʒ j; asa-fœtida (*Théden*); décoction de Zittmann; eau de chaux (*Whytt*); ℞ résine de gaïac, extrait de douce-amère, de fleurs d'arnica, āā ʒ ij,

extrait d'aconit et soufre doré d'antimoine āā ʒ ß, calomel xv gr. , mêlez et faites pilules de 2 gr.; à prendre 5 à 8 trois fois par jour (*Rust*); houx (*Reil*). ♃ salsepareille coupée ʒ iv , antimoine renfermé dans un nouet ʒ vj, faites bouillir dans eau ℔ vj , jusqu'à réduction de iv , ajoutez : réglisse ratissée ʒ j , anis ʒ ij; pour un apozème, à prendre par verres dans la journée (*Quarin*). ♃ résine de gaïac ʒ ß , mucilage de gomme arabique ʒ ij , eau de menthe poivrée ʒ ix , sirop d'écorces d'oranges ʒ j ; trois à quatre cuillerées à bouche par jour (*Plenck*); calomel (*Musgrave*); acétate de potasse (*Massuyer*); ciguë à haute dose (*Kuntz*); teinture de suie de Clauder, 3o à 6o gouttes (*Hufeland*); décocté de rhododendron chrysanthum (*Grimmer*). ♃ extrait aqueux de gaïac ʒ ij , antimoine cru ʒ ß à j, opium gommeux v à viij gr. pour 5o pilules; à prendre neuf par jour (*Gall*); houblon (*Freake*); camphre (*Delormel*). ♃ sublimé ij gr. , eau distillée ʒ j ß , vin de colchique ʒ ß , 3o à 4o gouttes toutes les deux heures (*Burdach*). ♃ fleurs d'arnica ʒ ij , infusez dans eau q. s. , ajoutez : aconit vj gr. , teinture ammoniaque de gaïac ʒ j , sirop de sénéga ʒ ß , à prendre une cuillerée à bouche de deux heures en deux heures (*Berends*); soufre (*Barthez*); suc exprimé de ményanthe (*Maric*); huile de sabine 1 à 6 gouttes avec du sucre, matin et soir (spécifique selon *Hufeland*).

(*Remèdes externes.*) Saignée générale (quelquefois mortelle suivant les auteurs) , *sangsues en grand nombre* et répétées sur chaque articulation nouvellement prise (*Baillou*, *Broussais*, *Paulmier*), cataplasmes émolliens , narcotiques (souvent nuisibles), affusions froides , eau glacée (*Floyer*, *Marcard*, *Giannini*), neige (*Kremler*, moyen chanceux), glace , puis linges trempés dans l'eau tiède (*Anglais*), affusions froides sur la tête (très-efficaces suivant *Jolly* et *Lombard*), applications d'eau bouillante. ♃ axonge et baume tranquille, āā ʒ ß , hydriodate de potasse ʒ j , iode ʒ j , pour frictions ; baume acéti-

que camphré (*Pelletier*), baume anodin de Bates, baume d'acier, opodeldoch, tranquille ; hydrochlorate ou acétate de morphine par la voie endermique (*Trousseau*) , hydrocyanate de potasse (*Gendron*), vératrine en frictions (*Magendie*), éther acétique en frictions (*Marten*). ♃ huile de térébenthine 8 parties , acide hydrochlorique 4 parties (*Pott*); cataplasme de Pradier, bains simples , — de sel (*Girault*), acide nitrique en bains (*Ritter*), de vapeurs, russes (*Schmitt*); application d'un aimant (*Taddei*). ♃ mie de pain et eau-de-vie camphée q. s., faites chauffer, versez sur le cataplasme, laudanum ʒ ß, extrait de belladone ʒ ij ; laissez ce cataplasme appliqué pendant quarante-huit heures (*Trousseau* et *Pidoux*); tabac (*Vetsch*); bains de sublimé (*Wedekind*), bains de ciguë (*Fantonetti*).

2o État chronique.

(*Remèdes internes.*) Infusion de sureau , décoctions de squine, de salsepareille, de sassafras, gaïac, bardane. Teinture de colchique , vin ʒ j à ij, sirop ʒ j à ʒ j. — ♃ mixture saline camphrée avec addition de vin de colchique 35 à 45 gouttes le soir ; le matin, nouvelle mixture avec 25 gouttes, sirop de pavot une demi-dragme, sel d'Epsom une dragme; le troisième ou quatrième jour, pilule de 3 gr. d'extrait de colchique, poudre de Dower 1 gr. , extrait de coloquinte 1 gr. (*Halfort*), eau de chaux (*Whytt*). ♃ savon médical râpé ʒ ij , extrait de fiel de bœuf ʒ j , résine de gaïac et protochlorure de mercure āā ʒ ß , poudre de gaïac q. s. ; faites pilules de 4 gr., une à deux matin et soir (*Vicq-d'Azir*); extrait d'aconit à doses progressives (*Royer-Collard*); poudre de Portland ʒ j tous les matins en augmentant, poudre de Plummer ; sulfure d'ammoniaque d'Hoffmann 10 gouttes trois fois par jour (*Niemann*), ammonium sulphuratum 2 gouttes dans eau de mélisse ʒ j , trois à quatre fois par jour (*Harless*); poudre de racine d'acorus calamus , 20 gr. toutes les deux heures (*ndlicher*); huile pyro-carbonique (*Hardtmann*); calamus aromaticus (*Rave*) ; huile de morue (*Percival*).

(*Remèdes externes*). Ventouses sèches ; linimens huileux, laudanisés, camphrés ; lotions avec une dissolution d'extrait de belladone ; flanelle recouverte d'un taffetas gommé ; fumigations de succin, benjoin, camphre ; frictions avec la pommade d'hydriodate de potasse (*Gendrin*) ; fumigations de baies de génièvre, linimens térébenthinés, cataplasmes de persil, de ciguë, de Pradier;—applications astringentes et narcotiques camphrées (nuisibles, *Stoll*, *Boerhaave*) ; cataplasmes avec addition de teinture de safran ou de gentiane. ♃ phosphore ℈ ij, huile de sabine et térébenthine, ā̄ā ℥ ß, ammoniaque ℥ ij ; pour frictions (*Gœden*), huile de cajeput en frictions (*Meyer-Abrahamson*) ; galvanisme. Bains de vapeurs, douches sulfureuses, boues de Saint-Amand, bains de vapeurs alcooliques, douches alcalines, bains aromatiques, huileux, de décoction de tripes, bains de Vichy.

B. TRAITEMENT SPÉCIAL.

—

1° Prévenir l'accès, le faire avorter.

Saignée (*Ferrus*) ; poudre de James, de Dower, vin stibié laudanisé,—remède de Held (*Anglais*) ; diaphorétiques, soufre (*Barry*) ; un verre de petit-lait vineux le soir (*Grant*) ; purgatifs (*Stoll*), vomitif ; antispasmodiques ; bain prolongé, bain froid (peu prudent) ; électuaire lénitif sulfuré à prendre le soir. — Purgatif et quinquina à haute dose (*Tavares*). *Voyez* Prophylaxie.

2° Combattre l'accès.

Entretenir la fièvre à un degré modéré. Si elle est trop forte : antiphlogistiques et sédatifs ; si elle est trop faible : quinquina uni à l'acétate d'ammoniaque (*Thilénius*).

Entretenir le ventre libre et la peau perspirable : Lavemens huileux (*Boerhaave*), laxatifs (quelquefois nuisibles), diaphorétiques légers.

Modérer la douleur : Bains de vapeur locaux, sulfureux, aromatiques,—immersion des jambes dans l'eau tiède (*Barthez*), *feuilles chauffées au four* et dont on entoure le malade, placé dans une baignoire vide ; peaux d'animaux nouvellement écorchés, affusions de lait chaud, pédiluve tiède aromatique ; narcotiques, poudre de Dower ; antispasmodiques et moyens moraux.

Expectation : bouillons de veau, de poulet, couvrir les articulations de tissus de laine à toison intérieure, entourés de taffetas ciré, de peaux de lièvre, de cygne. Décoctions sudorifiques sur la fin de l'attaque ; surveiller et aider les évacuations critiques. Diète végétale, moyens hygiéniques. *Voyez* Prophylaxie.

Rob de sureau et de nitre,— infusion de gingembre (*Small*) ; musc ℥ ß toutes les six heures (*William*), camphre, asa-fœtida, alcali volatil ; quinquina, quassia, menthe poivrée, martiaux ; teinture de gaïac, huile essentielle de térébenthine, phosphore, soufre, sulfure de potasse ; remèdes secrets, d'Archidet, de Villette, d'Émérigon, de Gachet. Cataplasme émollient sinapisé, tonique de Pradier. — Sangsues en grand nombre et répétées (*Barthez*, *Baillou*, *Broussais*), saignée générale ; applications réfrigérantes, irrigations, boissons glacées,—eau chaude (*Baglivi*) ; drastiques (dangereux), cathartiques unis aux amers ; soufre et gaïac, — nitrate de potasse (*Sthall*) ; bracelets contre les crampes. *Voyez* Traitement général.

3° Gonflement des extrémités, nodus, tophus.

Frictions douces avec la flanelle ; application de feuilles de choux amorties au feu, de farine chaude, de sel commun, bain partiel ou général d'air chaud, émolliens, narcotiques, sudorifiques, douches d'eaux thermales ; cataplasme de Pradier (*Hallé*) ; liniment camphré en onctions (*Vanswiéten*), alcool de vératrine en frictions; caustiques (dangereux), lotions avec l'acide sulfurique étendu; cataplasmes émolliens, narcotiques; salsepareille ou gaïac dans du lait (*Pressarius*); bain d'huile et de sel (*Mercatus*); vésicatoires; ponction avec un trois-quarts et aspiration de l'humeur goutteuse (*Musgrave*); huile de térébenthine pénétrée de vapeur d'acide muriatique en onctions (*Vanswieten*), applications mucilagineuses (*Sanctorius*), applications d'écailles d'huîtres calcinées, de savon mêlé au beurre de cacao, etc. Baume de soufre antimonié, huile animale de Dippel, eaux alcalines. Incision, extraction; eau ammoniée (*Vogler*). *Voyez* CORPS ÉTRANGERS dans les articulations.

4° Goutte asthénique.

Soutenir les forces, un peu de vin; *expectation*; liniment camphré (*Landré-Beauvais*). remède de Hell; calorifères. ♃ antimoine cru ℨ ij, fleur de soufre ℥ ß, sucre blanc ℨ ij, racine de calamus aromaticus ℥ j; m. f. une poudre à prendre par cuillerées à thé toutes les deux heures (*Richter*). ♃ feuilles de sabine ℥ j, tinctura kalina ℥ vj, faire digérer pendant quatre jours; à prendre 15 gouttes plusieurs fois par jour (*Sundelin*).

5° Goutte larvée, rétrocédée.

1° *La rappeler aux articulations*: Sinapismes promenés sur les articulations, cataplasmes émolliens alcoolisés chauds, de moutarde, verveine et vinaigre, laine mouillée d'eau alcoolisée chaude, douches de vapeur. ♃ acide muriatique ℥ vj, eau chaude ℔ iij à iv pour un pédiluve (*Goudran*), pédiluve nitro-muriatique ãã une cuillerée avec sublimé ℨ ß (*Barthez*); frictions d'huile de croton, emplâtre de poix de Bourgogne, cataplasme de Pradier, moxas, acupuncture (*Chinois*); saignée aux extrémités, Huile d'olive à haute dose (*Malacarne*); musc

(*Callen*, *Pringle*); ventouses sèches en frottant l'intérieur d'un verre, d'esprit de vin qu'on allume (*Hallé*), ventouse comprenant tout le membre (*Junod*).

2° *Combattre les maladies internes* par un traitement approprié, ainsi : *les névroses* par l'opium à haute dose, le camphre, l'éther, l'ammoniaque, les huiles essentielles; *les phlegmasies* par les antiphlogistiques, *l'apoplexie* par la saignée, etc., etc.

C. PROPHYLAXIE.

Lieux élevés exposés au midi, climat chaud; bains tièdes, de vapeur, froids; vêtemens chauds de laine, chaussons, lit chaud par trop mou. Frictions sèches avec la flanelle pendant dix minutes le matin et le soir; exercice à pied, à cheval, jeu de billard, promenades après le repas, se lever de bonne heure, éviter l'application soutenue de l'esprit, études agréables, voyages. Diète végétale, lactée, amenée graduellement, moderation et tempérance; soupes maigres, poissons, œufs frais, fruits mûrs; — fraises (*Linné*); eau pure, petite bierre, diminuer les boissons (*Barry*), supprimer le souper (*Mead*); éviter avec soin le café, le thé fort, les épices, le gibier, les coquillages, le vin, les alcools, les alimens gras.

Infusions de sauge et romarin, saignée de précaution (*Galien*); cautère, purgatifs amers; *poudre de Portland;* eau vinaigrée (*Italiens*); huile et lait (*Malacarne*); élixir suédois, gingembre, piment, tafia, gaïac, etc. (Dans le nord); eaux sulfureuses, ferrées, etc. Sangsues à l'anus à l'entrée de chaque saison; laxatifs de temps en temps; pastilles de Darcet. Surtout, application convenable des préceptes de l'hygiène.

GRASSEYEMENT.

Gymnastique tendant à substituer la lettre *t*
et *d* à la lettre *z*, pour arriver successivement
à la prononciation de cette dernière (*Talma*).

GRAVELLE.

INDICATIONS GÉNÉRALES. 1° Dissoudre les
graviers et combattre leur développement
à l'aide d'agens chimiques qui agissent sur
leur composition intime; 2° faciliter leur
issue et combattre les accidens auxquels ils
peuvent donner lieu.

A. GRAVELLE ROUGE OU D'ACIDE URIQUE.

———

Indication spéciale. 1° Diminuer la quantité
d'acide urique que forment les reins; 2° augmenter la sécrétion de l'urine; 3° empêcher la solidi-
fication de l'acide urique en saturant cet acide;
4° favoriser l'évacuation et la dissolution des
calculs déjà formés (*Magendie*).

1° Alimens non azotés, pain de seigle, pâtis-
serie, pâte d'Italie, légumes farineux, riz,
pommes de terre, légumes, sucre, boissons
aqueuses, abondantes; éviter les liqueurs fortes, s'abstenir d'oseille (*Laugier*).

2° Décoctions de chiendent, de queues de
cerises, de raisin d'ours, pariétaire, saxifrage,
graine de lin, bierre légère, eaux de Spa, Contrexeville, Luxeuil, etc., eaux nitrées 5 à 6 pintes par jour.

3° Bi-carbonate de soude et de potasse en solution 3o gr. pour deux pintes; carbonate de
chaux et de magnésie ℥ ij à iij dans du pain
azyme, ou suspendus dans l'eau au moyen d'un
mucilage; eau de chaux ℔ ij par jour; soude et
potasse très-étendues; — magnésie x gr. à ℥ j
(*Brande*); eau de Vichy (ces médicamens agissent dès-lors que l'urine, au lieu de rougir,
verdit les couleurs bleues végétales, *Magendie*);

poudre de coquilles d'huîtres, de limaçons, de
coques d'œuf; remède de madame *Stéphans*.

4° Eaux minérales diurétiques de Seltz, etc.
Bierre ou vin étendus d'eau; saignées locales et
générales, bains, vomitifs, fumigations émollientes; maintenir le malade au régime non azoté,
et conserver l'urine alcaline, par l'usage des
carbonates terreux ou alcalins. Diète, frictions
sèches, exercice à pied, à cheval, dans des
voitures rudes.

B. GRAVELLE BLANCHE.

—

1° *De phosphate de chaux :* Régime non azoté;
eaux carboniques de Seltz, de Contrexeville, de
Bains, Vichy, etc.; acides minéraux étendus.

2° *De carbonate de chaux :* Boissons chargées
d'acide carbonique.

C. GRAVELLE PILEUSE.

—

Régime peu azoté : carbonates alcalins.

D. GRAVELLE GRISE OU DE PHOSPHATE AMMONIACO-MA

GNÉSIEN. (*Voyez* Traitement de la GRAVELLE ROUGE.)

PROPHYLAXIE.

—

Boissons délayantes, mucilagineuses, diurétiques; bains; régime doux, viandes blanches
bouillies ou rôties, légumes farineux, lait, sucre; eau de chiendent, de Seltz, vins blancs
légers; magnésie tous les matins; éviter les liqueurs fortes, le café, le vin pur. Vie active et
laborieuse.

GRENOUILLETTE.

INDICATIONS. 1° Ouvrir et vider la tumeur salivaire; 2° favoriser le retrait de ses parois, et entretenir l'ouverture qu'on y a faite.

Incision, excision avec des ciseaux courbes; gargarismes détersifs; cautérisation avec le nitrate d'argent,—cautère actuel (*Paré, Sabatier, Larrey*); bougies, tentes,—fil de plomb (*Louis*); *bouton à deux têtes* (*Dupuytren*).

GROSSESSE.

INDICATIONS. 1° Surveiller la santé des femmes enceintes; 2° prévenir ou combattre les accidens qui peuvent survenir pendant le cours de la grossesse, et nuire à la mère et à son fruit; 3° prévoir ceux que la parturition peut occasioner.

A. HYGIÈNE. SOINS A DONNER AUX FEMMES ENCEINTES.

—

1° Air pur, éviter les vicissitudes de l'atmosphère, les promenades du soir, ne sortir qu'après avoir pris des alimens; éviter les spectacles, les bals, les réunions nombreuses; fuir le voisinage des marais, égouts, tanneries, voieries, latrines, les odeurs fortes en général; éloigner les fleurs des appartemens, surtout la nuit.

2° Habitation exposée au nord l'été, au sud l'hiver; éviter les appartemens secs et humides, ceux nouvellement bâtis; fuir les grandes villes, asile champêtre à mi-côte, renouvellement de l'air, échauffer modérément les appartemens, remédier à la température élevée par la ventilation, à la sécheresse par des aspersions ou la vaporisation de l'eau.

3° Vêtemens chauds, secs et légers; éviter les corsets de baleine, les jarretières serrées.

4° Lits ni durs ni mous, dans un vaste appartement, sans alcôve.

5° Bains ni chauds ni froids, de temps à autre, se bien couvrir de laine en les quittant.

6° Alimens en raison des habitudes et des convenances de l'estomac; éviter en général les pâtisseries, les ragoûts, sauces, gibier; suivre pour la quantité, les inspirations de la nature.

7° Boissons simples, eau vineuse ou bierre légère; éviter les alcools, les infusions théiformes chaudes; diminuer ou suspendre le café, se priver de glaces.

8° Céder aux besoins d'uriner ou d'aller à la selle aussitôt qu'ils se font sentir, tenir le ventre libre; purgatifs pendant le neuvième mois (*Puzos*); entretenir une douce transpiration ni trop forte ni trop faible, éviter la coupe des cheveux.

9° *Exercice habituel* et modéré, occupations domestiques, jeux, promenades à pied, en bateau, en traîneau, en voiture douce; éviter le cheval, garder la chambre passé le huitième mois (*Mauriceau*, dangereux); ménager les sens.

10° Repos, sommeil après le repas, répartis dans de justes bornes.

11° Distraction, prévenir les émotions pénibles, éviter la colère, la joie immodérée, éloigner les passions; douceur, indulgence à l'égard des femmes pendant leur gestation; fuir les lectures passionnées, tristes, sérieuses, garantir des nouvelles imprévues gaies ou tragiques, interdire la lecture des journaux, des livres de médecine; continence plus ou moins sévère.

B. ACCIDENS.

—

1° *Coliques.* Calmans, potions huileuses, carminatives, laudanisées, lavemens mucilagineux avec la manne et la tête de pavot, fomentations chaudes, frictions sur le ventre, bains, repos du lit.

2° *Constipation.* Suppositoires, lavemens émolliens et huileux; boissons délayantes, mucilagineuses, laxatives; viandes de jeunes animaux, végétaux relâchans, fruits mucoso-sucrés.

3° *Diarrhée.* Mucilagineux, émolliens, narco-

tiques, purgatifs amers, décoction de china acidulée, régime.

4° *Douleurs des lombes, des aines, des cuisses.*
Repos, position horizontale, bains.

5° *Dyspnée.* Saignée, tenir le ventre libre;
éviter les crudités, les légumes, alimens en petite quantité à la fois.

6° *Gerçures du ventre.* Bains, fomentations
émollientes, mucilagineuses, cataplasmes, onctions de crème, de cérat frais, de pommade de
concombre.

7° *Grossesse extrà-utérine.* Gastrotomie, combattre la péritonite, etc.

8° *Hémorrhagie utérine. Voy.* ce mot.
9° *Hémorrhoïdes.* Calmer la douleur, modérer
l'écoulement, prévenir leur étranglement, mais
se dispenser de les opérer. *Voy* ce mot.
10° *Hémoptysie.* Saignée, boissons acides,
astringens; repos absolu, température peu élevée, continence.

11° *Hernie de l'utérus.* Réduction et contention.

12° *Inappétence.* Bains, fomentations émollientes, frictions à l'épigastre, — embrocations aromatiques sur ce point (*Barthez*); boissons, lavemens antispasmodiques; vomitifs, purgatifs,
rhubarbe ou sels neutres; amers, toniques.
Exercice modéré, alimens végétaux, acides.

13° *Incontinence d'urine.* Situation horizontale
ou oblique.

14° *Laxité du ventre.* Ceinture de l'abdomen
peu serrée, frictions aromatiques.

15° *Mastodynie.* Ouate de coton, linges chauds;
sangsues, cataplasmes émolliens laudanisés,
onctions huileuses.

16° *Môle.* Attendre, aider la nature; fumigations, bains de siége, injections, extrait de belladone sur le col utérin. Extraction avec les
doigts, la pince à faux germe de Levret, une
tenette ou le crochet mousse de F. de Hilden;
tamponnement, seigle ergoté; lavemens excitans.

17° *Obliquité utérine: antérieure, antéversion.*
Ceinture compressive de l'abdomen, position
horizontale, bassin élevé. Repousser l'utérus à
l'aide des mains ou d'une serviette; repousser la
tête du fœtus au dessus du détroit inférieur, lors
de l'accouchement accrocher le bord antérieur
de l'orifice, le ramener en avant, doucement,
le maintenir dans cette situation jusqu'à complète dilatation; inciser d'avant en arrière sur
la tumeur formée par la tête; forceps.

Postérieure, rétroversion. Position horizontale, vider la vessie et le rectum, saignée; réduction en repoussant le fond de l'utérus par le
rectum, son col par le vagin, — en se servant de
la main entière (*Gardien*); évacuer les eaux à l'aide
du trois-quarts (*Bouchet*); symphysiotomie (*Gardien*). Repos continué jusqu'à ce que l'utérus ait
dépassé le bassin; entretenir la liberté du ventre et faire uriner la femme aussitôt que le besoin s'en fait sentir; pessaire pendant les premiers mois; injections toniques, astringentes.

Latérale. Décubitus sur le côté opposé; réduction avec les doigts agissant sur le col, pressions sur le ventre.

Chute de l'utérus. Réduction, pessaire.

18° *Odontalgie.* Émolliens, narcotiques locaux, sangsues à la base de la mâchoire ; éviter, si l'on peut, l'avulsion.

19° *OEdème.* Saignée, diurétiques et scarifications (peu utiles); faire coucher la femme alternativement, sur l'un et l'autre côté (*Piorry*); chiendent nitré.

20° *Palpitations.* Bains, antispasmodiques, narcotiques, saignée ; régime tonique dans quelques cas.

21° *Pica, malacia.* Céder aux caprices, si l'objet désiré ne peut nuire ; absorbans, purgatifs, émétique, amers, toniques, suivant les cas ; pastilles d'ipécacuanha, 2 à 3 par jour : ℞ rhubarbe et savon āā iv gr., extrait de genièvre q. s. pour bols, à prendre 4 le matin. Bains ; antispasmodiques, infusions de tilleul, mélisse, feuilles d'oranger avec éther ou liqueur d'Hoffmann. Exercice de la campagne, distraction.

22° *Pléthore.* Saignée de la veine, sangsues au cou, aux tempes, à l'anus ; demi-bains, cataplasmes, pommades adoucissantes.

23° *Prurit des organes génitaux.* Lotions émollientes, onctions de pommade de concombres, de limaçon, cérat; traitement des dartres.

24° *Ptyalisme.* Le modérer, mais non le supprimer (*Baudelocque*); infusions de camomille, mélisse, menthe poivrée, pastilles aromatiques.

25° *Rétention d'urine.* Bains, saignée, fomentations ; ceinture abdominale; cathétérisme ; quelques sangsues ; positions diverses de la femme.

26° *Syncope. Voy.* ce mot.

27° *Syphilis.* Entreprendre le traitement spécifique, à moins que la femme ne soit arrivée au neuvième mois. *Voy.* ce mot.

28° *Toux nerveuse.* Antispasmodiques, pédiluves chauds, saignée, narcotiques ; régime.

29° *Varices de l'utérus ou du vagin.* Saignée, sangsues, décubitus horizontal ; arrêter l'hémorrhagie par le tampon, les styptiques.

30° *Vomissemens.* Boissons aromatisées, infusions de fleurs d'oranger, de mélisse, de thé, camomille, cannelle ; magnésie, rhubarbe en poudre simple ou unie au quinquina; diascordium, thériaque, éther sur du sucre, liqueur d'Hoffmann ; eau gazeuse, potion de Rivière ; manne, huile de ricin; lavemens drastiques (imprudens); vomitifs ; exercice modéré à pied ou en voiture douce. Pilules d'asa-fœtida, camphre et nitre ; teinture de castor, succin ; alimens légers, acides, bains : ℞ mixture aromatico-acide ʒ ij, teinture d'ambre ℨ j, 20 à 30 gouttes dans une décoction de gruau (*Heller*); lavement de lait matin et soir, et bains de pied de quinquina bouilli dans le lait, quatre fois par jour (*Lentin*) ; crême de tartre ʒ ß dans beaucoup d'eau, avec ou sans magnésie (*Mursinna*); ℞ sel d'absinthe et gomme kino āā ʒ j, eau de fleurs de tilleul ℨ iv, sirop d'écorce d'orange ℨ j (*Pajot-Laforest*); sangsues à l'épigastre ; magnésie avec la teinture de cannelle et l'ammoniaque (*Sims*); petites saignées (*Thomas*); acide prussique (*Trezevant*), thériaque à l'épigastre.

31° *Lésions des organes des sens et des fonctions intellectuelles.* Saignée, calmans, délayans, révulsifs légers.

GRIPPE. *Voyez* BRONCHITE.

HALEINE FETIDE.

INDICATIONS. En rechercher la cause et la combattre.

Chlorure de soude en pastilles, un trentième dans chaque; ℞ chlorure de chaux sec ℥ iij, eau distillée ℥ ij, alcool à 36° ℥ ij ß; une demi-cuillerée à café dans un verre d'eau, pour laver et brosser les gencives (*Chevalier*).

HECTIQUE. *Voyez* FIÈVRE.

HÉMACÉLINOSE. *Voyez* PURPURA.

HÉMATÉMÈSE, GASTRORRHAGIE, MELÆNA.

INDICATIONS. 1° Rechercher la cause du vomissement de sang; 2° le combattre; 3° en prévenir le retour.

A. IDIOPATHIQUE.

1° État sthénique, actif.

Saignée du bras, sangsues à l'épigastre; applications froides, vessie remplie de glace à l'épigastre, pédiluves et manuluves chauds, ligature des membres, sinapismes; eau d'orge, bouillon de poulet, lait coupé, eau froide acidulée, petit-lait nitré, limonade sulfurique. ℞ ergot de seigle viij gr., sucre blanc x gr., à prendre tous les quarts d'heures (*Schneider*); vinaigre (*Sachs*); vessie d'eau à la glace sur le larynx (anciens).

Régime sévère, repos absolu.

2° État asthénique, passif.

Tisanes de riz, grande consoude, bistorte, ratanhia, aiguisées d'eau de Rabel 20 à 25 gouttes par pinte, ou d'alun ℥ j à ij, ou les couper avec un tiers d'eau de chaux seconde; infusions de menthe, simarouba, quassia. ℞ ratanhia ℥ ß,

eau de roses de Provins $\frac{z}{}$ iv, sirop de coing ʒ j,
à prendre par cuillerées (Portugais). ℞ nitrate
de potasse ʒ ij, conserve de roses ℥ ij, faites 24
paquets à prendre d'heure en heure (*Droguet*),
cachou, quinquina, en pilules. — *S'il y a spasmes :* teinture éthérée d'opium, castoréum. Vin
généreux par petites cuillerées, repos, régime;
ipécacuanha à dose vomitive (*Schéridan*), un
quart de gr. par heure (*Demeza*); huile de térébenthine 10 gouttes (*Adair*). ℞ acétate de plomb
iij gr., extrait de ciguë v gr., à prendre toutes
les deux heures (*Denton*).

HÉMATOCÈLE.

INDICATIONS. Favoriser la résorption du
sang épanché, ou lui donner issue.

Repos, relever les bourses avec un suspensoir
ou mieux une compresse en T; résolutifs, eau
fraîche, eau glacée, oxycrat, eau végéto-minérale, solution de muriate d'ammoniaque, décoction de roses de Provins dans du gros vin, lie de
vin, terre cimolée; incisions pour donner issue
au sang; injections iodées (*Velpeau*).

B. SYMPTOMATIQUE.

Favoriser le retour des règles à l'aide de sangsues à la vulve, de pédiluves sinapisés, de l'exercice et des préparations ou eaux ferrugineuses;
pilules avec gomme ammoniaque, savon et aloès
à petites doses (*Portal*); acupuncture. — *Tuer
les sangsues* introduites dans l'estomac, avec
l'eau salée.

Traitement convenable de l'inflammation de
l'estomac. *Voyez* GASTRITE. — *Rappeler* une ancienne fluxion. — *Combattre* le cancer de l'estomac par un traitement approprié, etc.; eaux
de Vichy coupées avec l'infusion de camomille,
de tilleul; sucs d'herbes avec la crême de tartre;
sulfate de magnésie, acétate de potasse.

HÉMATURIE.

INDICATIONS. 1° Modérer l'hémorrhagie;
2° la suspendre et en prévenir le retour;
3° la suppléer par un écoulement artificiel.

1° ÉTAT STHÉNIQUE, ACTIF.

Rappeler les écoulemens périodiques avec les
pédiluves, les sangsues, les vapeurs excitantes;
remédier aux rétrécissemens et déchiremens du
canal de l'urètre. *Voyez* RÉTRÉCISSEMENT. Saignées générales et locales, saignée du pied
(*Huxam*); bains; boissons délayantes acidulées,
décoction d'orge, chiendent, eau de veau; sinapismes, vésicatoires. Repos absolu, abstinence
sévère.

PROPHYLAXIE.

1° Diminuer la pléthore; 2° favoriser l'action
de l'estomac par la diète, un régime doux, les
laxatifs, la distraction; 3° rappeler une hémorrhagie habituelle; 4° la suppléer par des saignées
répétées de temps à autre; 5° faire usage de
boissons et d'alimens froids, glacés; 6° garantir
les malades des impressions morales vives; exutoire; toniques ou antispasmodiques suivant les
cas.

2° ÉTAT ASTHÉNIQUE, PASSIF.

Glace pilée sur le ventre, fomentations froides, lavemens froids aiguisés de vinaigre, injections de même nature, boissons froides acidulées
avec l'acide sulfurique; cathétérisme avec une
forte algalie, quand des caillots bouchent l'entrée de la vessie; préparations de china, ratanhia, cachou; sinapismes, vésicatoires.

Décoctions de china , sapin du nord , chêne , tormentille(*Gortera*),acidulées et édulcorées avec un sirop amer, ou avec addition d'alun 5 à 10 gr., d'alcool sulfurique 20 à 25 gouttes ; infusions amères de camomille , petite centaurée coupée avec le tilleul, avec addition d'eau de fleurs d'oranger , de sirop d'éther, diacode, etc. ; opium, térébenthine avec le sirop de tolu ; uva ursi (*Meyer*) , baume de copahu ʒ j à ij (*Egeling*).

PROPHYLAXIE.

Éloigner les causes connues , suppléer l'hémorrhagie ; régime doux, éviter les alimens âcres , épicés, l'asperge, le céleri, le persil, le thé, café, bière,— les exercices violens (*Hipp.*). Lait et petit-lait (*Hipp.*), de brebis (*Rivière*); balsamiques coupés avec le lait de chèvre, chez les vieillards; saignée avant l'accès (*Hoffmann*). Éviter les affections morales tristes , les travaux de cabinet, le coït ; tenir le ventre libre.

HÉMÉRALOPIE.

I*NDICATIONS*. 1° Rechercher la cause et la détruire; 2° rendre à l'organe de la vue son excitabilité naturelle; 3° combattre les complications.

1° IDIOPATHIQUE.

Saignées locales et générales (inutiles ou nuisibles, souvent); *émétiques* et *purgatifs* répétés ; vésicatoires volans , multipliés autour de l'orbite (*Hampfield*) ; bains froids locaux, fumigations de foie de mouton brûlé (anciens) ; collyre avec la décoction de bleuets (*Russes*) ; douches d'eau froide.

2° SYMPATHIQUE.

Emétique (Scarpa), purgatifs ; vésicatoire à la nuque ; vapeurs ammoniacales dirigées vers les yeux. *Voyez* A*MAUROSE*.

PROPHYLAXIE.

Emigration ; éviter de dormir au serein dans les pays chauds , fuir les sables brûlans ; éviter la fatigue de l'organe de la vue, la poussière, etc. Verres de couleur , garde-vue.

HÉMICRANIE. *Voyez* M*IGRAINE*.

HÉMIPLÉGIE. *Voyez* A*POPLEXIE* , P*ARALYSIE*.

HÉMOPTYSIE.

I*NDICATIONS*. 1° Combattre la congestion pulmonaire, ou la maladie qui la produit ; 2° prévenir son retour.

1° ÉTAT STHÉNIQUE.

Saignées générales, sangsues; boissons acides, froides ou glacées ; décoctions de guimauve , d'orge, chiendent, réglisse, capillaire, jujubes, dattes , pommes, riz, consoude, — boissons nitrées (*Anglais*) ; infusions de fleur de mauve , violettes , coquelicot , tussilage , etc. ; émulsion d'amandes douces, de pepins de coing ; limonades tartrique , sulfurique, citrique ; eau de Rabel ɘ j à ʒ j dans eau ℔ j à ij ; petit-lait, solution de suc de grenade ; sirops de guimauve , capillaire, coing, groseille ; fragmens de glace. ℞ nitrate de potasse ʒ ij, conserve de roses ℥ ij; divisez en 24 paquets, à prendre d'heure en heure (*Droguet*) ; eau sinapisée très-chaude , sinapismes aux pieds, aux jambes, aux mains , ventouses sèches , ligature des membres. Aspersions froides, pissenlit (*Quarin*) ; ipécacuaha un quart de gr. (*Graves*) ; nitrate de potasse ʒ j de deux en deux heures dans l'eau d'orge (*Gibbon, Récamier*); opium après la saignée (*Hohnbaum*); ♃ extrait de ratanhia ʒ iij, eau de cerises noires ʒ vj , eau de laurier-cerise ʒ j à j ß; une cuillerée à bouche de deux heures en deux heures (*Kopp*); fenouil d'eau (*Klose*); oxide blanc d'antimoine (*Récamier*); seigle ergoté x gr. toutes les six heures (*Langon*). ♃ sel de Glauber Ɔ j , opium un demi - gr.; à prendre trois fois par jour (*Spiegel*). ♃ calomel deux gr. , sucre de lait, x gr. carbonate de magnésie Ɔ j ; à prendre toutes les deux heures (*Graffenauer*).

2° ÉTAT ASTHÉNIQUE.

Infusions de ratanhia , cachou, simarouba, bistorte , tormentille, quinquina ; extrait de ratanhia Ɔ j à ʒ ß en bols , uni à la gomme kino, à la conserve de roses et au cachou ; charbon (*Sundelin*); nitrate de potasse à haute dose (*Gaudineau*). ♃ cachou ʒ ij, eau de cannelle ʒ iv, salep en poudre ʒ j ß , sirop de coquelicot ʒ ij ; une cuillerée toutes les deux heures (*Swediaur*). ♃ sirop de violettes ʒ ß , acide sulfurique affaibli ʒ j, teinture d'opium Ɔ j (*Richter*), acide sulfurique et sirop de framboise, ʒ ij pour ʒ ij (*Todes*); créosote (*Reichenbach*). ♃ sulfate d'alumine et de potasse ʒ ß, gomme arabique ʒ ß , eau de fleurs de coquelicot ʒ viij, sirop diacode ʒ j ; à prendre par cuillerées (*Quarin*) ; quinquina (*Morton*) ; écorce astringente du Brésil (*Merrem*) ; ♃ extrait de bois de Campèche ʒ ij, sel de tartre ʒ j , eau de cerises noires, ʒ vj, sirop de rhubarbe ʒ vj; à prendre une cuillerée à bouche d'heure en heure (*Kohlhas*). ♃ acétate de plomb 2 grains , opium un quart de gr., sucre de lait 4 gr. , une prise toutes les deux heures (*Krimer*); phosphore et acide phosphorique (*Henning*); vésicatoires (*Mertens*), entre les épaules ou sur le sternum. Tartre stibié (*Stoll*) ; purgatifs (*Laënnec , Sydenham*); glace sur la poitrine, aspersions froides ; sulfate de quinine, sirop de roses rouges ʒ ß à j;—ipécacuanha uni au sucre (*Asheim*); alun et gomme kino x à xx gr. deux fois par jour;

nitrate de potasse et conserve de rose (*Droguet*). ♃ nitrate de potasse x gr. , extrait de jusquiame ı gr. et demi, ipécacuanha un demi gr. , canelle v gr. pour une poudre (*Jahn*); extrait de plumbago europea ʒ iij à viij d'heure en heure (*Staub*).

3ᵉ ÉTAT SPASMODIQUE.

Huile de jusquiame dans une émulsion (*Harless*) , acide prussique (*Heller*). ♃ huile de jusquiame cuite ʒ ß, gomme arabique ʒ vj , sirop de guimauve ʒ j , eau de cerises noires ʒ vj, une cuillerée à bouche toutes les heures (*Richter*). *Voyez* plus haut.

4° H. SUCCÉDANÉE DE LA MENSTRUATION.

Préparations d'iode (*Brera*). ♃ borax ʒ j , sucre de lait, ʒ ß, petit-lait ℔ j ; à prendre une demi-tasse, de deux en deux heures (*Hermann*). Sangsues aux cuisses, pédiluves chauds, bains de siége , petites saignées au pied, etc. *Voyez* Aménorrhée.

PROPHYLAXIE, HYGIÈNE.

Repos, silence absolu pendant plusieurs jours, résister au besoin de tousser, position assise, poitrine libre , air frais, diète rigoureuse.

Éviter les cris, les chants, le jeu des instrumens à vent, les emportemens de colère, la course, la lutte, la danse. Se garantir de tout ce qui peut amener une affection catarrhale; ainsi, surveiller le froid aux pieds, et surtout l'humidité. Proscrire le vin , le café et même les bouillons gras. Laitage, fécules froides, eau pure,—lait chaud coupé (*Hoffmann*); fruits doux et sucrés. Exutoires, saignées de précaution au printemps; eaux minérales salines. Habitation à la campagne, dans une vallée.

HÉMORRHAGIES.

INDICATIONS. 1° Rechercher quelle est la cause et la nature de l'hémorrhagie; 2° favoriser, suppléer, modérer ou arrêter l'écoulement du sang; 3° prévenir son retour.

A. INTERNES (en général).

1° État sthénique, actif.

Évacuations sanguines; rafraîchissans, astringens, glace; huile de térébenthine 10 gouttes dans une émulsion. ℞ acide sulfurique étendu ʒ j, eau de cerises noires ℥ iv, sirop de framboise ℥ j; par cuillerées à bouche toutes les heures (*Clarus*); digitale 1 gr. de deux heures en deux heures (*Thomassini*); suc de grenades (*Franck*); ℞ nitrate de potasse x gr., extrait de jusquiame 1 gr. ß, ipécacuanha gr. ß, cannelle v gr. pour une poudre (*Jahn*). ℞ sulfate de soude ℥ j, opium gr. ß; trois fois par jour (*Pitschaft*); sel de cuisine (*Rush*); *seigle ergoté* uni au sucre viij gr. tous les quarts d'heure (*Schneider, Müller, Duparque*); élixir acide de Haller (*Schneider*); pédiluves et manuluves chauds, ligature des membres; sangsues, à la vulve, à l'anus; vomitif.

2° État asthénique, passif.

Quinquina, cachou, toniques, astringens; extrait de plumbago europæa ʒ ij à ℥ j (*Wittmann*); alun ʒ ij, petit-lait ℔ j (*Marc*); ratanhia ʒ ß à j (*Ruiz*), extrait de ratanhia et cachou, āā x gr., alun iv gr., réglisse x gr.;

pour 15 paquets, à prendre trois à quatre par jour (*Vogt*), alun et kino en poudre āā parties égales (*Conradi*), écorce astringente du Brésil (*Merrem*); ℞ térébenthine de Venise ʒ iij, acide sulfurique concentré ʒ vj, mêlez et additionnez d'alcool rectifié ℥ iij; à prendre 15 à 30 gouttes par heure (*Hecher*). ℞ opium j gr., cannelle Ɔ j, sulfate de fer gr. iv, sucre blanc Ɔ ij; divisez en quatre paquets, à prendre un tous les quarts d'heure. ℞ extrait de gaïac ʒ ß à ij, eau de menthe poivrée ℥ iv, teinture de canelle et thébaïque āā 20 gouttes, à prendre une cuillerée à bouche toutes les deux heures (*Gall*); charbon Ɔ j, quatre fois par jour (*Odier*); sulfate de quinine (*Klorow*); topiques froids, compression, tamponnement; acides végétaux et minéraux en limonade, eau de Rabel Ɔ j à ʒ j dans véhicule ℔ j.

(En particulier.)

Voyez les divers noms HÉMOPTYSIE, ÉPISTAXIS, HÉMATURIE, MÉTRORRHAGIE, etc.

B. EXTERNES.

1° Des plaies artérielles.

Réfrigérans : Ablutions d'eau froide (*Allemands*), glace pilée, mélanges réfrigérans.

Absorbans : Éponge fine, toile d'araignée, étoupe, charpie, colophane, charbon, agaric. ℞ Colophane en poudre, 4 p., gomme arabique en poudre, poudre de charbon de bois, āā 1 p. (*Bonnafoux*).

Astringens, styptiques : Acides végétaux, acides minéraux, eau de Rabel, solutions de sulfate de fer et de cuivre, eau anti-hémorrhagique de Benelli, de *Brocchieri*, ♃ cachou en poudre, bol d'Arménie en poudre, ā̄ā ℥ ij, alun brûlé en poudre ℥ j, teinture d'opium q. s. pour une pâte (*A. Cooper*). ♃ gomme arabique en poudre, ℥ j, sulfate de cuivre ℈ ij, kino ℥ j, pierre hématite ʒ ß (*Græfe*); ♃ alun cru, 16 p., sulfure de fer 8 p., sulfate de cuivre 4 p., rouille 1 p., sel ammoniac ß p.; 1 p. pour 24 p. d'eau en application locale (meilleur hémostatique, *Hesselbach*); eau de créosote (*Reichenbach, Batzer*). ♃ sulfate de cuivre ℈ iv, camphre en poudre ℈ ij, eau ℔ iv; on l'étend d'eau pure pour injections, lotions, etc. (*Swediaur*).

Escharotiques : Oxide rouge de mercure, oxide blanc d'arsenic, deutoxides de sodium et potassium, acides minéraux concentrés, nitrate d'argent, nitrate de mercure, muriate d'antimoine; cautère rougi au blanc.

Compression, directe avec l'agaric et des boulettes de charpie; latérale avec des compresses graduées; provisoire avec les doigts, le garot, le tourniquet, les compresseurs.

Ligature médiate ou immédiate, au dessus entre le cœur et la blessure, ou au dessus et au dessous.

Torsion (*Amussat*), arrachement, perforation avec des épingles (*Velpeau*); électro-puncture; perplication ou nœud formé avec le bout de l'artère passé dans une ouverture faite à ses côtés (*Stirling*).

2° Des plaies veineuses.

Compression, astringens, absorbans, styptiques, cautérisation, ligature au dessus et au dessous; faire faire de larges inspirations au malade.

3° Cutanées.

Rappeler les flux sanguins supprimés; styptiques, astringens froids, compression, cautérisation.

4° Hirudinales (des plaies de sangsues).

Amadou sec ou imbibé de vinaigre, linge plié en plusieurs doubles sur lequel on applique une spatule fortement chauffée, linge brûlé, colophane; cautérisation avec le nitrate d'argent, un bouton de feu, un acide concentré, l'eau de créosote; coins de liége enfoncés dans la petite plaie et recouverts d'un emplâtre de diachylum (*Duparque*); compression; détruire le parallélisme des deux ouvertures; fibrine desséchée réduite en poudre, poudre de Bonafoux; linge trempé dans la colle forte (*Sauter*).

C. PROPHYLAXIE, HYGIÈNE.

Favoriser les écoulemens critiques à l'aide des fumigations émollientes, de l'immersion dans l'eau chaude, de l'application de sangsues dont on arrête, immédiatement après leur chute, l'écoulement du sang, par la cautérisation. *Prévenir* le retour des écoulemens accidentels *actifs* : éloigner les causes; température douce, repos du corps et de l'esprit; lever toute compression, élever le siége des hémorrhagies, remplacer une hémorrhagie par une autre. Saignée de précaution, éviter le régime échauffant, les alcools, les purgatifs, le froid, le chant, la déclamation, les contrariétés, les affections morales, les plaisirs de l'amour.—Lait (*Hipp.*), fruits mûrs, végétaux frais, air pur de la campagne, changement de profession; exutoire. *Prévenir* le retour des hémorrhagies accidentelles *passives* : vin de Malaga, de Bordeaux vieux, cordiaux, stomachiques, régime fortifiant, analeptique, viandes rôties, etc.

HÉMORRHOIDES ET FLUX HÉMORRHOÏDAL.

INDICATIONS. 1° Modérer l'écoulement du sang, l'arrêter ou le rappeler; 2° calmer la douleur ou les accidens; 3° détruire les tumeurs gênantes pour le malade; 4° prévenir le retour des fluxions.

1° FLUX MODÉRÉ (l'entretenir).

Boissons délayantes, lavemens frais, bains tièdes, régime doux et humectant, végétal; saignées, onctions graisseuses. *Voyez* PROPHYLAXIE.

2° HÉMORRHAGIE ANALE (l'arrêter).

Active : repos absolu, décubitus horizontal sur le ventre, sur le côté; éviter les efforts d'urination et de défécation. Poils de chèvre hachés et trempés dans l'encre (*Burnet*); injections froides et acidulées dans le rectum, bains de siége froids, glace pilée; boissons rafraîchissantes, froides, aiguisées avec l'acide sulfurique, le nitrate de potasse x à xv gr. l'eau de Rabel xx gouttes à ℥ ß; eau de groseille, suc de grenade, petit-lait, décoction de tilleul froide, édulcorée avec le sirop de limon. Ventouses sèches ou scarifiées sur les lombes, les hypochondres ou le ventre; applications extérieures de gros vin rouge; saignée au bras; lavemens avec la décoction de tan, et noix de galle, — l'eau vinaigrée (*Sachs*), l'eau froide à très-petites doses (*Broussais* fils); ipécacuanha (*Graves*); millefeuille. Excision des marisques érodées, aidée du spéculum et de la pince de Museux, ou ligature avec un fil de soie bien serré, ou rescision avec des ciseaux courbes (*Dufouart*); caustiques et cathétériques (dangereux); dissolutions d'alun, de cuivre, de sulfate de fer, suc d'orties, portées avec un pinceau sur le siége de l'hémorrhagie; nitrate d'argent, cautère actuel (*Anciens*); tampon avec des bourdonnets liés entre eux (*B. L. Petit*), placés dans une compresse (*Boyer*),

entourés d'une chemise de toile percée d'une canule (*Dupuytren*); frictions rudes, sinapismes sur les parties supérieures du corps, vésicatoire.

Passive : décoctions toniques et astringentes, d'écorce de grenade, de simarouba, Winter, ratanhia, quinquina (*Werlhof*), préparations martiales, eaux minérales de Spa, Forges, Aumale, Contrexeville, Passy, Vichy, Enghien, Aix, Arles, Bagnères, Baréges, Cauterets, Plombières, eau de mer. Sirop de roses, rob de sureau, suc d'orties; sucs d'herbes antiscorbutiques; opium; vins de Bordeaux, de Malaga vieux, régime nourrissant; stomachiques.

3° SUPPRESSION BRUSQUE DU FLUX HÉMORRHOIDAL (le rappeler).

Saignée au pied, sangsues en petit nombre et répétées à l'anus; ventouses, pédiluves irritans, bains chauds, vapeurs stimulantes et aromatiques dirigées vers l'anus; aloès à l'intérieur ou en lavement; suppositoires savonneux, frictions sur les extrémités avec des feuilles de figuier, brique chauffée placée à l'anus; électricité.

4° TUMEURS, INFLAMMATION, VARICES ET MARISQUES.

Réduire les tumeurs herniées : boissons délayantes, acidulées, nitrées, tilleul édulcoré avec le vinaigre, le limon, etc.; saignée, large application de sangsues à la base du sacrum; bains de siége, lavemens froids; cataplasmes de mie de pain et de graine de lin avec la tête de pavot, de fleurs, feuilles et fruits de sureau; sucs de morelle, laitue, jusquiame; beurre de cacao, cérat de saturne, de belladone, onguent populéum, pommade de concombre, suif et graisses diverses, — salive (*Wedel*). ♃ cire blanche, axonge et beurre de cacao, āā parties égales. ♃ *fleurs de soufre* ʒ ij, *gomme arabique en poudre* ʒ iij, *thridace* ℈ ß, *suie bien lavée* ʒ j ; faites plusieurs onctions par jour, et lavez à l'eau de mauves (*Demetri*). *Voyez* Tumeurs érectiles et pour les accidens, les mots Gangrène, Abcès, Fistules, Chute du rectum, etc. ♃ poudre de noix de galle 2 p., de camphre 1 p., cire liquéfiée 8 p., teinture d'opium 2 p.; pour oindre les tumeurs (*Ware*).

5° DOULEURS NERVEUSES.

Applications d'huile d'olives, d'amandes douces, de graine de lin, rosat, de genièvre, bui s, succin, sureau ; ognon et poireau cuits sous la cendre, écrasés avec de l'huile rosat et du safran, — poireaux fricassés avec du beurre (*Solenander*) ; cérats, pommade à la rose, au concombre, jaune d'œuf ; sucs exprimés de la *scrofulaire aquatique* (*Slevogt*), linaire unie à l'axonge ; jusquiame, belladone, datura stramonium, laurier-cerise, extrait aqueux d'opium ; préparations de plomb,—esprit de vin (*Heister*), vinaigre (*Rivière*), huile d'œufs (*Forestus*), baume de soufre (*Roder*), vernis des peintres ; grande valériane (*Leutin*), petite chélidoine (*Solenander*), millefeuille (*Alberti*) ; *douches ascendantes froides*, équitation (*de Montègre*).

[6° COLIQUES HÉMORRHOIDALES.

Sangsues et ventouses à l'anus, frictions irritantes ; lavemens tièdes, injections de sels neutres ; aloès (avec précaution), soufre et sulfure de potasse (*Rave*).

7° CONSTIPATION.

Tartrate de potasse neutre ʒ j, uni à un extrait amer (*Hildebrandt*) ; fleurs de soufre unies à la crème de tartre ʒ j ; douches ascendantes et lavemens froids.

8° HÉMORRHOIDES BLANCHES, LEUCORRHÉE ANALE.

1° Saignée, sangsues, bains, décoction émolliente et calmante en injection, régime adoucissant.

2° Amers, toniques, purgatifs ; baume de copahu, de Judée, huile de cajepu t, térébenthine combinée aux aromates, la cannelle, le girofle; aux astringens, alun, cachou, écorce de grenades, sulfate de fer. Régime, exercice modéré, équitation.

9° HÉMORRHOIDES DE L'UTÉRUS, DE LA VESSIE.

Indications. 1° Détourner la fluxion ; 2° remédier à l'affection locale ; 3° prévenir les récidives.

1° Saignée générale, du pied (*Hoffmann*), sangsues en petit nombre et répé tées à l'anus, ventouse sur l'anus, fumigations d'eau chaude, vésicatoires aux cuisses.

2° Adoucissans en boissons, lavemens ; toniques et calmans ; amers ; intro duction de bougies; applications froides ; vésic atoires, cautères, ventouses, moxas.

3° Sangsues à l'anus à chaque fl uxion ; éviter les excitans de toute espèce, régime. *Voyez* Prophylaxie.

PROPHYLAXIE.

Régime doux et humectant, viandes blanches, poisson, légumes, fruits bien mûrs, — soupe à la bière (*Marc*). Éviter les alimens âcres, épicés, stimulans, les vins forts, les liqueurs, le café, le thé, les légumes secs.

Éviter le froid et l'humidité des pieds ; frictions sèches, propreté, exercice à pied ou à cheval à la campagne, air vif et pur ; renoncer aux travaux de cabinet, éloigner les affections morales, s'abstenir des plaisirs vénériens, changement de profession, d'habitudes ; ne pas s'asseoir sur des corps chauds, fuir la vie sédentaire ; remplacer l'écoulement supprimé par une perte sanguine artificielle ; tenir le ventre libre ; saignée de temps à autre ; exutoire ; siéges pleins de paille ou bourrelets saillans au centre, renfoncer aux bourrelets creux ; onctions graisseuses avant d'aller à la selle ; éloigner toute compression des vêtemens ; *bandage à pelote* sur l'anus (*Guyot*).

Amulettes divers : pierre hiéracite portée au cou (*Galien*), feuilles de chélidoine, ellébore, renouée, orpin, suspendus à diverses parties du corps, chapelet de racines de *sedum telephium* (*Montègre*), marrons d'Inde dans la poche, etc.

HÉPATITE.

INDICATIONS. 1° Combattre énergiquement la phlegmasie à son début ; 2° prévenir son passage à l'état chronique, ou la formation d'abcès ; 3° combattre les accidens.

1° ÉTAT AIGU.

Saignée générale à large ouverture (*Pemberton*), jusqu'au quatrième ou cinquième jour ; sangsues nombreuses à l'hypochondre droit, à l'anus, aux aines, — autour de l'ombilic (*Autenrieth*) ; ventouses sèches ou scarifiées ; cataplasmes émolliens et narcotiques sur l'hypochondre, de ciguë et jusquiame pilées ; limonade, orangeade, sirops de groseille et vinaigre étendus

d'eau, petit-lait, oxycrat, décoction d'orge oxymelée, de chiendent, réglisse, graine de lin, tamarin, etc. ; lavemens émolliens de ℥ iij à iv, de décoction de son, de graine de lin, avec addition de pariétaire ou de nitrate de potasse ; bains prolongés ; purgatifs légers, sulfates de soude et de magnésie, huile de ricin ℥ j à ij, *calomel* v à x gr. par jour, à doses répétées (*Hamilton*, etc., etc., etc.), calomel à haute dose (*Segond*), onguent mercuriel en frictions (*Girdlestone*), sublimé corrosif (*Schwarz*). ♃ soufre doré d'antimoine 1 gr., calomel 1 gr., ciguë en poudre gr. vj, sucre Ɔ j ; à prendre autant matin et soir (*Richter*) ; pédiluves nitro-muriatiques composés d'acide hydro-chlorique ℥ iij, acide nitrique ℥ ij, eau pure ℥ vj ; le tiers pour 45 à 50 litres d'eau pour un bain de vingt minutes (*Scott, Johnson,* etc.) ; frictions avec solution de sel ammoniac ou d'oxycrat tiède ; vésicatoires volans, très-larges. Rappeler les flux supprimés, aider les hémorrhagies critiques.

Repos parfait, diète absolue.

2° ÉTAT CHRONIQUE.

Abcès. Ouverture avec un fuseau trempé dans l'huile bouillante ou un fer rouge (anciens), potasse caustique, — potasse caustique, puis incision de l'eschare (*Récamier*) ; incision de moins en moins large avec le bistouri, pansement avec une mèche, injections détersives d'orge ou camomille miellée ; incision des tégumens et deux ou trois jours après, ouverture du foyer, décubitus sur le côté ; incision des parois abdominales, seulement (*Graves*) ; embrocations avec le liniment ammoniacal ou le baume de copahu ; quinquina, vin, régime analeptique ; — préparations antimoniales (*Bovel*) ; térébenthine ou baume de copahu (*Bursérius*) ; bains locaux.

Endurcissement , obstructions. Saignées ménagées , sangsues à l'anus , à l'épigastre , ventouses scarifiées , cataplasmes émolliens sur l'hypochondre droit, — de ciguë (*Gasc*) ; *vésicatoires volans , moxas , cautères , sétons ;* frictions avec la pommade d'Autenrieth sur diverses parties du corps (*Duparque*), *frictions mercurielles* sur l'hypochondre, — à la plante des pieds (*Sœmmering*) ; bains, bains de chlore gazeux, sulfureux , — nitro-muriatiques (*Lendrick*) , pédiluves (*Lendrick*) ; lavemens émolliens, laxatifs ; — frictions avec la pommade d'hydriodate de potasse (*Elliotson*) ; galvanisme (*Labaume*) ; tisanes de chiendent, bourrache, pariétaire , buglosse , carottes, cerfeuil , oseille, saponaire , avec un sirop acide ou le nitrate de potasse ; petit-lait, bouillon de veau , limonades, — émulsion camphrée (*Jourdan*) : ♃ infusé de valériane ℥ iv, extrait de grande chélidoine ℨ j , acétate de potasse liquide ℥ ß, on augmente l'extrait chaque jour (*Benedix*) ; suc de laitue (*Borda*) ; électuaire tonique de Brera, 2 à 3 cuillerées à thé par jour ;—mousse d'Islande, (*Coste* et *Villemet*) ; acétate de potasse ℥ ß dans la tisane (*Desbois*) ; préparations d'iode (*Desalle*) ; extrait de ciguë (*Gasc*) ; infusé d'éponge brûlée (*Grossi*) : ♃ poudre de racine de belladone x gr. , de rhubarbe ℈ ij , divisez en 10 paquets, à prendre 2 à 3 par jour (*Hufeland*) : ♃ extrait de chélidoine, gomme ammoniaque āā ℨ j ß, savon médicinal ℨ j, faites pilules de ij gr., à prendre 8 à 12 , deux à trois fois par jour (*Schubarth*) ; rumex acutus : ♃ follicules de séné ℥ j , faites infuser dans eau ℥ vj, adde, extrait de pissenlit ℥ ß, de trèfle d'eau ℨ ß, tartre stibié un quart de gr., eau distillée de fenouil ou menthe ℥ j , à prendre en cinq doses , le soir en se couchant (*Gall*) ; semences de fenouil d'eau (*Thilenius*) ; minoratifs légers ; pilules de savon x gr. à ℨ j , de térébenthine cuite ℨ ß à ij ; gomme gutte , ellébore , rhubarbe , jalap ; carbonate de potasse x gr. à ℨ ß ; mixture saline des Portugais ; bicarbonate de soude ℨ ß à j ; extrait de trèfle d'eau ℈ j à ℨ j ; vomitifs nauséabonds ; eaux de Sedlitz, de Vichy, das Caldas.

Saignée générale , après avoir reçu un coup sur l'hypochondre ; applications émollientes et réfrigérntaes ; tenir le ventre libre sans abuser des purgatifs.

Régime doux, non épicé ; éviter les alcools , surtout à jeun ; faire usage de lait seul ou coupé avec les eaux minérales , salines ou acidules de Seltz , Baréges , Spa , Bussang.

Voyages , distraction , vêtemens de flanelle ; fuir les pays chauds ou marécageux, habiter un lieu sec et élevé , équitation ; éviter les contentions d'esprit, les passions tristes, la colère ; ceinture abdominale en flanelle.

HERNIES.

INDICATIONS. 1° Réduire la hernie ; 2° la maintenir réduite ; 3° prévenir ou combattre les accidens.

A. ENCÉPHALIQUES , ENCÉPHALOCÈLE.

Contenir la hernie avec une pelote de charpie recouverte d'une compresse épaisse, d'une plaque de carton, de plomb, de cuir bouilli ; calote complète en cuir bouilli ; — ablation (*Hill, Richerand*) ; huile de camomille camphrée , délayans et laxatifs (*Larrey*).

B. OCULAIRES.

1° De l'iris.

Abandonner la maladie à elle-même (*Demours*), repousser l'iris avec la pointe d'un stylet ; rescision , ligature , *cautérisation* avec le nitrate d'argent ou le beurre d'antimoine ; antiphlogistiques ; coucher le malade à la renverse, et compression légère (*Dupuytren*).

2° Exophthalmie.

Extraction des corps étrangers, ouverture et rescision des kystes séreux, extirpation des polypes ; replacer et maintenir l'œil dans sa position, antiphlogistiques.

C. THORACIQUES.

Réduction et contention avec une compresse épaisse, ou une pelote soutenue par un bandage simple ou élastique.

D. ABDOMINALES.

En général.

Cure palliative. Réduction et contention à l'aide d'un brayer, d'un bandage en futaine, d'un spica de laine, d'un bandage à pelote mobile, immobile, convexe, concave ; placer une compresse fine sous la pelote, et dans le cas d'excoriation, recouvrir les tégumens de poudre calaminaire ou de terre cimolée ; pelote à champignon obturateur (*Malgaigne*).

Cure radicale. Topiques : cataplasmes de farine d'orge et de féves : aloès, mastic et bol d'Arménie (*Paré*) ; limaille de fer ; poudres de sang-dragon, de mastic, d'encens et de noix de cyprès, unies à la poix noire, et incorporées dans du blanc d'œuf ; emplâtre contra rupturam ; cérat de briques (*Fabrice*), terre sigillée ; sachets au vinaigre (*Verduc*) ; décoction de chiendent et de garance (*Arnault*) ; remède du prieur de Cabrière ; —sachets de poudre de chêne trempés dans le vin (*Désessarts*) ; emplâtre de térébenthine, de bois de santal et de tormentille (*Babynet*) ; pelotes de poudre d'opium brut, de noix de galle, de cyprès, de cendres de mar-

ronnier d'Inde et de sous-carbonate d'ammoniaque (*Beaumont*) ; peau d'anguille imprégnée d'alun ;—sangsues à l'anus (*J. Leroy*) ; vésicatoires. Remèdes secrets divers.

Compression. Bandages constamment à demeure et repos prolongé, — bandage élastique surmonté d'une vis de pression (*Fournier*) ; pelote comprimant les parois du canal inguinal et l'anneau interne (*Malgaigne*).

Position seule. Décubitus sur le dos, prolongé (*Ravin.*)

Opérations : Ligature des enveloppes, après la réduction, ou point doré (*Celse*), avec une portion d'épiploon (*Pelletan*) ; provoquer la gangrène des parois du sac (*Allemand*) ; incision et suppuration du sac (*Lieutaud*), son excision (*Lanfranc*), sa cautérisation (*Arabes*) ; scarifications de l'ouverture aponévrotique (*Freytag*) ; pelotonnement du sac herniaire dans l'anneau (*Garengeot*) ; bouchon organisé avec un lambeau de peau (*Jamson*), avec une vessie de baudruche ; castration (absurde) ; suture royale ou du sac ; bouchon de peau enfoncé dans l'ouverture et suture en ∞ (*Signoroni*).

Remèdes internes : Suc de la herniaire, infusions ou décoctions de feuilles de sumac, de fleurs de grenadier, de racine de grande consoude, de bistorte, tormentille, plantain, aigremoine ; limaille de fer ; — quelques gouttes d'acide muriatique dans 1 à 2 cuillerées de vin blanc, pendant vingt-et-un jour, et emplâtre astringent avec brayer (remède du prieur de Cabrières).

En particulier.

4° Inguinales.

Réduction et contention avec une pelote et le spica de l'aine; le brayer à pelote convexe ou concave, mobile ou fixe, avec ou sans sous-cuisse, simple ou double, recouvert de peau de bufle ou en caoutchouc; suspensoir.

Affaiblir le malade par la diète, le repos, les purgatifs; frictions mercurielles et douches en arrosoir (*Arnault*); débrider l'anneau directement en haut, dans le cas d'étranglement (*Scarpa* et *Dupuytren*). *Voyez* ACCIDENS.

2° Crurales.

Réduction, contention; débridement en haut et en dehors, dans le cas d'étranglement (*Dupuytren*).

3° Ombilicales.

Réduction, contention, à l'aide d'une pelote convexe ou concave, — à champignon; ligature circulaire de la poche, médiatement ou immédiatement (*Desault*). Dans le cas d'étranglement, débrider en haut et à gauche (*Sabatier*), en bas (*Cooper*).

4° Anomales, ovalaires, ischiatiques, périnéales.

Réduction, contention à l'aide de bandages appropriés.

5° Vaginales utérines.

Réduction, pessaires.

6° Vésicales.

Réduction, bandage contentif; ponction de la vessie (*Durand*); extraire les calculs; conserver une sonde dans la vessie.

E. ACCIDENS DES HERNIES.

1° Étranglement.

Indications : 1° Rechercher si la cause de l'étranglement est dans les parties extérieures au sac, dans le sac lui-même ou dans les parties qu'il contient; 2° lever l'obstacle à l'aide d'agens médicamenteux ou d'opérations chirurgicales.

Saignées générales, jusqu'à la syncope, sangsues répétées et en grand nombre, bain prolongé; lavemens émolliens, — lavemens et fumigations de tabac ℥ j, pour eau ℔ ij (*Anglais*), lavemens d'huile de térébenthine (*Sewal, William*), d'eau salée, de savon, froids, de vin sucré (imprudens), d'eau de Goulard (*Neuber*), douche ascendante continue d'eau froide, dans le rectum (*Wallace*); cataplasmes émolliens, applications réfrigérantes, — frictions éthérées (*Valentin*), éther tombant goutte à goutte sur la tumeur (*Maudrux*), application de morceaux de drap imbibés d'oxycrat froid (*Bell*), glace (*A. Cooper*); belladone en frictions (*Magliari*), en lavemens, ℈ ß pour ℥ iv, en ℨ lavemens (*Schneider*); cataplasme de digitale (*Giacomo*); eau de saturne tiède (*Diffenbach*); jusquiame (*Chanel*); pompe aspirante (*Hauff*), canule évacuatrice (*O'Beirne*); galvano-puncture (*Leroy*); bains de vapeur (*Krammer*); ventouses autour de la tumeur (*Larrey*); bougie enduite d'extrait d'opium, introduite dans l'urétère (*Brulatour*); extrait de nicotiane sur la tumeur, ℈ j à ℥ j, et en lavemens v à x gr. (*Duchéne*).

Tartre stibié à haute dose (*Beer*); extrait de coloquinte (*Conradi*); huile de térébenthine (*Hamilton*); eau de laurier-cerise (*Stamler*); gratiole (*Wendt*); extrait de stramonium avec l'huile de ricin (*Zaar*). ♃ huile de jusquiame ℥ iij, opium vj gr., à prendre une cuillerée à bouche toutes les demi-heures (*Wigand*), opium à haute dose (*Hey*).

Abstinence d'alimens et de boissons; taxis ménagé, — massage prolongé et gradué (*Amussat*). —Opération : inciser la peau, le tissu cellulaire, ouvrir le sac, débrider après avoir essayé faiblement la réduction, réduire s'il n'y a pas de gangrène, sinon maintenir l'intestin à sa place; dilatation de l'anneau (*Thévenin*); ouvrir au dessus pour réduire l'intestin hernié (*Pigrous*); attendre pour la réduction que l'inflammation soit calmée (*Ollivier*); suture de la plaie (*Paré, Franco*) ; *pansement à plat* ; tamponnement (*J. - L. Petit*); purgatifs et lavemens de vin sucré (nuisible), lavement laxatif.

2° Engouement.

Taxis, la tête du malade en bas (*Scharp*); lavemens d'eau de savon, d'eau salée, d'eau froide, de fumée ou de décoction de tabac (*Pott, Cooper*); applications astringentes, cataplasme de ballostres ; noix de gale, cyprès, écorce de grenade, feuilles de mélilot et camomille, — sulfate d'alumine et muriate de soude pilés ensemble et bouillis dans du gros vin rouge (*Belloste*), fomentations de vinaigre (*Bell*), affusions froides (*J.-L. Petit*), préparations de plomb, glace pilée, nitrate de potasse et hydro-chlorate d'ammoniaque ; électro-puncture (*Leroy d'Etioles*); canule évacuatrice des gaz, introduite jusqu'à l'S du colon (*O'Beirne*); ventouses larges sur le canal inguinal, autour de l'anneau ou sur la tumeur elle-même; massage prolongé et gradué sur la tumeur (*Amussat*); belladone en onctions ou en cataplasmes (*Speziani, Saint-Amand*); éthers.

Purgatifs à dose réfractées, ou unis à l'opium (*Richter*), sulfate de magnésie (*Legrand*).

3° Hernie étranglée rentrée en masse.

Placer le malade debout ou sur ses genoux, le faire tousser fortement, ou éternuer ; inciser largement et aller, avec une pince, chercher le fond du sac, en s'aidant de pressions latérales et des efforts du malade.

4° Hernies volumineuses anciennes étranglées.

Inciser vis-à-vis l'anneau, détruire les brides et laisser les parties herniées à l'extérieur ; détruire les adhérences récentes avec les doigts.

5° Gangrène de l'intestin hernié.

Fendre l'eschare, retrancher l'intestin gangréné, en retenir les deux bouts à la plaie, établir un anus artificiel ou rétablir la continuité du canal (*Lapeyronnie, Littre, Rhamdor*). *Voyez* PLAIES INTESTINALES. Soins de propreté, compression légère, applications, détersions chlorurées ; amers, toniques, quinquina. *Voyez* GANGRÈNE.

6° Hernies irréductibles.

Suspensoir, bandage à pelote concave.

PROPHYLAXIE.
—

Éviter les violens efforts musculaires soit en dansant, sautant, chantant, soit pour soulever des fardeaux, soit pendant les efforts de l'accouchement, de l'exonération des matières fécales, lors de la constipation, de celle des urines, lors des rétrécissemens de l'urètre; placer les doigts sur les ouvertures naturelles, pendant la durée de ces efforts musculaires ; conserver constamment le bandage herniaire , qui, pour être bien placé , doit suivre exactement les mouvemens du corps.

Éviter la génuflexion prolongée , et tout ce qui peut déterminer l'affaiblissement des parois de l'abdomen en particulier, et de l'économie en général.

HERPÈS (DE RAYER).

INDICATIONS. 1° Abandonner la maladie à elle-même si elle est légère; 2° si elle est intense, recourir à quelques antiphlogistiques ou à un traitement empirique.

Applications froides , lotions de sulfate de zinc, d'alun, lotions salines, bains alcalins ; cautérisation avec le nitrate d'argent. Suc de panais, 1 à 5 cuillerées à soupe, mêlées au lait, chez les enfans (*Underwood*). *Voyez* DARTRES et ZONA.

PROPHYLAXIE. (*Voyez* DARTRES.)

HOQUET.

INDICATIONS. 1° L'abandonner à lui-même s'il est passager ; 2° le combattre par les antispasmodiques ou une perturbation nerveuse s'il est persistant.

Boissons acides, huiles essentielles, eaux aromatiques ; — vomitifs , purgatifs , — quinquina (*Jaurion*) ; infusion de tilleul avec 20 gouttes de teinture de menthe ; glace ou eau glacée à l'intérieur, —eau froide en grande quantité (*Cruveilhier*) ; infusion de valériane avec sulfate de fer et acide sulfurique affaibli (*Kœhler*), castoréum

(*Ludwig*), oxide de zinc (*Franck*), sous-nitrate de bismuth (*Kahlert*). ℞ huile essentielle de cannelle ij gouttes, de menthe poivrée iij gouttes, alcool de menthe ℥ j, sirop de guimauve , ℥ iij, eau distillée de menthe ℥ iv, à prendre une cuillerée par heure. ℞ acide sulfurique , ℥ j , eau ℔ j, à prendre 3 cuillerées toutes les trois heures (*Gola*) ; ℞ huile de térébenthine ℥ j, éther sulfurique ℥ β à prendre 20 à 3o gouttes toutes les demi-heures , *dans le cas de fièvre adynamique* (*Most*). ℞ éther, laudanum et acétate d'ammoniaque en potion (*Récamier*) ; asafœtida (*Sommhammer*). ℞ soufre doré d'antimoine gr. j , fleur de zinc ij gr., nitrate de potasse gr. iij , sucre blanc ℥ j ; m. f. 18 paquets, 1 de deux heures en deux heures (*Tscheppe*) ; opium.

Bains chauds et froids, pédiluves irritans ; calorique rayonnant appliqué à l'épigastre (*Dupuytren*); acupuncture (*Haime*); frictions avec la pommade stibiée (*Kraus*); plaques aimantées , appliquées à l'épigastre et au dos (*Laënnec*) ; acétate de morphine par la méthode endermique (*Raciborski*). ℞ liqueur d'ammoniaqué anisée ℥ j , esprit de lavande ℥ β , en frictions sur le ventre et la poitrine deux à trois fois le jour, chez les enfans (*Siebold*) ; frictions stimulantes, révulsifs, ventouses, —vésicatoires à l'épigastre (*Demeza*) , au cou vers l'origine du nerf phrénique (*Short*) , moxas , cautères ; aspersion vive de quelques gouttes d'eau fraîche; compression du ventre (*Récamier*). Impression vive, douleur légère , surprise, influence de la volonté.

PROPHYLAXIE.

—

Distractions, exercice après le repas , compression abdominale soutenue, alimens sains , non venteux; éviter de manger trop , et surtout trop vite.

HYDARTHRE, HYDARTHROSE.

INDICATIONS. 1° Combattre la cause de l'hydropisie; 2° favoriser la résorption du liquide épanché ou lui donner issue.

1° IRRITATION INFLAMMATOIRE.

Sangsues répétées, cataplasmes, fomentations émollientes, bains, repos absolu. *Voyez* SYNOVITE.

2° IRRITATION SÉCRÉTOIRE.

Vésicatoires volans, taffetas rubéfians (*Tissot*), cataplasmes de moutarde en poudre et vinaigre (*Travelles*), fumigations de vapeur de vinaigre (*Monro*); moxa (*Maas*); frictions sèches, compression, le membre soutenu dans une gouttière en bois ou en fer-blanc (*Marjolin*, *Bell*); frictions avec l'onguent mercuriel ou la pommade au calomel, ℞ *iodure de potassium* ℨ ij, *axonge* ℥ j, *pour frictions* ℨ ij, matin et soir, puis cataplasmes émolliens (hôpital maritime de Toulon); fomentations avec la teinture de scille et digitale (*Coudray*); douches de vapeur et compression (*Rapou*), douches et bains sulfureux; baies de genièvre grossièrement pulvérisées et bouillies pour cataplasme (*Bluff*). ℞ huile de lin ℥ j ß, acide sulfurique ℨ ß, en frictions (*Brodie*); renoncule des prés écrasée en cataplasme (*Stœrck*). ℞ sel ammoniac ℨ ß, eau commune ℨ xx, alcool rectifié ℥ ij, pour applications locales (*Vogler*); pommade de proto-iodure de mercure en frictions (*Carré*). ℞ vératrine x gr., axonge ℥ j, en frictions deux fois par jour (*Ebers*); fomentations froides de sel ammoniac et vinaigre (*Scheibler*).

3° **PROPHYLAXIE.** (*Voyez* HYDROPISIE et SYNOVITE.)

HYDATIDES, VERS VÉSICULAIRES.

INDICATIONS. 1° S'opposer au développement des vers; 2° les chasser ou les détruire.

Ponction exploratrice de la tumeur avec un trois-quarts capillaire (*Récamier*); application d'un premier morceau de potasse caustique, incision de l'eschare et réapplication du caustique; injection d'eau miellée ou d'eau salée dans la poche pour la remplir (important), d'eau salée vinaigrée (*Percy*); incision en deux temps : 1° couper la peau, les muscles, les aponévroses d'enveloppe; 2° quand l'inflammation a fait adhérer le kyste aux parois de la cavité (après trois jours); l'ouvrir (*Bégin*).

Bains d'eau de mer, — eau salée à l'intérieur (*Laënnec*); protochlorure de mercure, huile empyreumatique de Chabert.

PROPHYLAXIE.

Lieu sec et aéré, usage du sel; éviter le froid et l'humidité, l'alimentation trop copieuse et surtout trop végétale.

HYDRARGYRIE.

INDICATIONS. 1° Éloigner la cause; 2° combattre l'éruption.

Suspendre l'emploi du mercure; bains, ablutions fraîches ou froides; purgatifs, *jalap associé aux sels neutres* (*Crampton*), électuaire lénitif (*Spens*), tartrate de potasse (*Alley*); saignées, boissons acidulées, —*opium* (*Pearson*), opium et quinquina unis au vin généreux.

Poudres absorbantes, charbon pilé, linimens à l'eau de chaux.

PROPHYLAXIE.

Employer le mercure avec circonspection et éviter pendant son usage l'influence du froid et de l'humidité. *Voy.* SYPHILIS et SALIVATION.

HYDROCÈLE.

INDICATIONS. 1° Favoriser la résorption de la sérosité épanchée ou infiltrée, ou lui donner issue ; 2° prévenir son retour.

1° PAR INFILTRATION.

Suspensoir ; résolutifs, incisions, mouchetures, vésicatoire sur le scrotum ; compresses mouillées de vin chaud, d'eau de roses de Provins, d'eau de Goulard animée, compression, diurétiques. *Voy.* HYDROPISIES.

2° PAR ÉPANCHEMENT.

Cure palliative. Ponction avec le trois-quarts ou le bistouri, compresses résolutives, suspensoir.

Cure radicale. Application de compresses trempées dans un mélange de teinture de scille et de digitale (*Coudray*), de teinture de noix de galle (*Heisselbach*), de décoction d'écorce de chêne (*Voigtel*), de soluté de sel ammoniac ʒ j pour ℥ iij d'eau (*Schneider*), d'infusion d'arnica, de liqueur vulnéraire de Théden, d'eau blanche, d'eau froide (*Foehr*), de glace, d'éther, d'alcool simple ou camphré ; bains de vapeur russes (*Dohlof*), fumigations acéteuses (*Itard*); emplâtre de gomme ammoniaque préparé avec le vinaigre scillitique (*Dzondi*); teinture d'iode en applications (*Ricord*); sachets de camphre, chez les enfans ; pommade d'hydrocyanate de mercure en frictions, chez les enfans (*Fischer*); gal-

vanisme (*Labaume*); compression avec des bandelettes agglutinatives (*Rennie*); frictions mercurielles, — vésicatoires (*Dupuytren*); incision, excision;—cautérisation avec le fer rouge (*Paul d'Ægine*), la potasse caustique (*Else*); séton (*Pott*), aiguille laissée dans la tunique vaginale (*Monro*), tente (*Franco*), ponction et irritation de la tunique vaginale avec le trois-quarts (*Monro*); *ponction et injection* de vin chauffé à 40 ou 50° aiguisé d'alcool, d'infusion de roses de Provins dans le vin, de vin aluminé ou camphré, de solution de potasse,— de teinture d'iode ℈ ij, dans eau ℥ vj (*Martin, Velpeau*); ponction et séton de fil (*M. Mayor*)¦, acupuncture (*Lewis*). ℞ antimoine tartarique et digitale āā j gr., calomel v gr., à prendre un paquet toutes les deux heures (*Shaw*).

3° DU CORDON.

Incision et excision (*Richerand*); ponctions renouvelées.

4° DES LÈVRES DE LA VULVE.

Incision et ablation d'une partie du kyste.

5° CONGÉNIALE.

Brayer (*Viguerie*); injection en comprimant le collet (*Desault*), incision (dangereux); bains froids, vésicatoires.

PROPHYLAXIE.

Renoncer à l'équitation, éviter les frottemens, le froissement des testicules ; porter un suspensoir bien fait.

HYDROCÉPHALE et HYDRORACHIS.

INDICATIONS. 1° Calmer l'irritation qui produit l'épanchement ; 2° favoriser la résorption du liquide épanché ou lui donner issue.

A. SYMPTOMATIQUE. (*Voyez* MÉNYNGITE.)

B. IDIOPATHIQUE.

1° État aigu.

Saignée de la jugulaire (*Kieser*) ; affusions froides toutes les deux heures pendant un demi-quart d'heure (*Theurer*), irrigations d'eau froide (*Piet*) ; séton à la nuque (*Mongenot*), moxa au sinciput (*Tiney*), éponge d'eau bouillante, essence de térébenthine que l'on enflamme, — marteau de Mayor (*Carron Du Villards*), caustique de Gondret ; sangsues aux tempes, aux mastoïdes ; cataplasmes émolliens sur la tête ; frictions à la nuque, trois fois par jour, avec l'huile de croton et l'ammoniaque āā, frictions avec la pommade stibiée ; — placer le madade dans une baignoire vide chauffée, assis sur une chaise, et les pieds sur un tabouret ; jeter dans la baignoire 5 à 6 pintes d'infusion de sureau, dans le vinaigre bouillant, et l'envelopper d'une couverture de laine jusqu'au cou ; après sept à dix minutes le replacer dans un lit bien chaud (*Itard*).

Antiphlogistiques, puis musc avec le sulfate de quinine et l'acide phosphorique (*Albert*) ; *calomel* un demi-gr. toutes les une, deux et trois heures (*Gœlis*, etc.), v à vj gr. toutes les quatre à cinq heures (*Clanny*), jusqu'à salivation complète (*Underwood*, *Armstrong* ; moyens nuisibles d'après *Charpentier*) ; belladone (*Heine*) ; nitrate de potasse (*Jœrg*) ; scille unie au muriate de mercure (*Labonardière*) ; vin scillitique en frictions (spécifique selon *Frajani*), en lotions sur les jambes (*Itard*). ♃ digitale Ɖ j, ipécacuanha v gr., feuilles de séné ʒ j, eau bouillante q. s., ajoutez : sulfate de magnésie ʒ iij, acide sulfurique affaibli ʒ j, sirop de manne ʒ j ; à prendre une demi-cuillerée à bouche d'heure en heure (*Meyer*) ; sublimé (*Stegemann*) ; plonger le malade tous les jours dans un bain tiède, lui mouiller continuellement la tête ; calomel et

frictions avec la pommade de garou derrière les oreilles (*R.* et *Sanson*) ; tartre stibié (*Laënnec*).

2° État chronique.

Frictions à la nuque avec huile de croton et ammoniaque āā, trois fois par jour ; avec l'onguent mercuriel et de digitale (*Franck*). ♃ iode ʒ j, cérat ʒ j, en frictions trois fois par jour (*Caldwell*) ; compression circulaire, purgatif tous les trois jours et sangsues (*Blande*), compression avec des bandelettes agglutinatives (*Girdlestone*) ; vésicatoires sur la tête et calomel (*Vezin*) ; frictions avec l'onguent mercuriel, l'hydriodate de potasse ; vésicatoires volans ; capeline (*Lazarre-Rivière*) ; moxas, cautères, douches d'eaux minérales ; eau de mélisse et vin scillitique en frictions sur la tête et le corps (*Itard*) ; bains tièdes, de vapeur, aromatiques ; ponction avec la lancette ou le trois-quarts, pratiquée sur la suture coronale au milieu de l'espace compris entre l'apophyse crista-galli et la fontanelle, et dirigée vers un des sinus latéraux à deux pouces de profondeur (*Conquest*) ; respecter les tumeurs séreuses du spina bifida ; ponctions successives, compression et bandages (*A. Cooper*).

Calomel à doses réfractées, sans provoquer la salivation, ou en la déterminant (*Underwood*, *Armstrong*, etc.) ; ♃ iode un seizième de gr., calomel et digitale āā gr. j à ij, sucre blanc Ɖ j, faites une poudre en 16 paquets, à prendre un toutes les trois heures (*Jahn*) ; purgatifs en lavement, révulsifs à la peau et applications à la tête (*Charpentier*) ; digitale à petites doses (*Kopp*) ; purgatifs alternés avec ♃ calomel vj gr., digitale 1 gr. ß, carbonate de magnésie Ɖ ij, réglisse Ɖ x ; pour 12 paquets à prendre un toutes les trois heures (*Most*) ; vomitifs tous les jours (*Rousseau*). ♃ mercure métallique x gr., triturez avec manne Ɖ j, ajoutez, racine de scille fraîche gr. v, sirop, q. s. pour un électuaire ; à prendre toutes les six à huit heures (*Smith*) ; acétate de potasse (*Odier*).

Écorce de mézéréum portée au bras (*Sachs*); habitation à la campagne dans un lieu sec, élevé, éviter les contentions d'esprit, les passions; régime sain, repas réglés, bains de mer, vêtemens de flanelle; éviter les lits mous et le sommeil trop prolongé; matelas et surtout oreillers de mousse, ou de plantes aromatiques séchées au four; exutoire en permanence. *Voyez* MÉNINGITE et HYDROPISIES.

HYDROMÉTRIE.

INDICATIONS. 1° Provoquer l'issue du liquide épanché; 2° prévenir le retour de l'épanchement.

1° SYMPTOMATIQUE.

Rechercher la cause et la combattre.

2° ESSENTIELLE.

Provoquer le vomissement pendant un bain (*Monro*); drastiques; introduction du doigt, d'un stylet, d'une sonde, d'une canule, dans le museau de tanche; ponction du col utérin avec le pharyngotome, le trois-quarts; ponction sus-pubienne (*Wirer*); maintenir le col ouvert avec une sonde de gomme élastique, ou une éponge attachée à un fil.

3° HYDATIQUE.

Injection d'eau salée, vinaigrée (*Percy*); seigle ergoté (M.).

Faciliter la respiration par de petites saignées; dans les cas de suffocation imminente : ponction par le ventre (*Desmarais*), par les voies naturelles (*Laporte*).
Régime sec, expectation.

PROPHYLAXIE. (*Voyez* MÉTRITE.)

HYDRO-PÉRICARDE.

INDICATIONS. Favoriser la résorption du liquide épanché ou lui donner issue.

Emissions sanguines, émétiques, purgatifs, sudorifiques, exutoires; ponction entre les côtes (*Senac*). Incision entre les sixième et septième côtes gauches (*Desault*), trépanation du sternum (*Laënnec*); injections stimulantes (*Richerand*, dangereux); série de *vésicatoires volans*. *Voyez* HYDROPISIES.

PROPHYLAXIE. (*Voyez* PÉRICARDITE et HYDROPISIE.)

HYDROPHOBIE. *Voyez* RAGE.

HYDROPHTHALMIE.

INDICATIONS. 1° Calmer l'irritation; 2° évacuer le liquide épanché.

Saignée générale, de la jugulaire, artériotomie, sangsues; séton à la nuque, vésicatoires volans, pommade de Gondret au sinciput; pédiluves irritans ; sialagogues ; purgatifs, sels neutres ; antimoniaux ; scille unie au nitrate de potasse, digitale pourprée, poudre ou décoction de baies de genièvre, pulsatille ; mercuriaux ; sachets de plantes aromatiques ; compresses imbibées d'eau de laitue, d'acétate de plomb ; frictions avec l'onguent mercuriel seul ou uni à l'opium, autour des paupières, avec la pommade de précipité rouge ; émétique à haute dose (*Rognetta*).

Ponction : Paracentèse avec un trois-quarts fin, au centre de la cornée (*Meck*), avec une lancette (*Heister*), un couteau à cataracte (*Sabatier*), traverser la cornée d'un séton (*Ford*); mèche dans la plaie de l'œil; compression de l'œil avec une plaque de plomb (dangereux).

Evacuation des humeurs. Incision cruciale de la cornée et résection des lambeaux (*Celse*), *ablation d'un segment de la cornée* (*Scarpa*), résection à l'aide d'un sécateur mécanique (*Démours*).

PROPHYLAXIE. (*Voyez* OPHTHALMIE.)

HYDROPISIE.

INDICATIONS. 1° Détruire la cause; 2° provoquer la résorption du liquide ou lui donner issue; 3° prévenir les récidives et combattre les accidens.

A. EN GÉNÉRAL.

Saignées générales et locales (dans l'hydropisie aiguë surtout) ; régime sec, tromper la soif par quelques tranches de citron (anciens).

Toniques, élixir de gentiane, extrait d'absinthe, infusion et baies de genévrier, préparations de fer, — quinquina et sulfate de quinine (dans l'hydropisie consécutive aux fièvres intermittentes (*Carron d'Annecy*).

Fondans, eaux minérales salines et savonneuses ; mercure en frictions (*Sœmmerring*).

Rappeler ou suppléer une maladie ; sangsues à l'anus, au périnée, etc., chemise de galeux pour rappeler la gale ; vésicans, frictions rubéfiantes, vomitifs ; épithème de térébenthine, saupoudré de xx gr. d'émétique, pour rappeler les exanthèmes (*Itard*).

Diurétiques : scille en poudre j à x gr., seule ou associée au mercure doux (*Ferriar*), à la digitale. ♃ digitale et scille, āā j gr., oleosaccharum et genièvre, āā x gr., à prendre pareille dose toutes les quatre heures (*Szerlescki*), aux martiaux (*Sédillot*). ℞ asa-fœtida et scille āā ℈ ij, extrait de coloquinte ℈ j, poudre de digitale ℈ j, extrait de jusquiame xij gr., pour 24 pilules, à prendre 2 toutes les trois heures (*Gall*), oxymel scillitique ʒ j à iij, vin scillitique amer ℥ ß à j; digitale, feuilles en infusion xx gr.; teinture éthérée 10 à 20 gouttes, poudre j à vj gr.; par la méthode endermique; mélange de parties égales de teinture de scille et digitale, avec eau q. s., pour imbiber une flanelle appliquée sur le ventre et recouverte d'un taffetas ciré (*Trousseau*), en frictions sur les cuisses (*Chrétien*). ℞ extrait de pimprenelle, soufre doré d'antimoine, poudre de scille, gomme gutte āā parties égales, faire pilules de ij gr., 1 toutes les trois heures (*Rust*). ♃ digitale xij gr., opium iij gr., crême de tartre ℈ iv, sucre ʒ ij, pour 12 paquets, 3 à 4 par jour (*Rust*); calomel, rhubarbe et scille (*Plenriz*). ℞ thridace ʒ j, scille, digitale, nitrate de potasse āā ℈ ij, oxymel q. s., pour 72 pilules, à prendre de 2 à 12 dans vingt-quatre heures ; plus, frictions avec teinture de scille, de digitale, de semences de colchique, ℥ ß, huile camphrée ammoniacée ℥ j ß (*Guibert*).

℞ semences de genêt réduites en poudre ℨ j, vin blanc ℥ vj, à prendre tous les jours, et une heure après, huile de d'olive ℨ ij (*Itard*); bierre de genièvre (*Hegewisch*), huile essentielle de genièvre quelques gouttes, ou unie à la liqueur anodine d'Hoffmann 10 à 20 gouttes (*Schneider*), infusion des baies dans le vin blanc; oxymel de colchique 1 cuillerée à café dans une tasse d'infusion de genêt; — infusion de digitale avec la crême de tartre et le vinaigre scillitique (*Bertini*); calomel, digitale et camphre (*Sachs*). ℞ crême de tartre soluble ℥ j, infusion de digitale ℨ vj, esprit de nitre dulcifié ℨ ß à j, rob de genièvre ℨ j, à prendre 1 cuillerée à bouche d'heure en heure; boire en même temps une infusion de baies de genièvre, et frictionner la région vésicale avec baume de copahu ℥ ij, et onguent de romarin composé ℨ j (*Trautsch*); extrait de griffes d'asperges xviij à xx gr. (diurétique puissant, *Gendrin*); eau diurétique camphrée de Fuller, une cuillerée d'heure en heure; infusions de queues de cerises, turquette, pariétaire; sucs dépurés des plantes apéritives, de chicorée, — raifort (*Magnus Hus*), pariétaire, pissenlit (*Itard*), aiguisés avec le nitrate de potasse xx à xxx gr.; sous-carbonate de potasse x gr. ℨ ß à j, dans un véhicule mucilagineux; acétate de potasse ℈ j à ℨ j, en émulsion (*Alibert*); nitrate de potasse à haute dose (*Bally*). ℞ térébenthine ℥ j, réglisse en poudre q. s., faire pilules de iv gr., à prendre d'heure en heure dans une infusion de réglisse animée de vin blanc (*Dehaen*); infusions ou décoctions de chymophylla umbellata, ballota lanata, calamus aromaticus, pyrola umbellata, vincetoxicum, ononis spinosa, etc.; huile de térébenthine à l'intérieur 1 à 2 gouttes, et en frictions à la plante des pieds (*Propp*). ℞ vératrine iv gr., axonge ℥ j, une cuillerée à café pour frictions, deux fois par jour (*Turnbull*); petit-lait, bouillon de veau, de poulet (*Bacher*); vinaigre un demi-litre à 2 (*Bayer*); associer les diurétiques au tartre stibié (*Brocklesby*); urée v à x gr. dans un véhicule alcoolique; deuto-sulfate de cuivre un demi-grain à j gr. (*Wrigt*).

Sudorifiques. Internes : poudre de Dower v à xx gr. (presque toujours inutiles). Externes : bains de vapeur (*Rapou*); fumigations acéteuses, aromatiques, étuve sèche chauffée à l'alcool, sable chaud, marc de raisin, eau bouillante dans laquelle on jette quelques poignées de fourmis(*Weber, Harke*); bain d'enveloppe, *de feuilles aromatiques* chauffées au four,—fumigations avec le mastic et la myrrhe (*Camper*), fumigations de chlore (*Wallace*).

Purgatifs. Jalap xx à xxx gr. trituré avec sucre ℥ ß, suspendu dans eau q. s.,—sirop de nerprun ℨ iij à ℥,j (*Sydenham*), suc de la racine de l'iris de Florence adouci avec la manne ℥ j à ij, gomme gutte ij à iij gr., racine d'ellébore noir, extrait x gr., aloès v à x gr., scammonée xij à xv gr. dans une émulsion, semences de coloquinte infusées dans du vin blanc, suc d'élatérium ij à iij gr., eau-de-vie allemande ℨ ij à ℥ ij, huile de croton 1 à 2 gouttes, remède de Leroy : ℞ tartrate de potasse et oxide blanc d'antimoine ā̄ 1 p., scammonée ℨ p. (*Warwick*) : ℞ coloquinte ℥ ij, eau bouillante ℔ j, sirop d'écorces d'orange ℥ ij, éther sulfurique alcoolisé ℨ ij (*Allemands*), calomel uni au jalap (*Heister*), jusqu'à salivation (*Gmelin*), pilules de Bacher iv à xx gr., de Bontius xv gr. ℨ ß, de Gaub; emploi alternatif des purgatifs et des sangsues (*Bang*), suc de sureau ℨ ij à ℥ ij étendu d'eau, vin d'écorce de sureau ℨ iij à un demi-litre (anciens), rob de sureau ℨ j à ij.

Vomitifs. Tartre stibié ou ipécacuanha (*Boerhaave, Cullen, Monro*), sirop de scille ℥ ij, tous les deux jours (*Itard*); semences de genêt en poudre, digitale à dose vomitive, — vin d'antimoine (*Sydenham*).

Toniques, excitans. Décoction de polygala (*Bouvart*), quinquina (*Carron d'Annecy*) associé aux extraits amers, aux dépuratifs,—suc de pissenlit ℥ viij, uni au nitrate de potasse (*Itard*) : ℞ sulfure de cuivre ammoniacal x gr., poudre de belladone x gr., racine de gingembre ℨ j, extrait d'absinthe ʒ ij, faites pilules lxxx, à prendre ʒ par jour en augmentant (*Ronander*); préparations martiales (*Horn*); huile de moutarde 2 gouttes, dans eau gommée ℥ vj (*Wolf*), sirop chalibé (*Willis*).

Moyens empiriques. Frictions mercurielles; écorce de racine de cainca en poudre ℈ ß à ij, en extrait aqueux xij à ℈ j, en décoction ʒ ij par pinte (*François*); soufre (*Werlof*), calomel jusqu'à salivation (*Gmelin*); fumigations de chlore (*Wallace*), frictions avec l'huile d'olive pendant une heure matin et soir (*Oliver*); eau chlorurée à l'intérieur (*Merzdorf*), usage du sucre (*Lévêque*), acide nitrique (*Laurie*); préparations d'iode (*Jalm*), teinture d'iode ℈ ß dans l'eau de menthe 2 cuillerées par jour (*Hoffmann*), tabac (*Fowler*): ℞ muriate d'or j gr., eau distillée ℥ j, à prendre 10 gouttes quatre fois par jour en augmentant (*Fielitz*).

Moyens chirurgicaux. Vésicatoires (souvent dangereux dans l'anasarque), cautères, exutoires en général; compression par une ceinture lacée (*Godelle*, *Bricheteau*), bandages divers, toiles cirées en étuis; mouchetures, scarifications, acupuncture,—piqûres nombreuses (*Lohmeyer*); empyème,—paracentèse palliative, avant que la sérosité ait fait un long séjour dans la cavité (*Hipp.*); injections toniques, excitantes, dans la cavité vide de sérosité; vapeurs éthérées ou vineuses dirigées dans l'abdomen, lors de l'ascite (*Lhomme*, dangereux).

Compression méthodique soutenue; régime sec, nourrissant, diète de boissons; traitement rationnel des diverses irritations chroniques; maintenir l'inflammation adhésive entre les séreuses, pendant un temps suffisant.

Habitation d'un lieu sec, chaud et élevé; vêtemens de flanelle, frictions sèches, aromatiques; fumigations de baies de genièvre et succin; exercice proportionné aux forces, dissipation, gymnastique; fuir avec soin l'humidité.

Alimens nourrissans, toniques, viandes rôties, bon vin, vin blanc, bierre, café noir; eaux de Vichy, de Bonnes, de Barèges, gazeuses, de Spa, de Seltz, bains de mer; pastilles de Darcet; amers, sucs de plantes apéritives fraîches; exutoire permanent; entretenir avec soin les diverses sécrétions et excrétions.

B. EN PARTICULIER.

—

Voy. ANASARQUE, ASCITE, HYDROCÈLE, etc.

Du sinus maxillaire.

INDICATIONS. Donner issue au liquide, soit en désobstruant l'ouverture naturelle, soit en en pratiquant une artificielle.

Injections (*Jourdan*) (impraticables); trépan appliqué au dessus de l'arcade alvéolaire, en dedans de la joue (*Lamorier*); incision par la joue; perforer le fond de l'alvéole de la deuxième ou troisième molaire, dont on fait d'abord l'extraction (*Cooper*), y introduire ensuite un bout de sonde élastique (*Deschamps*), pour y faire des injections détersives.

Enkystées. (*Voyez* KYSTES.)

HYDRORACHIS. *Voyez* HYDROCÉPHALE.

HYDROTHORAX.

INDICATIONS. 1° Combattre la cause; 2° provoquer la résorption; 3° donner issue au liquide épanché.

A. IDIOPATHIQUE.

B. SYMPTOMATIQUE. (*Voyez* PLEURÉSIE, etc.)

1° *Actif.* Saignée générale (avec précaution), sangsues, ventouses scarifiées, vésicatoires, diurétiques, purgatifs, sudorifiques : ♃ feuilles de digitale ℥ ß, écorce de cascarille contuse ʒ ij, eau bouillante ℥ vj réduites à ℥ iv, ajoutez esprit de Mindererus et sirop simple āā ℥ ß, à prendre 1 cuillerée à bouche trois à quatre fois par jour (*Harless*); digitale j gr., extrait de laitue ij gr., quatre à six fois par jour (*Toel*) : ♃ oxide de zinc iij gr., opium ij gr., calomel vj gr., sucre blanc ℥ j, divisez en 5 paquets, 1 toutes les trois heures (*Hufeland*).

PROPHYLAXIE.

Combattre énergiquement la pleurésie et les diverses affections de la poitrine ; prévenir la rétrocession des affections cutanées, la suppression brusque des écoulemens habituels, les métastases en général.

Éviter le froid, l'humidité, le régime affaiblissant, le défaut de lumière et d'air ; vêtemens de flanelle, exercice, exutoires, régime fortifiant. *Voy.* HYDROPISIE.

2° *Passif.* Acétate de potasse ℥ j à j ß par jour, sel de nitre xx à xl gr. (*Laënnec*), digitale (*Ferriar*) unie à l'extrait de laitue (*Toel*) : ♃ extrait de laitue Ɔ j, eau de cannelle ℥ ij, teinture de digitale ʒ j, à prendre 15 à 30 gouttes toutes les deux à trois heures (*Meyer*) : ♃ nitrate de potasse Ɔ j, soufre doré d'antimoine j gr., quatre fois par jour, dans une infusion de baies de genièvre (*Burchard*) : ♃ teinture de semences de colchique, de digitale āā ʒ ij, esprit de nitre éthéré Ɔ j, à prendre 20 gouttes matin et soir (*Hildenbrandt*) : ♃ soufre doré d'antimoine, calomel, opium, racine de scille āā viij gr., sucre blanc Ɔ iv, divisez en 8 paquets, à prendre 1 matin et soir (*Richter*) : ♃ extrait de laitue vireuse Ɔ ij, teinture de digitale ℥ ß, de scille ʒ ij, eau de cannelle, liqueur ammoniacale de benjoin āā ℥ j, 30 à 50 gouttes toutes les deux heures (*Schmitt*) : ♃ nitrate de potasse x gr., oleo-saccharum de fenouil q. s. (*Selle*) : ♃ digitale j gr., mercure doux ij gr., résine de jalap Ɔ ß-j, à prendre autant toutes les trois heures (*Wolf*), vin de colchique Ɔ j à ij, oxymel colchique ʒ j à ij,—tabac (*Fowler*), polygala (*Bouvart*), iode (*Jahn*); vomitifs (*Itard*), ipécacuanha à petites doses (*Richter*), calomel à hautes doses (*Percival*), acide hydrocyanique (*Fischer*) ; bains de vapeur ; séton (*Monro*); pommade stibiée en frictions (*Tonnelli*); opération de l'empyème.

HYPERCOUSIE. *Voyez* DÉPRAVATIONS
DE L'OUÏE.

HYPERTROPHIE.

INDICATIONS. 1° Soumettre au repos l'organe hypertrophié; 2° supprimer le travail morbide fluxionnaire.

1° DU CŒUR.

Saignées répétées et régime très-sévère (*Valsalva*, *Albertini*); boissons froides, glace sur le cœur ; infusions calmantes ; *digitale* en poudre j à vj gr., en infusion ix gr. pour ℥ j, à prendre ℥ j, deux à trois fois par jour, — infusion à froid ʒ j pour ℥ iv d'eau, par cuillerée d'heure en heure (*Cruveilhier*); frictions avec la teinture de digitale sur le cœur ; asa-fœtida ; sous-carbonate de fer xv gr. ℥ j ; eau distillée de laurier-cerise v gr. Ɔ ij, acide hydrocyanique ; potion atrophique de Magendie, composée de : eau distillée de laitue ℥ viij, de menthe ℥ ij, iodure de potassium ʒ iv, sirop de guimauve ℥ j, une cuillerée à bouche matin et soir ; cautère à la région précordiale.

Diète lactée, eau pure avec une feuille de laurier-cerise brisée pour une pinte, eau gazeuse, régime végétal, quelquefois un peu stimulant ;

promenade continue à pas lents sur un terrain horizontal (*Cruveilhier*); repos, tranquillité d'esprit.

Avec congestions séreuses : diurétique, polygala, chiendent. *Voyez* HYDROPISIE.

Quinquina à petites doses,—sulfate de quinine à haute dose, 6o à 8o gr. (*Bailly*) ; ferrugineux associés au china,—*fer* seul (spécifique selon *Cruveilhier*); teinture d'iode 1 o à 5o gouttes par jour; infusion d'aigremoine ; pommade stibiée en frictions, sans produire d'éruption (*Duparque*) ; sangsues répétées.

INDICATIONS. 1° Enrayer la marche de l'hypertrophie; 2° extirper la glande mammaire; 3° recourir aux palliatifs.

1° Antiphlogistiques, iode, éponge calcinée à l'intérieur; à l'extérieur, frictions avec l'iodure de potassium, l'onguent mercuriel, et compresses imprégnées de vapeurs de camphre; sangsues de temps à autre ; repos, bains iodés ; provoquer la sécrétion du lait (*Fingerhuth*).

2° Extirpation.

3° Suspensoir du sein; exercice modéré, air pur, entretenir toutes les sécrétions; nourriture légère, surtout végétale.

HYPOCHONDRIE.

INDICATIONS. 1° Placer le malade dans des conditions hygiéniques favorables ; 2° régulariser le mode de répartition de la sensibilité.

TRAITEMENT MÉDICAL.

Rappeler les hémorrhagies supprimées par les saignées, les sinapismes ou les bains ; les maladies brusquement disparues par les vésicatoires, sinapismes, etc.; quelques sangsues à l'épigastre comme moyen d'investigation; eau de veau, de poulet,—infusion sucrée de gland de chêne brûlé (*Barras*), eau de Seltz (*R.* et *Sanson*); infusions de chicorée, absynthe, petite centaurée, quinquina ; eau ferrée, eau glacée, glace à l'épigastre; — rhubarbe en macération pour boire aux repas (*L. Villermay*); opium à l'intérieur ou sur un vésicatoire, extrait de jusquiame, de belladone, eau de laurier-cerise, acide hydrocyanique, oxide de bismuth, menthe poivrée, eau de laitue, camphre, éther, asa-fœtida ℈ß, liqueur anodine d'Hoffmann 2o gouttes ℨß, poudre tempérante de Sthall, de Carignan, extrait de valériane, safran; noix vomique en poudre ij à vj gr. (*Schmidtmann*) ; magnésie ℨ j tous les matins; sucs de plantes fraîches avec ou sans addition de sels neutres ; petit-lait, lait d'ânesse ; pastilles de Darcet ; bains frais prolongés ; vésicatoires, moxas à l'épigastre; eaux minérales naturelles ou artificielles, sulfureuses de Bonnes, Barége, Bagnères,—Aix-la-Chapelle (*Hufeland*), Aix en Savoie, Bade, Loeche, Enghien; acidules de Clermont-Ferrand, Montbrison, Seltz; ferrugineuses thermales de Vichy, Bourbon-l'Archambault; ferrugineuses froides de Spa, Forges, Vals, Bussan, Provins, Dinan, Passy; salines de Plombières, Balaruc, Bourbonne-les-Bains, Sedlitz, Égra, Epsom; bains d'eau de mer.

TRAITEMENT HYGIÉNIQUE.

—

Inversion des habitudes physiques et morales.
Voyages à Nice, Montpellier, Toulouse, en
Espagne, en Italie, en Sicile; fréquentes promenades à pied, à cheval, en voiture, en bateau;
mouvement doux et progressif ou exercice fatigant; occupations mécaniques, agriculture,
horticulture, jeux, course, danse, paume, billard, gymnastique.

Flanelle sur la peau, en chaussons, gilets,
ceintures; frictions avec la brosse, la flanelle
simple ou imprégnée de vapeurs aromatiques.

Régime doux et nutritif, panades, potages
gras et maigres, œufs frais, café au lait, chocolat (*Zacutus*), viandes douces et fraîches, de
mouton, bœuf, volailles, poisson léger, légumes
herbacés, fruits bien mûrs, raisins, fraises avec
le vin et le sucre, vin de Bordeaux vieux; choisir les mêts que l'estomac désire.

Combattre doucement les fâcheux penchans;
mariage assorti, lectures choisies, retour dans
le pays natal, mettre en jeu la volonté, développer certaines passions, exploiter la crainte,
la superstition, etc.

Purgatifs répétés, — proto-chlorure de mercure (*Baüel, Travers*).

PROPHYLAXIE. (*Voyez* OPHTHALMIE.)

HYPOSPADIAS.

INDICATIONS. 1° Abandonner la nature à
elle-même, dans le cas où elle n'entraîne
aucune imperfection dans l'exercice des
fonctions; 2° reconstruire le canal de l'urètre, à l'aide d'une opération, dans le cas
contraire.

Ponction avec un trois-quarts (*Lusitanus*);
cautérisation avec un cautère en roseau; sonde
à demeure dans la vessie; cautérisation de
l'ouverture anormale avec le nitrate d'argent
(*Dupuytren*); scarification de ses bords ou épispastiques; rafraîchissement de ses lèvres, et suture sur une sonde (*Muller*); scarifications répétées chaque jour d'arrière en avant (*Walter*).

HYPOPION.

INDICATIONS. Faciliter la résorption du
pus épanché, ou lui donner issue.

Fomentations avec l'infusion de fleurs de sureau (*Janin*), l'eau tiède (*Nanoni*); solution
mucilagineuse avec quelques grains de sulfate
de cuivre et quelques gouttes d'alcool camphré,
solution de sublimé opiacé. ℞ deutoxide de
mercure vj gr., opium pur viij gr., beurre frais
ʒ ij, à mettre sur le bord des paupières (*Weller*);
frictions d'onguent mercuriel simple ou opiacé
autour des paupières. Vésicatoires, séton à la
nuque; secousses imprimées à la tête du malade
(*Justus*), décubitus à la renverse (*Wolhouse*);
incision de la cornée (*Paré, St-Yves*), sa ponction (*Sichel*).

HYSTÉRALGIE.

INDICATIONS. Diminuer l'excitabilité de
l'utérus.

Bains tièdes, demi-bains émolliens, lavemens et injections de même nature, avec addition de pavot, morelle, jusquiame ou teinture
d'opium; cataplasmes de farine de graine de lin
unie à un peu d'huile de jusquiame et appliquée
sur le bas-ventre et les reins; saignée, sangsues
aux lombes, à l'hypogastre.

Quinquina uni à l'opium dans les cas de pé-
riodicité; acétate d'ammoniaque (*Patin*); antispasmodiques.

Continence ; traitement de la leucorrhée. Exercice, distraction, entretenir l'écoulement mensuel dans de justes bornes ; éviter à cette époque les impressions ou morales ou physiques, suceptibles d'en arrêter la marche.

HYSTÉRIE.

INDICATIONS. 1° Modérer la violence des accès ; 2° en prévenir le retour.

1° PENDANT L'ACCÈS.

Contenir la malade avec des aides ou la camisole, la garantir de toute lésion, enlever les ligatures trop serrées ; inspiration d'air frais, de substances alcooliques, éthérées, des vapeurs fétides ; sternutatoires ; potions calmantes ; révulsifs aux extrémités ; linimens narcotiques, lavemens de même nature ; fumigations aromaques (*Louyer-Villermay*), d'opium, fumigations aromatiques dirigées vers la vulve (*De Lens*) ; quelques gouttes d'éther dans la bouche ; aspersions d'eau froide, lavemens d'eau glacée (*Chiapa*), d'eau froide (*Foville*), d'asa-fœtida ʒ j, et camphre xij gr., de térébenthine ; injections vaginales opiacées (*Bichat*) ; liniment d'huile de lin, musc et safran, en frictions sur la vulve (*Louyer-Villermay*) ; liqueur anodine d'Hoffmann, 20 gouttes, sirop d'éther ʒ ij à iv, musc x à xv gr., castoréum, asa-fœtida xij gr.-ʒ ß, opium, 1 à ij. gr. ; saignée générale ; — lactucarium (*Rothamel*). ♃ teinture de castoréum ʒ j, de valériane éthérée ʒ ij, laudanum ℈ ß, à prendre 10 à 20 gouttes toutes les demi-heures (*Richter*). ♃ asa-fœtida ʒ ß, acétate d'ammoniaque liquide ʒ j ; à prendre 40 à 50 gouttes quatre fois par jour (*Clarus*) ; extrait de stramonium viij gr. (*Wedenberg*). *Application de linges mouillés d'eau froide sur les parties génitales.*

Bains tièdes, saignée du bras, exutoire, applications fraîches sur la tête ; *lavemens* de 15° à 0° en baissant successivement (*Foville*), affusions froides (*Récamier*) ; ventouses scarifiées à l'occiput, la nuque, — les lombes et huile de térébenthine ʒ ß à j (*Ellioston*) ; eau froide par la bouche en grande quantité (*Cruveilhier*), eau chaude (Américains). ♃ poudre de castoréum, de succin, d'asa-fœtida, de valériane āā ʒ ij, camphre xij gr., sirop de Karabé q. s. f. des bols de vj gr., à prendre 6 à 8 bols par jour (*Bally*) ; teinture de belladone ij à iij gouttes (*Blackell*) ; oxide de manganèse (*Brera*) ; extrait de geum urbanum (*Buchaave*) ; noix vomique (*Junghanss*) ; nitrate d'argent (*Mérat*) ; glands de chêne (*Coste* et *Villemet*) ; ipécacuanha comme vomitif, puis à petites doses (*Mahon*). ♃ sulfate de zinc viij gr., eau distillée ʒ viij, une cuillerée toutes les huit heures (*Ideler*) ; chenopodium vulvaria (*Schneider*) ; extrait de valériane à haute dose (*Guibert*), camphre (*Guersent*). ♃ asa-fœtida ʒ j, eau de menthe ʒ j ß, teinture ammoniacale de valériane ʒ ij, de castoréum ʒ iij, éther sulfurique ʒ j, à prendre une cuillerée toutes les heures ; acide hydro-cyanique (*Beer*) ; oxide de zinc avec quinquina (*Eberle*), huile de cajeput (*Martini*) ; eau-de-vie (*Luce*) ; onctions d'extrait de belladone sur le col de l'utérus (*Pagès*) ; magnétisme (*Niémann*). ♃ galbanum ʒ j, myrrhe et sagapenum āā ʒ j ß, asa-fœtida ʒ ß, triturez avec sirop q. s. et faites des pilules de iv gr. à prendre ʒ à 4 par jour (*Murray*) ; sabine (*Rave*) ; acétate de plomb (*Richter*) ; teinture de colchique (*Raven*). ♃ asa-fœtida ʒ ij, carbonate d'ammoniaque, et castoréum āā ʒ ß, opium vj gr. ; faites pilules de 2 gr. à prendre x deux à trois fois par jour (*Rosenstein*). ♃ teinture de valériane simple et mixture d'acide sulfurique āā ʒ j, à prendre 10 à 20 gouttes toutes les deux heures dans l'eau sucrée (*Schultz*). ♃ galbanum, asafœtida et extrait d'angélique en poudre āā ʒ ß, castoreum et safran āā ʒ j, opium ʒ ß, essence de castoreum q. s. pour des pilules de ij gr. à prendre 5 à 8 deux fois par jour (*Selle*) ; pilules de Gaub ; chlore (*Wallace*) ; sel ammonia-

cal cuivré (*Storer*) ; vomitifs répétés (*Deal*).
℟ racine de calamus aromaticus et d'angélique
āā ℈ ij , mélisse et feuilles d'oranger āā ℥ j, de
séné, ʒ ß, semences de coriandre ℈ j ; pour 12
paquets, à prendre un par jour en infusion à
froid (*Most*) ; huile d'olive à l'intérieur (presque
spécifique *Pressavin*); suc de citron par cuillerée
à bouche (*West*); opium en lavement (*Buchan*);
teinture d'asa-fœtida composée ℈ ß à ij dans iv ℥
infusion de camomille édulcorée avec sirop d'o-
range (*Durietz*) ; décoction de feuilles de melia
azedarach (à Calcutta).

PROPHYLAXIE.

—

Régime exclusivement lacté ; exercice , promenade à pied , en voiture , équitation, natation, voyages , lectures sérieuses ou gaies, mais
non lascives; mariage , éviter l'oisiveté , les bals,
les spectacles, vivre à la campagne dans une
habitation salubre , agriculture, horticulture,
fatigue du corps. Surveiller l'éducation physique et morale des enfans.

Eaux de Vichy , Spa , Baréges , Seltz , Bourbonne , Plombières, Bagnolet, Passy, Forges, etc. ; bains de siége, de jambes , frictions
sèches , flanelle sur le corps.

Dans les cas d'atonie : régime restaurant, toniques , vin amer, martiaux uni au china ou à
la thériaque ; bains sulfureux, de marc de raisin , de mer ; sinapismes, électricité.

Dans les cas de suppression des menstrues :
sangsues à la vulve , saignée au pied, etc. *Voyez*
Aménorrhée.

Dans les cas d'excitabilité nerveuse : bains tièdes, froids ; anti-spasmodiques.

ICTÈRE, JAUNISSE.

INDICATIONS. 1° Rechercher la cause et la détruire ; 2° surveiller la marche de la maladie.

A. SYMPTOMATIQUE.

Rappeler les exanthèmes et les évacuations supprimés trop brusquement, expulser les substances vénéneuses ; huile d'amandes douces ℥ iij, iv (*Alibert*); lavemens froids (*Broussais*); sangsues et émétique à haute dose (*Fontaneilles*); saignée (*Hoffmann*), antiphlogistiques (*Rostan*), petites saignées, sangsues, délayans, narcotiques légers (*Villeneuve*), sangsues aux bras, en applications de 8 à 10 répétées (*Vitel*). ♃ acide nitrique 3 p., hydrochlorique 1 p., à prendre 20 gouttes, quatre fois par jour, dans l'eau d'orge (*Kœklin*); calomel v gr. (*Saunders*); savonneux, térébenthine, alcalins, mercuriaux. *Voyez* HÉPATITE, CALCULS BILIAIRES.

B. IDIOPATHIQUE.

1° Nerveux, spasmodique.

Bouillons de veau, de poulet, aux herbes, petit-lait nitré, infusion de chicorée, avec sel neutre, eau de carottes, de tamarins, casse, infusions de tilleul, feuilles d'oranger avec sirop de violettes, ou quelques gouttes de liqueur d'Hoffmann, ou sirop diacode ℥ ß ; suc de feuilles d'artichaut, 3 cuillerées par jour, sucs dépurés des plantes amères, chicoracées, de cerfeuil ℥ j à iv, sucs des fruits du momordica élatérium,—aspiré par les narines (*Porry*); huile de ricin; purgatifs tous les quatre jours (*Sydenham*), sels neutres, calomel, — aloès v gr., deux à trois fois par jour (*Laubender*); lavemens émolliens ou purgatifs ; émétiques (*Stoll*), ipéca (*Richter*); acétate de potasse (*Desbois*), souscarbonate de potasse ℥ j à iij, dans les vingt-quatre heures (*Lombard*); jus de citron (*Mellin*), vinaigre (*Sachs*), acide nitrique (*Bateman*), es-

prit de Mendérérus (*Sachs*); belladone en frictions, et à l'intérieur un quart à un demi-grain (*Lolotte*), en extrait (*Greding*); safran (*Marquart*); opium (*Vogler*); foie de veau (*Franck*): électricité (*Hall*); chlore (*Heine*). ♃ asafœtida 3 vj, soufre doré d'antimoine 3 ij ß, huile de térébenthine 3 ij, 20 gouttes toutes les quatre heures (*Herr*); mercure (*Karisson*). ♃ carbonate de potasse ℥ j, savon et gomme arabique āā ℥ ß, alcool q. s., deux tiers de verre pour un tiers d'eau (*Mace*); jaune d'œuf (*Maret, Chrétien*). ♃ eau de fenouil ℥ vj, extrait aqueux d'aloès vj gr., de pissenlit 3 ij, eau concentrée d'amandes amères 3 j à j ß, à prendre par cuillerées à bouche (*Pitschafst*). ♃ extrait de ciguë ℥ j, de jusquiame ℥ ß, belladone 3 j, acétate d'ammoniaque q. s., pour un cataplasme sur la région du foie (*Richter*). ♃ extrait de ciguë 3 j, masse pilulaire de Belloste xv gr., pour 60 pilules, à prendre 1 à 2 par jour (*Stœrck*). ♃ limaille de fer 3 ß à j, savon et extrait de camomille āā ℥ ij, faites pilules de ij gr., à prendre 10 matin et soir (*Théden*). ♃ huile de lin 3 vj et ∋ ij, laudanum ∋ iv, pour humecter une flanelle qu'on place sur la région du foie (*Vogler*); miel (*Boerhaave*). ♃ carbonate de soude 3 ij, poudre de china ℥ j, de rhubarbe 3 ß, prendre 3 j, trois fois par jour. Remèdes bizarres, (*Italiens, Allemands*). ♃ poudre de gaïac et de séné āā 1 à 2 cuillerées à café (*Schneider*); eaux minérales de Seltz, Sedlitz, Spa, Vichy, Barége, Bath, etc.

2° Des nouveau-nés.

♃ poudre de gaïac et séné ∋ ij, dans sirop de guimauve ℥ j, à prendre par cuillerées à café (*Schneider*); huile et miel āā, battus avec un jaune d'œuf, ou calomel un huitième à un quart de gr., trois fois par jour (*Oesterlin*). ♃ eau de fenouil et infusion de camomille āā ℥ j, souscarbonate de magnésie x gr., teinture aqueuse de rhubarbe 3 ß, sirop de pavot blanc ℥ ß, à prendre par cuillerées à café (*Goëlis*); expectation.

3° Des femmes enceintes.

Saignée, laxatifs, régime léger.

PROPHYLAXIE.

Diète générale, jeunes viandes rôties ; éviter les viandes grasses, fumées, salées, les farineux, le laitage et surtout les alcools ; maintenir le ventre libre, air pur, température modérée, exercice à cheval, occupations agréables, voyages ; combattre les passions par un traitement moral.

ICHTHYOSE.

INDICATIONS. 1° Favoriser la chute des écailles ; 2° rétablir les fonctions de la peau.

1° TRAITEMENT EXTERNE.

Vésicatoires volans, topiques irritans ; bandelettes agglutinatives recouvertes d'une bande constamment imbibée d'eau froide (*Plumbe*), à changer tous les quatre à cinq jours ; enlever les écailles avec les ongles ou des frictions au sortir du bain ; applications émollientes longtemps continuées, lotions mucilagineuses, frictions légères, bains tièdes prolongés et alternés avec des bains de vapeur ou alcalins ; lotions, emplâtres et topiques stimulans (*Bateman*), lotions avec une solution de sublimé, ou liniment de nitrate de mercure ℨ ß et huile d'olives ℨ j, pour 3 frictions par jour (*Coulson*), frictions huileuses simples, deux fois par jour, lotions vinaigrées, — d'eau de chaux (*Albera*).

2° TRAITEMENT INTERNE.

Tartre stibié et saignées (*Chippa*) ; *poix liquide* ou goudron, à la dose de ℨ ß par jour

pendant long-temps (*Willan*), 3 pilules de 3 gr. par jour, en augmentant (*Bateman*), depuis xxx gr. par jour jusqu'à ℈ x (*Elliotson*) ; solution arsénicale ; teintures de gaïac, de benjoin ; oxide d'antimoine ; mercuriaux ; narcotiques (*Jausen*) ; antiscorbutiques, dépuratifs ; eau fraîche de source, prise le matin à jeun et en grande quantité, pendant les mois de juin, juillet et août (*Albera*).

PROPHYLAXIE.

Bouillons de tortue, de lézards, — gélatine (*Facheris*) ; régime végétal, lacté ; éviter les alimens gras, huileux, les poissons de mauvaise qualité, les coquillages surtout ; transporter les malades dans l'intérieur des terres, éviter l'humidité, maintenir la transpiration et le ventre libres.

ILEUS.

INDICATIONS. 1° Détruire le spasme de l'intestin ; 2° rétablir le cours normal des matières.

A. IDIOPATHIQUE.

Colique spasmodique, de miserere.

Bains, suppositoires, lavemens (*Hipp.*) ; moyens hygiéniques (*Cœlius Aurelianus*) ; application d'un jeune chien sur le ventre (*Sydenham*). — Sangsues à l'anus, lavement de mauve, vésicatoire camphré à l'épigastre, onctions sur l'abdomen avec l'huile camphrée ; bols avec asa-fœtida vj gr., camphre ij gr., nitrate de potasse vj gr., extrait de menthe q. s. ; bouillons et gelée de corne de cerf acidulée (*Barthez*) ; saignée, laxatifs, infusion de lin nitrée (*Baumes*) ; lavemens avec 15 gr. de tabac en infusion (*Abercrombie*), de fumée de tabac (*Dehaen*) ; pédiluves d'eau froide et éther sulfurique (*Home*) ; huile d'olive une cuillerée par heure (*Gallesbi*),

— huile de lin une cuillerée par heure. Ⱄ huile d'amandes douces et sel amer āā ℥ j, extrait aqueux d'aloès ℈ ß, de jusquiame ℈ j, eau de fontaine ℥ viij ; à prendre deux cuillerées à bouche toutes les deux heures (*Hufeland*) ; eau froide à l'intérieur (*Hoffmann*), en fomentations (*Brandis*). Ⱄ jalap résine ix gr., savon iij gr., triturez et ajoutez : huile d'olive deux cuillerées ; à prendre le quart toutes les heures (*Gruner*). Ⱄ sulfate de magnésie ℥ j, eau commune ℥ vij, huile de lin ℥ iij, teinture d'opium 12 gouttes, sirop de pavot blanc ℥ j ; à prendre une cuillerée à bouche toutes les demi-heures (*Lentin*). Ⱄ calomel et extrait de coloquinte āā ℈ j à iij ; faites pilules de 2 gr., à prendre dix la première fois, et cinq toutes les heures (*Monro*). Ⱄ calomel xij gr., opium ij gr., ipécacuanha j gr. ß, oléo-saccharum de menthe ℈ iv ; divisez en 6 paquets, un par deux heures (*Vénus*). Ⱄ huile de térébenthine ℥ j, jaune d'œuf n° 2, décocté d'avoine mondée ℔ ij, pour quatre lavemens (*Williams*), décoction de gratiole xxx gr. pour un lavement (*Wendt*). Ⱄ ipécacuanha ℨ iij, faites bouillir dans eau q. s., ajoutez huile ℥ ß, pour un lavement (*Michel*). Ⱄ huile de croton iij gouttes, gomme arabique ℨ j ß, infusé de nicotiane ℥ v pour lavement (*Mok*), lavement de nicotiane avec vinaigre, bains chauds et infusé laxatif de Vienne (*Kortum*), lavemens d'asa-fœtida (*Joerdens*), infusion de séné avec le soufre précipité et l'huile de foie de morue, en lavemens (*Heinecken*). Ⱄ racine de belladone ℨ j, faites infuser avec q. s. d'eau bouillante et de camomille chaude pour un lavement (*Hanius*) ; mercure coulant (*Hoffmann*) ; opium 1 gr. toutes les heures (*Richter*) ; extrait de belladone et axonge en frictions (*Magliari*) ; soufre précipité ℨ j, plusieurs fois par jour (*Werlhof*), huile de croton (*Dendy*, etc.) ; fiel de bœuf en application sur le ventre (*Hecker*) ; injection d'air dans le tube digestif (*Ring*), eau chaude (*Vogel*), canule évacuatrice de l'air, introduite dans le rectum (*William*) ; *compression du ventre avec une ceinture et un coussinet* (*Récamier*) ; narcotiques par la méthode endermique. *Voyez* COLIQUE NERVEUSE.

B. SYMPTOMATIQUE.

B. SYMPTOMATIQUE.

—

1° D'un étranglement externe. (*Voyez* HERNIE.)

2° D'un étranglement interne.

Vomitifs (*Pison*), purgatifs (*Rivière*) ; lavemens irritans de fumée ou décoction de tabac, de vinaigre ; eau froide (*A. de Tralles*), affusions froides, glace sur le ventre ; mercure coulant, balle de plomb ; ouverture de l'abdomen (incertain et dangereux). — *Sangsues à l'anus, bains tièdes prolongés, diète, laxatifs, compression abdominale, délayans.*

C. PROPHYLAXIE.

—

Éviter l'ingestion des boissons froides, de la glace, pendant la digestion ou lorsque le corps est en sueur ; éviter les secousses morales et tout ce qui peut accroître ou troubler l'action nerveuse ; se garantir du froid et de l'humidité ; renoncer aux épices, aux aromates, aux alcools, au gibier et à tous les excitans digestifs. Habitation à la campagne, distraction ; ceinture abdominale serrée.

IMPERFORATIONS, OCCLUSIONS,
OBSTRUCTIONS, OBLITÉRATIONS.

INDICATIONS. 1° Détruire l'occlusion anormale ; 2° rétablir le cours normal des matières interceptées.

1° DE L'ANUS.

—

Ponction exploratrice et incision ; incision cruciale, mèche de charpie enduite de cérat et portée pendant vingt-quatre heures , éponge préparée , canule de gomme élastique. *Dans le cas de simple rétrécissement congénial :* incision dirigée vers le coccyx ou sur les côtés et dilatans ; anus anormal, dans la fosse iliaque gauche , dans la région lombaire (*Callisen , Amussat*).

2° DU RECTUM.

Perforation suivant l'axe de l'intestin ou avec le trois-quarts , ou avec le bistouri étroit , enfoncé pendant les efforts d'expulsion , mais jamais au-delà de 2 p. 1/2 à 3 p.; anus anormal dans la région inguinale ou au flanc gauche.

Avec ouverture anormale dans la vessie ou le vagin.

Rétablir , s'il se peut , avec l'instrument , le cours normal , ou agrandissement de l'ouverture anormale (*Boyer*).

3° DU VAGIN OU DU COL UTÉRIN.

Incision ou ponction sur la tumeur formée par la rétention des règles , puis antiphlogistiques énergiques ; bains tièdes prolongés , saignées répétées , émolliens.

4° DU PRÉPUCE OU DE L'URÈTRE.

Excision du prépuce imperforé, section des membranes obturantes. *Voy.* RÉTRÉCISSEMENT.

5° DES LÈVRES , DU NEZ , DU CONDUIT AUDITIF EXTERNE.

Incisions diverses.

6° DES PAUPIÈRES.

Incision avec le bistouri dirigé sur une sonde à panaris ou avec les ciseaux ; cérat ou tout autre corps gras entre les paupières.

7° DE LA TROMPE D'EUSTACHE.

Enlever les amygdales tuméfiées , arracher les polypes , combattre l'inflammation de la trompe avec des sangsues appliquées à la gorge , sur les tonsilles , le voile du palais ; révulsifs, vésicatoires au cou , etc. Vomitifs , purgatifs, gargarismes astringens , irritans ; fumer du tabac ; faire une longue expiration , la bouche préalablement fermée ; cathétérisme (procédé d'*Itard*), injection d'air (*Deleau*), sonde conique ; perforation de la membrane du tympan à sa partie antérieure et inférieure avec un stylet d'écaille , un emporte-pièce (*Himly*), un petit trois-quarts (*Cooper*), le nitrate d'argent ; piqûre exploratrice avec une aiguille.

8° DE L'OREILLE INTERNE.

Sternutatoires , vomitifs , fumée de tabac ; séton au cou ; frictions balsamiques sur la tête ; injections émollientes et détersives par le conduit auditif externe , par la trompe d'Eustachi ou par les cellules mastoïdiennes ; traitement de l'otite.

9° DE LA PUPILLE.

Pupille artificielle en incisant l'opercule membraneux (*Chéselden*); incision de l'iris vers la circonférence (*Sharp*), détachement d'un point de sa circonférence (*Scarpa*), résection d'une petite portion (*Beer, Wenzel*), faire adhérer la portion d'iris détachée à la plaie de la cornée

(*Langen beeck*), perte de substance en triangle faite avec des ciseaux (*Maunoir*); collyre avec l'extrait de belladone, l'eau de roses et l'alcool camphré ; frictions aux tempes avec la pommade stibiée, et belladone unie au calomel à l'intérieur (*Simeons*.

10° DES INTESTINS.

Entretenir la liberté du ventre par les alimens relâchans et les lavemens ; s'abstenir de purgatifs énergiques, n'employer que les huileux ; douches ascendantes émollientes , sangsues ; ouvrir un cours anormal aux matières (incertain et dangereux dans ce cas).

PROPHYLAXIE.

Entretenir un corps étranger dans le nouveau canal, pendant tout le temps nécessaire à sa parfaite consolidation; surveiller l'inflammation et l'ulcération des conduits naturels affectés , ou leurs lésions physiques accidentelles. *Voy*. RÉTRÉCISSEMENT.

IMPÉTIGO, DARTRE CRUSTACÉE.

INDICATIONS. 1° Combattre l'état général qui entretient ou provoque la maladie; 2° agir sur l'éruption elle-même, à l'aide de la médication antiphlogistique ou spécifique.

1° TRAITEMENT INTERNE.

Décoctions de douce-amère, d'orge pyramidal, de racine d'arum ; acide nitrique ♂ ß, par jour, dans une pinte de décoction d'orge sucrée (*Rayer*); préparations antimoniales et arsénicales; sucs d'ache d'eau, de salsepareille ; extraits d'anemone pratensis, d'aconit, de daphne gnidium ; tartrate de potasse, sulfate de soude, de magnésie , de potasse ♂ ij à ℥ ß; préparations sulfureuses, ferrugineuses , iodées ; préparations d'or (*Chrestien*); calomel v gr., tous les matins pendant quinze jours au plus (*Biett*). ♃ ammoniate de cuivre Ϫ j, dans eau de cannelle ℥ vj, à prendre une cuillerée à café plusieurs fois par jour (*Heineken*). ♃ eau distillée ℥ ij, arséniate de soude ij gr., 4 gouttes trois fois par jour (*Windisch*). *Voyez* DARTRES.

2° TRAITEMENT EXTERNE.

État aigu.

Saignée, sangsues ; bains simples à 25° Réaumur; bains émolliens, de gélatine, bouillon de tripes , son , graine de lin ; narcotiques , ciguë, douce-amère, laitue, etc. ; lotions d'eau froide, d'eau de son , de décoction de feuilles de mauve, de digitale, de pavot, son d'amandes ; lotions alumineuses ou alcalines; pommades de concombre, de limaçon, d'oxide de zinc avec acétate de plomb.

État chronique.

Bains et douches de vapeurs , bains de mer, alcalins (*Biett*), sulfureux, de Barége, Cauterets, das Caldas da Rainha,— bains de ciguë (*Fantonetti*); lotions alcalines et acidulées, ioduro-sulfureuses (*Alibert*), créosotées ℥ j pour ℥ x d'eau (*Rust*), d'acide hydrocyanique médicinal ♂ ij dans eau distillée ℥ ß (*Thompson*), d'acides nitrique ou sulfurique étendus d'eau. Cautérisation avec l'acide hydrochlorique affaibli, la pierre infernale, une solution de nitrate d'argent. ♃ axon-

ge ℥ j, proto-nitrate de mercure ℈ j, pour frictions (*Rayer*); vésicatoire, compression. *Voyez*
DARTRES.

PROPHYLAXIE. (*Voyez* DARTRES.)

IMPUISSANCE. *Voyez* ANAPHRODISIE.

INCONTINENCE D'URINE.

INDICATIONS. 1° Rechercher la cause et la combattre; 2° rendre à la vessie son excitabilité normale.

A. IDIOPATHIQUE.

—

1° Paralysie.

Extrait alcoolique de noix vomique j gr. , strychnine un douzième à un huitième de gr. (*Ribes*); frictions avec alcool de noix vomique ℥ j, ammoniaque concentrée ℨ ij (*Magendie*), frictions sur les lombes avec alcool camphré ℨ iij, teintures de cantharides ℨ iv (*Strambio*); douches, frictions, galvanisme, électro-puncture; bains froids (*Dupuytren*); ventouses sèches au périnée (*Canin*); teinture d'iode (*Carter*), teinture de rhus toxicodendron et de cantharides ãã (*Dahr*); pétrole 5 à 8 gouttes toutes les deux heures (*Rust*), en frictions (*Michaelis*); injections d'eau de chaux, coupée avec le lait et l'eau chaude (*Foote*). ♃ cantharides en poudre iij à x gr., camphre x gr., savon de Venise ℨ j, faire 40 pilules, à prendre 1 à 5, trois fois par jour (*Popta*); écorce astringente du Brésil (*Merrem*). ♃ créosote 5 gouttes, décocté de guimauve ℨ v, sirop d'écorces d'orange ℨ j, à prendre dans vingt-quatre heures (*Meyer*); souscarbonate de fer (*Mondière*); alun ℨ ß toutes les quatre heures (*Selle*); aconit (*Greding*).

2° Des vieillards.

Soude à demeure dans la vessie; injection s d'eau froide, d'eau chlorurée, d'eau de chaux coupée, d'eaux minérales sulfureuses et martiales mitigées ou pures; application d'eau glacée à l'hypogastre et au périnée, douches à la même température, bains froids; vésicatoires promenés sur le sacrum, le périnée ou le pubis; frictions aromatiques, stimulantes, spiritueuses; poudre de Dower iv gr., tous les soirs pendant huit jours (*Brück*). ♃ teinture de cantharides et de baume du Pérou ãã ℨ ij, à prendre 24 gouttes dans du vin, quatre fois par jour (*Kopp*); lavemens de quinquina camphré; eaux minérales de Baréges, Spa, etc.; amers.

3° Des enfans.

Bains froids (*Dupuytren*), ferrugineux (*Tortual*) aromatiques (*Lallemand*); frictions stimulantes, vésicatoires volans, moxas; compresseur à crémaillère de Winslow, constricteur de Heister; *introduction, à plusieurs reprises, d'une sonde dans l'urètre* (*Baudelocque*); ventouses sèches (*Canin*); compression sur le canal de l'urètre (*Hyslop*); amers, toniques, teinture de cantharides, préparations martiales, oxide de fer noir ℨ j à ij par jour, gentiane jaune, quinquina, ratanhia. ♃ extrait de noix vomique viij gr., oxide de fer noir ℨ j, pour 24 pilules, 5 par jour (*Mondière*); électricité.

Éveiller les enfans la nuit pour les faire uriner; éviter les boissons dans la soirée. Vin, viandes rôties; éviter les bouillons, potages et autres alimens chauds.

Par excès d'irritabilité. Émolliens, calmans, narcotiques légers, bains entiers, bains de siége prolongés; sangsues à l'épigastre, au périnée ou à l'anus.

4° Des nouvelles accouchées.

Limaille de fer alcoolisée, associée aux cantharides (*Meissner*) : ℞ huile de sabine ℥ ij, eau bouillante ℥ v, adde, camphre ij à vj gr., à prendre 1 cuillerée à bouche toutes les heures (*Horn*); extrait de noix vomique (*Deslandes*).

B. SYMPTOMATIQUE.
—

Cathétérisme renouvelé, sonde à demeure. *Voy.* CALCULS, etc.

PROPHYLAXIE.
—

Uriner chaque fois que le besoin s'en fait sentir, éveiller les enfans la nuit pour les faire uriner, les retenir par la crainte du châtiment.

Éviter les boissons abondantes, tièdes, les bains trop prolongés, le régime débilitant; régime nourrissant, tonique ou stimulant; eaux de Spa, Vichy, Forges; vases en métal ou caoutchouc maintenus par une ceinture; bains de mer à la lame.

INDIGESTION.

INDICATIONS. 1° Faciliter l'évacuation des matières contenues dans le tube digestif; 2° calmer l'irritation des voies digestives.

Boissons délayantes, eau de veau, de poulet, bouillon aux herbes; infusions de thé, camomille, véronique, serpolet, fleurs de tilleul, feuilles d'oranger, mélisse; petit-lait, limonade cuite légère, eau sucrée; titillation de la luette, léger vomitif; — eau tiède, vomitif, saignée, sangsues, émolliens et gouttes anodines(*Chauf-*

fart); sels neutres ou émétiques en lavage; lavemens simples, ou émolliens, ou anodins.

PROPHYLAXIE.
—

Diète, tempérance, repos pendant la chaleur après le repas; exercice pendant le froid; voyages. Eau sucrée bien chaude et édulcorée avec l'alcool de menthe; café léger.

INERTIE UTÉRINE. *Voyez* ACCOUCHEMENT ET MÉTRORRHAGIE.

INFLAMMATION.

INDICATIONS. 1° Faire avorter la phlegmasie en la perturbant; 2° diminuer l'énergie du système sanguin par la médication antiphlogistique directe; 3° appeler l'inflammation sur des parties moins importantes de l'économie, par la médication antiphlogistique indirecte; 4° la détruire par un traitement empirique.

1° ABORTIFS, ANTIPHLOGISTIQUES SPÉCIAUX.
—

Saignées coup sur coup (*Bouillaud*), sangsues en grand nombre (*Broussais*); application des caustiques, compression, froid soutenu; sédatifs, opium, acide hydrocyanique, digitale, térébenthine, camphre, astringens.

2° ANTIPHLOGISTIQUES DIRECTS.
—

Évacuations sanguines générales et locales; topiques émolliens, narcotiques; lavemens, bains, boissons de même nature; diète, régime débilitant; cerner les inflammations externes de sangsues (*Bégin*); ouvrir les veines qui rapportent le sang de la partie malade(*Janson*).

3° ANTIPHLOGISTIQUES INDIRECTS OU RÉVULSIFS.

Sangsues en petit nombre ; sinapismes, vésicatoires, pommade ammoniacale (*Gondret*), stibiée (*Autenrieth*); eau bouillante, ventouses sèches ou scarifiées, frictions, cautères, sétons, moxas, bouton de feu ; bain stimulant, bain d'enveloppe ; vomitifs, purgatifs.

4° ANTIPHLOGISTIQUES EMPIRIQUES.

Soufre, iode, quinquina, mercure, — tartre stibié à haute dose (*Rasori*), contro-stimulans (*Italiens*); onctions d'onguent mercuriel double de deux heures en deux heures, surtout dans les inflammations traumatiques (*Serres d'Uzès*).

PROPHYLAXIE.

Température modérée ni trop élevée ni trop basse ; diète, bouillons de viandes blanches, fécules, fruits mûrs, laitages, eau simple ou chargée d'acide carbonique ; abstinence de viandes, vin, alcools, café, thé ; repos du corps et de l'esprit ; entretenir la liberté des évacuations, les hémorrhagies habituelles ; rappeler les maladies externes subitement interrompues ; habitation à la campagne dans un air pur et doux ; exutoire en permanence ; frictions, bains, vêtemens de flanelle, propreté extrême, voyages.

INSOMNIE.

INDICATIONS. Supprimer les causes qui la produisent.

Supprimer les excitans cérébraux et sensoriaux, les sons, la lumière ; air frais ou chaleur ; évacuation des urines ou des matières fécales ;

révulsions non douloureuses exercées sur diverses parties du corps ; introduction d'alimens dans l'estomac ; frictions sur les membres, bain de jambes, bain entier, cataplasmes chauds aux pieds ; évacuations lacrymales, sanguines et spermatiques.

Narcotiques : opium demi-gr. à j gr., laudanum de Sydenham 15 à 20 gouttes, de Rousseau 8 à 10 gouttes, morphine pure un huitième à un quart de gr., — sirop de sulfate ou acétate de morphine ℥ j (*Magendie*), sirop diacode ℥ ß, de pavot blanc ℥ j ; gouttes noires anglaises ou citrate de morphine, gouttes calmantes 6 à 24, pilules de cynoglosse 4 à 8, — préparations d'opium par la voie cutanée (*Lambert*).

PROPHYLAXIE.

Éviter les repas du soir, ne point charger l'estomac, renoncer au café, au thé ; exercice régulier, supprimer tous les excitans physiques et moraux.

INVAGINATIONS. *Voyez* CHUTES, ILÉUS.

IRITIS.

INDICATIONS. 1° Combattre énergiquement l'inflammation ; 2° prévenir la formation des dépôts ou favoriser leur absorption ; 3° s'opposer à la coarctation de la pupille ; 4° calmer les douleurs ; 5° établir une ouverture artificielle aux rayons lumineux.

A. IDIOPATHIQUE.

1° Saignée générale du pied, du bras, sangsues nombreuses aux tempes, pédiluves irritans, lavemens, boissons délayantes ; tartre stibié à petites doses répétées (*Saunders*). — Saignée, calomel et opium, frictions de belladone (*Riggs*), calomel seul (*Anglais* et *Allemands*) ; vésicatoire aux tempes, à la nuque, séton ; topiques glacés permanens ; purgatifs répétés.

2° Frictions aux environs de l'orbite avec l'onguent mercuriel seul ou uni à l'opium , la jusquiame ou la *belladone*. ♃ opium 1 demi-gr., à 1 gr., calomel ij à iij gr. , f. pilules, à prendre de une à six par jour ; — essence de térébenthine ℥ j à iij, trois fois par jour (*Carmichael*) , à l'extérieur (*Hynam*) ; *calomel jusqu'à salivation* (*Hervig, Nichet*), diurétiques, antimoniaux, purgatifs drastiques ; ♃ beurre récent ℥ ij , nitrate de mercure vj gr., extrait d'opium viij gr. , à mettre sur le bord des paupières une fois par jour (*Beer*), onguent mercuriel opiacé , une friction sur les sourcils une fois par jour, — sulfate de quinine (*Wallace*) ; belladone à l'intérieur (*Dupuytren*), racine de sénéga (*Ammon*);

3° Extrait de belladone ou jusquiame délayé dans un peu d'eau et étendu aux environs de l'orbite.

4° Opium à l'extérieur et à l'intérieur ; donner issue au pus ; belladone en collyre ou en instillation dans l'œil; — eau de laurier-cerise ℥ iv, cyanure de mercure un quart de gr. (*Caron du Villards*).

5° Opération de la pupille artificielle.

B. SYMPTOMATIQUE.

1° **Syphilitique.**

Proto-iodure de mercure (*Biett*) , vapeurs mercurielles ; préparations d'or (*Chrestien*) ; tisanes de Feltz, de Gellmann , solution de Fowler ; bains de mer. *Voyez* OPHTHALMIE.

2° **Scrofuleuse.** (*Voyez* OPHTHALMIE.)

PROPHYLAXIE.

Éviter la |lecture à la lumière et tout ce qui peut exciter l'organe de la vision ; verres coloriés en bleu ou en vert ; diète , repos , bandeau. *Voyez* OPHTHALMIE.

ISCHURIE. *Voyez* RÉTENTION D'URINE.

IVRESSE.

INDICATIONS. 1° Débarrasser les voies digestives ; 2° ranimer l'excitabilité du système nerveux ; 3° favoriser l'élimination de l'alcool par les divers émonctoires ; 3° combattre les congestions.

1ᵉʳ *degré*. Eau sucrée fraîche , lotions d'eau froide ; calme , repos.

2ᵉ *degré*. Thé léger, café à l'eau, ammoniaque 8 à 15 gouttes dans un verre d'eau sucrée (*Girard*) , acétate d'ammoniaque (*Massuyer*) , éther.

3ᵉ *degré*. Repos dans un lieu frais, la tête élevée, le corps débarrassé de toute compression; infusion aromatique , eau chaude; provoquer le vomissement, émétique en lavage; frictions excitantes , cataplasmes chauds aux pieds , lavemens stimulans ; évacuations sanguines; émétique à dose contro-stimulante.

PROPHYLAXIE.

Tempérance ; ingestion de quelques cuillerées d'huile d'olives.

KÉRATITE. *Voyez* OPHTHALMIE.

KYSTE.

INDICATIONS. 1° Faciliter la résorption des matières épanchées ; 2° leur donner issue et provoquer l'adhérence des feuillets du kyste ; 3° l'enlever avec l'instrument tranchant ou le détruire par les caustiques.

A. EN GÉNÉRAL.

Résolutifs. Pommade d'iode , d'hydriodate de potasse ; emplâtre de Vigo , ciguë , diabotanum ; frictions mercurielles ; douches aromatiques , sulfureuses ; bains de vapeur. *Compression* aidée d'applications d'une solution d'hydrochlorate d'ammoniaque. *Rupture* par écrasement, pour les ganglions. *Ponction* avec le trois-quarts , suivie d'une injection irritante. *Séton.* Traverser la tumeur d'une ou deux aiguilles à coudre dont on coupe les extrémités près de la peau (*Demours*). *Incision* des parois et remplissage du sac avec de la charpie. *Cautérisation* en traversant la tumeur avec un fer en rondache rougi au feu (*Larrey*). *Extirpation* par énucléation. *Potasse caustique* et ponction avec le trois-quarts , dans l'épaisseur de l'eschare formée (*Récamier*). *Incision* jusqu'à l'aponévrose d'enveloppe des viscères , puis ouverture du kyste dans les limites de l'adhérence , après le troisième jour (pour les kystes internes, *Bégin*).

B. EN PARTICULIER.

1° De la peau du crâne.

Extirpation après une incision en croix ou en long (*Dupuytren* , accidens graves parfois).

2° Des paupières.

Incision en dedans ou en dehors ; extirpation ; séton métallique (*Demours*).

3° De l'orbite.

Extirpation; antiphlogistiques.

4° Des tendons et aponévroses. (*Voyez* GANGLIONS.)

5° Séreux, du péritoine.

Ponction; incision (*Ledran*); injections irritantes.

6° De l'ovaire.

Fondans, résolutifs (à peu près inutiles); incision, ponction, injections irritantes; laisser une large canule dans la plaie; ablation (*Delaporte, Morand,* opération téméraire) ; ponction par le vagin (*Nonat*).

Préparations d'iode (*Barron*); diurétiques; racine de cahinca $\mathfrak{Z}$ ß à ij (*François*). ♀ hydriodate de potasse $\mathfrak{Z}$ j, eau distillée $\mathfrak{Z}$ j, 15 gouttes, trois fois par jour (*Elliotson*). ♃ extrait thébaïque iv gr., extrait scillitique et digitale en poudre $\overline{aa}$ xij gr., nitrate de potasse $\mathfrak{Z}$ j, sucre blanc $\mathfrak{Z}$ ß, divisez en 6 prises, à prendre 1 matin et soir (*Levrat, Pérotton*). *Voyez* HYDROPISIES.

PROPHYLAXIE.

Éviter les frottemens durs et continuels sur une même partie du corps; entretenir les diverses sécrétions et excrétions normales; prévenir la répercussion des exanthèmes, la suppression des écoulemens habituels, normaux ou anormaux. *Voyez* HYDROPISIES.

LARYNGITE et LARYNGO-TRACHÉITE.

INDICATIONS. 1° Détruire la cause; 2° combattre l'inflammation; 3° prévenir la suffocation.

1° ÉTAT AIGU.

Simple, catarrhale.

Saignée au bras, sangsues au cou; sachet de cendres chaudes autour du cou, fourrures, cataplasmes (nuisibles, *Cruveilhier*), sinapisme au cou (*Cruveilhier*); vésicatoires, cautère, moxas, boutons de feu sur les côtés du larynx, à la nuque, loin du lieu malade (peu utiles); respiration d'un air humide et chaud, de vapeurs émollientes; boissons adoucissantes, gargarismes émolliens; vomitif, éméto-cathartiques, purgatifs; stupéfians par la voie cutanée.

Silence absolu, laitage; tenir la tête élevée.

2° ÉTAT CHRONIQUE.

Simple et ulcéreuse, ou phthisie laryngée.

Petites saignées, sangsues, ventouses scarifiées à la nuque; vésicatoires volans, petits moxas ou cautères autour du cou, séton à la nuque; inspiration de vapeurs de goudron, d'éther, de résine, tabac, jusquiame, cinabre, acide sulfureux; *cautérisation du larynx* avec une éponge imbibée de solution de nitrate d'argent, ou une petite seringue à moitié remplie d'air et de solution caustique (*Trousseau*), puis gargarisme d'eau salée ou d'eau et d'acide hydrochlorique; incision du larynx et cautérisation des cartilages cariés; laryngotomie seule; solution de sublimé j à viii gr. pour eau ℥ j, portée dans le larynx avec une éponge (*Malapert*); insufflation des poudres d'alun, de sous-nitrate de bismuth, d'acétate de plomb, sulfate de zinc ou de cuivre, calomel, précipité rouge; extrait de datura et belladone en frictions autour du cou; acétate de morphine par la méthode endermi-

que; laitances de hareng à l'extérieur et à l'intérieur (succès rapide, *Mérat*, *Chailly*).

Délayans; ℞ camphre xij g., opium vj gr., sucre ℥ iij, mucilage q. s., faites 5o pilules; de quatre à cinq par jour (*Chaussier*); mercuriaux jusqu'à la salivation (*Trousseau*); muriate de soude à haute dose (*Latour*).

Silence absolu, éviter de tousser; lait, bouillons, gélatineux, fécules; sondes œsophagiennes, masque à tamiser l'air (*Cruveilhier*).

3° LARYNGITE ŒDÉMATEUSE OU SOUS-MUQUEUSE.

Sus ou sous-épiglottique. Œdème de la glotte.

Large saignée poussée jusqu'à la syncope et suivie immédiatement d'un vomitif ou d'un éméto-cathartique; sangsues en grand nombre autour de la gorge; nouvelle saignée et nouveau vomitif au bout de quelques heures; sinapismes aux pieds et au cou; introduction d'une sonde dans le larynx (*Desault*); laryngotomie de bonne heure (*Cruveilhier*); compression des bourrelets œdémateux avec le doigt (*Thuillier*), mouchetures (*Lisfranc*).

4° COUENNEUSE. (*Voyez* CROUP et ANGINE.)

PROPHYLAXIE. (*Voyez* ANGINE.)

LÈPRE, DARTRE FURFURACÉE ARRONDIE.

INDICATIONS. 1° Modifier la constitution; 2° combattre l'affection locale à l'aide d'agens empiriques.

1° TRAITEMENT EXTERNE.

Onctions avec la crême, le beurre frais lavé, le saindoux; onguens de poix blanche, de goudron, de soufre, de nitrate de mercure étendu ; frictions avec la *pommade de protochlorure de mercure* ℥ j, axonge ℥ j (*Bayer*). ℞ iodure de soufre xij gr., axonge ℥ j (*Biett*); lotions avec l'eau alcoolisée, une solution de sulfure de potasse , cautérisation des squames avec une solution de chlore ou de nitrate acide de mercure affaibli, d'acétate ou phosphate de mercure, de deutoxide d'antimoine; vésicatoires volans; bains tièdes (*Raymond*), émolliens, gélatineux, de vapeurs humides (*Harry*), de mer (*Russel*), de vapeurs sulfureuses (peu efficaces), de vapeurs acides, alcalins, de Baréges, de Cauterets, d'Enghien, de Foston, das Caldas, de Plombières; saignée, frictions légères; pansement des ulcères avec la teinture de myrrhe, d'aloès, la décoction de china.

2° TRAITEMENT INTERNE.

—

Décoction de *douce-amère* ℥ β à ij par pinte (*Chricton* , etc.), extrait v à x gr., décoction d'orme pyramidal (*Lettsom*), de salsepareille, de trèfle d'eau (*Callisen*), daphné mézéréum (*Pearson*), rhus radicans, toxicodendrum; extrait aqueux d'ellébore blanc ij à iv gr.; purgatifs, calomel associé à la rhubarbe ou au jalap; drastiques; *teinture de cantharides* 5 à 30 gouttes ; préparations arsénicales, solution de Fowler 4 à 5 gouttes, par jour de 15 à 20 (*Willan, Bateman*), solution de Pearson, Valangin, pilules arsénicales de la pharmacopée d'Édimbourg; goudron viij à xij gr., térébenthine xv à ℈ j β; sulfure d'antimoine; préparations mercurielles (*Wilson*); solution aqueuse de sublimé corrosif; liqueur de potasse 20 gouttes; extrait de ciguë vj gr. *Voyez* DARTRE.

PROPHYLAXIE.

Vie sobre et régulière, régime alimentaire composé de viandes blanches, de légumes frais, de fruits aqueux et fondans, de laitage; diète sévère (*Maugor*); air pur, vêtemens de flanelle, propreté, observance des règles de l'hygiène; émigration, changement complet dans les habitudes et le régime de vivre. *Voyez* DARTRE.

LEUCOMA. *Voyez* ALBUGO.

LEUCORRHÉE, FLUEURS BLANCHES.

INDICATIONS. 1° Calmer l'irritation du canal vulvo-utérin; 2° arrêter l'écoulement.

A. ÉTAT AIGU.

Saignée, sangsues au siége, à la vulve, bains, demi-bains , lavemens émolliens, cataplasmes ; boissons adoucissantes, émulsives, nitrées, — injections d'eau tiède (*Devees*), de sulfate de soude (*Trousseau*), de décocté émollient, narcotique, douches ascendantes ; pansemens journaliers (*Meslier*); cautérisation à l'aide du nitrate d'argent solide ou d'une éponge imprégnée d'une solution de ce sel et portée dans le vagin (*Jewel*); borax en injections dans les cas de prurit (*Duwees*). ℞ potasse caustique x gr., opium iv gr. eau pure ℥ x à xxx, pour injections (*Girtanner*). Diète, soins de propreté.

B. ÉTAT CHRONIQUE.

—

Injections de soluté de sulfate de cuivre camphré (*Swediaur*), de potasse caustique (*Girtanner*). ℞ décoction de ratanhia ℥ xij , extrait ℥ β, teinture de cachou ℥ j, de kino ℥ j β; pour imbiber une éponge qu'on introduit dans le vagin (*Kopp*), injections d'ammoniaque (*Merat et De Lens*). ℞ sulfate de zinc et alun calciné ãã ℥ ij, eau pure ℔ j : pour injections (*Pringle*), injections de pyrothonide (*Ranque*), d'acétate de plomb ℥ t pour eau ℔ j, deux fois par jour (*Ri-*

cord), de ciguë (*Storck*), de solution de kino dans l'eau de chaux, de décocté d'écorce de chêne ℥ ß par ℔ j d'eau seule, ou unie à l'acétate de plomb (*Thilénius*), de soluté d'alun (*Thompson*). ℞ terre du Japon et myrrhe ãã ℨ ij, eau de chaux ℥ ij, pour injections (*Vogler*), de chlorure de chaux (*Werneck*). ℞ acétate de plomb liquide ℨ ij, vinaigre distillé ℔ ß, eau distillée de roses ℔ j ß, pour injection (*Young*), injections avec une solution de *nitrate d'argent*, un quart à 2 gr. pour ℥ j d'eau (*Elliotson*), d'eau de créosote (*Reich*); ℞ oxide de zinc ℥ ß, eau ℔ ij, pour injections (*Somme*); fumigations résineuses (*Hoffmann*); cathétérisme du museau de tanche (*Meslier*); électricité (*Bourdon*).

Décoctions de bistorte, chêne, galles, d'écorce de grenadier; infusions d'absinthe, d'hysope, sauge, romarin, gentiane, matricaire; décoction de racine d'aunée ℨ ij à iv pour quatre verres réduits à trois (très-vanté par *De Leas*), de bourgeons de sapin du Nord, d'ortie blanche (*Consbruch*); infusion de raifort,—de millefeuille (*Joerdens*), d'écorce du Brésil (*Merrem*), décoction d'uva ursi (*Meyer*), de douce-amère (*Murray*), de racine de pimpinella saxifraga (*Sundelin*), de ciguë. Emétiques (*Blatin*); rhubarbe, jalap, eaux minérales laxatives pendant un mois, toni-purgatifs; petit-lait aluminé ℨ ij, pour ℔ ij, à prendre ℨ iv à ℥ ij par jour; *oxide de fer noir* iv à vj gr. par jour (*Dugès*); poudre d'écorce de simarouba xviij gr. à ℨ ß, quinquina, cachou; eau distillée de laurier-cerise 5 gouttes à Ə ij;—seigle ergoté v gr. trois à quatre fois par jour (*Hall*). ℞ ferro-cyanate de potasse ℥ ij, eau commune ℥ j, à prendre 3o à 6o gouttes (*Burleig Stuart*). ℞ sulfate de zinc iij gr., huile de térébenthine q. s. pour une pilule, à prendre trois par jour (spécifique selon *Graham*). ℞ térébenthine et extrait de gentiane ãã ℨ ij, kino et sulfate de fer ãã ℨ j ß; faites pilules de de ij gr. à prendre 10, quatre fois par jour (*Walch*). ℞ cachou et alun ãã ℥ ij, extrait de gentiane q. s. pour pilules de ij gr. à prendre quatre, toutes les trois heures (*Hufeland*); iode en teinture (*Gimelle*); hydriodate de potasse en frictions aux cuisses (*Muller*), hydriodate de fer (*Pierquin*). ℞ poudre de colchique iij gr., savon méd. q. s. pour 1 pilule à prendre trois

par jour (*Ritton*); teinture de cantharides (*Robertson*). ℞ bol d'Arménie, muriate de magnésie, oleo-saccharum de macis, ãã ℈ vj, rhubarbe en poudre Ə j; faites une poudre à prendre une cuillerée à thé trois fois par jour (*Rust*). ℞ poudre de quinquina ℨ ß, de macis et de cachou ãã ℨ j, électuaire de roses rouges ℥ j ß, de romarin ℥ ß, essence de cannelle 2 gouttes, sirop d'écorce d'orange q. s.; ℨ ij matin et soir (*Tissot*). ℞ sabine ℨ ij, fer en poudre ℨ j, extrait aqueux d'aloès Ə j, mucilage de gomme adragant Ə ij, faites pilules de ij gr. à prendre ℨ à 4, deux à trois fois par jour (*Radius*); sirop chalybé ℥ j à ij (*Willis*). ℞ limaille de fer porphyrisée, chocolat en poudre ãã 8 p., safran en poudre 2 p., mucilage de gomme adragant q. s. pour faire des tablettes de 1 2 gr. trois à quatre par jour (*Bally*), teinture éthérée d'acétate de fer (*Schneider*), carbonate de fer Ə j, matin et soir, quand la leucorrhée est accccompagnée de menstrues trop copieuses (*Kopp*), sulfate de fer (*Neumann*); noix vomique; sirop de roses rouges ℨ ß à j; — poivre cubèbe associé à la magnésie (*Crane*); balsamiques, baume de copahu (*Hope*, *Fuller*, *Larrey*, etc.) capsules de Mothes, Raquin), baumes du Pérou, de Tolu, gomme ammoniaque; pilules de Sthall; eaux minérales ferrugineuses, eaux acidules naturelles ou artificielles; élixir anti-leucorrhéique, bols d'Arménie de Ch. Albert, opiats, mixtures balsamiques, remèdes secrets.

PROPHYLAXIE.

Habitation à la campagne, exposition à l'E. ou N.-E., lieu sec, élevé; frictions sèches, gilets, caleçons de flanelle; continence, exercice journalier, entretenir la perspiration; surveiller l'éducation des jeunes filles; soins de propreté.

Éviter les laitages et les farineux; viandes rôties, vin vieux, eaux minérales ferrugineuses, de Vichy; lavages à l'eau fraîche; bains de vapeur, aromatiques, de mer, demi-bains froids; diète de boissons, tièdes surtout.

LICHEN, DARTRE SQUAMEUSE.

INDICATIONS. 1° Modifier la constitution;
2° combattre l'affection locale.

1° ÉTAT AIGU.

Saignées, sangsues hors du cercle de l'éruption; topiques émolliens frais ou froids, vessies
à moitié remplies de lait tiède, de mucilagineux;
bains frais, d'eau courante, de rivière (*Rayer*);
limonades avec l'acide nitrique, muriatique,
sulfurique surtout, les acides végétaux.

Régime sévère, doux et régulier, éviter les
viandes faites et de haut goût, les mets épicés,
les alcooliques et en général les stimulans.

2° ÉTAT CHRONIQUE.

24 Acides minéraux ʒ ß, eau sucrée ℔ ij; purgatifs salins répétés; 4 calomel v gr., rhubarbe
x gr. ou jalap xv gr.; préparations arsénicales,
solution de Fowler 5 à 20 gouttes par jour, de
Pearson, ʒ j dans une potion gommeuse; eaux de
Louësche, das Caldas; — calomel iv gr. par jour
(*Biett*). *Bains de vapeur*, sulfureux (rarement
efficaces), de ciguë (*Fautonetti*). 4 axonge ʒj,
soufre ʒ j, sous-carbonate de potasse ʒ ß pour
frictions (*Rayer*). 4 axonge ʒ j, calomel ʒ j,
camphre xviij gr.; 24 axonge ʒ j, deuto-iodure
de mercure x gr. (*Rayer*); pommade de goudron. Cautérisation avec le nitrate d'argent;
4 borax ʒ ß, eau de roses ʒ j ß pour lotions
(*Biett*). *Voyez* DARTRES.

PROPHYLAXIE. (*Voyez* DARTRES.)

LIPOME. *Voyez* LOUPE ET KYSTE.

LOUPE, ATHÉROME, LIPOME, MÉLICÉRIS.

INDICATIONS. 1° Favoriser la résolution,
l'absorption, la suppuration de la tumeur;
2° diminuer la gêne qu'elle cause au malade, à l'aide de moyens de suspension;
3° l'enlever ou la détruire par une opération.

Résolutifs. Cataplasmes d'oseille cuite sous
la cendre (*Pomaret*), concombre sauvage, fari-
nes résolutives, cataplasmes de feuilles de bardane; emplâtres de ciguë, de Vigo; frictions
avec le baume du Pérou, la teinture d'asa-fœtida, les préparations d'iode; salive (*Munnick*);
sagapenum, opopanax; emplâtre de Roux, de
Cavalier; — fumigations avec le vinaigre chargé
d'ammoniaque (*Louis*).

Inflammation du kyste; séton, séton métallique
(*Demours*); injections irritantes d'eau vineuse,
alcoolisée, de décoction de roses de Provins.

Compression; contusion (peu efficaces); *caustiques :* fer rouge, potasse caustique, *poudre
caustique de Vienne (Taxil); ligature, extirpation,
ablation* ou amputation, avec une incision simple
ou double, avec ou sans perte de tégumens.

LUMBAGO. *Voyez* RHUMATISME.

LUPUS, DARTRE RONGEANTE, ESTHIOMÈNE.

INDICATIONS. 1° Modifier la constitution;
2° combattre l'affection locale.

1° TRAITEMENT INTERNE.

Décoctions ou infusions de plantes dépuratives, douce-amère, gentiane, pensée sauvage,
salsepareille, bardane, etc. 4 hydrochlorate de

chaux ʒ j, eau ℔ j, 1 cuillerée le matin, en augmentant tous les huit jours jusqu'à 10 cuillerées par jour ;—hydrochlorate de baryte (dangereux); eaux et préparations martiales ; carbonate de fer, quinquina et cannelle (*Rayer*), carbure et sulfure de fer ; élixir de Peyrilhe, sirops antiscorbutiques, préparations d'iode ;—aconit et mercure (*Brera*); huile animale de Dippel 20 à 25 gouttes ; tisane de Feltz, solution de Pearson ϶ j à ʒ j, solution de Fowler ;— deuto-iodure de mercure un quatorzième à un cinquième de gr. (*Rayer*); pilules asiatiques ou d'oxide blanc d'arsenic, 1 à 2 par jour. Rappeler les menstrues supprimées ; traitement antiscrofuleux ou antisyphilitique (*Alibert*) ; hydrochlorate d'or ; ♃ proto-iodure de mercure j gr., thridace et extrait d'aconit ā̄ā ij gr. (*Trousseau*); solution de muriate de baryte (*Bateman*).

2° TRAITEMENT EXTERNE.

♃ proto-iodure de mercure ʒ ß , axonge ʒ j : ♃ deuto-iodure xviij gr., axonge ʒ j (*Biett*) : ♃ iodure de soufre xviij gr., axonge ʒ j;—pulpe fraîche de morelle et de jusquiame, lotions d'eau de Barége, d'eau de bicarbonate de soude, d'eau de chaux ;—cautérisation avec le nitrate d'argent ou l'acide hydrochlorique (*Alibert*), application de vésicatoires avant la cautérisation (*Biett*) : ♃ acétate de mercure ϶ j à ʒ j, beurre frais ʒ j (*Hargens*) : ♃ arséniate de potasse iv gr., eau de ménthe ʒ iv, esprit-de-vin affaibli ʒ j, pour lotions : ♃ oxide d'arsenic et fleurs de soufre ā̄ā ʒ j, cérat ʒ jj (*A. Cooper*); cautérisation avec le nitrate d'argent, la potasse, le beurre d'antimoine, — le nitrate de mercure (*Lisfranc*), le cautère actuel, les poudres et pâtes d'arsenic, la poudre de Dupuytren composée de protochlorure de mercure, — qq. p., et acide arsénieux 1 p.; cataplasmes pour faire tomber les roûtes.

Éviter l'air froid ou la forte chaleur ; alimens de bonne qualité, vin ; air vif et salubre. *Voy.* Dartres.

LUXATIONS.

Indications. 1° Ramener l'os luxé à sa place ; 2° l'y maintenir ; 3° combattre les accidens.

A. EN GÉNÉRAL.

Réduction à l'aide de l'extension, de la contre-extension et de la coaptation ; à l'aide de machines diverses, scamnum (*Hipp.*), trispastum (*Apellides*), glossocome (*Galien*), trochlæa mecanica, manubrium versatile (*A. Paré*), mouffles (*Heister*), lacs (*Héraclide*), les mains seules; placer les muscles dans le relâchement, détourner l'attention des malades (*Dupuytren*); saignée jusqu'à la syncope (*Flajani*); *emétique à dose nauséeuse*(*Chessher*); lavemens laxatifs tous les deux à trois jours (*Yonge*) ; opium (*Boyer*), boissons spiritueuses (*Budley*); *bains.*

Saignée, bains émolliens, applications résolutives; régime, repos, bandage approprié; douches, embrocations huileuses ou toniques, narcotiques, de belladone, alcalines, sulfureuses, etc.; mouvemens gradués communiqués à l'articulation; vésicatoires, moxas, rubéfians, électricité; bains de sable chaud, de marc de raisin, de sang de bœuf, etc.; eaux minérales.

B. EN PARTICULIER.

1° De la mâchoire inférieure.

Anciens. Coups de poing sous la mâchoire ; deux coins de bois entre les dents molaires et

26

une fronde sous le menton (*Vigo*); fronde en cuir passée sous le menton et tordue sur la tête garnie d'une calotte de cuir (*Ravaton*).

Modernes. Réduction avec les pouces garnis de linge et appliqués sur les dernières dents molaires, fronde; faire asseoir le malade à terre (*Lecat*).

2° Des vertèbres.

Saignées, applications émollientes, résolutives, sangsues; ne point tenter la réduction.

3° Des os du bassin.

Réduction (souvent dangereuse); bandage de corps; saignées copieuses et répétées, résolutifs froids; repos absolu, diète.

4° Des côtes.

Réduction avec les doigts; repos, résolutifs, bandages de corps.

5° De la clavicule.

Bandage de Desault pour la fracture de la clavicule; fronde en cuir de Boyer dont les lacs viennent boucler sur les deux épaules, et dont le plein est au coude; bandage à pelote de Mélier.

6° De l'humérus.

Ambi (*Hipp.*), machines (*Oribaze*), moufles, échelle, porte, chaise, bâton, hypéron, pou-

lies; talon appliqué sous l'aisselle (*A. Cooper*); pelote sous l'aisselle, cravate autour de la poitrine et fixée à un anneau solide, cravate au poignet pour l'extension; coaptation avec la main, l'avant-bras,— une serviette passée au cou du chirurgien et sous l'aisselle (*J.-L. Petit*); *faire tirer le bras en haut et en dehors* par un aide monté sur une table, pendant qu'il place son pied sur l'épaule malade (*Malgaigne*).

Affaiblir la résistance musculaire par la saignée, les sangsues, l'ivresse, les opiacés, les bains, etc.

7° De l'avant-bras.

Réduction avec les mains, des lacs, contention avec un bandage en 8; antiphlogistiques, résolutifs, repos.

8° Du poignet.

Réduction, antiphlogistiques, résolutifs.

9° Du premier métacarpien ou des phalangiens.

Réduction et contention avec des attelles.

10° Du fémur.

Extension avec un drap plié entourant le bas de la jambe; contre-extension avec trois draps pliés en cravate, dont deux ont leur plein dans l'aine du côté sain, et le troisième entoure le bassin et a son plein entre le trochanter et la crête iliaque du côté malade; coaptation avec les mains de l'opérateur; — réduction en plaçant le jarret du malade sur l'épaule de l'opérateur, et en élevant successivement le membre, jusqu'au dessus de l'angle droit, et en le portant ensuite dans l'adduction ou l'abduction, suivant le cas (*Malgaigne*); faire décrire un mouvement de rotation à la tête de l'os (*Malgaigne*); entourer les genoux d'une bande; couvrir l'arti-

culation de résolutifs ; repos d'un mois , locomo-
tion avec des béquilles.

Saignée générale, bains , opiacés.

11° De la rotule.

Coucher le malade sur le dos , lever le talon
et réduire avec la main.

12° Du genou.

Extension , contre-extension , coaptation; antiphlogistiques énergiques ; appareil à fractures;
amputation.

13° De l'astragale.

Réduction par les moyens ordinaires ; appareil
à fractures du péroné ; extraction de l'astragale,
antiphlogistiques énergiques ; amputation.

14° Tarso-métatarsienne.

Extension , contre-extension , coaptation.

LUXATION SPONTANÉE. *Voyez* ARTICULA-
TION ANORMALE.

MAL DE MER.

INDICATIONS. 1° Placer le malade dans le lieu du navire où les mouvemens se font le moins sentir ; 2° rendre les secousses du vomissement les moins pénibles possible ; 3° combattre les accidens qu'elles peuvent occasioner.

Infusion de tilleul, de mélisse, eau sucrée froide, thé, etc., avec addition de sucs de limon, d'orange, de citron, de grenades, l'alcool de menthe, d'absinthe, de cannelle, l'eau thériacale, l'élixir de Mynsycht, de Garus; teinture de Mars, éther sulfurique, castoréum, thériaque, opium. S'efforcer de prendre des alimens.

Emplâtre et sachets de safran au creux de l'estomac (*Bacon*) ; alimens nourrissans, vin vieux, vins mousseux, café, éviter les alimens gras. Compression abdominale (*Vasse*); se tenir au pied du grand mât sur le pont (*Keraudren*) ; lits suspendus ou à pivot, entourés de rideaux ; dompter l'apathie du malade et le forcer à monter sur le pont du navire; éviter de regarder la mer le long du navire; distraction, habitude.

MAL ROUGE DE CAIENNE. *Voyez* ÉLÉPHANTIASIS.

MALADIE DE POTT. *Voyez* CARIE.

MASTOITE, MAMMITE.

INDICATIONS. 1° Attaquer l'inflammation du sein par les antiphlogistiques; 2° combattre l'engorgement chronique par les résolutifs; 3° donner issue au pus.

A. AIGUE.

Saignées locales abondantes autour de la tumeur, cataplasmes émolliens ou narcotiques, frictions d'huile d'amandes douces ; liniment composé de sperma ceti ℨ j, huile ℥ j ; camphre ℨ ij, dissous dans un jaune d'œuf, en frictions (*Marjolin*); cataplasmes résolutifs de farine de fèves, de ciguë, cerfeuil, persil avec le suif fondu ; eau de sureau, eau blanche; pommades résolutives ; succion du lait par des moyens naturels ou artificiels; ouverture des abcès avec la lancette, vider le pus avec une ventouse (*Plesmann*), contre-ouverture. Purgatifs ; décoction de racine de persil. Onctions mercurielles (*Serres d'Uzès*), ℔ j ß à ij d'onguent, dans vingt-quatre heures.

B. CHRONIQUE.

Sangsues en petit nombre et répétées à de courts intervalles : cataplasmes résolutifs; pommades camphrées, mercurielles, savonneuses, d'hydriodate de potasse, ciguë à l'extérieur en cataplasmes ou emplâtres, — à l'intérieur en pilules (*Williams*); purgatifs à doses fractionnées, calomel, préparations d'iode. *Voyez* SQUIRRHE. Compression plus ou moins forte; poudre de ciguë, préférable à l'extrait (*Lisfranc*); onctions mercurielles (*Serres*).

PROPHYLAXIE. (*Voyez* ALLAITEMENT.)

MASTURBATION.

INDICATIONS. 1° Abolir les penchans vicieux, en agissant sur le moral; 2° en entraver l'exécution par des moyens physiques ; 3° remédier à l'excitabilité trop grande des organes générateurs, ou à l'affaiblissement du sujet.

Punir le flagrant délit avec sévérité ; inspirer la crainte de Dieu, des châtimens, d'une opération, de la mort même ; lecture de l'ouvrage de Tissot ; éloigner les bals, les spectacles, les réunions nombreuses, les repas splendides, les conversations, les images ou les lectures licencieuses ; surveiller continuellement les enfans, au bain, au lit, aux latrines ; fatigue musculaire, coucher tard et lever aussitôt le réveil ; habitation à la campagne, gymnastique ; mariage.

Liens, caleçons lacés par derrière, tenir les cuisses écartées ; moyens mécaniques divers ; cataplasmes de farine de lin sur les parties génitales (*Deslandes*) ; ablation du clitoris (*Levret*), sa cautérisation ; glace sur le cervelet, sangsues et glace pilée à la nuque (*Gensoul*) ; toniques, amers, ferrugineux.

Éviter les alcools, les excitans et même les soins de propreté.

tempes (nuisibles, *Lallemand*), raser la tête et les appliquer sur les sutures (*M.*), décrire une couronne avec le rasoir (*Arabes*) ; large saignée et *affusions renouvelées* d'eau à 18° sur la tête, pendant que le corps est dans le bain (*Foville*, très-efficace), sangsues aux malléoles et pédiluves chauds (*Boisseau*), sangsues à l'entrée des narines (*Legris-Duval*) ; oxycrat, glace pilée, applications froides prolongées sur la tête ; affusions sur la tête et le tronc ; bains de vapeur de vinaigre et de fleurs de sureau, pendant qu'on promène une éponge froide sur la tête (*Itard*) ; pédiluves chauds, cataplasmes autour des grandes articulations (*Constantin*), légèrement sinapisés ; frictions mercurielles sur la tête et le cou (*Percival, Delpech*), sur la colonne épinière : épithème de thériaque recouvert de poudre de valériane et arrosé d'éther, appliqué à l'épigastre.

Boissons légères, limonades ; lavemens émolliens, purgatifs, — de quinquina surtout dans l'état nerveux, chez les enfans (*Hip. Cloquet*) ; calomel xv à xx gr. par jour (*Allemands*). ℞ calomel ℨ j, sucre pulvérisé ℨ ß, mêlez et divisez en 36 paquets, à prendre 1 par heure (*Anglais*), uni au jalap, à la rhubarbe ; huile de ricin, sirop de nerprun ; émétique en lavage, à dose vomitive (*Desault*), à plus haute dose (controstimulistes, nuisibles). ℞ sirop simple ℨ j ß, acide boracique ℨ ß à j, infusion de tilleul ℨ iv, par cuillerées.

MELÆNA. *Voyez* HÉMATÉMÈSE.

MÉNYNGITE, ARACHNOÏDITE, FIÈVRE CÉRÉBRALE.

INDICATIONS. 1° Faire avorter l'inflammation ; 2° prévenir l'épanchement ; 3° combattre les accidens.

A. ÉTAT AIGU.

Première période. Compression des carotides (*Blaud*) ; saignée du pied, du bras, de la jugulaire, — saignée coup sur coup (*Bouillaud*) ; sangsues en grand nombre au cou, à la nuque, aux

Deuxième et troisième périodes. Quelques sangsues, ventouses scarifiées., séton à la nuque (*Mongenot*) ; large vésicatoire, cautère, moxa sur la tête (*Tiney*), vésicatoires renouvelés continuellement autour de la tête, aux cuisses, aux jambes, sinapismes ; frictions mercurielles autour du cou, pour provoquer la salivation ; pommade stibiée ; bain de vapeur, de fleurs de sureau (*Itard*) ; calomel, lavemens avec 2 à 3 gouttes de croton tiglium ; — acide hydrocyanique (*Guérin de Mamers*) ; frictions éthérées et camphrées ; digitale associée au calomel, préparations scillitiques (*Bricheteau*), vin scillitique en frictions (*Flajani*); quinquina; errhins.

B. ÉTAT CHRONIQUE. (*Voyez* HYDROCÉPHALE.)

PROPHYLAXIE, HYGIÈNE.

Dépayser les enfans, les faire vivre dans un air pur et sec, provoquer d'abondantes transpirations, entretenir le ventre libre, éviter de trop couvrir la tête ou de l'exposer nue au soleil, éviter les stimulans gastriques ou cérébraux; appartement sombre, calme, aéré; tête élevée, oreillers de mousse; éloigner les passions, les émotions morales vives.

Diète ou régime sévère, laitages; exutoire en permanence.

MENTAGRE. *Voyez* COUPEROSE.

MÉTÉORISME. *Voyez* TYMPANITE.

MÉTRITE.

INDICATIONS. 1° Enrayer la marche de l'inflammation ou la diminuer; 2° combattre ses effets sympathiques ou les désordres locaux auxquels elle peut donner lieu.

A. ÉTAT AIGU.

1° Métrite simple.

Saignée du bras (*Galien*, *Mauriceau*, etc.), du pied (*Hoffmann*); sangsues aux aines et bain chaud (*Birago*), sangsues aux cuisses, à l'anus, à la vulve, au museau de tanche; cataplasmes émolliens, vessies à demi pleines d'eau chaude (*Smell*), sachets émolliens (*Mauriceau*), éponge imbibée d'eau tiède (*Pasta*), flanelle émolliente, fumigations, injections émollientes, narcotiques; bains, demi-bains, très prolongés, — bains de

vapeurs aromatiques (*Chaussier*); injections vaginales d'eau tiède et sels purgatifs (*Collingwood*); tartre stibié et bains (*Mariada*, *Laënnec*); lavemens émolliens. Saignées générales et locales, lavemens émolliens, purgatifs, huileux; ciguë, belladone; calomélas et frictions d'onguent mercuriel; boissons adoucissantes; opium, sirop d'éther; ouvrir de bonne heure les abcès. Diète, repos.

2° Métro-péritonite, péritonite puerpérale.

Saignées, sangsues dont on entretient l'écoulement à l'aide de ventouses, cataplasmes, fomentations, lavemens, bains, injections émollientes; bains de vapeur (*Chaussier*), douches froides sur le ventre (moyens hasardeux); *frictions mercurielles*, surtout dans la forme typhoïde, seules ou unies à l'opium (*Serres*, *Velpeau*); *vomitifs* et purgatifs au début (*Doulcet*), purgatifs seuls, laxatifs, huile de ricin; térébenthine; carbonate de potasse. ♃ hydriodate de potasse iij gr., émulsion d'amandes ℥ vj, à prendre par cuillerée dans les vingt-quatre heures (*Guérard*, *Schmitz*). — Toniques, préparations de china, eau vineuse; sinapismes aux membres, pommade stibiée; vésicans, dans la forme typhoïde ou ataxique. *Voyez* PÉRITONITE.

B. ÉTAT CHRONIQUE.

INDICATIONS. 1° Détourner les fluxions utérines; 2° résoudre l'engorgement; 3° cicatriser les ulcérations ou détruire les végétations; 4° calmer la douleur.

1° Engorgement.

Décubitus dorsal prolongé; *petites saignées* du bras réitérées, quelques sangsues aux aines, à la vulve, au museau de tanche ; lavemens laxatifs ; cataplasmes , fomentations , bains , demi-bains , injections émollientes et narcotiques ; douches ascendantes, de solutions légères d'acétate de plomb, de sulfure de potasse,—d'eau de guimauve et d'acide hydrocyanique (*Bréra*), d'eau tiède (*Churchill*), d'eaux minérales sulfureuses , salines , ferrugineuses , thermales ; pulpe coulante introduite dans le vagin ; ventouses aux mamelles, à l'hypogastre, aux aines.

Savonneux, mercuriaux , iode , salsepareille à haute dose , — ciguë (*Stoerck*) , douce-amère, opium à hautes doses (*Stoerck*) ; sétons, cautères , moxas, à l'hypogastre ou aux lombes ; frictions sur les reins avec l'huile de jusquiame, le laudanum;—cura famis (*Allemands*); injection par le col utérin d'une solution légère de nitrate d'argent ; cautérisation superficielle des parois utérines avec un pinceau imprégné de la solution (*M*.); larges ventouses sèches sur le ventre (*Fiévée*).

2º Ulcérations , granulations.

Cautérisation aidée du spéculum, avec le nitrate d'argent, de mercure ; pommades adoucissantes , astringentes , sulfureuses ; injections d'une solution de deuto-chlorure de mercure; injections narcotiques, de décoction de jusquiame, morelle, belladone ; bains iodurés.

PROPHYLAXIE, HYGIÈNE.

Diète plus ou moins sévère, régime lacté, végétaux, fruits d'été, poissons frais, œufs, viandes blanches , boissons acidules ; éviter les épices, les viandes noires, les échauffans.

Exercice en plein air, habitation à la campagne, distraction, voyage aux eaux, vêtemens de flanelle, frictions sèches, bains de mer dans la saison ; surveiller les époques menstruelles,

éloigner les contrariétés , les affections morales; bains de siége, continence, prévénir la constipation ; exutoire , petites saignées aux époques.

MÉTRORRHAGIE, MÉNORRHAGIE,
HÉMORRHAGIES UTÉRINES.

INDICATIONS. 1º Modérer ou suspendre l'écoulement du sang; 2º prévenir le retour de l'hémorrhagie ; 3º combattre les accidens.

A. ESSENTIELLE.

1º État sthénique.

Boissons tempérantes , fraîches , féculentes , limonades , eau de riz, d'orge , émulsion gommée , nitrée , édulcorée avec le sirop de coings; boissons à la glace ; ipéca un demi-gr., toutes les demi-heures (*Bergius*); créosote à l'intérieur (*Hauff*); vomitifs réitérés (*A. Leroy*); acétate d'ammoniaque ℥ iv, en quatre fois (*Patin*); tannin ij à iij gr., en pilules, toutes les deux à trois heures après les émissions de sang,*dans la métrite chronique* (*Porta*); acide sulfurique affaibli (*Richter*). ♃ digitale ij gr., kino xij gr., à prendre 1 paquet toutes les demi-heures (*Bréra*); seigle ergoté (*Récamier*) ; sulfate d'alumine et de potasse xx gr., dans eau distillée ℔ j à ij par doses réfractées (*Monfalcon*). ♃ acétate de plomb iij gr., opium un quart de gr., à prendre toutes les heures (*Krimer*); nitrate de potasse ℥ ij par jour (*Goupil*); camphre, diascordium ; petites saignées du bras (*Rivière*); écoulement continuel de sang par quelques sangsues, ventouses aux mamelles, lavemens , injections, manuluves chauds, pédiluves froids ; opium à doses répétées, en lavement (*Copeland*); pyrothonide en injection (*Raaque*); compression de l'aorte (*Pinel-Granchamp* , etc.) ; injection d'eau de créosote (*Hauff*), de vinaigre (*Sachs*); eau de Cologne en friction sur le ventre (*Rust*); glace sur le ventre, irrigation d'eau froide, tamponnement. *Teinture d'opium* par gouttes répétées.

Air frais, alimens légers, décubitus horizontal, sur un matelas de crin, couvertures légères, bassin élevé, repos du corps et de l'esprit.

2º État asthénique.

Eaux minérales salines, ferrugineuses ; décoctions de cachou, simarouba, gomme kino, ratanhia, Colombo ; infusion d'euphorbia hypéri-
cifolia ; acides minéraux étendus, acide citrique uni aux amers, — décoction d'oranges vertes
(*Franck*); sulfate d'alumine en solution ʒ ij par
pinte, — petit-lait aluminé en sol. ʒ iv à ʒ ij par
jour (*Franck*); nitrate de potasse ʒ j à ʒ j par jour ;
quinquina ; boissons glacées, oxycrat sur le
ventre, en lavement, injections; faire marcher
pieds nus sur le pavé (*Pasta*); ventouses sèches,
vésicatoires, manuluves; poudre de Dower,
opium, — tannin ij gr., de deux heures en deux
heures (*Ferrario*, *Cavalier*), extrait de ratanhia ʒ j à ij; — pilules d'alun (*Helvétius*); frayeur
subite (dangereux) ; ferrugineux, — mixture de
Wansviéten (*Osiander*, etc.); carbonate de fer
(*Kopp*), sulfate de fer en injections (*Behrends*).
♃ extrait de china, ratanhia, sauge et terre du
Japon āā ʒ ij, vitriol de Mars ϶ ij, faites pilules
de ij gr., à prendre 10 à 15, trois fois par jour
(*Hufeland*); café aux glands ; sabine ϶ j en
poudre, répétée trois fois par jour (*Gunther*).
♃ alun ʒ j, cannelle ϶ j, opium iv gr., en 4 paquets, 1 par heure (*Jahn*). ♃ extrait d'écorce
de saule ʒ j β, alun ʒ β, eau de cannelle ʒ v, sirop de framboise ʒ j, à prendre 2 cuillerées,
tous les quarts d'heure à demi-heures (*Osiander*); racine de tormentille (*Meyer*). ♃ acide
phosphorique ʒ j, eau distillée ʒ ij, 10 gouttes
tous les quarts d'heures (*Laudeberg*); galvanisme
(*Labaume*); musc vj à viij gr., toutes les demi-
heures (*Hauff*). ♃ sulfate de fer calciné ʒ j,
poudre de cassia ʒ ij, esprit de vin rectifié ℔ j,
40 gouttes (très-efficace, *Fischer*); hydrochlorate de fer (*Heinecken*); sulfate de zinc à petites
doses (*Autenrieth*); tamponnement, compression
de l'aorte.

Repos, coucher horizontal, le bassin élevé,
air frais, renouvelé ; nourriture succulente,
vin vieux, consommés, malaga vieux ; frictions
sèches ; moyens moraux, frayeur subite.

3º État spasmodique.

Anti-spasmodiques et narcotiques associés
aux débilitans ou aux toniques suivant les cas ;
opium (*Dumas*); petit-lait (*Leviseur*); digitale
(*Tomassini*); bains, demi-bains, fomentations
narcotiques, solution laudanisée injectée dans
le vagin ou l'anus, belladone; révulsifs, petite
saignée.

4º Métrorrhagie accidentelle, traumatique. (*Voyez* HÉMORRHAGIE EN GÉNÉRAL.)

5º Métrorrhagie critique.

Expectation, moyens généraux, — petit-lait
(*Leviseur*).

B. SYMPTOMATIQUE. (*Voyez* Traitement du CANCER, de la MÉTRITE, etc.)

C. PUERPÉRALE.

—

1º Avant le travail.

Repos, situation horizontale, le bassin élevé
(*Piorry*) ; air frais, éviter tout effort quelconque;
délayans froids, acides, astringens, — injections
astringentes (*Galien*); applications froides sur
l'hypogastre, lavemens froids ; tamponnement
avec des boulettes de charpie, une vessie qu'on
remplit d'eau froide par l'injection, placer
avant une sonde dans l'urètre; frictionner le
ventre, dilater le col et perforer les membranes

après le troisième mois (*Puzos*); seigle ergoté.

2° Pendant le travail.

Col dilatable. Ouvrir les membranes (*Puzos*), version de l'enfant, forceps.

Col non dilatable. Traitement général de la métrorrhagie.

Par insertion du placenta sur le col.

S'il est dilatable, faire l'accouchement forcé; s'il ne l'est pas, moyens généraux, tamponnement.

Par rupture du cordon.

Terminer promptement l'accouchement.

Par rupture de l'utérus.

Accouchement forcé par les voies naturelles ou gastrotomie.

Hémorrhagie du col.

Tampon (*Lobstein*).

3° Après le travail.

Retarder la délivrance si le travail a été prompt, l'accélérer dans le cas contraire. Saignée; injection d'eau froide dans la veine du cordon (*Mojon*); air froid, couvertures légères, boissons froides et glacées, fomentations froides sur l'hypogastre ou les cuisses, douches,—injections froides (*Saxtorp*), (souvent dangereuses), d'eau-de-vie et de vinaigre (*A. Leroy*); expression d'un citron à l'entrée de l'utérus (*Evrat*); *introduction de la main* et extraction des caillots

(*Mapper*); *titillation* de l'utérus avec les doigts (*Duverger*); galvanisme; compression de l'aorte sur l'angle sacro-vertébral; compression circulaire des membres; quelques cuillerées d'eau-de-vie soufflées sur l'hypogastre (*A. Leroy*); tamponnement du vagin et compression extérieure de l'utérus (moyen extrême, souvent nuisible); lavemens froids, acidulés, avec l'eau de Rabel, le ratanhia, etc.; *seigle ergoté* xx à ℨ j (tous les médecins). ℞ extrait de ratanhia ℨ ß, eau de roses rouges ℥ iv, sirop de coings ℥ j par cuillerées (*Nilo*); eau de Rabel, quelques gouttes dans une cuillerée d'eau froide; émétique à doses réfractées (*Denmann*); opium à haute dose (*Stewart*). ℞ eau de menthe; ℥ vj, teinture de cannelle ℥ j, alun ℈ j, sirop diacode ℥ j; à prendre deux cuillerées à bouche toutes les heures (*Plenck*); présenter l'enfant à la mamelle (*Rigby*); ventouses sèches aux seins.

Frictions avec la main sur l'hypogastre; réduire l'utérus renversé; combattre la faiblesse par des bouillons, quelques cuillerées de Malaga,—l'éther, le musc à la dose de vj à viij gr. tous les quarts d'heure (*Hauff*), l'acide phosphorique ℨ j sur ℥ ij d'eau distillée à prendre 10 gouttes tous les quarts d'heure (*Landeberg*); empêcher la femme de dormir (*Lamothe*); transfusion (*Brown*).

PROPHYLAXIE.

———

Des hémorrhagies puerpérales. (*Voyez* GROSSESSE.)

Des métrorrhagies essentielles. (*Voyez* HÉMORRHAGIES.)

MILIAIRE.

INDICATIONS. 1° Abandonner l'éruption à elle-même; 2° combattre l'irritation des voies digestives, si elle existe.

1° SIMPLE.

———

Régime, délayans, bouillons de veau, de poulet, chiendent, bourrache, sureau, mélisse, tisane de cerfeuil ; aspersions froides (*Schall*) ; lavemens, quelques sangsues à l'épigastre, bains.

2° COMPLIQUÉE. (*Voyez* FIÈVRE ATAXIQUE, ADYNAMIQUE, etc.)

Éviter les alimens échauffans, épicés, les poissons de mauvaise qualité, l'application des corps gras et rances sur la peau, les cataplasmes de graine de lin ancienne.

Laitage, œufs, légumes, viandes blanches ; éviter le froid et l'humidité.

MIGRAINE, HÉMICRANIE.

INDICATIONS. 1° En rechercher la cause et la détruire ; 2° régulariser l'influx nerveux.

Anciens : Suc de lierre avec l'huile et le vinaigre, dont on enduit les narines (*Galien*) ; mélange d'absinthe, d'opium et concombre cuits dans l'huile (*Avicenne*) ; ail (*A. de Tralles*) ; lotions de vinaigre (*Sumeire*) ; ustion, cautère à la suture sagittale (*Gramm*) ; artériotomie (*Galien* ; *Paré*) ; section du nerf surcilier (*Tissot*) ; sinapisme à l'épigastre et valériane (*Thilenius*) ; extraction des dents cariées (*Darwin*) ; fumigations de karabé ; eaux de Spa (*Tissot*), eau fraîche bue le matin (*Linné*).

Cyanure de potassium viij à ix gr., dans eau distillée ou alcool ℥ j, en applications sur la tête (*Trousseau*), *acétate de morphine* par la méthode endermique (*Magistel*) ; frictions sur les paupières ou aux tempes avec l'extrait de belladone étendu (*Piorry, Trousseau*), frictions avec l'onguent de digitale, le calomel et l'opium (*Fleck*) ; glace sur la tête, affusions froides et bain

chaud, pédiluves chauds, frictions avec la pommade d'Autenrieth (*Aupepin*) ; *vésicatoires à la tempe*, à la nuque, pansés avec le cérat morphiné ; barreau aimanté sur le nerf surcilier, posé par le pôle sud, le malade étant tourné au nord(*Sigaud*) ; compression momentanée du nerf surcilier ; électricité, galvanisme, magnétisme animal ; errhins, usage du tabac seul ou uni au quinine : ℞ sous-deuto-sulfate de mercure x gr., poudre de bétoine ℨ β, de sucre candi ℨ j, pour priser (*Maire*).

Acétate d'ammoniaque 12 gouttes dans du tilleul (*Massuyer*) ; huile de cajeput avec la liqueur d'Hoffmann (*Brown*) ; sulfate de quinine uni à l'opium (*Jolly*) ; vomitifs (*Bianchi, Wanswiéten*), purgatifs drastiques ; teinture de datura (*Amelung*) ; liqueur arsénicale de Fowler(*Eberle*) ; infusion de café cru, surtout pendant la menstruation (*Formey*) : ℞ huile de valériane ℈ j, éther acétique ℨ β, 10 à 15 gouttes toutes les heures (*Schneider*) ; morphine un quart de gr. dans l'eau sucrée (*Ricord, Mérat*) ; huile de foie de morue : ℞ racine de valériane, tiges de douce-amère, sommités de millefeuille ãã ℥ β, fleur d'oranger ℨ ij, versez un demi-litre d'eau bouillante, sur 1 cuillerée à bouche de mélange, 3 tasses par jour (*Meyer*) : ℞ aloès ℨ j, muriate d'ammoniaque, rhubarbe, quinquina, soufre lavé, racine de valériane ãã ℨ ij, de scille xviij gr. ; divisez en 12 paquets, à prendre 1 tous les matins (*Martin*) ; sublimé à petites doses (*Martin*), poivre, cascarille, hydrocyanate de fer : ℞ teinture d'écorce d'orange ℨ ij, de castoréum, d'aloès ãã ℨ j. à prendre 60 gouttes deux fois par jour (*Hufeland*) : ℞ camphre ℨ j, alcool à 22° ℔ β, ammoniaque ℨ ij, huile d'anis ℨ ij, pour inspirer ce mélange, ou l'appliquer sur le front (*Foy*) ; trèfle d'eau et magnésie (*Tissot*) ; carbonate de fer(*Elliotson*) ; lavemens froids (*Broussais*) : ℞ extrait de jusquiame gr. β, acétate de morphine un demi-gr., oxide de zinc sublimé un quart de gr. pour 1 pilule argentée ; à prendre 3 par jour (*Isoard*). *Voy.* CÉPHALALGIE.

Repos , exercice modéré ; éviter les contentions d'esprit , fuir la mollesse ; distraction ; prendre des alimens (*Piorry*); eau fraîche, café, alimens de facile digestion.

MUGUET, APHTHES COUENNEUX.

INDICATIONS. 1° Combattre la phlegmasie intestinale ; 2° cicatriser les ulcérations buccales.

1° MUGUET SIMPLE, INFLAMMATOIRE.

Première période. Boissons aqueuses , mucilagineuses , émulsionnées , d'eau de lin, de coing, de guimauve, mauve ; lait d'amandes, lait coupé, petit-lait ; bains tièdes , fomentations ; langes imprégnés d'eau chaude ; une sangsue à l'épigastre , à l'anus ; lavemens émolliens , mucilagineux, cataplasmes sur le ventre ; ipécacuanha ; quelques grains de rhubarbe et de magnésie.

Changer l'enfant de nourrice ou rendre le lait de celle-ci moins nutritif, à l'aide des délayans pris abondamment.

Deuxième période. Toucher les aphthes avec le vinaigre, le suc de citron , de groseille étendus, le miel rosat, le sirop de m ûres , la mixture de Vanswiéten, le nitrate d'argent en solution légère. — S'abstenir de détruire les fausses membranes , émolliens seuls (*Valleix*).

Imprégner les langes de vapeurs aromatiques (*Devilliers*), frictions sèches.

Troisième période. Si l'enfant ne peut prendre le sein , faire couler le lait dans sa bouche ; tisane d'orge, de riz, de mie de pain mêlée au lait, —de lait et de bouillon (*Jaeger*); lavemens d'eau d'amidon ou de jaune d'œuf délayé ; huile d'amandes douces unie au sirop de roses pâles, par cuillerées jusqu'à production de selles ; gargarismes de borax (peu utiles), de chlorure de chaux (*Guersent*), alun, sulfate de zinc ; lavemens d'eau de chaux, de chlorure de chaux, d'eau d'amidon avec 2 gouttes de laudanum (*Valleix*); extrait de saturne quelques gouttes (moyens dangereux).

2° MUGUET GANGRÉNEUX.

Sirops de china , d'œillet, d'écorces d'oranges ; lotions et fomentations toniques , aromatiques , spiritueuses ; lavemens camphrés ; chlorure d'oxide de sodium ʒ j, dans les gargarismes ; cautérisation, sinapismes, vésicatoires. *Voy.* GANGRÈNE.

PROPHYLAXIE.

Élever les enfans dans un lieu sain , éloigner les enfans malades ; bonne nourrice, linges bien secs toujours bien lessivés ; température modérée, sèche, air renouvelé fréquemment ; repas réglés .

MYDRIASE, DILATATION DE LA PUPILLE.

INDICATIONS. 1° Rechercher la cause et la combattre ; 2° si on ne la rencontre pas, recourir à des moyens empiriques.

1° SYMPATHIQUE.

Faire cesser la maladie primitive. ;

2° IDIOPATHIQUE.

—

Vésicatoires volans aux sourcils et au front ;
collyres stimulans et astringens ; cautérisation
avec le nitrate d'argent près de la cornée (*Serres du Tarn*) ; électricité, galvanisme; toniques,
antispasmodiques.

PROPHYLAXIE.

—

Lunettes à verres lucides au centre seulement,
lunettes à tube.

MYÉLITE.

INDICATIONS. 1° Combattre la phlegmasie
aiguë par un traitement énergique; 2° recourir aux révulsifs quand la maladie prend
un caractère de chronicité ; 3° combattre
les accidens consécutifs.

1° *Période d'irritation.* Saignées générales,
saignées locales abondantes et renouvelées, ventouses scarifiées sur la colonne épinière ; bains,
cataplasmes, fomentations; lavemens émolliens,
boissons adoucissantes ; opiacés; diète absolue.
Voyez ENCÉPHALITE.

2° *Période de collapsus.* Vésicatoires, cautères,
moxas; opiacés; repos, régime sévère. *Voyez* ENCÉPHALITE.

3° *Période de paralysie.* Douches excitantes,
sulfureuses; linimens volatifs, pommade stibiée;
galvanisme; noix vomique, strychnine; vider la
vessie et le rectum par le cathétérisme ou des lavemens. *Voyez* PARALYSIE.

PROPHYLAXIE. (*Voyez* ENCÉPHALITE.)

MYOPIE.

INDICATIONS. 1° Combattre la cause ; 2° remédier au vice de conformation par des
moyens mécaniques.

1° PAR FLUXION.

—

Saignées révulsives, pédiluves, vésicatoires,
moxas ; boissons rafraîchissantes ; laxatifs, purgatifs, pilules aloëtiques, de coloquinte, huile
de croton; sangsues à l'anus, bains de siége, etc.

2° PAR HABITUDE.

—

Fixer la tête du malade et un livre à certaine
distance, et enlever chaque jour un feuillet (*Démours*).

3° PAR VICE DE CONFORMATION, PROPHYLAXIE.

—

Verres concaves (en commençant par 217
centimètres de foyer), qui permettent de lire à
15 pouces de distance, sans fatigue. Opération
de la cataracte (moyen dangereux); habitation
à la campagne, voyages sur mer.

MYOSIS, RESSERREMENT DE LA PUPILLE.

INDICATIONS. Rechercher la cause.

Frictions sur les paupières avec l'extrait de belladone ou jusquiame; à l'intérieur, un quart à v ou vj gr.

Repos, appartement obscur, garde-vue; verres coloriés, surmontés d'un tube noirci en dedans, et dont la base appuie sur celle de l'orbite.

MYOSITE. *Voyez* RHUMATISME.

NARCOTISME. *Voyez* EMPOISONNEMENT.

NÉCROSE.

INDICATIONS. 1° Enlever la cause première de la maladie; 2° diminuer l'intensité des symptômes; 3° soutenir les forces et améliorer la constitution; 4° procurer l'issue des os lorsqu'ils sont séparés, et que la nature est impuissante pour le faire (*Weidmann*).

1° TRAITEMENT INTERNE.

Asa-fœtida, garance, salsepareille, ciguë, belladone, on opordium, eau de chaux (*Anciens*); traitement de la syphilis, du scrofule, etc.

2° TRAITEMENT EXTERNE.

Première période. Antiphlogistiques modérés; extraire les esquilles détachées, achever la séparation des autres; réappliquer les lambeaux de peau; ouvrir les tumeurs sanguines du périoste; émolliens.

Deuxième période. Suivre la marche de la nature; émolliens, quelques sangsues;—perforation de l'os nécrosé (*Celse*), nuisible *Tenon*); cautère actuel; incisions (blâmés par *Weidmann*).

Troisième période. Extraction du séquestre, s'il est détaché, s'il n'est pas trop volumineux, si l'os nouveau est assez solide; incisions convenables; ouverture de l'os nouveau dans le cas d'invagination, avec le bistouri, le trépan, la gouge, la scie de Charière (*Sanson*) de Marchall (*Thale*); vésicatoire avec la pommade de sabine (*Abernethy*); recouvrir de digestif la plaie faite aux parties molles; amputation.

PROPHYLAXIE.

Recouvrir immédiatement les os dénudés; enlever les esquilles détachées et celles qui le sont en grande partie; ouvrir de bonne heure les abcès situés sur les os; attendre le temps nécessaire avant de se servir du membre opéré; régime analeptique; pansement méthodique des plaies profondes.

NÉPHRITE.

INDICATIONS. 1° Juguler l'inflammation par des saignées copieuses; 2° l'attaquer par des révulsifs sans cantharides; 3° combattre les complications.

1° ÉTAT AIGU.

Saignée générale de ℔ ij, sangsues en grand nombre sur les reins; cataplasmes émolliens, bains tièdes très-prolongés, demi-lavemens émolliens et narcotiques; boissons mucilagineuses, émulsionnées, mais non diurétiques, prises en petite quantité; tromper la soif avec quelques tranches d'orange; laxatifs; embrocations d'huile tiède sur les reins; scarifications aux lombes (*Franck*), rubéfier les lombes avec des ventouses, la moutarde, la pommade ammoniacale; éviter les cantharides, ouvrir de bonne heure les abcès; diète absolue.

2° ALBUMINEUSE, ALBUMINURIE, maladie de Bright. (*Voyez* Traitement précédent et ANASARQUE par affection du rein.)

—

Décoctions de racine ou tige d'asperge, de fraisier, d'aunée, de chiendent; infusions de saponaire, uva ursi ℥ j à iv pour eau ℔ j, avec addition de nitrate de potasse ou sous-carbonate de soude, limonade, petit-lait, émulsion légère, eaux acidules, acides minéraux étendus; acide oxalique et phosphorique (*Carendeffer*); eaux de Vichy, eau de chaux (*Blang*); magnésie (*Brandt*); camphre dans l'eau chargée d'acide carbonique (*Cadet* jeune); café concentré en grande quantité (*Chapmann*): ♃ térébenthine ℥ß, savon et extrait de réglisse āā ℥ iij, faites pilules de ij gr., à prendre 10 à 15 (*Richter*); sabadille Ɔ j à ij par jour (*Vering*); datura stramonium uni à l'huile de ricin (*Zaar*) : ♃ copahu, farine de froment, et gomme āā parties égales, faites pilules de vj gr., prendre 6 matin et soir, et après une tasse de décoction de café cru (*Chres-tien*); bols savonneux; cachou; inspiration d'asa-fœtida (*Nysten*); éther en lavement; opium d'heure en heure; frictions de belladone(*Dubla*); crême de tartre (*Weller*); ouverture des abcès, extraction des calculs.

—

Régime végétal, rafraîchissant, boissons tièdes et rares; température fraîche, repos absolu, lit dur. Éviter la danse, l'escrime, le cheval; faire quelques promenades à pied, natation, habitation des pays chauds. *Voyez* GRAVELLE.

NÉVRALGIES.

INDICATIONS. 1° Rechercher la cause et la combattre; 2° répartir également l'influx nerveux; 3° calmer la douleur.

—

1° Traitement externe.

Saignées, sangsues, ventouses scarifiées; bains émolliens, linimens huileux et mucilagineux (plus utiles dans la névrite), embrocations avec l'huile de jusquiame, frictions avec un liniment opiacé, cataplasme de pulpe de belladone, *frictions avec* x *à* xxx *gr. d'extrait de belladone* semi-liquide (*Trousseau*); décoction de belladone ℥ j pour ℔ ij d'eau, dont on humecte les cheveux qu'on recouvre d'un serre-tête ciré, *dans les névralgies de la tête* (*Trousseau*). ♃ poudre de feuilles de jusquiame, ciguë, nicotiane, morelle, farine de lin āā ℥ ß, décocté de pavots q. s. pour un cataplasme (*Foy*); eau cohobée de feuilles de laurier-cerise pour lotion (*Broglia*). ♃ eau de laurier-cerise, de Goulard āā ℥ ij, de roses ℥ iij, pour lotions (*Hufeland*); acétate de morphine sur la peau intacte ou dénudée par un vésicatoire (*Trousseau, Radius*), ou inséré sous la peau avec la lancette (*Lafargue*); vératrine ℥ ß, huile d'olives, ℥ j, axonge ℥ j, pour frictions deux fois par jour (*Turnbull*), frictions sèches ou avec les teintures de camphre, galbanum, cantharides, huile essentielle de térébenthine, les teintures de valériane et asa-fœtida, fumigations aromatiques, de vapeurs de cinabre; douches de vapeur s émollientes, narcotiques, sulfureuses; frictions avec la pommade stibiée, — vésicatoires (*Cotugno*); cautérisation objective, cautères, moxas, sétons, acupuncture, électro-puncture,— électricité (*Gourdon*), armures magnétiques (*Audry et Thouret*), magnétisme animal; section ou cautérisation du nerf (*Galien*). ♃ cyanure de potassium iv gr., eau ℥ j, pour applications externes (*Lombard*), acide prussique (*Thompson*); affusions froides (*Bird*), bains de mer, à la lame, bains des Pyrénées.

2° Traitement interne.

Antispasmodiques , narcotiques , alcooliques : musc xx à xxx gr., éther ℥ ß à j, préparations d'opium, de jusquiame, de belladone, — ciguë (*Biett*), castoreum vj gr. ℈ j, en teinture 10 à 30 gouttes, pivoine en poudre ℥ ß à j; ℞ sous-carbonate de fer ℥ ß, sulfate de quinine xvj gr., extrait thébaïque ij gr., mêlez et divisez en seize doses, à prendre quatre par jour (*Jolly*); extrait alcoolique d'armoise (*Kellreuter*) , teinture de stramonium (*Lentin , Trousseau*) , acétate de morphine (*Mazzola*); pilules de Méglin ; extrait de narcisse iv à xij gr. (*Purché*). ℞ opium et ipécacuanha āā iij gr., camphre et carbonate d'ammoniaque āā xij gr., m. f. 30 pilules à prendre une toutes les trois heures (*Récamier*), aconit à très-faible dose (*Roche, Téalier*), pilules de un quart de gr. d'extrait de belladone ; une toutes les heures jusqu'à production de vertiges, puis éloigner les doses (*Trousseau*); traitement mercuriel (*Lagneau*). ℞ sublimé corrosif ij gr., extrait de stramonium ij à iij gr., eau distillée ℥ j ß, 30 à 50 gouttes toutes les deux heures (*Schlésier*); vin de semences de colchique 30 gouttes trois fois par jour (*Goss*); pilules de Blaud, de Vallet; teinture de coloquinte (*Dahlberg*); quinquina ou sulfate de quinine à haute dose (*R. Parise*), lavemens de quinquina; vomitifs (*Rondelet*).

3° Prophylaxie, régime moral et hygiénique.

Forte contention d'esprit, extase, mettre en jeu le fanatisme religieux politique, nouvelle inattendue, magnétisme animal.

Exercice, marche , course; bains des Pyrénées, de mer ; se garantir de toute impression vive, physique ou morale; distraction, occupations manuelles ; vêtemens de flanelle, entretenir avec soin les sécrétions et excrétions.

B. EN PARTICULIER.

1° Frontale.

Application de compresses imbibées d'éther nitrique (*Guillo*). ℞ savon blanc ℥ j, oxide blanc d'arsénic j gr. pour 16 pilules (*Halliday*); sous-carbonate de fer ℥ ß à j, trois fois par jour (*Robert Evans*); vin de semences de colchique 30 gouttes trois par jour (*Goss*); ℞ cérat et *extrait de datura stramonium* āā pour frictions (*Trousseau*) , ou décoction ℥ j pour ℔ j, ou emplâtre avec extrait alcoolique ℥ ß et hydrochlorate de morphine v à vj gr. (*Trousseau*). ℞ cyanure de potassium j à v gr., eau distillée ℥ j, pour applications externes (*Lombard*); pilules de Méglin de iij gr. une à deux, toutes les trois heures; frictions avec cérat frais ℥ j, *sous-carbonate de plomb* q. s. pour saturer le cérat (*Ouvrard*). ℞ acide prussique médical 1 p. , alcool 6 p. , eau 5 p. en application sur les parties douloureuses (*Tompson*); extrait de narcisse (*Purché*); pommade de vératrine (*Turnbull*); compression, section des nerfs sus-orbitaires; vésicatoire saupoudré de morphine, de vératrine (*Magendie*); sternutatoire composé de tabac et de sulfate de quinine; belladone un quart de gr. trois fois par jour (*Heinecke*), à l'extérieur (*Trousseau*); sulfate de zinc (*Méglin*); soufre doré; nitrate de potasse dans du potage à l'orge (*Steinbach*). *Voyez* MIGRAINE et TIC DOULOUREUX.

2° Faciale. (*Voyez* TIC DOULOUREUX.)

3° Maxillaire. (*Voyez* ODONTALGIE.)

4° De l'oreille. (*Voyez* OTALGIE.)

5° Lombaire.

℞ huile de térébenthine ℥ ß, jaune d'œuf, n. 1, décoction de têtes de pavot ℔ ß, pour un lavement à prendre pendant l'apyrexie, lavemens de cyanure de potassium , laudanisés ; ventouses scarifiées , vésicatoire pansé avec l'acétate de morphine aux lombes.

6° **Des membres.** (*Voyez* SCIATIQUE et NÉVRALGIES EN GÉNÉRAL.)

7° Ganglionnaire.

Valériane, opium, éther, castoréum, musc, asa-fœtida, sous-carbonate de fer, eaux gazeuses. ℞ cyanure de potassium et amidon liés par du sirop de gomme āā ß gr., pour une pilule matin et soir, *dans les névralgies pulmonaires* (*Bally*). ℞ hydro-cyanate de fer xviij gr., sulfate de quinine xij gr., extrait thébaïque j gr., conserve de roses q. s., mêlez pour 12 pilules à prendre une toutes les trois heures.

8° Intermittente.

Sulfate de quinine uni à l'opium. ℞ quinquina ʒ iv, muriate d'ammoniaque ʒ ß, sirop de fleurs de pêches q. s. pour huit bols; à prendre un toutes les trois heures, — sulfate de quinine uni au castoréum (*Heyfelder*), salicine (*Serre*).

NÉVRITE.

INDICATIONS. Combattre l'inflammation par la méthode antiphlogistique et révulsive.

Saignées, ventouses scarifiées, sangsues; bains, cataplasmes émolliens; sudorifiques, bains sulfureux, douches; vésicatoires, cautères, moxas; fomentations huileuses, narcotiques avec l'eau de laurier-cerise, la jusquiame; laxatifs.

PROPHYLAXIE.

Éviter avec soin l'influence de l'humidité et du froid, surtout quand le corps est en sueur, la suppression brusque d'un écoulement habituel.

Régime doux, émollient, rafraîchissant.

NÉVROSES.

INDICATIONS. Répartir également le fluide nerveux.

Saignées locales ou générales, bains, exercices fatigans, régime régulier, séjour à la campagne, distraction.

Antispasmodiques : éther, musc, castoréum, succin, asa-fœtida, valériane, *térébenthine*, *huile essentielle* 10 gouttes à ʒ ß, dans 4 p., deux à trois fois par jour (*Foville*), ambre gris ϶ j à ʒ v, suc exprimé de laitue iv à xij gr., thridace ij à iv gr., eau de laurier-cerise 5 gouttes à ϶ ij.

Électricité, galvanisme, acupuncture, électro-puncture, magnétisme. *Voyez* les différens noms des Névroses.

NÆVUS MATERNUS.

INDICATIONS. Les abandonner à eux-mêmes, les détruire ou les enlever.

Lotions froides et bandage compressif (*Abernethy*), alcool et solution de potasse (*Batemann*); injections irritantes par une petite incision faite près de la circonférence (*Lloyd*); inoculation du virus vaccin sur la tumeur (*Carron du Villards*); compression, vésicatoire, *destruction par l'ulcération* produite par l'application successive de petits morceaux de soude pure (*Wardrop*), ablation avec deux incisions elliptiques ou un fil simple ou double; passer un fil circulaire entre la peau et le tissu malade (*Gensoul*).

PROPHYLAXIE.

Satisfaire les envies raisonnables des femmes enceintes (préjugés populaires). Couvrir les tumeurs désagréables , les peindre (*Murat*); prévenir l'influence nuisible des corps extérieurs.

NODUS, TOPHUS. *Voyez* GOUTTE, CORPS ÉTRANGERS ARTICULAIRES.

NOSTALGIE.

INDICATIONS. 1° Céder au désir du malade , en le renvoyant dans ses foyers ; 2° combattre l'excitation générale.

TRAITEMENT MÉDICAL.

Saignées, sangsues au front , aux tempes, aux mastoïdes ; affusions froides sur la tête, bains tièdes ; ventouses scarifiées à l'épigastre, aux hypochondres , sur la poitrine.

TRAITEMENT HYGIÉNIQUE.

Promettre le retour du malade dans son pays, et tenir sa parole.

PROPHYLAXIE.

Traiter les militaires ou les marins avec douceur et bonté ; travail sans excès, exercice sans fatigue ; musique , danse, gymnastique ; mettre le nostalgique en société avec des gens de son pays, etc.

NYCTALOPIE.

INDICATIONS. Détruire la cause dont elle dépend.

SYMPTOMATIQUE.

Détruire les opacités de la cornée , du cristallin ou de sa membrane, combattre la rétinite, l'iritis et les autres inflammations de l'œil ; détruire l'état saburral des premières voies par un vomitif.

IDIOPATHIQUE.

Vésicatoires volans autour de la tête ; quinquina à l'intérieur; narcotiques, stupéfians sur l'œil ; l'habituer à une lumière progressive.

PROPHYLAXIE.

Renoncer à exercer la vision sur de petits objets, par une lumière trop vive ; éviter toutes les irritations de l'œil ; verres coloriés à tubes noircis à l'intérieur.

NYMPHOMANIE.

INDICATIONS. Diriger le traitement antiphlogistique et sédatif, tantôt vers le centre de perception , tantôt vers l'utérus.

Saignée de la saphène, du bras , sangsues derrière les oreilles, la nuque, au siége ; bains tièdes de 15° à 20° et affusions froides sur la

tête; boissons rafraîchissantes , froides , acidules et émulsions; sirops d'orgeat , de vinaigre ,
de guimauve , étendus dans l'eau de nénuphar;
laitue , concombre , limonade, orangeade , eau
de veau , de poulet, d'oseille , de pourpier , de
lentilles; eau de laurier-cerise ℈ j à ℥ j;—eau distillée de bourgeons de saule (*Etmüller*); opium;
purgatifs; bains de fauteuil froids, rendus émolliens par la graine de lin , la guimauve, ou narcotiques avec la morelle ; cérat de concombre
opiacé, cataplasmes froids de farine de lin sur
l'hypogastre; eaux gazeuses acidules (*Chambon*); ciguë (*Saint-Bazile*); camphre.

Traitement des dartres par les dépuratifs,
toniques et amers dans les cas d'épuisement.

Provoquer la menstruation dans les désirs
anticipés.

Application de lames de plomb sur les lombes ; amputation du clitoris (moyen barbare et
inutile).

PROPHYLAXIE.

—

Éloigner tout ce qui peut exciter les sens ,
éviter les entretiens érotiques, occuper l'esprit
d'objets étrangers à la passion , société du même
sexe; éloigner la malade des spectacles , proscrire la lecture des romans ; mariage ; gymnastique, travaux manuels , habitation à la
campagne, horticulture, bains tièdes prolongés.
Régime lacté, viandes blanches, légumes rafraîchissans; point d'épices, ni de café pur.

OBÉSITÉ.

INDICATIONS. Faire prédominer le système nerveux.

Café, liqueurs spiritueuses, acides, soda-water (*Mélier*); diète végétale.

PROPHYLAXIE.

—

Veilles prolongées, exercice, sobriété, coït; éviter les alimens gras et les fécules.

OBLIQUITÉ UTÉRINE. *Voyez* GROSSESSE, ANTÉVERSION ET RÉTROVERSION.

OBSTRUCTIONS. *Voyez* HÉPATITE CHRONIQUE.

OCCLUSIONS, OBLITÉRATIONS. *Voyez* IMPERFORATION, RÉTRÉCISSEMENT.

ODONTALGIE ET ODONTITE.

INDICATIONS. 1° Calmer la douleur; 2° combattre l'inflammation; 3° détruire le nerf dentaire.

1° NÉVRALGIQUE ET RHUMATISMALE.

—

Sangsues aux gencives ou à la base de la mâchoire (*Barthez*); cataplasmes émolliens, narcotiques, sachets de fleurs de sureau chauffés ou mouillés d'eau bouillante; gargarismes de décoction de guimauve miellée, de lait bouilli avec des figues grasses, additionné d'opium; fumigations de jusquiame; emplâtre de Schiffenhausen, vésicatoire de Janin, taffetas vésicant morphiné placé derrière les oreilles; pilule d'opium dans la bouche, acétate de morphine un huitième à un quart de gr. en topique, ℞ asa-fœtida ʒ j, térébenthine ℈ ß, camphre iv gr., poudre de réglisse q. s. pour 3o pilules (*Most*), et dont on place une, enveloppée de coton, dans chaque oreille; décocté de belladone dans la bouche, et poudre de Dower à l'intérieur (*Autenrieth*), camphre tenu entre les dents, ou placé dans l'oreille; frictions sur les gencives avec la poudre de quinquina jaune, la vératrine, la delphine, la morphine; déterminer un léger coriza en faisant flairer de l'eau de Cologne (*Fournier*). ℞ alun en poudre 2 p., éther nitrique 7 p., pour topique (*Black*). ℞ teinture alcoolique, de gaïac ʒ vj, *de valériane ℥ j, esprit de cochléaria et teinture de benjoin composée* āā ʒ ij, *laudanum de Sydenham* ʒ j; à prendre une cuillerée à thé dans une tasse d'eau chaude, et laisser en contact avec les gencives (*Carus*); solution de camphre ʒ ij, dans térébenthine ℥ j (*Chapmann*); acupuncture (*Cloquet*). ℞ semences de pavot blanc ʒ ij, de jusquiame ʒ j, ciguë ʒ ß, faites bouillir dans du lait; à prendre de temps en temps une portion dans la bouche (*Fischer*); fumigations avec les substances gommeuses (*Vieweg*); usage externe du datura (*Rust*); magistère de bismuth tenu dans la bouche (*Odier*); application d'un barreau aimanté à l'origine des nerfs dentaires; alcools, huiles essentielles (moyens souvent nuisibles); pédiluves sinapisés; boissons émollientes.

2° DÉPENDANTE DE CARIE.

—

Distillation alcoolique concentrée de cresson du Para, ou Paraguay-Roux, placé dans la dent; teinture concentrée de pyrèthre avec addition de teinture d'opium 20 gouttes par ʒ j; ℞ huile de cajeput ʒ ij, poudre d'opium et camphre āā ℈ ij, huile de noix ʒ vj, pour imbiber un peu de coton que l'on place sur la dent (*Sprœgel*). ℞ acide phosphorique sec ʒ ß, poudre de charbon, de racine de calamus aromaticus āā ℥ ß, d'écorce de quinquina royal ʒ ij, myrrhe ʒ j, huile de bergamotte, de girofle āā 4 gouttes; mêlez, pour une poudre (*Siemerling*). ℞ éther sulfurique et teinture d'opium āā ʒ ß, huile de girofle ℈ j, sur du coton (*Rust*), teinture d'opium et éther sulfurique āā, pour frotter la joue malade; *créosote* (*Reichenbach* , *Billard*) , acide nitrique (*Nopitsch*). ♃ camphre v gr., dissolvez dans huile essentielle de girofle, de térébenthine, de cajeput āā 10 gouttes; 1 à 2 gouttes sur du coton (*Meyer*); alun en poudre 2 gr., dans la dent creuse (*Kuhn*); teinture de pyrèthre (*Kopp*), de cantharides (*Kaenfer*); huile de jusquiame Ʒ j, opium Ʒ ß, extrait de belladone, camphre āā vj gr., huile de cajeput et teinture de cantharides āā 8 gouttes pour topique (*Handel*); carbonate de soude dans la carie (*Gaskoin*), acide prussique 2 gouttes sur du coton (*Elwert*). ♃ éther sulfurique, laudanum, baume du commandeur āā Ʒ j, huile essentielle de girofle āā 20 gouttes, à mettre sur un peu de coton (*Cadet*); acide pyroligneux (*Berres*); huile animale de Dippel; teinture d'opium; delphine ou vératrine dans la dent. ♃ *huile concrète de muscade* Ʒ iv, *huile empyreumatique de bois de gaïac* Ʒ ij , *huile volatile de girofle* Ʒ j, *opium et camphre* āā Ә ij; ♃ baume du commandeur 20 gouttes, laudanum de Rousseau 12 gouttes, essence de girofle et de citron āā 5 gouttes; pyrèthre. *Cautérisation* du nerf avec le nitrate d'argent, de mercure, le fer rouge, sa destruction avec une aiguille emmanchée; plombage, déchapellement, luxation, extraction. *Voyez* Dents. Remèdes secrets; eau du docteur O'Méara, etc.

3° DÉPENDANTE DE LA PREMIÈRE DENTITION.

—

1° Diminuer l'épaisseur des gencives; 2° détruire l'inflammation locale. Hochets, incision de la gencive; une sangsue derrière chaque oreille, dont on convertit la petite plaie en un exutoire. *Voyez* Dentition.

PROPHYLAXIE.

—

Éviter le froid et l'humidité surtout aux pieds ou à la tête, les courans d'air, les changemens brusques de la température, les boissons glacées, les sucreries, les acides; vêtemens de flanelle, bas de laine, chaussons de laine. *Voyez* Dents, Hygiène de la bouche.

OEDÈME.

Indications. Faciliter la résorption de la sérosité ou lui donner issue.

1° DE LA GLOTTE.

—

Traitement énergique de la laryngite; scarifications de la glotte (*Lisfranc*); laryngotomie ou trachéiotomie (*Bayle*). *Voy.* Laryngite.

2° DU POUMON. (*Voyez* Hydropisies.)

3° DU CERVEAU.

—

Évacuations sanguines; purgatifs, diurétiques, sialagogues, sudorifiques, — révulsifs (*Demazy*).

4° DES MEMBRES.

—

♃ poudre de digitale impalpable Ʒ ß, cérat de Galien Ʒ j, pour onctions deux fois par jour, gros comme une noix (*Lisfranc*); mouchetures, scarifications; frictions sèches, aromatiques, camphrées. *V.* Anasarque : ♃ baume de Tolu Ʒ vj, mastic, oliban, sandaraque āā Ʒ ij, qu'on jette en poudre sur les charbons (*Koop*), très-efficace dans l'œdème des vieillards (*Szerleski*).

PROPHYLAXIE. (*Voyez* Hydropisies.)

OESOPHAGISME. *Voyez* DYSPHAGIE.

OESOPHAGITE.

INDICATIONS. 1° Détruire la cause; 2° apaiser l'irritation.

A. ÉTAT AIGU.

Boissons mucilagineuses, émulsionnées, eau fraîche; tranche de citron, d'orange conservée dans la bouche; sangsues, saignée, —ouverture de la veine sublinguale (*Janson*); cataplasmes émolliens autour du cou; bains tièdes prolongés; diète, silence, repos.

B. ÉTAT CHRONIQUE.

Vésicatoires répétés, moxas; purgatifs, calomel à l'extérieur, surtout chez les enfans.

PROPHYLAXIE. (*Voyez* ANGINE.)

ONYXIS, ONGLE DÉVIÉ, INCARNÉ.

INDICATIONS. 1° Combattre l'affection de la matrice de l'ongle; 2° redresser l'ongle dévié ou en faire l'ablation; 3° déprimer ou détruire les chairs exubérantes.

Bourdonnets de charpie pour soulever l'ongle (*Fabrice*); arrachement (*Heister*); lame de fer-blanc sous le bord incarné (*Desault*), plaque de plomb (*Richerand*); amincir la partie moyenne, et à l'aide de deux petites plaques recourbées garnies d'un fil, rapprocher les extrémités du centre (*Dudon*), amincissement par le grattage et incision en ∨, rapprochement des bords de l'incision par un fil métallique (*Faye*); excision du bord opposé à celui qui est incarné (*Guillemot*), amincissement et ablation d'un tiers de l'ongle, pansement avec la myrrhe et l'aloès (*Blaquière*), incision du milieu de l'ongle avec de forts ciseaux, et ablation isolée des deux morceaux (*Dupuytren*); enlever le bourrelet de chairs, dans l'ongle incarné proprement dit (*Brachet* de Lyon); ablation en faisant une incision semi-circulaire à trois ou quatre lignes en arrière de la matrice de l'ongle (*Dupuytren*); caustiques (dangereux); brins de charpie introduits sous le bord de l'ongle et de plus en plus volumineux (*Blandin*); plaque de fer-blanc munie d'une gouttière et d'une bandelette de diachylon attachée à la plaque par un fil; le rebord de l'ongle est engagé dans la gouttière et la bandelette tournée autour de l'orteil en passant sur l'extrémité libre de ce levier du premier genre (*Labarraque* fils); amputation de l'orteil; cautérisation du bourrelet avec la potasse caustique et compression après la chute des eschares (*Bésuchet*).

PROPHYLAXIE.

Éviter les chaussures étroites, les marches forcées; se couper les ongles avec soin, propreté.

OPHTHALMIE.

INDICATIONS. 1° Détruire les causes qui ont produit ou entretiennent l'inflammation; 2° la combattre en elle-même; 3° prévenir ou combattre les accidens qui peuvent l'accompagner ou la suivre.

A. EN GÉNÉRAL.

1° Simple, externe et interne; conjonctivite, cornéite, sclérotite, chémosis.

Forme aiguë.

Enlever les corps étrangers avec un jet d'eau tiède, un stylet, un pinceau de poils de cha-

meau enduit de beurre , une curette, un anneau , la pointe d'un papier roulé , des pinces ;
aider l'extraction par une incision ; excision —
attraction des particules de fer, avec un aimant
(*F. de Hilden*), leur extraction avec une aiguille
à cataracte, sans perforer complétement la cornée ; racler avec soin la rouille qu'elles laissent
après elles ; redresser ou arracher les cils déviés.

Rappeler les maladies , les hémorrhagies brusquement supprimées.

Chambre obscure , bandeau sur les deux yeux;
8 à 20 sangsues autour de l'œil,—au dessous de
l'angle interne (*Scarpa*), aux tempes , derrière
les oreilles , à la face interne des paupières : saignées générales à l'angulaire, au pied, — à la ju-
gulaire(*Lassus*), coup sur coup (*Rognetta*); ventouses scarifiées à la nuque, derrière les épaules,
—artériotomie (*Ware*); scarifications, ou mieux,
excision des vaisseaux variqueux de la cornée ;
pédiluves simples , sinapisés , irritans , nitro-muriatiques ; ventouse des membres abdominaux
entiers (*Junot*); vésicatoires au bras , à la nuque , — sur les piqûres de sangsues (*Ware*), entre les épaules , — sur les paupières (*Velpeau*,
Little); frictions autour des paupières avec l'huile
de croton, la teinture de cantharides, la pommade stibiée (*Autenrieth*).

Délayans, diaphorétiques, vomitifs; *tartre
stibié en lavage (Scarpa)* : ♃ tartre stiblé vj gr.,
eau distillée ℥ vj, laudanum 3o gouttes, par cuillerée à bouche chaque demi-heure (*Rognetta*);
purgatifs; pilules bleues ou mercurielles v à x gr.,
trois fois par jour (*Anglais*); calomel jusqu'au
ptyalisme(*Anglais*), sans ptyalisme (*Gérard*) :
♃ extrait de semences de colchique vj gr., de
coloquinte vj gr., calomel xij gr. pour 6 pilules,
1 de demi-heure en demi-heure jusqu'à effet
purgatif (*Rognetta*); lavemens simples ou purgatifs; —tartre stibié à haute dose (*Laënnec*).

Collyres émolliens, de mauve, graine de lin,
mucilage de psyllium, farine de fenu-grec, — de
décoction des feuilles internes de la laitue (*Rognetta, Ware*) : ♃ extrait d'opium x gr., camphre vj gr., eau distillée ℥ xij ; — vaporisation
de quelques gouttes d'éther sur l'œil (efficace
dans le chémosis , *Ware*) : ♃ safran ℈ j, eau de
lin bouillante ℥ iv, laudanum ℈ j (*Jadelot*) :
♃ blancs d'œufs frais n° 2 , laudanum ℈ j, eau de

roses et de plantain q. s., étendez sur un linge
qu'on place sur l'œil (*Astruc*): ♃ thridace xij gr.,
eau distillée ℥ iv (*Guilbert*); belladone à l'extérieur et à l'intérieur(*Mandeville*): ♃ nitrate d'argent réactif 4 gouttes , eau distillée ℥ j , laudanum 2 à 3 gouttes (*Munaret*); collyre de sublimé
dans l'eau distillée (*Segond, Sandras*) : ♃ teinture de belladone ℈ j, eau de roses ℥ viij , acide
acétique ℈ ij, pour lotion (*Blaket*); acide hydro-
cyanique (*Milton, Antoni*); insufflation de calomel (*Dupuytren, Mayor, Frick*); eau d'euphraise (*Kranichfield*), à l'intérieur en teinture
1 à 2 gouttes : ♃ onguent napolitain ℈ ij , extrait
de belladone ℈ j, dissous dans eau ℈ ij, mêlez
(*Sichel*); onguent napolitain ℈ ij en frictions sur
le front (*Sichel*), les paupières , avec addition
de jusquiame, d'opium, de précipité rouge ℈ j,
de sulfate de cadmium ij à iv gr. (*Sichel*); préparations de tabac (*West*).

Cataplasmes émolliens, de mie de pain et safran, de farine de lin, avec opium ou belladone ,
ou une décoction de tête de pavot, cataplasmes
de pommes de reinette, de pulpe de carottes, de
fromage mou. — Eau fraîche (*Rognetta*), avec
extrait de Saturne, glace pilée,—eau aluminée
contre le chémosis (*Lindt*); cautérisations superficielles avec le nitrate d'argent (M) à la face
interne des paupières, sur les granulations ; ou
avec le sulfate de cuivre (*Sichel*).

Forme chronique.

Laisser l'œil à l'air, — le soir seulement (*Demours*); collyres d'eau de sureau, de roses, de
plantain avec le sulfate de zinc ij gr. par
once, le sous-acétate de plomb vj à xij gr., le
sulfate de cuivre ij à iv gr., le bol d'Arménie ij
à iv gr., le nitrate d'argent j gr. pour ℥ ij d'eau
distillée jusqu'à ℈ j (*Rognetta*); linges toujours
chauds (*Beer*); collyre avec sublimé un demi-gr.
à un gr. par once, sulfate de cadmium j à ij gr.,
ou pierre divine; instillations de laudanum pur
ou mitigé; pommades de Janin, de Lyon , de
Guthrie avec le nitrate d'argent, de la veuve Far-
nier, de Desault, etc., à l'angle des paupières ;

onguent mercuriel en frictions sur les paupières; crayon de nitrate d'argent : ♃ calomel vj gr., laudanum 6 gouttes, eau distillée ℥ j (*Pelletier*); vapeurs et lotions de café (*Amati*); essence de galbanum (*Arnold*) : ♃ précipité rouge et bol d'Arménie ‾ā ℥ ß, sucre blanc ℥ ß pour insufflations (*Bénédict*) : ♃ deutochlorure de mercure un demi-grain, poudre de gomme adragant xij gr., eau de roses ℥ ij, laudanum 9 gouttes (*Conradi*) : ♃ chlorure d'or ij gr., eau distillée ℥ vj , instiller quelques gouttes entre les paupières (*Jahn*); collyre gazeux ou poudre de Layson : ♃ sulfate de cuivre alumineux x à xv gr., eau de sureau ℥ iv, teinture d'opium simple ℈ j, extrait de saturne ℈ ß, mêlez (*Rust*) : ♃ vinaigre ℥ j, alcool affaibli ℥ ß, eau de roses ℥ viij; ou mixture camphrée ℥ iij , sulfate de zinc x gr., eau de roses ℥ j (*Scarpa*); huile essentielle de citron exprimée sur l'œil, trois à huit fois par jour(*Werlitz*); insufflations de calomel (*Fricke, Dupuytren*); eau d'euphraise officinale ;*Kranichfeld*) ; sachets de poudre aromatique (*Allemands*).

Quelques sangsues à l'anus, derrière les oreilles, à la face *externe des paupières* ; ventouses scarifiées ; vésicatoires au bras, à la nuque, fréquemment renouvelés; — séton à la nuque, entre les épaules (*Neumann*); poudre de racine de sénéga (*Ammon*); acupuncture (*J. Cloquet*); sublimé corrosif (*Dusaussoy*); solution huileuse de phosphore 2 gouttes par jour (*Hartmann*) ; extrait d'aconit (*Lœffler*); calomel jusqu'à salivation (*Tanchou*); purgatifs répétés , aloès, scammonée, coloquinte , résine de jalap, etc.; traitement spécial des maladies concomitantes ; ouverture des abcès extérieurs avec la lancette; — l'aiguille à cataracte (*Sichel*), nuisible (*Scarpa*); paracentèse, évacuation des humeurs de l'œil; cautérisation des ulcères *avec le nitrate d'argent* (très-efficace); destruction des veines variqueuses avec les caustiques.

Cataplasmes résolutifs, safranés , de pulpe de pomme camphrée, d'oseille, de cresson cuit dans son jus, arrosés d'acétate de plomb, d'un peu d'alcool camphré; poudre de camphre entre deux linges mouillés.

Diète plus ou moins sévère, alimens doux, végétaux; éviter les épices, le gibier, le vin, le café, les alcools, les poissons et coquillages peu frais.

Séjour au lit, la tête élevée, fermer les volets et les rideaux ; garde-vue. Lotions fraîches tous les matins ; éviter de fixer les corps lumineux, se garantir de la poussière, des poudres irritantes et émanations septiques, des vents violens, éviter le serein, surtout entre les tropiques, les plages sablonneuses, les vents violens, se tenir en garde contre l'humidité des pieds et les causes catarrhales en général. Entretenir la liberté du ventre, les écoulemens habituels ; craindre la brusque disparition des affections cutanées. — Boire le matin a jeun deux verres d'eau (*Demours*); verres colorés en bleu ou vert.

B. EN PARTICULIER.

1° Ophthalmie purulente des nouveau-nés.

Première période. Glace pilée (*Beck*), eau froide (*Ammon*), lait (*Carus*), lait de la nourrice,—émolliens (souvent dangereux); une sangsue près des paupières (*Rewes*), dangereux chez les nouveau-nés (*Carron du Villards*); antiphlogistiques actifs (*Laugier*); glace, sangsues, vésicatoires et purgatifs (*Rust*); compresse fine imbibée d'infusion de camomille (*Siebold*); liqueur de Baté étendue pour injections et applications (*Ware*); purgatifs et applications froides (*Weller*); sangsues, calomel et collyre d'acétate de plomb (*Wendt*); lotions d'eau fraîche acidulée de citron, et collyre d'infusion aqueuse de roses de Provins ℥ iv, suie préparée viij gr., jus de citron 4 gouttes (*Carron du Villards*) ; enduire l'angle interne de l'œil d'un corps gras. —Application de l'infusé concentré tiède de fleurs de sureau (*Heim*); injection entre les paupières d'un liquide astringent et sédatif, de sublimé et opium (*Beer*); d'eau camphrée (*Ware*), solution d'alun (*Lawrence*), nitrate d'argent à l'intérieur des paupières (*Sanson*), eau de Goulard tiède (*Doepp*) : ♃ chaux muriatée ℈ j, eau distillée ʒ vj (*Herzberg*) : ♃ axonge ʒ vj, nitrate rouge de mercure x gr. (*Wetch*).

Huile de ricin, calomel ; vésicatoire au bras, séton à la nuque ; excision de la conjonctive boursoufflée ; bains chauds ou de vapeur (*Dzondi*) ; tartre stibié et opium de demi-heure en demi-heure ; — frictions derrière les oreilles avec la teinture de cantharides (*Grenier*) ; fumigations de chlore (*Haase*) ; cataplasmes émolliens (*Kortum*) ; solution chaude de sublimé j gr., eau distillée ʒ viij, quatre à cinq fois par jour (*Mackensie*).

Deuxième période. ♃ extrait de saturne j à vj gr., eau de rose ʒ ij à vj, teinture d'opium ʒ β à j, pour laver les yeux toutes les deux à trois heures (*Ammon*) ; teinture d'opium appliquée avec un pinceau, et lavage avec la décoction de pavot. Collyre d'acétate de zinc ij gr., eau de roses ʒ ij (*Dewes*) ; sublimé et opium (*Doepp*) ; solution concentrée de nitrate d'argent (*Kennedy*). ♃ sublimé j gr., sel amm. ij gr., eau distillée ʒ iv, extrait de belladone j gr., mucilage de semences de coing ʒ ij (*Oesterleben*). ♃ calomel ij gr., fleur de zinc vj gr., extrait de ratanhia x gr., beurre frais ʒ j β à ij. — Cautérisation avec le nitrate d'argent (*Sanson*) ; sublimé un demi-grain, eau ʒ iv (*Schindler*) ; solution de chlorure de chaux (*Varley*) ; liqueur de Bate étendue (*Ware*). ♃ sulfate de zinc iv gr., eau distillée ʒ iv, mixture camphrée ʒ ij (*Wendt*). ♃ beurre frais ʒ ij, nitrate de mercure x gr., tuthie préparée vj gr., — pommade de Janin (*Beer*) ; infusion de fleur de sureau ℔ j, sulfure de zinc ℈ j. — Calomel uni à l'opium et onguent mercuriel uni au camphre (*Warner*) ; 2 blancs d'œuf battus avec l'alun, pour cataplasme ; — insufflations de calomel (*Dupuytren*), instillation de laudanum. ♃ chlorure d'or ij gr., eau distillée ʒ vj, quelques gouttes dans l'œil (*Jahn*) ;

chlorure de chaux (*Herzberg*). Tenir l'enfant dans l'obscurité et lui laver les yeux huit à dix fois par jour. — Calomel, tartre stibié et opium de quart d'heure en quart d'heure jusqu'au vomissement (*Dzondi*) ; purgatifs (*Kennedy*) ; vésicatoires à la nuque, derrière les oreilles (*Mackensie*).

2° Ophthalmie blennorrhagique.

Saignées larges, vésicatoire entre les épaules, diète sévère ; bougie dans l'urètre (*Astruc, Jourdan*) ; saignées locales abondantes, purgatifs et collyres de plus en plus astringens (*Sichel*) ; saignée trois fois répétée, pédiluves sinapisés, linges mouillés de décoction froide de tête de pavot sur les yeux, avec addition de belladone ; pénis enveloppé de cataplasmes émolliens, exposé à la vapeur ; eau de chiendent émétisé j gr. (*Luzardi*) ; antiphlogistiques énergiques, puis drastiques et émétique à dose nauséabonde (*Travers*) ; saignées, sangsues, fomentations froides, vésicatoire à la nuque ; calomel j gr. par heure, bougie enduite d'onguent de précipité rouge dans l'urètre, instillation de laudanum pur entre les paupières, qu'on nétoie avec soin. Frictions avec l'onguent mercuriel, opiacé, belladoné, — morphiné *Schoen*). Teinture de cantharides à l'intérieur et bougie de savon dans l'urètre (*Autenrieth*) ; bougie gonorrhéique et laudanum sur l'œil, deux fois par jour, avec un pinceau de poils de chameau (*Beer*). ♃ oxide noir de mercure ℈ ij, beurre frais ʒ ij, camphre en poudre gr. iv, pour enduire les paupières (*Bell*) ; sédatifs, opiacés, à l'intérieur et à l'extérieur (*Bénédict*) ; insufflations de calomel, et le soir, instillation de 2 gouttes de laudanum (*Dupuytren*) ; sublimé uni au tartre stibié (*Dusaussay*) ; fomentations de jusquiame et belladone, et collyre résolutif (*Most*) ; nitrate d'argent à haute dose, en collyre (*Velpeau*), comme *caustique* largement appliqué (*Sanson*) ; poivre cubèbe (*Velpeau* et *Roux*) ; mercure gómmeux de Plenck avec le lait, pour fomentations sur l'œil (*Reil*).

29

℥ blanc d'œuf, n° 1 , eau de roses ℥ iij (*Scarpa*), collyre avec le sublimé , — potion de Chopart. Sulfate de cuivre ou nitrate d'argent pour cautériser le boursoufflement des conjonctives (*Vetch*); excision de la conjonctive (*Wendt*); cautérisation aux mastoïdes avec le fer rouge (*Henneman*). ♃ opium 4 gr., extrait de jusquiame Ɔ ß , onguent mercuriel ℥ j , en frictions tous les soirs sur le sourcil (*Weller*); collyre aluminé (*Lawrence*).

3° Ophthalmie d'Égypte , ou purulente des adultes.

Eau froide, émissions sanguines, révulsifs puis fomentations tièdes avec l'opium et l'acétate de plomb (*Rust*); sangsues, astringens et caustiques (*Jauken*); émissions de sang et fomentations avec l'eau animée d'alcool camphré (*Kluyskens*); antiphlogistiques et tartre stibié (*Adams*); saignées générales, eau froide; poudre de Dower, onguent de précipité blanc (*Brach*); astringens d'abord, puis antiphlogistiques et révulsifs (*Decontray*); collyre de sublimé et d'acide pyroligneux; solution de muriate de baryte à l'intérieur (*Jaeger*), solution de sublimé 1 gr. dans eau ℥ viij (*Mackensie*); sulfate de cuivre (*O'Halloran*); x gr. de nitrate d'argent pour ℥ j d'eau (*Ridgway*); calomel, huile de ricin et quelques doses de sulfate de quinine, sans jamais tirer de sang (*Savage*); cautérisation avec le sulfate de cuivre (*Wernecke*), le nitrate d'argent (*Vacca, Berlingheri*). ♃ chlorure de chaux xxij gr. à ℥ iij, eau distillée ℥ j, en instillations, trois à dix fois par jour (*Varlez*).

4° Ophthalmie catarrhale.

Vêtemens chauds; sudorifiques, un ou deux purgatifs, collyre d'acétate de plomb (*Sichel*); solution de chlorure de chaux en instillations (*Varlez*). ♃ tuthie préparée xv gr., vitriol bleu 1 gr. et demi, précipité rouge vj gr. , beurre frais ℥ ij (*Vogel*); sachets de fleurs de sureau et camphre (*Weller*). ♃ sulfate de cuivre aluminé gr. j, acétate de plomb vj gr., eau de roses ℥ iij, d'amandes amères ℥ ß (*Schindler*). ♃ vitriol blanc Ɔ j, beurre frais ℥ ij (*Richter*); sel ammoniac avec tartre stibié dans une tisane diaphorétique; vapeurs et sachets aromatisés, collyre résolutif et vésicatoire à la nuque (*Most*); calomel et jalap, vésicatoire, collyre de deutochlorure de mercure (*Mackensie*); pommades ou collyres de *nitrate d'argent* à petite ou forte doses (*Graefe, Guthrie*, etc.). ♃ hydrochlorate d'ammoniac purifié xv gr. , sulfate de zinc pur ℈ ß, eau distillée ℥ v, adde, camphre dans ℥ j d'alcool, ix gr. (*Fischer*); diaphorétiques (*Birkamp*); frictions sur les paupières avec onguent mercuriel et extrait de belladone āā (*Laudau*); collyre saphyrin étendu de 2 pintes d'eau (*Taylor*), eau de roses et laudanum (*Behrends*), — émissions de sang, réfrigérans, purgatifs de jalap et calomel (*Beer*); lotions et fomentations de décoction de têtes de pavots; collyres et onguens mercuriaux (*Beck*).

5° Ophthalmie rhumatismale.

Pédiluves nitro-muriatiques (*Bartels*). ♃ chlorure d'or 2 gr., eau distillée ℥ vj, quelques gouttes dans l'œil (*Jahn*); saignée générale et locale, calomel uni à l'opium, frictions avec le laudanum, vésicatoires (*Mackensie*); antiphlogistiques et antimoniaux; évacuations sanguines, frictions sur le front avec onguent napolitain et belladone, gros comme une noisette, quatre fois par jour; vin de colchique à l'intérieur (*Sichel*); solution d'extrait de belladone (*Weber*); huile essentielle de citron (*Werlitz*) , sudorifiques et diurétiques. — Sachets aromatisés camphrés sur l'œil (*Beer*); gaïac, camphre, arnica (*Beer*); vinaigre de colchique ℥ ß à j; — quinquina (*Wardrop*); émétique, calomel, rhubarbe; instillation de laudanum, cautérisation avec le nitrate d'argent; — eau d'euphraise en collyre à l'intérieur, deux à trois gouttes de teinture (*Kranich-field*); évacuation de l'humeur aqueuse (*War-drop*). Traitement général de l'ophthalmie; quinquina et teinture de gaïac (*Barthez*); racine de sénéga (*Ammon*).

Tartre stibié à haute dose (*Fischer*); insufflations de calomel (*Fricke*). ♃ hydrocyanate de zinc 8 gr., laudanum ℈ j, gomme arabique ℥ ij, eau de laurier-cerise ℥ ß, de cerises noires ℥ iij, pour topique (*Kock*); frictions avec l'acétate de morphine (*Kock*); décoction de Zittmann (*Rust*). ♃ calomel vj gr., soufre doré d'antimoine vj gr., magnésie calcinée xij gr., gomme arabique pulvérisée ʒ j, mêlez et divisez en 24 paquets, pour deux ou six jours (*Sichel*).

8) **Ophthalmie varioleuse, exanthématique.**

—

Traitement général de l'ophthalmie. — *Incision et cautérisation des pustules dès leur naissance* (*Billard*). ♃ calomel 1 gr., soufre doré 1 gr., ciguë 4 gr., deux fois par jour (*Scarpa*); vapeurs du sel ammoniac sur l'œil; — vin blanc sucré en collyre, pommade de Janin; lavages fréquens, calomel (*Reil*).

7° **Ophthalmie scrofuleuse, rétinite.**

Collyre de sublimé (*Bonnet*), lotions d'eau de bignonia catalpa (*Fischer*), eau distillée d'opium et de roses āā ℥ ij, pierre divine j à ij gr. (*Græfe*); instillation de *laudanum* et collyres liquides, ou onguent de *nitrate d'argent* (*Sterlin, Landau*). ♃ chlorure d'or 2 gr., eau distillée ℥ vj (*Jahn*), fomentations froides continuées (*Jungken*). ♃ tartre stibié 3 p., cérat 4 p., en applications deux fois par jour, aux bras, derrière les oreilles (*Locher, Balber*). ♃ iodure de zinc 4 gr.,

eau ℥ iv en collyre (*Proutet*); essence de pimpinella en applications sur du linge (*Rahn*), fomentations froides avec une solution de borax (*Rust*); eau de laurier-cerise en collyre (*Sachs*); saignées locales, frictions d'onguent napolitain, collyres de borax, de sublimé (*Sichel*); extrait de jusquiame x à xx gr., beurre frais ℥ ij, en frictions (*Weber*); huile essentielle de citron (*Werlitz*). ♃ eau de roses ℥ vj, iodure de potassium ℈ ij, iode 1 gr., se laver quatre fois par jour (*Magendie*). ♃ hydrocyanate de zinc 8 gr., eau de cerise ℥ iij (*Kock*); calomel avec le pinceau ou en insufflation (*Fricke*); collyre de nitrate d'argent. ♃ oxide rouge de mercure et camphre en poudre āā xij gr., axonge ℥ j (*Ouvrard*). ♃ beurre frais ʒ ij, calomel xij gr., camphre viij gr., tuthie préparée xv gr., beurre de cacao ʒ ß; gros comme une tête d'épingle, le soir (*Jadelot*); extrait de datura stramonium en topique (*Meyer*).

Garde-vue, obscurité. *Voyez* HYGIÈNE DE L'OPHTHALMIE.

Quelques sangsues, exutoire au bras ou à la nuque; purgatifs, toniques, antiscrofuleux, — belladone en poudre ℥ gr. par jour (*Dupuytren*), infusion de houblon avec une cuillerée de sirop antiscorbutique; — eau de chaux ʒ iij deux fois par jour pendant plusieurs mois (*Scarpa*); éthiops martial x à xxx gr. (*Cooper*); préparations d'iode (*Lugol*); teinture d'euphraise 2 gouttes. ♃ éthiops antimonial 144 gr., résine de gaïac 72 gr., mêlez et divisez en 24 paquets (un à huit par jour, *Sichel*); extrait de ciguë (*Dzondi*); vaccination (*Ermisch*); charbon (*Fischer*); hydrochlorate d'or à haute dose (*Vering*); teinture du sumac vénéneux 4 gouttes, dans eau ℥ ij, par cuillerées (*Lichtenfels*); sulfate de quinine (*Middlemore*); calomel (*Rambach*); eau de Sedlitz, antiscrofuleux (*Sichel*). *Voyez* SCROFULES.

ORCHITE, DIDYMITE.

INDICATIONS. 1° Apaiser l'inflammation ; 2° aider la résolution.

A. IDIOPATHIQUE.

1° État aigu.

Saignée générale, sangsues, cataplasmes émolliens, bains de siége, légers résolutifs, solution d'hydrochlorate d'ammoniaque ℥ j pour ℔ ij'; ouverture de quelques veines du scrotum ; calomel et poudre de Dower (*A. Cooper*) ; application de la glace pendant douze à quinze heures (*Houdé*) ; lavemens de graine de lin et d'huile de jusquiame cuite (*Ritter*).

2° État chronique.

Onctions mercurielles simples ou camphrées, hydriodatées, ammoniacées, emplâtres de Vigo, de diachylon ; compression à l'aide de bandelettes de sparadrap (*Fricke*), de sparadrap de Vigo (*Ricord*), d'une poire en caoutchouc (*Baudens*) ; cataplasme de farine de seigle, de terre cimolée ; fumigations de cinabre, vinaigre, succin, myrrhe, etc., cataplasme de plantes marines, lotions d'eau de mer; bougies (*Ramsden*); ponction de la tunique vaginale (*Velpeau*). ♃ ciguë ℥ p., calomel 1 p., faites pilules de 1 gr., à prendre deux, matin et soir, en augmentant progressivement, aidés de frictions mercurielles jusqu'à la salivation (*Devergie, Lʒporte*); mercuriaux à l'intérieur (*Brodie*), frictions avec la pommade de proto-iodure de mercure ℥ j pour axonge ℥ iv, à prendre ℥ ß pour chaque friction ; ♃ calomel iij gr., opium 1 gr., deux fois par jour ; purgatif tous les quatre jours (*A. Cooper*); sangsues deux fois par semaine, fomentations avec solution d'acétate d'ammoniaque ℥ v, alcool ℥ j;—iode à l'intérieur (*De Salle*), muriate de baryte (*Hufeland*) ; pilules de ciguë et de

belladone, frictions avec le baume opodeldoch pétrolé (*Tort*) ; position horizontale long-temps continuée (*A. Cooper*) ; suspensoir bien appliqué. *Voyez* SARCOCÈLE.

B. SYMPTOMATIQUE.

Testicule vénérien : ♃ emplâtre diachylon ℥ j, savon d'Espagne ℥ ß (*Besnard*) ; décoction d'ononis spinosa (*Chiappa*) ; bougie irritante dans l'urètre (nuisible *Cullerier*) ; antiphlogistiques simples ; frictions avec l'huile laudanisée, le cérat de belladone ; flanelle sèche recouverte de taffetas, puis frictions mercurielles ; fumigations acétiques et lotions iodées; ♃ axonge ℥ j, hydriodate de potasse ℈ ß, extrait de belladone ℈ j (*Cullerier*); compression légère avec une flanelle imbibée d'huile de camomille camphrée, et bougie enduite de solution opiacée, dans l'urètre (*Larrey*); vomitifs (*Mitchell*); baume de copahu à haute dose (*Blaud, Ribes*) ; immersion des testicules dans l'eau de chaux, la verge plongeant dans le lait tiède (*Vogel*) ; alcool de térébenthine (*Werneck*) ; pilules de Beloste, purgatifs soutenus; tisane dépurative, sudorifique et pilules avec : sublimé un huitième à un demi-gr., opium un demi-gr., extrait de gaïac ij gr. (*Dupuytren*); ♃ *extrait de ciguë et jusquiame* ā ā ℈ j, *proto-chlorure de mercure et soufre doré* ā ā ℈ j ; faites 72 pilules, de deux à douze par jour (*Reynaud* de Toulon).

Testicule scrofuleux : antiscrofuleux, iode ;— brome (*Pourché*) ; soins hygiéniques. *Voyez* SCROFULES.

PROPHYLAXIE.

Éviter les coups, les froissemens des testicules ; surveiller la brusque disparution des adénites, la cessation de la blénorrhagie, la suppression instantanée des irritations cutanées voisines ; éviter les courses, l'équitation, la danse, la fatigue pendant la durée des blennorrhagies.

Régime doux, végétal, lacté ; repos horizontal, suspensoir bien fait dont les chefs postérieurs seront ramenés au devant des aines (*A. Cooper*). *Voyez* SARCOCÈLE.

OREILLON, PAROTITE.

INDICATIONS. 1° Aider la résolution ou favoriser la suppuration ; 2° prévenir sa métastase, 3° le rappeler à son siége primitif, s'il a brusquement disparu, et qu'il donne des inquiétudes dans son nouveau siége.

A. IDIOPATHIQUE.

1° État aigu.

Boissons chaudes et diaphorétiques ; infusions de bourrache, de sureau ; lavemens émolliens, pédiluves sinapisés, cataplasmes émolliens, — ouate de coton, flanelle (*Richter*) ; huile tiède ; saignées réservées, sangsues répétées.

2° État chronique.

Frictions avec la pommade mercurielle, la solution de savon dans l'alcool, l'hydriodate de potasse (souvent nuisible), pommades iodées ; — douches d'eau chaude (*Archigène*), de vapeurs émollientes ou résolutives ; emplâtre de ciguë ,

de Vigo ; ouverture des abcès, extirpation de la glande.

B. SYMPTOMATIQUE.

Diaphorétiques stimulans, infusions de serpentaire de Virginie, de menthe, d'arnica avec addition d'acétate d'ammoniaque ; purgatifs (nuisibles (*Hamilton*) ; vésicatoire ou potasse caustique sur la glande pour y fixer la fluxion ; cataplasmes maturatifs d'ognons de lis, d'oseille, d'ognons ordinaires cuits sous la cendre et mêlés au levain ; ouvrir de bonne heure l'abcès avec l'instrument ou la pierre à cautère (*Murat*).

PROPHYLAXIE.

Se garantir avec soin du froid et de l'humidité ; prévenir la métastase.

Régime tenu, rafraîchissant, repos.

ORGEOLET.

INDICATIONS. Résoudre l'inflammation ou faciliter l'issue du pus.

Glace pilée, cautérisation légère avec la pierre infernale ; cataplasmes de plantes émollientes saupoudrées de safran, de pulpe de pomme de reinette cuite ; bains mucilagineux, mouche de diachylon ; incision (peu utile) ; collyre de sulfate de zinc.

PROPHYLAXIE.
—

Éviter les courans d'air, les alimens échauffans, les épices, les alcools ; tenir le ventre libre ; usage du tabac ; se garantir les yeux des
poussières irritantes ; conserves.

OSTÉITE.

INDICATIONS. 1° Rechercher la cause de la
maladie; 2° combattre l'inflammation; 3° favoriser la résolution de l'hypérostose, ou
détruire la carie.

A. EN GÉNÉRAL.

Sangsues tous les trois ou quatre jours, bains,
narcotiques, émolliens; sudorifiques avec addition de quelques grains de potasse ou de soude
(*Boyer*); frictions ammoniacales, mercurielles ;
emplâtre de Vigo, de diachylon, de savon, ciguë, diabotanum ; applications rubéfiantes et
épispastiques, cautères, séton ; ouverture large
du foyer et cautérisation avec le fer rouge; douches de vapeurs simple et aromatique, bains
alkalins, hydro-sulfureux, eaux ferrugineuses,
iodurées ; caustiques liquides (nuisibles), cautère actuel (préférable); ablation de l'exostose
avec la scie, la gouge, le maillet, les tenailles ;
pansemens avec la charpie imbibée d'huile essentielle de térébenthine, de teinture d'euphorbe,
de myrrhe et d'aloès ; résection ou amputation.
Voyez EXOSTOSE, CARIE. Traitement syphilitique, scrofuleux.

B. EN PARTICULIER.

1° **Indurée.** (*Voyez* EXOSTOSE.)
2° **Suppurée.** (*Voyez* CARIE.)
3° **Gangrénée.** (*Voyez* NÉCROSE.)
4° **Cancéreuse.** (*Voyez* OSTÉO-SARCOME.)

5° **Fongueuse.** (*Voyez* SPINA VENTOSA.)
6° **Avec ramollissement.** (*Voyez* RACHITIS.)
7° **Vertébrale, mal de Pott.** (*Voyez* CARIE.)
8° **Articulaire.** (*Voyez* TUMEUR BLANCHE.)

PROPHYLAXIE.
—

Éviter l'influence des agens irritans sur les os;
pansement convenable des plaies où les os sont
à nu ou dénudés; traitement méthodique des
scrofules, de la syphilis, etc. Repos, position,
régime.

OSTÉOCOPES (DOULEURS).

INDICATIONS. 1° Détruire la cause; 2° calmer la douleur.

TRAITEMENT GÉNÉRAL.

Mercuriaux, *sudorifiques*, préparations d'or;
décoction de mézéréum ℥ ij, pour eau ℔ iij,
à prendre trois verres par jour; narcotiques.
Voyez SYPHILIS.

TRAITEMENT LOCAL.

Bains simples et aromatiques, *bains d'étuve
sèche et humide*, fumigations aromatiques et sulfureuses ; frictions d'onguent mercuriel, de
graisse de renard (*Phrisius*), d'huile de vers de
terre cuits dans le vin, de rue, de scorpion,
vipère; sachets de soufre trempés dans le vinaigre aromatique ; fomentations de jusquiame,
mandragore, morelle, solution d'opium, de sublimé ;— bains de marc de raisin (*Cruveilhier*);
sangsues, saignées; cautère, séton, vésicatoires

répétés ; trépanation de l'os (*Astruc*) , dangereux.) *Voyez* Syphilis.

affaibli (*Pearson*), iode ; palliatifs, opium, morphine.

PROPHYLAXIE. (*Voyez* Scrofules et Syphilis.)

Vêtemens de flanelle sur la peau , se garantir
avec soin de l'humidité et du froid ; éviter les
écarts de régime , surtout les épices et les alcools.

OSTÉO-MALAXIE, RAMOLLISSEMENT DES OS.

INDICATIONS. Rendre aux os leur résistance normale.

Coucher les malades sur des lits durs , des
matelas de plantes aromatiques, tenir les membres étendus ; exercices gymnastiques appropriés, machines orthopédiques diverses. *Voyez*
Rachitis.

PROPHYLAXIE. (*Voyez* Rachitis.)

OSTÉO-SARCOME, CANCER DES OS.

INDICATIONS. 1° Détruire ou retrancher
les parties malades ; 2° pallier, calmer les
douleurs ; 3° modifier la constitution.

EN GÉNÉRAL.

Saignées locales, narcotiques , préparations
mercurielles et antimoniales ; tisanes de salsepareille , d'orme pyramidal ; quinquina , muriate
de baryte et de chaux ; bains de mer ; préparations de cuivre, zinc, arsenic ; acide sulfurique

EN PARTICULIER.

1° Des membres.

Amputation dans la contiguité , sur l'os sain ;
résection.

2° Des mâchoires.

Enlever les fongosités , retrancher les parties
malades avec une forte lime , des tenailles incisives, le couteau lenticulaire ; rugination ; cautérisation avec le fer rouge ; résection de toute
la partie malade, procédés de Dupuytren, Gensoul, Delpech.

PROPHYLAXIE. (*Voyez* Cancer.)

OTALGIE.

INDICATIONS. Calmer la douleur névralgique.

Éponger la tête pendant un quart d'heure
avec l'eau chaude, puis frotter avec des flanelles
chaudes jusqu'à ce qu'elle soit bien sèche et la
couvrir d'une autre flanelle bien chaude aussi ou
d'une calotte de taffetas gommé ; si les cheveux
sont longs, cataplasme entre deux linges, de tige
de verveine écrasée, cuite dans le lait et liée
avec la farine de lin, appliqué sur la joue et l'o-
reille ; vapeurs de liqueurs d'Hoffmann dirigées
vers l'oreille ; emplâtre de savon noir , petit vésicatoire, ou emplâtre opiacé , de thé riaque sur

la tempe (*Itard*) ; opium dans l'oreille (dangereux) , camphre (M.) ; injections d'eau tiède ou de graine de lin avec quelques gouttes de baume tranquille ; ♃ huile de succin rectifiée 20 gouttes, eau-de-vie camphrée ℥ ℔ , teinture de castoréum ℥ j ; faites chauffer, et injectez 5 à 6 gouttes matin et soir ; vératrine, aconitine en frictions (*Turnbull*). *Voyez* NÉVRALGIES.

PROPHYLAXIE.

Prévenir l'influence du froid, chaussons de laine, coton dans les oreilles ; éviter les suppressions brusques de la transpiration, surtout de la plante des pieds, les rétrocessions exanthématiques, etc.

OTITE.

INDICATIONS. 1° Combattre l'inflammation avec activité, si elle est franche ; 2° modifier la constitution par un traitement spécifique, si elle dépend d'une maladie constitutionnelle.

1° ÉTAT AIGU.

Saignée générale (*Itard*), sangsues nombreuses derrière les oreilles ; injections avec la décoction de plantain opiacée ; bourdonnet de coton contenant iij gr. de camphre ; cataplasme de verveine derrière l'oreille ; proscrire les narcotiques, s'il y a écoulement ; émolliens, instillation de lait tiède, vapeurs émollientes, cataplasmes de graine de lin ; faciliter l'écoulement du pus par la trompe d'Eustache, en faisant gargariser le malade avec force, en lui faisant expirer avec effort la fumée de tabac, la bouche et les narines fermées, en exposant la bouche ouverte aux vapeurs émollientes, en injectant la

trompe ; perforer le tympan à sa partie antérieure et inférieure avec un stylet d'écaille, le perforateur de Deleau ; révulsifs drastiques, rhubarbe et aloès ; poudre sternutatoire de muguet, bétoine, de Saint-Ange, mêlées avec le tabac ; injections d'eau de Barége artificielle, instillation de potasse caustique ℥ ij , dans eau de roses ℔ ij, — de décoction de genièvre (*Double*), 10 à 12 gouttes de teinture de digitale dans l'oreille (*Lehmann*) ; eau froide sur le col (*Reuss*) ; frictions mercurielles aux mastoïdes (*Rust*) ; injection d'une solution de sulfate de zinc (*Saunders*).

2° ÉTAT CHRONIQUE. (*Voyez* OTORRHÉE.)

PROPHYLAXIE.

Extraire les corps étrangers du conduit auditif, noyer les insectes dans l'huile ; entretenir les sécrétions normales, prévenir la brusque disparition des exanthèmes, combattre énergiquement l'angine intense ; éviter avec soin les changemens brusques de température ; tenir le ventre libre, s'abstenir d'alimens échauffans.

OTORRHÉE.

INDICATIONS. 1° Détruire la cause ; 2° arrêter l'écoulement.

1° SÈCHE.

Sangsues, ventouses scarifiées derrière les oreilles, vésicatoires volans et successifs ; injections émollientes, légèrement chlorurées. ♃ baume tranquille ℨ j , huile de camomille ℨ ß, infusion de millepertuis ℥ ij, pour injections; moxa, séton à la nuque; purgatifs légers, tisane de houblon, sulfureux.

Régime doux, abstinence de vin et café, de liqueurs; éviter le froid aux pieds et à la tête.

2ª HUMIDE, MUQUEUSE, PURULENTE.

1° Sucs d'herbes deux verres le matin; infusion de chicorée avec tartrate de potasse ℥ ß, par pinte; 2° infusion de quinquina et pilules de Bacher, jusqu'à production de trois à quatre selles; faire raser la tête, la frotter et l'envelopper d'une calotte de taffetas ciré, séton à la nuque; 3° injections auriculaires avec l'eau simple ou miellée, puis avec une décoction de patience avec un sixième de miel rosat, ou avec le suc de petite joubarbe cuite; 4° puis, avec addition d'alun Ə j par pinte ou collyre de Lanfranc ℥ ij, l'eau de Balaruc ou de Baréges; 5° si l'écoulement disparaît subitement : appliquer un pain chaud sur le côté de la tête, et injection d'une solution de deutochlorure de mercure iij gr., dans eau tiède ℥ viij (*Itard*). Ventouses ; injections par la trompe (*Deleau*); extrait de camomille ℨ j, dans une pinte de décoction de salsepareille, ou sirop de trèfle d'eau ℥ ij matin et soir (*Itard*); perforation du tympan pour donner issue au pus ; injections avec une solution de potasse ℥ j pour eau ℔ j (*Itard*). ♃ fiel de bœuf ℨ iij , baume du Pérou ℨ j, quelques gouttes dans l'oreille (*Smith*). ♃ potasse caustique j gr., eaux de chaux ℨ vj, teinture d'opium ℨ ß; quelques gouttes dans l'oreille (*Vogt*). ♃ sulfate de zinc ij gr., eau de genièvre ℥ ß , liqueur de myrrhe ℨ j (*Vogt*); injections de décoction de gaïac ℥ iv , et nitrate d'argent x gr. (*Véring*); solution de sel de cuisine dans l'eau de roses, pour deux injections, de cinq minutes chaque (*Stevenson*); injections aromatiques astringentes (*Maurichau-Beaupré*), d'une solution de nitrate d'argent (*Buchanan*), d'eau de créosote ℨ j pour ℔ ij (*Coen*), de su-

blimé (*Amelung*); insufflation de calomel (*Heim*).

PROPHYLAXIE. (*Voyez* OTITE.)

OVARITE.

INDICATIONS. 1° Combattre l'inflammation et ses suites.

Antiphlogistiques ordinaires, saignée, sangsues à l'anus, dans la fosse iliaque; émolliens en tisanes, lavemens, cataplasmes, bains; eaux minérales, douches de Baréges; moxa, séton; iode, mercure en frictions; calomel, saponaire, salsepareille à l'intérieur.

Ouvrir de bonne heure les abcès, avec la potasse caustique; extirpation des ovaires (opération grave).

PROPHYLAXIE.

Lieu sec et chaud, exercice modéré; entretenir régulièrement le flux menstruel; flanelle sur la peau, moyens hygiéniques généraux.

OZÈNE.

INDICATIONS. 1° Rechercher la cause et la combattre; 2° détruire la mauvaise odeur.

A. DU NEZ.

1° Catarrhale, simple.

Inspirations et fumigations émollientes, ou légèrement résolutives, d'eau de fraisier; ♃ poivre cubèbe ℥ ij , baume de Tolu vj gr., sirop de baume du Pérou et jus de réglisse āā ℥ j, gomme arabique q. s. pour tablettes de x gr. (*Spitta*); décocté concentré de salsepareille (*Brisbam*); cautérisation avec le nitrate d'argent (*Cazenave*). ℞ chlorure de chaux liquide une demi-cuillerée, eau pure ℥ iv, pour injections (*Horner*); laudanum sur les ulcérations (*Naumann*).

2° Par mauvaise conformation.

Inspirations d'eau tiède (*Mérat*).

3° Sordide.

℞ poudre de charbon , de quinquina, de myrrhe āā ℥ j, pour priser en guise de tabac (*Meyer*); courant d'acide carbonique (*Percival*); inspiration d'eau chlorurée.

4° Par cause syphilitique.

Antisyphilitiques continués jusqu'après la guérison ; préparations d'iode (*Lugol*), chlorure d'or (*Chrestien*), salsepareille (*Brisbam*), sirops dépuratifs ; purgatifs.

Injections émollientes, d'eau d'orge miellée, de solution de sublimé, d'acide acétique, d'eau créosotée (*Smith*); cérat opiacé; cautérisation avec le nitrate d'argent, le fer rouge introduit dans une canule (*Celse*), fer chauffé légèrement (*Fabrice*); inspiration de vapeurs de cinabre; poudre sternutatoire avec un vingtième de calomel; cautérisation, puis poudre d'ellébore et plaques de plomb (*Hipp.*). ℞ protochlorure de mercure xxiv gr., oxide rouge xij gr., sucre candi ℥ ß ; à prendre six à huit prises par jour (*Trousseau*); liqueur de cuivre ammoniacale de Kœcklin.

5° Par cause scrofuleuse.

Iode et hydriodate de potasse (*Blaud*); amers, élixirs de Peyrilhe , etc. *Voyez* Scrofules.

6° Par cause herpétique.

Eau de Barége , amers , antimoniaux , soufre en vapeurs; moyens précités. *Voyez* Ozène catarrhale.

7° Par cause scorbutique. (*Voyez* Traitement du Scorbut.)

B. DU SINUS MAXILLAIRE.

Injections émollientes, ou détersives, ou astringentes, ou désinfectantes, par l'ouverture naturelle du sinus (*Jourdain*), perforation par l'extraction d'une dent molaire,—par la fosse canine avec le trépan perforatif (*Desault*).

PROPHYLAXIE.

Traitement approprié à la syphilis , au scrofule , au scorbut, etc. ; soins de propreté; renoncer au tabac; faire usage de chlorures désinfectans ; se préserver de l'humidité aux pieds et à la tête , calotte de taffetas ciré, se boucher les oreilles; bourdonnets chlorurés à l'entrée des narines.

Air pur, climat chaud , éviter les poussières irritantes.

PALATITE. *Voyez* ANGINE.

PALPITATIONS.

INDICATIONS. En rechercher la cause et la combattre.

1° CHLOROTIQUES ET ANÉMIQUES.

Toniques, *ferrugineux*, malate, tartrate, lactate, — sous-carbonate de fer ℨ ß à ℨ j (*Albertini*).

Régime nutritif, exercice modéré, bains de mer. *Voy.* CHLOROSE.

2° HYPERTROPHIQUES.

Émissions de sang; sédatifs, — datura stramonium (*Amelung*), digitale, etc. *Voyez* HYPERTROPHIE.

3° PLÉTHORIQUES.

Saignée large, sangsues à la région précordiale, boissons rafraîchissantes ; diète, régime ténu.

4° NERVEUSES.

Antispasmodiques : éther sulfurique 8 à 10 gouttes sur du sucre : ℞ infusions de feuilles d'oranger ℨ iv, éther ℨ ß, laudanum 20 gouttes, sirop d'oranges ℨ j, teinture de digitale 10 à 20 gouttes, pour une potion; musc, valériane, asa-fœtida, camphre, infusion à froid de digitale, à doses progressives, — acide hydrocyanique médical 10 à 20 gouttes (*Maclead*); lavemens de sirop d'asperges ℨ j (*Gordon*); développer une fièvre intermittente (*Caille*) : ℞ teinture de digitale ℨ j ß, succinate d'ammoniaque ℨ ß, laudanum de Sydenham ℈ j, à prendre plusieurs gouttes trois fois par jour *chez les enfans* (*Gœlis*); taxus baccata (*Graefe*) : ♃ acide hydrocyanique ℈ j, eau distillée ℥ vj, sucre blanc ℥ ß, 1 cuillerée matin et soir (*Magendie*); inspiration de l'air qui a passé sur des feuilles de digitale (*Solon*); bains prolongés, boissons froides, glace sur le cœur, emplâtre de belladone; frictions avec l'éther acétique à la même région. Marche lente, puis plus rapide, — marche cadencée (*Récamier*).

bains locaux tièdes, cataplasmes laudanisés; amincir l'ongle et l'inciser dans le cas où le panaris s'est développé au dessous; onctions mercurielles (*Miquel*).

Émolliens, narcotiques, sudorifiques, antiseptiques, etc., saignée. — Poudre de racine de tormentille unie au jaune d'œuf et appliquée sur un linge, qu'on recouvre d'un cataplasme après son application (très-vanté par *Morin*, de Rouen).

Régime nourrissant ou ténu en raison de la cause; éviter toutes les excitations morales, la colère, les passions tristes, les exercices fatigans, la marche ascendante; renoncer aux plaisirs vénériens.

Habiter la campagne, air pur plutôt dans une vallée que sur un lieu élevé; distraction, lecture, gaieté, musique;—marche quotidienne sur un terrain plane, augmentée progressivement (*Cruveilhier*); briser une feuille de laurier-cerise dans l'eau de la boisson, eaux gazeuses; exutoire en permanence.

Régime plus ou mois sévère, pansement simple des plaies des doigts; éviter l'usage des corps gras, des huiles rances; extraire immédiatement les corps étrangers introduits sous la peau.

PANCRÉATITE.

INDICATIONS. 1° Calmer l'inflammation; 2° résoudre les engorgemens chroniques.

1° ÉTAT AIGU.

Émissions sanguines générales et locales; boissons rafraîchissantes, bains, cataplasmes émolliens, lavemens mucilagineux; ventouses scarifiées; minoratifs; vésicatoires à l'épigastre; — diaphorétiques (*Mondière*); camphre (*Heinecken*).

PANARIS.

INDICATIONS. 1° Juguler l'inflammation; 2° remédier à ses suites.

Applications d'urine, de fiente d'animaux, introduction du doigt dans l'oreille d'un chat; trochisques de sublimé de Joubert et Fabre, potasse caustique de Luc;— eau froide (*Aetius*) (anciens).

Bains d'eau glacée prolongés, d'une forte solution d'opium; vésicatoire, potasse caustique, chlorure d'antimoine; *débridement* des parties enflammées fait de bonne heure (*Bégin*); sangsues, applications émollientes, narcotiques,

2° ÉTAT CHRONIQUE.

Masticatoires et frictions mercurielles(*Berlioz*); élixir acide de Haller (*Harles*); chlore; vésicatoires à l'épigastre : ♃ gomme ammoniaque, extrait de petite centaurée, fiel de bœuf, savon médicinal, poudre de racine de gingembre āā ℥ j, pour 150 pilules, 10 trois fois par jour : ♃ hydriodate de potasse ℥ j, savon médicinal ℈ ij, eau de roses et huile de cajeput āā ℥ ij, onguent rosat ℥ vj, en frictions trois fois par jour (succès, d'après *Rieeke*).

PROPHYLAXIE.

Traiter convenablement les irritations chroniques des voies digestives ; surveiller les parotites et prévenir leur brusque disparution. Température sèche et chaude, habitation à la campagne, soins généraux d'hygiène.

PARACOUSIE. *Voyez* DÉPRAVATIONS DE L'OUÏE.

PARALYSIE.

INDICATIONS. 1° Rechercher la cause de la maladie et la combattre ; 2° ranimer le sentiment et le mouvement.

A. EN GÉNÉRAL.

Bains chauds, sulfureux, de sable, de marc de raisin, de sang de bœuf, de mer, de vapeurs aromatiques ; douches d'eaux thermales ou de lessives alcalines ; frictions sèches avec l'alcool, la teinture de cantharides, les linimens ammoniacaux, le baume de Fioraventi : ♃ savon médicinal râpé ℥ j, esprit de serpolet ℔ iv, huile essentielle de térébenthine ℔ ß, ammoniaque liquide ℥ ij à ℥ j, pour frictions (*Anglais*) : ♃ liniment ammoniacal ℥ iij, camphre en poudre ℥ iij, teinture de cantharides 30 gouttes pour frictions (*Italiens*), liniment phosphoreux (*Cruveilhier*) ; urtication (*Setti*), flagellation,—poils du dolichos pruriens (*Graefe*), acupuncture ; ventouses sè-

ches ou scarifiées, vésicatoires volans, moxas, sétons, cautères ; galvanisme (*Sue*), électricité; applications du fer rouge ; delphine, vératrine ℔ ℥ pour ℥ j d'axonge, en frictions ; alcool de noix vomique ℥ j, pour frictions ; strychnine sur la peau dénudée un huitième à un quart de gr. et plus progressivement.

Strychnine à l'intérieur, un douzième à un huitième de gr. jusqu'à 2 gr., trois fois par jour (*Bardsley*, etc.), noix vomique (*Fouquier*, *Gendron*, etc.), extrait alcoolique de noix vomique un demi-gr. à iv gr. par jour (*Magendie*); brucine en pilules j à iij gr. ; — iode j gr. par jour (*Lugol*); phosphore (*Hufeland*, *Franck*); rhus radicans, teinture 1 à 9 gouttes, matin et soir (*Dufresnoy*, *Duncan*, etc.) : ♃ sumac vénéneux en poudre j gr., poudre de réglisse ℥ j, rob de sureau q. s. pour 14 pilules, à prendre 1 tous les quatre heures (*Brera*); fleurs d'arnica (*Collin*) : ♃ teinture de capsicum annuum, de coloquinte, āā ℥ j, d'arnica ℥ ij, huile de sabine ℥ ß, à prendre 10 à 15 gouttes trois fois par jour (*Horn*); cantharides en poudre un demi-gr. à ij gr. par jour (*Vaughan*) ; belladone (*Jahn*). Moyens moraux, émotion morale vive.

Invétérées.

Iodate de strychnine un huitième de gr. en pilules, en augmentant jusqu'à j gr. (*Magendie*, circonspection) : ♃ huile phosphorée aromatique et axonge en frictions, à l'intérieur, huile phosphorée 20 à 25 gouttes, pendant quatre à cinq jours ; huile de fleurs d'arnica 4 gouttes dans liqueur d'Hoffmann ℥ ß, 4 à 12 gouttes toutes les deux heures (*Schneider*).

PROPHYLAXIE, RÉGIME.

Alimentation saine, tonique, vin généreux, bierre, café, viandes rôties, végétaux frais ;

climat chaud, air sec, appartemens exposés au soleil; vétemens de laine; exercices spontanés ou communiqués, billard, équitation, volant, roulement de la voiture, du fauteuil, balance-ment, navigation; frictions sèches, massage; entretenir le ventre libre, rappeler les écoule-mens supprimés, les cutites rétrocédées; usage du tabac à priser.

1° Hystérique.

Bains froids, affusions froides; huile essen-tielle de térébenthine, ammoniaque liquide; musc, ciguë, castoréum, asa-fœtida, succin.

2° Rhumatismale.

Mercure à l'intérieur, — frictions de sublimé jusqu'à la salivation (*Goeden*); émétique (*Osann*), teinture de pyrèthre 40 gouttes toutes les deux heures (*Kopp*); vésicatoire; — huile de morue (*Schuppmann*); urtication (*Setti*); muriate d'or un seizième à un dixième de gr. (*Spiritus*).

3° De la langue.

Huile de cajeput 8 gouttes toutes les trois heu-res, dans l'infusion de mélisse (*Abrahamson*); moyens généraux.

4° Paraplégie.

Strychnine (*Bardsley*); sangsues à l'anus (*Bi-rago*); tourniquet appliqué quatre fois par jour,

pendant une demi-heure chaque fois (*Calhoun*); application du fer rouge aux lombes (*Klein*), de la potasse caustique (*Pott*); fumigations d'huile pyrocarbonique (*Lucas*); moyens pré-cités.

5° Saturnine.

Nitrate d'argent (*Robert*), mercure (*Franck*). *Voy.* COLIQUE DE PLOMB.

6° Hémiplégie.

Cautère ouvert avec le bistouri sur la suture sagittale, près la suture lambdoïde; lavemens d'infusé de valériane avec l'asa-fœtida (d'*Al-quen*). *Voyez* APOPLEXIE et les diverses para-lysies.

PARAPHIMOSIS.

INDICATIONS. 1° Détruire l'étranglement; 2° combattre les accidens.

Réduction avec les doigts, le gland étant huilé, massage du gland; inciser les plis du pré-puce sur le dos de la verge; glace, lotions froi-des (nuisibles); bains prolongés, fomentations émollientes, saignée locale, scarifications; te-nir le pénis relevé, repos, délayans.

Gangrène. Émolliens, repos, diète (*Culle-rier*); chlorures alcalins, antiseptiques (rarement indiqués).

Induration. Excision des tubercules avec les ciseaux, le bistouri; solution d'acétate de plomb, tannin; émolliens, sangsues; frictions hydriodatées.

TREMBLEMENT GÉNÉRAL.

TREMBLEMENT GÉNÉRAL.

—

Bains sulfureux frais ou froids; antispasmodiques.

PROPHYLAXIE.

—

Éviter de découvrir le gland, surtout dans les cas de phymosis; calmer par des moyens convenables l'inflammation de cet organe; tenir la verge relevée.

CRAMPES.

—

Opium.

FOLIE. (*Voyez* ALIÉNATION MENTALE.)

PAROTITE. *Voyez* OREILLON.

PARULIS. *Voyez* ÉPULIE.

PELLAGRE, MALADIE D'ITALIE ET D'ESPAGNE.

INDICATIONS. 1° Poursuivre les symptômes prédominans; 2° soumettre les malades à un traitement hygiénique approprié.

Sangsues à l'anus (*Gherardini*), saignée et purgatifs (*Fantonetti*); bains tièdes, fomentations, onctions, frictions sèches; tisanes sudorifiques ou légèrement laxatives; eau de source (*Albera*); oranges et limons (*Odoardi*).

PROPHYLAXIE.

—

Changement de climat, de régime, d'habitudes; air pur, nourriture substantielle, mesures générales d'hygiène.

PEMPHYGUS.

INDICATIONS. Détruire l'inflammation par un traitement antiphlogistique sévère.

1° ÉTAT AIGU.

—

Saignées légères; ouvrir les bulles, panser avec un linge fenêtré enduit de cérat; boissons délayantes, limonades végétales, amers et diurétiques légers; bains tièdes peu prolongés; bouillons.

DES VOIES DIGESTIVES.

—

Émolliens, opiacés, décoction blanche, lavemens; sangsues à l'épigastre.

2° ÉTAT CHRONIQUE.

—

Bains tièdes ou froids, ou légèrement alcalins; topiques émolliens, gélatineux, huileux; narcotiques, purgatifs, limonades nitriques et sulfuriques (avec précaution), boissons diurétiques et nitrées, décoction de racine de persil,

DU CERVEAU.

—

Vésicatoire, cautère, séton, moxa à la nuque; applications froides sur la tête; saignée, sangsues derrière les oreilles.

tisane amère animée d'un sel purgatif; vin blanc sec et coupé; sous-carbonate de fer ℥ ß à ℈ ij, pilules de sulfure ou carbure de fer, vin chalybé; préparations arsénicales; thériaque, diascordium; lavemens de pariétaire, opiacés; gargarismes acidulés, alumineux.

PROPHYLAXIE.

—

Éviter le froid; régime léger, végétal, tenir le ventre libre; éviter les échauffans.

PÉRICARDITE.

INDICATIONS. Détruire l'inflammation par un traitement antiphlogistique sévère.

1° ÉTAT AIGU.

—

Saignées copieuses et répétées, trois à quatre jours (*Boisseau*), sangsues en grand nombre sur le cœur, ventouses sur le cœur; bains, fomentations émollientes, huileuses, froides, glace; vésicatoires volans ou fixes, cautères, moxas, sétons; frictions avec la pommade stibiée, l'huile de croton-tiglium, l'onguent mercuriel. Rafraîchissans, émolliens; digitale. Ponction du péricarde (*Senac*), acupuncture (*Peyron*).

2° ÉTAT CHRONIQUE. (*Voyez* HYDRO-PÉRICARDE.)

PROPHYLAXIE.

—

Diète sévère, repos au lit; éviter tous les échauffans, renoncer aux excès en tout genre, surtout aux alcools.

Air pur, habitation à la campagne, vêtemens de flanelle; éviter au malade toutes les secousses morales; soins hygiéniques généraux.

PÉRIOSTITE, PÉRIOSTOSE, GOMME.

INDICATIONS. 1° Attaquer l'inflammation par les antiphlogistiques; 2° traiter l'affection générale dont elle dépend.

Antiphlogistiques généraux et locaux; mercuriaux, amers; frictions mercurielles, applications résolutives locales, — pommade oxygénée (*Sédillot*), onctions mercurielles (*Dupuytren*); ouvrir de bonne heure les abcès, traitement général de la syphilis, des scrofules, etc.

PROPHYLAXIE.

—

Traitement convenable des affections syphilitiques et scrofuleuses.

PÉRIPNEUMONIE. *Voyez* PNEUMONIE.

PÉRITONITE.

INDICATIONS. 1° Juguler ou combattre énergiquement l'inflammation; 2° faciliter la résorption du liquide épanché; 3° combattre les complications.

1° AIGUE, SIMPLE.

—

Saignées du bras, jusqu'à la syncope (*Armstrong*), puis opium à haute dose, laudanum 30 gouttes toutes les demi-heures (*Most*); 60 à 80 sangsues; cataplasmes, fomentations, bains prolongés, applications froides, glace, quarts

de clystères émolliens ou anodins ; boissons rafraîchissantes froides ou tièdes , sérum , limonades , tisanes de mauves , de tamarin , de casse ,
petit-lait avec la crême de tartre , manne , miel ;
huile de ricin, —calomel v gr. ℥ j (*Anglais*); camphre xv gr. en doses rapprochées, puis quelques
grains toutes les demi-heures (*Pouteau*); embrocations mercurielles (*Constant*, *Dance*, etc.) ;
bains de vapeur et sudorifiques (peu utiles) ; cataplasmes de camomille arrosés d'acétate de
plomb ; sangsues et scammonée à haute dose
(*Pellegrini*) ; linges sinapisés sur les jambes, vésicatoires rubéfians, promenés sur les extrémités.

Diète sévère, repos, chaleur, rappeler les hémorrhagies supprimées.

primées , ou le lait ; sous-carbonate de soude
comme préservatif (*Guinot*), huile de ricin
(*Gartner*).

3° CHRONIQUE.

Petites saignées générales ou locales ; bains de
vapeur aqueuse, aromatique, sulfureuse, d'eaux
minérales , douches ; vésicatoires , cautères , sétons ; frictions mercurielles , fomentations avec
la décoction de fleurs de camomille. Diurétiques , sudorifiques. *Voyez* Ascite.

Lait pour tout aliment, fécules, bouillons.

2° PUERPÉRALE.

Traitement antiphlogistique précédent ; *frictions mercurielles* ℥ j à iij, toutes les deux à trois
heures , jusqu'à ℥ xv par jour (*Velpeau*, *Chaussier*) ; calomel à doses fractionnées xx gr., dans
les vingt-quatre heures (*Wagner*, *Hamilton*,
Richter). ℞ hydrocyanate de soude Ə j , laudanum de Sydenham Ə ij , axonge ℥ iij , pour un
liniment sur le ventre (*Caspari*); injections de décoction de ciguë (*Autenrieth*). ℞ huile d'amandes douces , de ricin , sirop de guimauve āā ℥ j ,
à prendre par cuillerées (*Cruveilhier*) ; ipécacuanha à petites doses avec une potion huileuse
kermatisée (*Doublet*); vomitifs au début (*Doulcet*) ; oxide blanc d'antimoine (*Récamier*); eau
froide (*Reuss*); charbon de bois pulvérisé et lavé
48 gr., en quatre doses (*Récamier*). ℞ solution
diffluente de gomme arabique ℥ viij , sirop de pavot blanc ℥ ℈ , sous-carbonate de potasse ℈ ℈ ;
cataplasmes de son , bien chaud (*Jonhson*).

Dans les cas désespérés : huile essentielle de
sabine (*Hoffmann*), de térébenthine à doses élevées (*Hauck*); révulsifs aux extrémités. *Voyez*
Métro-péritonite.

Diète sévère, repos ; rappeler les lochies sup-

PROPHYLAXIE GÉNÉRALE.

Repos au lit, couvertures légères, air pur tempéré , demi-jour ; frictions sèches sur les membres ; calme de l'esprit, interdire les visites.

Pour la péritonite puerpérale. *Voyez* Accouchement.

Entretenir les sécrétions normales , éviter les
suppressions brusques , le froid quand le corps
est en sueur , etc.

PESTE.

Indications. 1° Évacuer artificiellement
le miasme ; 2° le neutraliser ; 3° en favoriser l'élimination naturelle ; 4° combattre
ses effets , soit en activant ou modérant la
réaction, soit en réprimant des désordres
que sa présence a occasionés.

Saignée (*Chirac*, *Desgenettes*, *Ducan*) ; vomitifs , purgatifs, narcotiques les premières heures
(*Bertrand*) ; boissons délayantes ; quinquina, alcooliques, café, camphre ; sudorifiques, infu-

sion de bourrache, buglose, salsepareille, sureau; antimoniaux, ammoniaque, vésicatoires dans *la période de froid*. Pansement des bubons avec les cataplasmes émolliens ou maturatifs d'oseille, d'ognons de lis; caustiques, bouton de feu (peste de Marseille), incision de l'eschare; les ouvrir de bonne heure et les panser avec la charpie sèche ou enduite de digestif; frictions huileuses faites avec une éponge (*Franck*).

Isolement, changer souvent de vêtemens, soins de propreté, éviter de rien toucher, ou tremper ses mains dans l'eau froide, l'eau de savon, l'eau chlorurée; surtouts de taffetas ciré qu'on trempe dans l'eau en rentrant chez soi. Résignation, calme, gaieté, distractions; éviter l'intempérance et la fatigue; alimens substantiels, bon vin, spiritueux, viandes rôties; frictions huileuses, lotions chlorurées, bains; saignées de précaution (*Massaria*), vaccine (*Valli*).

Mesures sanitaires générales, lazarets, cordons de troupe, etc.

PETITE-VÉROLE. *Voyez* VARIOLE.

PHARYNGITE. *Voyez* ANGINE.

PHIMOSIS.

INDICATIONS. 1° Rendre à l'ouverture du prépuce un diamètre suffisant; 2° combattre les accidens.

Calmer le phimosis inflammatoire par les antiphlogistiques locaux et généraux. Inciser le prépuce avec un bistouri étroit, de dedans en dehors sur le dos de la verge; résection des angles avec les ciseaux, incision de la peau interne avec le bistouri (*Bégin*); garnir la pointe du bistouri d'une boulette de cire, ou se servir d'une

sonde crénelée; circoncision, fixer la verge avec des pinces pour pratiquer l'opération (*Lisfranc*); pansement simple; arrêter l'hémorrhagie avec un crayon de nitrate d'argent, un bouton de feu, la compression ou la ligature; tenir la verge relevée vers le ventre.

Éviter les irritations de la verge, les pansemens irritans sur les ulcères de cette partie.

Régime rafraîchissant; tenir la verge relevée vers le ventre.

PHLÉBITE.

INDICATIONS. 1° Arrêter la marche de l'inflammation; 2° neutraliser les effets toxiques de l'infection purulente.

Saignées générales et locales abondantes; *sangsues* entre la veine enflammée et le cœur (*Lisfranc*); topiques froids, glace, bains prolongés, applications chaudes, bains de vapeur; vésicatoires répétés; forte décoction de mauves et têtes de pavot avec addition d'opium pour embrocations, renouvelées toutes les heures et recouvertes de taffetas ciré (*Pasquier*); *onctions d'onguent mercuriel* à haute dose; compression au dessus du point enflammé (*Hunter*), compression de l'artère principale et position élevée de la veine enflammée (*Piorry*), sa section (*Breschet*); ouverture des abcès.

Toniques fixes et diffusibles, quina, acétate d'ammoniaque; sudorifiques, purgatifs, vomitifs; tartre stibié à haute dose (*Miquel*); diurétiques énergiques; calomel.

PROPHYLAXIE.

Se servir de lancettes bien propres ; corriger le mauvais état des voies digestives ; éviter les frottemens et les applications irritantes sur les plaies des veines.

Diète sévère.

PHLEGMASIA ALBA DOLENS. *Voyez* FIBRO-CHONDRITE DU BASSIN.

PHLEGMON.

INDICATIONS. 1° Extraire les corps étrangers ; 2° débrider les étranglemens ; 3° combattre l'inflammation ; 4° ouvrir les abcès.

Saignées générales, sangsues, cataplasmes émolliens, résolutifs, fomentations, bains locaux et généraux, solution d'acétate de plomb.

Incisions abortives, applications glacées, compression, débridemens. *Voyez* les diverses espèces de PHLEGMON.

PROPHYLAXIE, HYGIÈNE.

Diète plus ou moins sévère, repos ; éviter les excès en tout genre, prévenir l'influence du froid, entretenir toutes les sécrétions, rappeler les hémorrhagies supprimées, tenir le ventre libre, éviter l'application des corps gras et rances.

PHTHIRIASE, MALADIE PÉDICULAIRE.

INDICATIONS. 1° Détruire les insectes ; 2° s'opposer à leur reproduction.

1° DE LA TÊTE.

Peigner, raser les cheveux ; lotions alcalines dans lesquelles on fait infuser des semences de staphysaigre ; huile de lavande ; décoction de petite centaurée ; graine de persil pulvérisée pour saupoudrer la tête ; frictions d'onguent mercuriel (souvent dangereuses).

2° DU CORPS.

Bains sulfureux, fumigations sulfureuses, frictions sulfuro-alcalines, bains de sublimé, frictions mercurielles (dangereux). ℞ sulfure de mercure 3 p., hydro-chlorate d'ammoniaque 1 p., axonge 32 p. pour une pommade ; semences de staphysaigre, de pied d'alouette, coque du Levant, tabac, sels et oxides mercuriels.

Amers, antiscorbutiques, purgatifs mercuriaux, etc.

3° DU PUBIS.

Onctions d'onguent mercuriel mitigé ; bains de sublimé, sulfureux, fumigations sulfureuses; calomel.

PROPHYLAXIE.

Soins de propreté, fumiger les vêtemens à la vapeur du soufre ou du mercure.

PHTHISIE PULMONAIRE.

INDICATIONS. 1° Calmer l'irritation de la poitrine ; 2° combattre les symptômes prédominans ; 3° rendre au sang les globules rouges qu'il a perdus ; 4° combattre l'affection locale à l'aide de spécifiques ou de révulsifs.

A. TRAITEMENT GÉNÉRAL.

Infusions de mauve, guimauve, violette, bouillon-blanc, lierre terrestre, bourrache, coquelicot, tussilage, etc. ; décoctions de gruau, lichen, orge, etc. , eau de gomme, eau panée, etc., édulcorées avec les sirops de gomme, guimauve, mou de veau , d'escargots , de violettes, etc. ; loochs blancs , juleps avec addition de sirop diacode ℥ ß, de pavot blanc ℥ j, d'acétate de morphine ℥ j, d'extrait gommeux d'opium j gr., de kermès j à ij gr. ♃ teinture de digitale, eau de laurier-cerise ãã ʒ j à prendre 10 à 20 gouttes dans de l'eau sucrée deux à trois fois par jour (*Meyer*), ciguë (*Biett*) ; fumer des feuilles de belladone (*Cruveilhier*), de datura stramonium,—douce-amère (*Hufeland*); camphre et sel ammoniac (*Kortum*); acide hydro-cyanique ; mélanges, potions pectorales, — sirop cyanique (*Magendie*), opium (*Marcus*); sirop de Nauche, deux à trois cuillerées par jour ; lactucarium seul ou uni à l'ipécacuanha et à l'extrait de ciguë (*Duncan*). ♃ eau de laitue ℥ iv, solution d'hydriodate de potasse 15 gouttes;—acide prussique médicinal 10 gouttes, sirop de guimauve ℥ j par cuillerées à café d'heure en heure (*Defermon*) , acétate de morphine jusqu'à v gr. dans vingt-quatre heures (*Müller*), acide hydro-cyanique médical 4 gouttes dans une émulsion de gomme de ℔ j ; répéter et augmenter peu à peu (*Fontanelti*); poudre gommeuse amygdaline de Hully ou looch sec; — aconit en poudre ij gr. de deux heures en deux heures en augmentant (*Portal, Busch*) ; fumigations d'éther cicuté (*Alibert*) , inspiration de chlore 4 gouttes dans eau distillée ℥ iv (*Gannal, Bayle*) , de gaz hydrogène carboné (*Beddoes*) , d'acide carbonique (*Girtanner*), d'oxygène (*Fourcroy, Ferro*) , de vapeurs d'eau dans un appartement à 18° (*Gruber*) , d'iode (*Scudamore*), de créosote (*Junod*), d'exhalations de Varec (*Laënnec*); fumigations de goudron (*Chricton*), de styrax (*Vanswieten*), de soufre, benjoin, — de soufre et arsenic (*Willis*) , de baumes du Pérou, de Tolu, de copahu ; vapeurs du lait , de plantes émollientes, narcotiques , etc., air des étables (*Barthez*), surtout pendant l'hiver et l'automne. ♃ baume du Pérou trituré avec du jaune d'œuf ʒ j, extrait de china ʒ ij , miel rosat ℥ iij, trois à quatre cuillerées par jour (*Werlof*) ; sirop de sulfure de potasse ℥ ß à j (*Chaussier*). ♃ charbon préparé ɔ ß, digitale en poudre j gr. pour 9 paquets, trois fois par jour

(*Schoenlin*). ♃ lichen, racine de polygala ãã ℥ iij, réglisse ʒ vj, douce-amère ʒ iij, à faire bouillir le tiers dans du lait, à prendre dans la journée (*Sachtleben*) ; soufre (*Ritscher*). ♃ gomme ammoniaque, galbanum, extrait de ciguë, savon médicinal ãã ʒ j, belladone ʒ ß, tartre stibié x gr. , faites pilules de ij gr., à prendre 9 trois fois par jour (*Richter*); créosote (*Reichenbach*); lichen d'Islande (*Regnault*); préparations d'or (*Chrestien, Pouché*); émétique (*Simmons, Parr*), scille comme vomitif , le soir tous les trois à quatre jours (*Morton*). ♃ émétique iij gr. , *infusion de sureau* ℥ v, *sirop* ℥ j, pour une cuillerée à bouche matin et soir (*Giovani, Bricheteau*), ipécacuanha (*Marryat*); carbonate de potasse (*Mitchil*), eau de chaux (*Ollenroth*); extrait de quinquina à haute dose (*Metternich*), sulfate de quinine (*Amelung*); acide phosphorique (*Lentin*); muriate de baryte (*Hufeland*); acétate de plomb j gr. uni à l'opium (*Hildebrand*) ; huile de foie de morue (*Hankel*). ♃ myrrhe ʒ j, carbonate de potasse ʒ ß, triturez et ajoutez : eau de menthe, eau distillée ãã ℥ ij, sirop de sucre ℥ j, à prendre dans la journée (*Griffith*); nitrate d'argent j gr. trois fois par jour (*Graves*); baume de copahu (*Gessner*); toile d'araignée (*Eberle*). ♃ conserve de roses ℥ ß, sperma ceti, yeux d'écrevisse, fleurs de soufre ãã ʒ ij, poudre d'agaric ʒ iij, sirop de millefeuille q. s. pour un électuaire (très-vanté par *Dufresnoy*); polygala (*Collin*). ♃ sel ammoniac et fleur de soufre ãã ɔ j , suc de réglisse en poudre x gr., à prendre cinq à six fois par jour, et à répéter de temps à autre (*Amelung*); poudre de feuilles d'uva ursi (*Hamilton*). ♃ graine de fenouil ʒ j à j ß, eau ℥ iv à vj, pour une infusion (*Berkun*); muriate de chaux (*Beddoès*) ; iode (*Baron*); ♃ chlorure de chaux ʒ ß, eau distillée ℥ vj , eau de laurier-cerise ʒ ij , à prendre quatre cuillerées par jour (*Herzog*) ; chlorure d'oxide de sodium ʒ ij , dans les tisanes (*Roche*); sirops de L'Hoste, de Lamouroux, d'ognon, de nafé , de Brillant, Jonhson, etc. ; crêmes, pâtes, bouillons pectoraux divers.

Vésicatoires, cautères, moxas, sétons,—bouton de feu sur la poitrine (*Celse*); ventouses; emplâtre de poix, frictions avec la pommade stibiée, — avec le lard sur le thorax (*Spilsburg*); compression de la poitrine (*Piorry*); bains d'eau tiède ou froide ; frictions sur la poitrine avec l'onguent rosat (*Wolters*).

guimauve ℥ ß , sucre candi ℥ iv , dans eau ℔ iv qu'on fait bouillir 3 à 4 heures pour un bouillon (*Maygrier*) ; iode (*Gairdner*) ; sulfate de quinine (*Amelung*).

B. TRAITEMENT PARTICULIER DES PÉRIODES.

—

Première période. Petites saignées (*Maygrier, Baumes*, *Sydenham*), (souvent nuisibles) ; quelques sangsues, cataplasmes, vésicatoires ; décoctions émollientes d'orge, gruau, eau de grenouilles, etc. , édulcorées avec les sirops émolliens ou incisifs de groseille, épine-vinette, etc.; sirops calmans dans les eaux distillées de laitue, pourpier, alléluia, etc.;—ipécacuanha pour produire un ou deux vomissemens (*Reid*) ; nitre et crême de tartre ; ciguë (*Biett*) ; sel ammoniac à haute dose (*Clese*) ; camphre et sel ammoniac (*Kortum*) ; galvanisme (*Labaume*) ; fenouil d'eau en poudre , une cuillerée à thé jusqu'à ℈ ß matin et soir (*Lange*) ; acide hydro-cyanique (*Magendie*); émétique (*Morton*) ; acide acétique (*Roberts*) ; sulfate de cuivre associé à l'ipécacuanha (*Seuter*) ; fumigations de jusquiame (*Vorning*); muriate d'or (*Wendt*) ; soufre , crême de tartre et sucre de lait ; huile distillée de baume de Judée 10 à 15 gouttes (*Lorentz*).

Deuxième période. Une petite saignée au bras (*Maygrier*) ; quelques sangsues à l'anus ; scille, polygala, lichen, quinquina , véronique , lierre terrestre ; pastilles du Pérou , de guimauve, gomme, jujubes , réglisse , nafé d'Arabie ; sirops béchiques , pectoraux ; émétiques à petites doses , scille , kermès ; cautères , séton , moxa , ventouses ; frictions sèches, fumigations aromatiques , balsamiques. ℞ poumon de veau ℥ iv , 4 derrières de grenouilles, orge, une cuillerée, jujubes 6 , dattes 4 , raisin de Corinthe ℥ ß, conserve d'angélique ℥ j , navets 2 , racine de

Troisième période. Quinquina , polygala, lichen, simarouba, roses rouges ; extraits de bardane , de genièvre, carthame, chardon bénit, arnica , lierre terrestre, fumeterre ; cannelle, bourgeons de sapin, navets; eau de goudron ; cordiaux et astringens légers ; varier les formules ; opium , acétate de morphine; toile d'araignée (*Eberle*). *Voyez* TRAITEMENT GÉNÉRAL.

C. TRAITEMENT PARTICULIER DES SYMPTOMES.

—

1° Hémoptysie.

Saignée; orangeade avec eau de Rabel, quelques gouttes ; acide nitreux (*Hoffmann*); pédiluves et manuluves. ℞ eau de laitue et d'ortie blanche ℥ iv, sirop d'érysimum ℥ j, oxymel scillitique ℈ iv, nitre xv gr., eau de fleurs d'oranger ℥ iv, par cuillerées (*Magendie*); lait d'ânesse, gomme ; eau de chaux 4 demi-verres par jour, eau de son; extrait de ratanhia ℈ j, cachou , simarouba. ℞ conserve de roses ℥ ij , nitrate de potasse ℈ ij, divisez en 24 paquets , à prendre d'heure en heure (*Droguet*); fenouil d'eau en poudre, 1 cuillerée à thé dans du lait de chèvre (*Lange*). *Voyez* HÉMOPTYSIE.

2° Toux.

Musc, asa-fœtida, sulfate de morphine dans un julep; pilules de Morton, de cynoglosse , opium, jusquiame, belladone, eau de laurier-cerise ℥ ß, acide prussique médicinal 6 à 12 gouttes, sirop cyanique ℥ ß, cyanure de potassium; crèmes pectorales d'Alibert avec sucre blanc, sirops de Tolu et de capillaire āā, eau q. s.; du docteur D'Huc, avec beurre de cacao, sirops de limaçon et de violettes, sucre candi et eau q. s.; crème de Tronchin; pâtes de guimauve, nafé, de Regnault, etc., sirops de pavot ℥ j, diacode ℥ ß, d'acétate de morphine ℥ j; bouillons pectoraux, de mou de veau, tortue, limaçons, grenouilles, avec carottes jaunes, navets, scorsonnère, guimauve, nymphæa, bois de réglisse, feuilles de tussilage, choux rouge, capillaire, pulmonaire, bourrache, laitue, raisins secs, pruneaux, figues grasses, dattes, jujubes, etc. Fumer la belladone (*Cruveilhier*); lactucarium (*Rothammel*); huile distillée de baume de Judée 10 à 15 gouttes (*Lorentz*); sirops de Briant, de l'Hoste, Jonhson, etc.

3° **Expectoration.**

Eaux minérales sulfureuses de Bonnes, Baréges, Cauterets, Aix, Enghien, 2 à 3 verres coupés; soufre (*Beaume*); eau de Seltz, de Bristol; baume du Pérou, de la Mecque, de copahu, du Canada ℥ ß, mêlés au sucre, deux à trois fois par jour, ou par gouttes, dans l'infusion de lierre terrestre; eau de goudron ℥ viij à xij, décoctions de bourgeons de sapin du Nord; fumigations de cire jaune et brai sec, avec un peu de baume du Pérou (*Billard de Brest*); linges trempés dans le baume du Pérou et suspendus dans les appartemens; fumigations aromatiques humides, en versant de l'eau chaude sur les plantes aromatiques; inspirations d'oxygène, d'acide carbonique, d'hydrogène carboné (*Beddoes*); acide pyro-ligneux (*Schneider*).

4° **Fièvre hectique.**

Sulfate de quinine j gr. par heure (*Amelung*), quinquina, gentiane (*Russes*); lichen, lichen et polygala āā ℥ iv, par pinte d'eau en décoction, en marmelade; fécules de salep, sagou, tapioka, arrow-root, — gelée de fucus crispus (*Béral*); potion antihectique de Griffitz.

5° **Sueurs nocturnes.**

Lichen, polygala, tormentille, conserve de roses; agaric (*Dehaen*, *Rayer*); sulfate d'alumine, de quinine; acétate de plomb j gr. à v à x. ℞ *acétate de plomb* ij *gr.*, *carbonate de soude* j *gr.*, *laudanum* 4 *gouttes*, pour un lavement à renouveler le soir, et doubler le lendemain (*Devergie*); frictions huileuses (*Nasse*).

6° **Diarrhée.**

Lavemens avec l'eau de son, le pavot, l'amidon, la mauve, laudanisés de 10 gouttes; simarouba, diascordium, conserve de cynorrhodon; décoction blanche; astringens et cordiaux; — nitrate d'argent j gr., trois fois par jour (*Graves*).

PROPHYLAXIE, HYGIÈNE.

—

Atmosphère sèche et chaude du midi de la France, à Nice, Montpellier, en Italie, Piémont, Espagne, à Madère, insolation, habitation à la campagne; gymnastique; développer la puissance de réaction chez les enfans prédisposés; voyages sur mer (*Pline*), dans les montagnes; air des étables; — se promener dans les champs à la suite de la charrue (*Baglivi*); expansions fortes et continuelles des vésicules pulmonaires (*Ramadge*); inspiration de l'atmosphère des plantes marines (*Laënnec*), vapeurs d'eau avec une petite proportion d'hydrogène sulfureux (*Gruber*); air doux et humide (*Giraudy*); exciter les sécrétions bronchiques (*Carswel*); silence absolu, éviter tous les efforts de phonation, les chants, les cris, le jeu des instrumens à vent; exercice modéré; entretenir les sueurs habituelles, se garantir du froid, flanelle sur tout le corps. Exutoire à demeure.

Régime lacté (*Hipp.*, *Galien*); lait d'ânesse, de jument, de femme. Alimentation nourrissante, viandes rôties, repas répétés, peu copieux, peu de pain et de légumes; raisins secs et pain pour toute nourriture (*Rivière*); usage modéré de vin, tonique et non excitant.

PHTHISIE LARYNGÉE. *Voyez* LARYNGITE.

PICA ou **MALACIA.** *Voyez* GROSSESSE.

PIED-BOT.

INDICATIONS. 1° Rétablir l'antagonisme naturel des muscles fléchisseurs et extenseurs de la jambe; 2° ramener le pied à sa direction naturelle.

1° EN DEDANS, VARUS.

1° Effacer l'angle formé par l'avant-pied et la rangée tarsienne postérieure, en ramenant le pied en dehors et en haut; 2° faire tourner de dedans en dehors, ces deux parties du pied; 3° abaisser le talon.

Élever la semelle du soulier du côté déjeté; huit de chiffre, — semelle garnie de bandes (*Hipp.*). Appareils de Jaccard et de Lacroix, presse de Venel, appareils de Scarpa, Boyer, Delpech.

2° EN DEHORS, VALGUS.

Mêmes appareils retournés.

3° PIED ÉQUIN.

Relever la pointe du pied et abaisser le talon. Levier coudé de Delpech; section du tendon d'Achille, d'après le procédé de Delpech, modifié d'après Stromeyer, en enfonçant un bistouri étroit au devant du tendon sans autre division de la peau, tenir les bouts rapprochés et ne commencer l'extension de la substance intermédiaire à la section, qu'après huit à dix jours; — section du tendon, puis application d'un appareil pour redresser le pied; enfin, après un mois d'extension, on met le pied dans une boîte commune, sur laquelle s'adapte un ressort (*Detmold*).

PROPHYLAXIE.

Réformer de bonne heure la marche vicieuse chez les enfans en bas âge.

PIED-PLAT.

INDICATIONS. Remédier par des moyens mécaniques à la difficulté de la marche.

Faire porter un talon élevé au malade, bande serrée autour du pied, bas lacé, chaussure à semelle bombée en dedans.

PITYRIASIS, SON.

INDICATIONS. 1° Modifier la constitution; 2° combattre la démangeaison et les accidens locaux.

Antiphlogistiques, saignées; tisanes émollientes, délayantes, dépuratives; opium; bains tempérés prolongés, mucilagineux, de son, de tripes, etc., bains de vapeurs; onctions avec les pommades émollientes , le concombre , le beurre de cacao, etc., avec addition de quelque narcotique, l'eau de laurier-cerise; bains de ciguë 8 à 10 pincées, qu'on fait bouillir dans 8 à 10 pintes d'eau (*Fantonetti*); pommade de précipité blanc. *Voyez* TRAITEMENT GÉNÉRAL DES DARTRES.

PROPHYLAXIE.

Soins de propreté , bains , régime doux, lacté. *Voyez* DARTRES.

PLAIES.

INDICATIONS. 1° Favoriser la cicatrisation en rapprochant les bords, extrayant les corps étrangers, modérant l'inflammation, prévenant ou arrêtant les accidens; 2° quelquefois favoriser ou entretenir la suppuration.

1° PIQURES.

Mouche de taffetas gommé, de diachylon; applications réfrigérantes ; débridemens ; émolliens , résolutifs ; sangsues , saignées.

2° COUPURES, INCISIONS.

Réunion par première ou seconde intention. Position, bandage unissant, bandelettes aglutinatives , suture ; pansement approprié ; antiphlogistiques; courant d'eau froide continu (*Percy*). Repos, régime.

3° PLAIES CONTUSES, CONTUSIONS.

Tenter la réunion ; narcotiques , réfrigérans , forte solution d'opium; émolliens, puis résolu-

tifs ; antiphlogistiques généraux ; opérations diverses. — Vulnéraires (nuisibles).

4° PLAIES PAR ARRACHEMENT.

Antiphlogistiques ; résections , ligatures et réunion; sédatifs , émolliens ; amputations.

5° PLAIES D'ARMES A FEU.

Débridemens ; extraction des corps étrangers avec le doigt, les pinces , la curette, le tribulcon de Percy , le tire-fond, la pince de Thomassin , etc.'; pansement simple , réfrigérans, antiphlogistiques; éviter les tamponnemens, les tentes, etc. Pansemens à l'eau (*Percy*); séton, bandelettes. Emétique (anciens), évacuans, amers ; régime.

Amputation et résection.

Cas d'amputation immédiate.

1° ablation d'un membre par un boulet ; 2° fracture comminutive avec déchirement des parties molles ; 3° déchirement des vaisseaux et nerfs principaux; 4° délabrement intérieur d'un membre, sans lésion de la peau; 5° fracas, ouverture des grandes articulations; 6° dénudation d'un os long, sans fracture (*Larrey*); 7° fracture de la cuisse par un boulet de canon (*S. Cooper*).

6° PLAIES ENVENIMÉES.

INDICATIONS. 1° S'opposer à l'introduction du venin dans la masse des humeurs; 2° le neutraliser; 3° combattre les accidens.

1° Ligature serrée (*Bouillaud*); succion avec

la bouche, une ventouse, la pompe aspirante, les sangsues (*Beauchamp*).

2° Cautérisation avec le nitrate d'argent, le chlorure d'antimoine, l'ammoniaque, un acide concentré, la potasse caustique, le cautère actuel, après avoir débridé. Ablation de la partie.

3° Antiphlogistiques ou stimulans, suivant qu'il y a ou qu'il n'y a pas réaction ; sudorifiques, toniques, etc.

Morsure des serpens.

Décoction de polygala sénéga, prenanthes alba, guaco en applications locales ou à l'intérieur ; saignée, opiacés, préparations arsénicales, ammoniaque ; —violette ovale (*William*).

Morsure des insectes.

Applications extérieures d'ammoniaque, d'eau de Cologne, d'alcool camphré, d'eau de Luce.

Morsure des animaux enragés. (*Voyez* RAGE.)

7° PLAIES SUPPURANTES.

INDICATIONS. Diminuer autant que possible l'étendue de la plaie ; la soustraire aux agens nuisibles, les miasmes, les températures extrêmes ; prévenir le séjour du pus ou son action nuisible sur les parties environnantes ; diriger le travail de la cicatrisation à l'aide de pansemens méthodiques et convenables ; maintenir l'inflammation dans de justes bornes ; combattre les accidens.

Hyper-inflammation.

Antiphlogistiques locaux et généraux, sangsues, bains, cataplasmes ; délayans, lavemens, sédatifs, laxatifs. Diète, pansemens doux, propres.

Hypo-inflammation.

Lotions avec eau de sureau, de fenouil, eau blanche, décoction de feuilles de noyer, d'écorce de quinquina ; vin miellé, aromatique, eau chlorurée ; onguent digestif, styrax, basilicum ; alun calciné, nitrate d'argent fondu ; charpie de coton cardé, de laine dégraissée.

Décollement des bords.

Compression méthodique ; injections stimulantes, avec le collyre de Lanfranc, une solution hydriodatée, chlorurée, le vin miellé ; excision avec les ciseaux, le bistouri.

Callosités.

Cataplasmes, sangsues, scarifications, compression ; onctions mercurielles, iodées. *Voyez* SUPPURATION.

8° PLAIES QU'IL NE FAUT PAS RÉUNIR.

Plaies profondes', déchirées, anfractueuses, inégales ; recélant un corps étranger, envenimées ; avec lésion d'un conduit excréteur ; ne pouvant être réunies sans de vives douleurs ; celles provenant d'armes à feu.

9° PLAIES DE TÊTE.

Des parties molles extérieures.

Moyens généraux de réunion ; antiphlogistiques, résolutifs ; débridement du péricrâne ; raser entièrement la tête et applications froides (*Schmucker*) ; pansement inamovible.

Des parties dures.

Antiphlogistiques, réfrigérans; trépan. *Voy.* FRACTURES.

De l'encéphale.

Prévenir et combattre l'inflammation du cerveau. Saignées répétées, sangsues en permanence, dont on fait couler le sang pendant plusieurs jours; dérivatifs à la peau, ou sur le canal intestinal; émétique en lavage (*Desault*); pansement inamovible; trépanation.

Commotion. Stimulans d'abord, puis antiphlogistiques généraux; saignées larges du pied, du bras, éméto-cathartiques; vésicatoires, frictions; lavemens irritans, purgatifs, avec l'infusion de séné, le jalap, etc. *Voyez* ce mot et FRACTURES DU CRANE.

Epanchement. Saignées, évacuans, émétique en lavage, laxatifs; trépan. *Voyez* FRACTURES DU CRANE.

Inflammation. Antiphlogistiques, réfrigérans sur la tête et révulsifs. *Voyez* MÉNINGITE.

10° PLAIES DE POITRINE.

1° Simple.

Réunion immédiate; antiphlogistiques, sédatifs; bandage de corps serré. Diète, repos absolu.

2° Compliquée; d'un corps étranger.

Débridemens; antiphlogistiques; extraction des esquilles, des autres corps étrangers; séton (nuisible); exploration (nuisible).

De lésion de l'artère intercostale.

Sa section complète (*Assalini*); *compression* avec une anse de fil passée derrière la côte (*Gérard* et *Goulard*), une plaque à bascule (*Lotteri*), un jeton d'ivoire (*Quesnay*), deux plaques se rapprochant au moyen d'une vis (*Bellocq*), une chemise bourrée de charpie (*Desault*), un double bourdonnet (*Boyer*); ligature.

De hernie du poumon.

Réduire le poumon, s'il est sain, en agrandissant l'ouverture; retrancher le poumon gangréné ou déchiré, — en liant la base de la tumeur (*Sabatier*).

D'emphysème. (*Voyez* ce mot.)

D'épanchement.

Vider le sang épanché dans la poitrine, à l'aide de la position déclive, de la succion avec une canule ou une seringue aspirante, d'un siphon; injections légères d'eau tiède; empyème quand l'hémorrhagie est arrêtée; quand elle ne l'est pas et qu'elle est grave, ouvrir largement la poitrine (*Duret*).

De lésion du poumon et du cœur.

Extraire les corps étrangers, fermer hermétiquement la plaie; saignées répétées. Diète et repos absolu, silence complet; pansemens rares.

11° PLAIES DU VENTRE.

1° Simple.

Réunion immédiate par des bandelettes, la suture entrecoupée ou enchevillée.

2° **Compliquée**; de hernie.

Réduction à l'aide de la position, du taxis ; débridement en haut; — piqûres à l'intestin irréductible par des gaz (*Paré, Chopart, Boyer*), leur condensation par la neige, la glace pilée ; saignée jusqu'à défaillance ; couper la portion d'épiploon herniée quand elle adhère à la plaie (*Richerand*). Diète absolue, repos complet ; antiphlogistiques.

D'épanchement de sang.

Antiphlogistiques, moyens généraux ; ouverture de l'abdomen, au point le plus déclive.

D'épanchement de bile, alimens, matières stercorales, etc.

Moyens antiphlogistiques généraux.

De lésion de l'estomac ou de l'intestin.

1° Prévenir l'épanchement et l'inflammation ; 2° combattre celle-ci et celui-là. Gastroraphie ; antiphlogistiques ; abstinence d'alimens et de boissons.

Plaies en long des intestins. Entérographie, suture à anses, du pelletier ou en surjet (*Ledran*), à point passé ou faufil.

Plaies en travers. Introduire un morceau de trachée dans le canal et coudre l'intestin dessus (4 *maîtres*), un rouleau de carton (*Sabatier*); *passer un fil dans le mésentère* et fixer les deux bouts d'intestin à la plaie (*Lapeyronie*); invagination et suture (*Rhambdor*); fixer le bout supérieur seul, à la plaie et établir ainsi un anus artificiel (*Littre*); adosser les séreuses dans la suture (*Jobert*); trois viroles métalliques (*Dénans*).

De la vessie.

Prévenir ou combattre la péritonite : saignées, sangsues en grand nombre, fomentations, cataplasmes, lavemens, bains prolongés ; diète ; sonde à demeure dans la vessie ; combattre l'infiltration de l'urine, par des scarifications profondes.

128 **PLAIES DES ARTÈRES.** (*Voyez* HÉMORRHAGIES.)

PROPHYLAXIE, HYGIÈNE GÉNÉRALE DES PLAIES.

Règles générales de l'hygiène : air tempéré, salubre, à la campagne, loin de toutes émanations délétères ; prévenir avec soin les variations atmosphériques ; entretenir les sécrétions dans de justes bornes ; repas modérés, régime plus ou moins sévère, éviter en général les épices, les liqueurs et les viandes noires ; propreté extrême, pansemens simples plus ou moins fréquens ; éviter en général les corps gras, les onguens, la graine de lin qui n'est pas très-fraîche ; renoncer aux mèches, sétons, bourdonnets, trochisques, etc. (*Mayor*) ; pansemens à l'eau fraîche ou tiède (*Percy*); *appareil calorifère* à 36° centigrades (*Guyot*).

Distraction, lectures amusantes, musique ; éviter toute émotion morale vive, les plaisirs vénériens et tout ce qui peut ébranler le système nerveux ; ne provoquer la cicatrisation des plaies anciennes qu'avec une grande circonspection ; entretenir la liberté du ventre par des lavemens, des laxatifs, — débarrasser l'estomac des saburres par l'émétique (anciens) ; fumigations, chlorures alkalins, renouvellement de l'air des salles des hôpitaux ; distancer convenablement les blessés entre eux, etc.

PLÉTHORE ou PRÉDOMINANCES.

INDICATIONS. Diminuer, évacuer, régulariser le fluide prédominant.

1° SANGUINE.

Saignées larges (en éviter l'habitude); sangsues au siége; délayans, laxatifs; régime, exercice, eau pure.

2° NERVEUSE.

Antispasmodiques, calmans, bains prolongés, bains de mer; régulariser l'innervation, la coordonner à la circulation; moyens hygiéniques.

3° BILIEUSE.

Émétique, éméto-cathartiques, purgatifs, laxatifs, acidules, lavemens (éviter l'habitude); exercice.

4° LYMPHATIQUE.

Toniques, amers, café, antiglaireux, élixirs divers; bains de mer à la lame. Régime nutritif, vin vieux; exercice, air vif, flanelle.

5° SPERMATIQUE.

Bains tièdes, prolongés, saignées, délayans, bols camphrés; exercice fatigant, horticulture, mariage.

PLEURÉSIE.

INDICATIONS. 1° Combattre l'inflammation et prévenir l'épanchement; 2° favoriser sa résorption ou lui donner issue; 3° combattre les accidens.

1° ÉTAT AIGU.

Saignées générales (jusqu'au huitième jour, *Hipp.*), *sangsues* sur le point douloureux, cataplasmes et fomentations émollientes arrosées d'huile tiède, ventouses scarifiées ou sèches; cataplasmes arrosés de laudanum, frictions avec l'huile laudanisée. Infusions pectorales des quatre fleurs, de mauves, de bourrache, de violettes, de coquelicot (*Vanswiéten*), édulcorées avec les sirops de capillaire, de guimauve, de gomme, de violettes, etc.; mixture saline simple (Portugais); juleps, loochs gommeux simples ou additionnés de sirop diacode, de sirop cyanique, d'acétate de morphine ou de quelques grains de kermès, de belladone ou digitale; — bains chauds (*Albers*); emplâtre de poix de Bourgogne sur la poitrine; *large vésicatoire* laissé pendant 48 heures avec interposition d'un papier de soie huilé (*Cruveilhier*), vésicatoires aux jambes (*Hipp.*, *Baglivi*); large saignée, topiques émolliens et opium un demi-gr. par heure (*Sarcone*); calomel uni à l'opium (*Schmidtmann*); digitale (*Thomassini*); huile de ricin ℥ ij, — camphre et nitrate de potasse (*Baglivi*); émétiques (anciens). ♃ tartre émétique iij gr., nitre purifié ℨ iij, infusion de sureau ℥ ix, miel pur ℥ iij, à prendre deux cuillerées à bouche toutes les heures (spécifique de *Richter*). ♃ miel ℥ vj, gomme arabique ℨ j, eau de roses ℥ ij, triture z et ajoutez huile d'amandes douces ℥ j ß, eau de fontaine ℥ vj; à prendre une cuillerée à bouche par heure (*Pringle*); acide hydro-cyanique (*Heller*); médicamens huileux (*Assalini*).

℞ digitale en feuilles ℥ j, en infusion à froid dans un verre d'eau. ℞ calomel ij gr., scille j gr., poudre de digitale un quart de gr., sirop de nerprun q. s., pour une pilule ; une à deux fois par jour (*Cruveilhier*). ℞ *teintures d'aloès* ℥ j à ij, *de scille* 20 gouttes, *de digitale* 20 gouttes, à prendre à jeun tous les deux à trois jours (*Cruveilhier*) ; phosphore (*Conradi*) ; urée xij gr. (*Laennec*) ; teinture éthérée de digitale 8 à 60 gouttes dans une potion (*Louis*).

Vésicatoire, séton, potasse caustique, — frictions avec la pommade d'Autenrieth (*Tonnelli*), frictions avec les teintures de scille et digitale ; bandage de corps lacé. Opération de l'empyème ; ponction au bord supérieur de la côte, évacuation complète du liquide (*Cruveilhier*), évacuation partielle, ponctions successives de haut en bas (*Dupuytren*) ; injections d'eau tiède (*Récamier*) ; empyème avec le bistouri au lieu le plus déclive, à l'union des deux tiers antérieurs de la côte avec le tiers postérieur, ou entre les troisième et quatrième côte, à gauche, en comptant de bas en haut, et les quatrième et cinquième à droite. (*Voyez* HYDROTHORAX.)

Régime sévère, diète absolue dans l'état aigu ; lait, crêmes d'orge et panades (*Sydenham*) ; viandes blanches ; habitation d'un lieu sec, au midi, appartement convenablement échauffé. Couvrir les convalescens de flanelle, éviter avec soin les changemens de température, les cris, les chants en plein air surtout, le jeu des instrumens à vent ; frictions sèches, exercice de la voiture, du cheval ; entretenir soigneusement toutes les sécrétions.

PLEURODYNIE.

INDICATIONS. Rechercher la cause et la détruire.

Sangsues, saignée du bras, cataplasmes très-chauds ; sinapismes, *ventouses scarifiées*, rubéfians, vésicatoire ; ceinture de taffetas gommé, de flanelle ; infusions de tilleul, de sureau, de capillaire édulcorées ; bain chaud, frictions avec un liniment opiacé.

Bains de vapeurs, douches de vapeurs, de Barége, etc. *Voyez* RHUMATISMES.

PLIQUE.

INDICATIONS. 1° Diminuer peu à peu le suintement puriforme ; 2° débarrasser les cheveux ; 3° établir une suppuration artificielle.

Frictions avec la teinture de cantharides, —sinapismes chauds et moxa sur la tête (*Alibert*), vésicatoire volant ou sinapisme à la tête (*Schlégel*) ; calotte de taffetas ; exutoire ; —lycopode dans une décoction de pervenche qu'on laisse fermenter (*Polonais*) ; pommades de fleurs de soufre, de zinc ; section graduelle des cheveux ; bains de vapeur, sudorifiques, antimoniaux.

PROPHYLAXIE.

Observation des règles de l'hygiène, soins de propreté; exutoire.

PNEUMONIE ou PÉRIPNEUMONIE.

INDICATIONS. 1° Calmer l'inflammation du poumon; 2° la révulser sur un point éloigné; 3° prévenir et combattre les accidens; 4° favoriser les efforts critiques de la nature.

1° ÉTAT AIGU.

Larges saignées (*Sydenham*, etc.) des deux bras (*Arétée*, *Huxam*), méthode jugulante (*Bouillaud*), sangsues, ventouses scarifiées; boissons émollientes, mucilagineuses, nitrées, oxymélées, édulcorées avec un sirop pectoral, eau lactée; juleps gommeux simples ou anodins, loochs blancs simples ou diacodés, ou kermétisés ij à iij gr., ou oxymélés ℥ j à ij; inspiration de vapeurs aqueuses, compresses émollientes et résolutives sur la poitrine, cataplasmes; bain de bras et d'avant-bras, plusieurs fois par jour (*Pinel*), bains entiers; frictions résolutives locales, — avec le sel incorporé au cérat (*Celse*); cataplasmes de verveine et vinaigre; vésicatoires volans, ventouses sèches, frictions stibiées, sinapismes. Boissons abondantes, légèrement diaphorétiques, de sureau, bourrache; application de la laine en suint, chauffée, mise sur le côté, pour provoquer la sueur (*Mondezent*); affusions froides (*Brandis*); émétique à dose vomitive ou purgative, avant ou après la saignée (*Bordeu, Stoll*), à haute dose (*Rasori, Laënnec*), oxide blanc d'antimoine ℈ ß à j, dans une potion gommeuse (*Récamier, Trousseau*); purgatifs (*Vanswiéten*), manne ℥ ij; — huile de ricin et sirop de nerprun (*Corvisart*); digitale à haute dose (*Italiens*), jusquiame (*Tribolet*), musc, opium; — expectation (*Bordeu*); acide prussique (*Bréra*). ℞ racine de salep en poudre ℥ ß, faites dissoudre dans eau tiède ℥ ij, ajoutez eau de

fleurs d'oranger ℥ ij; extrait de jusquiame v gr., sirop de guimauve ℥ j, par cuillerées (*Hufeland*). ℞ acétate de plomb iij gr., laudanum de Sydenham ℈ j, eau de cerises noires ℥ vj, sirop ℥ j, à ij, une cuillerée à bouche, toutes les trois à cinq heures (*Richter*). ℞ calomel 5 p., opium 1 p.; quatre à cinq fois par jour (*Hamilton*).

Régime. Diète sévère, puis quelques bouillons légers, laitages. Repos, silence absolu; température modérée, flanelle sur tout le corps.

2° ÉTAT CHRONIQUE, HÉPATISATION.

INDICATIONS. 1° Préserver le malade de toute cause d'excitation pulmonaire; 2° combattre localement l'irritation, et l'appeler à l'extérieur par des suppurations long-temps continuées; 3° nourrir le malade avec des alimens non excitans (*Broussais*).

Dérivatifs, supurations profondes de la peau, par le cautère (*Récamier*), le moxa, le séton; ventouses scarifiées, vésicatoires; frictions stibiées; toniques; bains de sable chaud, de sulfure de potasse.

Infusions de sureau, coquelicot, miellées; décoction de lichen, décoctions mucilagineuses, animées avec les eaux distillées aromatiques, l'éther (*Pinel*); toniques doux, préparations sulfureuses; eaux de Barége, de Cauterets, coupées avec le lait (*Pinel*); eaux de Vichy; extraits végétaux et sucs frais. Ipéca, seul, ou combiné à l'opium; musc, jusquiame, digitale, — phosphore (*Adelman*); nitrate de potasse (*Marcus*), sous-carbonate de potasse (*Mascagny*); teinture d'iode (*Maclure*); sel de cuisine (*Latour*).

Régime restaurant, viandes gélatineuses ,
œufs , poisson, fécules, fruits mûrs, eau rougie ;
éviter les excitans.

3° FORME BILIEUSE.

—

Émétique (*Stoll, Bordeu*); purgatifs (*Vanswié-
(ten*); émétiques à haute dose (*Rasori, Laënnec*).

4° FORME MALIGNE, TYPHOIDE.

—

Saignées (meurtrières, *Stoll , Baillou , Le-
pec*); quinquina, camphre, de quelques grains
à ʒ j par jour (*Baglivi*), camphre et calomel
(*Hufeland*). ℞ camphre xviij gr. , soufre doré
d'antimoine, ipéca ãã vj gr., sucre ʒ iij; divisez
en 6 paquets , 1 toutes les deux heures (*Mursinna*); musc j gr. par heure (*Récamier*); serpentaire , castoréum, sel ammoniac; infusions
de mélisse , angélique, cannelle; acides minéraux et végétaux; oxymel, kermès , émétique;
—opium (*Surcone*); *vésicatoires* , rubéfactions.
℞ acide benzoïque vj gr., opium j gr., soufre
doré ß gr., sucre x gr.; pour une poudre, en 6
paquets, 1 à 4 par jour (*Horn*). ℞ sénéga et
sucre ãã xv gr., camphre iij gr.; pour 6 paquets,
1 toutes les trois heures (*Richter*). ℞ musc xij gr.,
infusion de valériane ʒ iv, sirop de polygala ʒ j,
kermès iv gr.; par cuillerées, dans vingt-quatre
heures (*Accorinti*).

Rappeler l'expectoration subitement supprimée. ℞ fleurs de benjoin vj gr., camphre ij gr.
(*Hoffmann*). ℞ nitrate de potasse v à x gr.,
soufre doré un quart à un demi-grain , camphre un quart à un demi-grain; à prendre toutes les vingt-quatre heures (*Thaer*).

5° PNEUMONIE DES ENFANS.

—

État aigu.

Émissions de sang, vésicatoires, purgatifs;
oxide blanc d'antimoine xx gr.; bains tièdes;
tartre stibié ('nuisible), — sirop d'ipéca (*Constant*); diète modérée.

État chronique.

Deux à trois cautères au thorax ; —eaux sulfureuses (*Constant*).

6° PNEUMONIE HYPOSTATIQUE.

—

Éviter autant que possible le séjour au lit,
surtout le décubitus sur le dos; émissions de
sang; boissons chaudes en petite quantité ; vin
généreux (*Arétée*); cordiaux, alimens succulens;
toniques, quinquina (*Laënnec*) ; ferrugineux,
cachou , sucs des crucifères ; expectorans; vésicatoires; air échauffé.

PROPHYLAXIE, HYGIÈNE.

—

Régime plus ou moins sévère. (*Voyez* plus
haut). Éviter le café, les alcools, les excitans en
général.

Habiter un climat chaud , le midi de la
France; se garantir avec soin du froid, de l'humidité, surtout quand on est en sueur; vêtemens de flanelle ; ménager l'organe pulmonaire,
éviter les chants , les conversations, les cris,
les déclamations, l'usage des instrumens à vent,
la marche rapide et les efforts en général. Équitation douce, promenade en voiture, en bateau;
distraction , musique, spectacles. Entretenir les

hémorrhoïdes, les menstrues; porter un exutoire; prendre une tasse de boisson légèrement diaphorétique, chaque soir en se mettant au lit.

PNEUMO-THORAX.

INDICATIONS. En raison de la cause présumée.

Vésicatoires volans, ventouses sèches; empyème, etc. Traitement des maladies dont il est le symptôme. *Voyez* PLEURÉSIE, PHTHISIE, etc.

PNEUMORRHAGIE. *Voyez* HÉMOPTYSIE.

POIREAU. *Voyez* SYPHILIS.

POLYDIPSIE.

INDICATIONS. Satisfaire le besoin, le calmer.

Antiphlogistiques, acides végétaux étendus; cataplasmes émolliens au cou, pédiluves sinapisés, bains tièdes ou froids prolongés.

Diète lactée; influence de la volonté.

Éviter les alimens salés, épicés, les viandes fumées et tous les échauffans en général.

POLYPES.

INDICATIONS. 1° S'opposer à leur développement, les détruire ou les enlever; 2° combattre les accidens qui peuvent les accompagner.

1° Cautérisation (*Juncker*, *Verduc*).

2° Torsion (*Dionis*) (nuisible, *Levret*).

3° *Ligature*, procédé de Levret, à l'aide de deux tuyaux adossés, recélant les bouts d'une anse de fil métallique tendus ensuite sur eux; anse de fil simple passé avec le doigt; *procédé de Desault*, porter l'anse de fil sur le pédicule avec une pince à gaine et une canule, et lier sur un serre-nœud; serre-nœud de Bouchet.

4° Broiement.

5° Excision, ablation : section de la base avec des ciseaux (*Dupuytren*); appliquer la pince de Museux sur le col, l'amener au dehors et couper le pédicule avec le bistouri (*Lisfranc*); incision cruciale du col utérin, extraction avec une pince à crochets, section de la base avec des ciseaux (*Dupuytren*); — saisir la tumeur avec la pince de Museux, faire presser le ventre de haut en bas, couper avec les ciseaux ou le bistouri le plus près possible de l'implantation, pour les polypes muqueux; couper circulairement au dessous du pédicule et extraire la tumeur par énucléation, si l'on a affaire à un polype fibreux (*Hervez de Chégoin*).

1° Compression avec des bougies de boyau (*Ledran*).

2° Dessiccation avec les liquides astringens, l'alcool, l'eau alumineuse, le vinaigre, les poudres de cyprès, de noix de galle, d'écorce de grenadier.

3° Cautérisation avec le fer rouge, les caustiques, *un mélange de beurre d'antimoine, nitrate d'argent et d'acide sulfurique*, dont on enduit la tête d'une épingle, pour toucher le polype, de deux à trois fois par jour, en faisant avant, et une heure après, une injection alumineuse (charlatan étranger).

4° Styptiques, astringens, pour arrêter les hémorrhagies; introduire un linge roulé sur l'extrémité d'une sonde et trempé d'une forte solution styptique.

5° Suppuration.

6° Excision (*Le Dran*) section du voile du palais pour la faciliter (*Manne*).

7° Arrachement par des mouvemens de va-et-vient (*Sabatier*), une ficelle garnie de nœuds, un fil de laiton tourné en spirale sur un stylet d'argent, pour scier le pédicule.

8° Ligature (*Levret*) avec un fil de chanvre, de soie, de métal.

9° Torsion ; *saisir le polype avec des tenettes et tordre son pédicule.*   •

3° DU SINUS MAXILLAIRE (FONGUS).

Emporter le bord alvéolaire et les parties malades ; enlever le fongus ; cautériser avec le nitrate de mercure ou le fer rouge (*Desault, Dominel*) , procédés de Gensoul, Dupuytren, Blandin.

4° DU PHARYNX (FIBREUX).

Excision avec des ciseaux courbes ; ligature, procédés de Dubois, de Levret, Roderick, Chopart, Brasdor, *Desault*, Hatin, Rigaud.

5° DU RECTUM.

Cautérisation , excision , ligature serrée avec force.

PROPHYLAXIE.

Surveiller la répullulation des polypes charnus ; prévenir toutes les causes d'irritation des muqueuses affectées ; établir une suppuration profonde , artificielle.

POLYPHAGIE.

INDICATIONS. Corriger, distraire la sensibilité de nutrition de l'estomac.

Tromper la faim , alimens fades ; opiacés ; diminuer progressivement la dose des alimens.

PROPHYLAXIE.

Éviter le café, les aromates, les épices, alcools et tout ce qui peut accroître l'excitabilité de l'estomac ; inactivité ; bains tièdes.

POLLUTION.

INDICATIONS. Corriger l'excitabilité des organes sexuels, leur faiblesse ou les habitudes vicieuses.

1° ÉTAT STHÉNIQUE.

Tisanes rafraîchissantes, de concombre, nymphæa ; émulsions camphrées, lavemens froids ; lotions fraîches sur le ventre, les lombes ; lait (*Hipp.*) ; bains prolongés.

Régime doux, rafraîchissant ; fatigue musculaire, éloignement des excitans génitaux ; coucher frais, sur un sommier de crin, sur le côté ; se lever dès le réveil ; gymnastique, natation ; occupations intellectuelles ; mariage.

2ᵉ ÉTAT ASTHÉNIQUE.

—

Boissons amères, eaux ferrées, quinquina et fer; eau de chaux et lait āā (*Sainte-Marie*); *glace* en poudre, une soucoupe trois fois par jour; *vessie de cochon* à demi remplie de glace sur la verge et les reins (*Sainte-Marie*); eaux de Spa, de Vichy, d'Aumale, de Forges, eaux sulfureuses; ipécacuanha et rhubarbe; thridace ij à viij gr. (*François*); douches froides; vésicatoires aux cuisses ou au périnée (*Bégin*); introduction d'une bougie dans l'urètre; injections d'eau vineuse, de sulfate de zinc, de cuivre; cautérisation superficielle du canal; moyens mécaniques, lien serré autour de la verge, érectomètre.

Régime analeptique, viandes rôties, vin de Bordeaux; éviter le gibier, le poisson, les ragoûts et les épices; influence morale.

3° SUITE DE MASTURBATION, (*Voyez* ce mot.)

PROPHYLAXIE. (*Voyez* plus haut et MASTURBATION.)

POURRITURE D'HOPITAL.

INDICATIONS. 1° Attaquer méthodiquement l'infection générale; 2° détruire les tissus frappés de pourriture.

1° TRAITEMENT INTERNE.

—

Vomitifs, purgatifs, amers et toniques (anciens); boissons acidules, limonade vineuse; acétate d'ammoniaque, sulfate de quinine, — sous-carbonate d'ammoniaque (*A. Cooper*); ipécacuanha uni à l'émétique; sangsues à l'épigastre, ventouses scarifiées; lavemens émolliens, frais, acidulés; ventouses à la nuque ou au cou; réfri-

gérans sur la tête; cataplasmes chauds et sinapisés aux extrémités inférieures.

2° TRAITEMENT LOCAL.

—

Saignées locales et applications émollientes, chlorurées; acides végétaux concentrés, ou minéraux étendus; cautérisation avec le nitrate acide de mercure, le nitrate d'argent, le chlorure d'antimoine, l'alun calciné, le *fer rouge* (*Pouteau, Delpech, Dupuytren*); acide nitrique 60 gouttes pour une pinte d'eau (*A. Cooper*), acide muriatique avec six pintes d'eau (*Van-swiéten*); solution de Fowler, étendue de moitié ou de deux tiers, et appliquée avec un linge, après avoir soigneusement nettoyé la plaie (*Blackadder*); suc de tranches de citron; — détruire la couche pulpeuse avec la brosse et arroser avec les acides végétaux (*Delpech*); cataplasmes d'orties pilées avec du sel et de l'alcool; charbon pilé avec vinaigre et sel (*Dusassey*); poudre de china, camphre et charbon unis à l'huile de térébenthine; camphre et sucre.

PROPHYLAXIE.

—

Propreté minutieuse, faire circuler l'air et veiller à l'humidité, lits des malades à distance convenable, chlorures alcalins désinfectans; température moyenne, constante, — pansemens rares, simples et *prompts* (*Delpech*); éloigner les blessés du foyer d'infection; éviter d'user des linges ou des objets de literie, qui ont pu servir à des malades infectés; passer au feu les instrumens dont on s'est servi pour eux.

Calme moral, distraction, gaieté, espérance d'un prompt succès.

Alimens sains, suffisans, un peu de bon vin.

PRESBYTIE ou PRESBYOPIE.

INDICATIONS. Corriger par des moyens physiques, la disposition vicieuse de l'œil.

Lunettes à verres convexes en allant par degrés, d'un numéro faible vers un plus fort.

PRIAPISME.

INDICATIONS. Rechercher la cause et la combattre.

Saignées ; bains prolongés à 16° à 20° ; fomentations froides émollientes sur l'hypogastre ; lavemens émolliens presque froids ; tisanes mucilagineuses, de concombre, nymphæa, plantes émollientes ; petit-lait, eau de laitue, eau de fleurs de cannelle (*Zacutus*) ; bols camphrés ; opium et sangsues (souvent nuisibles) ; extrait de ciguë v à xx gr. ; combattre l'action délétère des cantharides, *voyez* EMPOISONNEMENT ; des dartres, *voyez* ce mot ; castration (moyen barbare).

PROPHYLAXIE, HYGIÈNE.

Alimens doux, herbacés, diète lactée, boissons acidulées, limonades, orgeat ; décubitus horizontal sur le côté, le bassin un peu élevé ; éviter les lits mous et tout ce qui peut exciter les sens.

PROCTORRHAGIE. *Voyez* HÉMORRHOÏDES.

PRODUCTIONS CORNÉES.

INDICATIONS. Les détruire ou les enlever.

Caustiques ; les enlever avec l'instrument tranchant en cernant la base de la tumeur et enlevant le kyste ; section à sa base avec la scie.

Bains simples, de vapeurs, alcalins, eaux thermales sulfureuses ; purgatifs, saignées, exutoire (à peu près inutiles).

PROLAPSUS. *Voyez* CHUTES.

PROLONGEMENS ANORMAUX.

INDICATIONS. Réduire les parties à leurs dimensions normales, à l'aide de médicamens ou d'opérations chirurgicales.

1° DE LA PAUPIÈRE SUPÉRIEURE.

Toniques, astringens, glace pilée ; excision d'un pli de la peau.

2° DU FILET DE LA LANGUE.

Soulever la langue avec la plaque de la sonde crénelée, et inciser le filet avec des ciseaux, en s'éloignant de la langue ; — dans le cas de lésion de l'artère ranine, bouton de feu.

3° DE LA LANGUE.

Irritation de la pointe avec le poivre, le sel, l'alun, un amer ; choisir à l'enfant une nourrice dont le mamelon soit gros et long ; biberon disposé pour verser le lait dans le fond de la gorge ; sangsues, scarifications, lotions émollientes, frictions fondantes ; compression modérée ; incision en $\wedge$ qu'on réunit par la suture entortillée (*Mirault*).

4° DU PRÉPUCE.

Circoncision ou opération du phymosis, en retranchant ensuite les lambeaux latéraux.

5° DU FREIN DE LA VERGE.

Section avec le bistouri étroit, des ciseaux; cautérisation avec un bouton de feu, le nitrate d'argent.

6° DU CLITORIS.

Amputation.

7° DES PETITES LÈVRES.

Excision avec le bistouri.

PROSTATITE.

INDICATIONS. 1° Éloigner la cause; 2° anéantir l'inflammation; 3° prévenir ou combattre les accidens.

A. ÉTAT AIGU.

Antiphlogistiques actifs, *sangsues portées dans le rectum*, à l'aide d'une canule à coulisse antérieure et obturée à son extrémité; application locale de la glace; bains entiers, demi-lavemens, fomentations; boissons mucilagineuses de guimauve, de graine de lin, etc.; cathétérisme (le plus rare possible).
Régime doux, végétal, lacté.

B. ÉTAT CHRONIQUE, INDURATION.

Eaux minérales sulfureuses et salines; antisyphilitiques; décoctions d'écorce de daphné mézéréum, — d'uva ursi (*Bell*); quelques sangsues au périnée; onctions mercurielles, ou avec une pommade hydriodatée, le liniment volatil; vésicatoire (*Swediaur*), cautère, moxa, — séton au périnée (*Hunter*); bains prolongés, bains de mer, bains iodurés (M.); cathétérisme, cautérisation (*Lallemand*); sonde à double courant de Cloquet pour injections; ligature des tumeurs par l'urètre (impossible); excision; ouverture des abcès; ponction de la vessie dans la rétention complète d'urine. *Voyez* ce mot.

PROPHYLAXIE, HYGIÈNE.

Régime sévère, doux, lacté; peu de boissons ou tromper la soif par des tranches de citron; continence absolue; éviter le froid aux pieds, l'humidité, la position assise prolongée, la constipation, les eaux minérales ferrugineuses (*Vichmann*).
Éviter les injections astringentes, les tentatives imprudentes ou maladroites de cathétérisme, les épices, les spiritueux, les cantharides.

PRURIGO.

INDICATIONS. 1° Calmer la démangeaison; 2° combattre l'éruption.

A. EN GÉNÉRAL.

Petit-lait, eau de veau, décoction d'orge, de chiendent, limonades, décoctions de bardane, de patience; infusions de chicorée sauvage, de fumeterre, petite centaurée, camomille, pensée sauvage; sucs exprimés de plantes chicoracées fraîches; eaux de Bonnes, de Cauterets; décocté de salsepareille avec la scille et la crème de tartre (*Graves*); eau de Cologne une demi-cuillerée à thé dans un verre d'eau sucrée (*Moncourier*) ; infusion théiforme de sassafras et de genièvre (*Willan*) ; calomel et sel neutre ; — émétique (*Alibert*) ; arsenic (*Bateman*) ; purgatifs, — vin de colchique (*Elliotson*). ♃ sirop de pensée sauvage ℥ xv, de daphné mézéréum ℥ ij, sulfite sulfuré de soude ℥ ij, deux cuillerées à bouche tous les matins à jeun (*Biett*). ♃ infusion de scabieuse ℔ ij, acide sulfurique Ɔ j, sirop de guimauve ℥ ij, de 4 à 6 cuillerées par jour (*Biett*) ; émulsion d'amandes amères (*Richter*).

Bains simples ou émolliens — ou sulfureux (souvent nuisibles), de décoction de son, de mauves, de tripes, de pied de veau coupée avec l'eau de laurier-cerise (*Carron du Villards*), bains alkalins et savonneux (*Alibert*), de Plombières, de mer, de vapeur ; douches gélatino-sulfureuses ou cinabrées. ♃ sulfure de potasse ℥ ij, bi-carbonate de potasse ℥ j, eau distillée ℔ j en lotions (*Blasius*). ♃ axonge ℥ iv, poix liquide ℥ j, laudanum ℥ j (très-efficace, hôpital St-Louis). ♃ cyanure de potasse sec. xij gr., eau froide ℥ vj, pour lotions (*Munaret*) ; immersion dans l'eau à 25° (*Janin de St-Just*) ; acide hydro-cyanique en lotions (*Thompson*) ; pommade d'ellébore ; lotions froides, vinaigrées.

Lotions de borax (*Biett*) ; pommade de suie (*Blaud*) ; acide hydro-cyanique (*Cazenave*), muriate de soude en lotions (*Darling*) ; calomel en poudre (*Devees*) ; lotions de *sublimé* (*Hegevitsh*), eau de chaux (*Hermann*). ♃ chlorure de potasse ℥ ij, eau ℥ vj, pour lotions (*Michaelis*) ; décocté de ratanhia (*Richter*) ; soluté saturé de carbonate de soude une à deux cuillerées à café, pour eau chaude ℔ ij, trois à quatre lotions par jour (*Trousseau*) ; injections de sublimé (*Trousseau*), solution de sublimé dans l'eau de chaux (*Willan*) ; eau de créosote (*Téallier*).

Soins de propreté, bains ; régime, lait de chèvre, d'ânesse ; éviter tous les échauffans, les épices, le gibier, les viandes fortes en général, le vin, les alcools. Entretenir la liberté des sécrétions et des excrétions ; se prémunir contre les changemens de température.

PSELLISME. *Voyez* BÉGAIEMENT.

PSORIASIS, DARTRE SQUAMEUSE LICHÉNOÏDE.

INDICATIONS. 1° Calmer l'inflammation de la peau ; 2° modifier l'organisme ; 3° recourir à des moyens empiriques.

Saignée (*Ruffin-Vallace*) ; bains émolliens, narcotiques, frais, sulfureux alternés, douches et bains de vapeur, — bains de ciguë six à huit pincées (*Fontanetti*), gélatino-sulfureux ; quelques frictions avec la pommade stibiée, — cautérisation des squames avec la solution de nitrate d'argent (*Alibert*). ♃ goudron ℥ ij, axonge ℥ j ; pour frictions, avec bains sulfureux ou de vapeurs (*Emery*). ♃ proto-iodure de mercure ℥ j, axonge ℥ j, pour frictions matin et soir (*Manry*).

Purgatifs : sel d'Epsom ℥ ß, sous-carbonate de potasse ℥ ij, calomel et résine de jalap pendant plusieurs mois ; deuto-chlorure de mercure, un quart de gr. par jour ; sulfite sulfuré de soude x gr. à Ɔ j ; teinture de cantharides 5 gouttes progressivement jusqu'à 60 ; préparations arsénicales, — solution de Fowler de 4 à 12 gouttes (*Biett*) ; infusions de pensée sauvage, de chicorée, de douce-amère ; limonade sulfurique ; sirop de chicorée ℥ ij ; extraits, sucs dépurés des crucifères. Teinture d'iode 2 à 30 gouttes deux fois par jour (*Jeffray*) ; goudron à l'intérieur (*Elliotson*).

l'avoir soulevée avec une pince ; ablation de la moitié du triangle (*Guthrie*).

PROPHYLAXIE. (*Voyez* OPHTHALMIE.)

PROPHYLAXIE. (*Voyez* DARTRES.)

PSYDRACIA.

INDICATIONS. 1° Surveiller les voies digestives ; 2° combattre méthodiquement l'affection cutanée.

Antiphlogistiques , délayans : infusions de pensée, chicorée, douce-amère ; petit-lait, bouillon de veau ; bains émolliens d'eau de son, de tripes, bains frais, de rivière, etc. ; bi-carbonate de potasse ℥ ij par jour dans une pinte d'eau d'orge (*Biett*) ; pommade d'hydriodate de potasse (*Maclure*). *Voyez* ECTHYMA et DARTRES.

PROPHYLAXIE. (*Voyez* DARTRES.)

PTÉRYGION.

INDICATIONS. Le détruire par l'instrument tranchant ou les caustiques.

Première méthode. Astringens ; poudre d'alun et de sucre (*Ware*) ; alun calciné, sucre et sulfure de chaux (*St-Yves*) ; nitrate d'argent ; incision de la tumeur près du sommet.

Deuxième méthode. Excision de la conjonctive affectée avec les ciseaux ou le bistouri, après

PTYALISME. *Voyez* SALIVATION.

PURPURA, HÉMACÉLINOSE, MALADIE TACHETÉE DE WOLF.

INDICATIONS. 1° Rétablir l'harmonie du système sanguin ; 2° combattre les hémorrhagies.

1° VARIÉTÉ ASTHÉNIQUE, SANS FIÈVRE.

Antiscorbutiques : tisanes de raifort, cochléaria, décoctions de quinquina, ratanhia ; boissons acidules et laxatives (*Biett*) ; ratanhia uni à la glace (*Breschet*) ; vins et sirops antiscorbutiques, extraits amers et astringens ; préparations martiales ; purgatifs (*Storck*) ; huile de térébenthine associée au calomel, à l'huile de ricin, au sirop de séné ; jalap uni au calomel ; sulfate de quinine ; lotions et aspersions froides.

Nourriture saine, succulente, vin généreux.

Ecchymoses.

Lotions stimulantes, alcoolisées ou chlorurées, oxycrat froid.

Épistaxis.

Lotions froides sur la tête, les épaules ; pédiluves sinapisés ; tamponnement des fosses nasales.

Hémoptysie.

Ventouses sèches sur la poitrine ; boissons froides, potions astringentes. *Voyez* ce mot.

Métrorrhagie.

Eau fraîche acidulée, glace ; injections styptiques. *Voyez* ce mot.

Hémorrhagie intestinale.

Eau fraîche, acidulée, lavemens avec une forte décoction de noix de galle acidulée, glace sur le ventre.

Hémorrhagies des plaies.

Compression, styptiques, cautérisation.

2° VARIÉTÉ STHÉNIQUE, AVEC FIÈVRE.

—

Antiphlogistiques (*Cruveilhier*), *Saignée du bras*, du pied ; sangsues, *purgatifs* ; bols de calomel et de rhubarbe ; eau fraîche, petit-lait, boissons mucilagineuses acidulées.

PROPHYLAXIE. (*Voyez* Scorbut.)

PUSTULE MALIGNE.

INDICATIONS. 1° Concentrer, neutraliser, détruire le virus ; 2° combattre, si on n'a pu les prévenir, les phénomènes généraux d'intoxication.

1° TRAITEMENT LOCAL, EXTERNE.

Saignées, sangsues, antiphlogistiques simples (*Schacken*) ; *incision, scarification, cautérisation*

de la tumeur ; cautères peu rougis, éviter de recouvrir immédiatement l'eschare de cataplasmes émolliens. (*Lisfranc*) ; cautérisation avec la pierre infernale et cataplasme, de camphre, sel ammoniac, quinquina et miel (*Basedow*) ; le nitrate acide de mercure (*Blandin*) ; excision et cautérisation avec le nitrate d'argent, — l'acide muriatique (*Hoffmann*) ; incision et application de la pâte aigrie mêlée à la craie, ou avec du tabac, camphre et ammoniaque liquide (*Schottin*) ; incisions profondes et acide pyroligneux étendu (*Simons*) ; vésicatoire entretenu pendant neuf jours (*Pitschaft*) ; chlorure de soude (*Labarraque*), de chaux (*Schroeder*), muriate de zinc (*Hanke*) ; compression (*Godart*) ; fomentations aromatiques, sulfate de fer (*Braconnot*) ; décoction d'écorce de chêne en fomentations (*Schwan*).

2° TRAITEMENT GÉNÉRAL, INTERNE.

—

Acide muriatique ℈j toutes les deux heures (*Basedow*) ; toniques, cordiaux, décoction de quinquina, boissons amères, acides ; vinaigre camphré ʒj, toutes les deux heures dans l'eau sucrée (*Pitschaft*) ; acétate d'ammoniaque dans l'eau sucrée ou une tisane sudorifique.

Vin vieux, malaga, madère ; bouillons, consommés, gélatineux, alimens azotés.

PROPHYLAXIE. (*Voyez* Anthrax.)

PYROSIS. *Voyez* GASTRALGIE.

RACHITIS.

Indications. 1° Corriger le vice général et rendre au système osseux sa résistance normale; 2° combattre les symptômes locaux par des médicamens ou des moyens hygiéniques.

A. TRAITEMENT MÉDICAMENTEUX.

—

1° *Période d'irritation*. Calmans et hypnotiques *(Boyer)*; quelques sangsues en petit nombre; délayans.

2° *Période intermédiaire*. Quinquina, absinthe, aunée, serpentaire de Virginie, plantes aromatiques, infusions de houblon, saponaire, *garance (Levret)*, scolopendre, salsepareille, bois sudorifiques, petit houx, mauve, tussilage, violette; bouillons de grenouille et douce-amère, bouillons de tortue,—sirop antiscorbutique une cuillerée à bouche; sirop mercuriel de Bellet une cuillerée à café *(Portal)*; *osmonde* royale en infusion, décoction, extrait ℥ iij *(Aubert, Anciens)*; ℞ mélange de limaille de fer pulvérisée, de rhubarbe et de sucre āā, à prendre en deux fois matin et soir *(Stoerck)*; ℞ limaille de fer ℥ ß, sucre ʒ iij, une pincée matin et soir; plus un bain de fleurs de foin *(Gœlis)*, eaux ferrées; ℞ asa-fœtida ℥ ij ß, vert-de-gris xxxij gr. pour 160 pilules, deux à trois par jour *(Feiler)*; acide phosphorique *(Lentin)*; rhubarbe *(Most)*. ℞ asafœtida et safran de mars āā ℥ iij, rhubarbe et racine de gingembre āā ℥ j ß, extrait de pissenlit q. s.; pour des pilules de 2 gr., à prendre ℥ à 5, trois fois par jour *(Neumann)*; phosphate d'ammoniaque *(Nicolaï)*; alcalins *(Pugeol)*; vomitif et café de glands *(Schaeffer)*. ℞ charbon animal et réglisse āā ℥ vj, une demi-cuillerée à une cuillerée à café, deux à trois fois le jour *(Schindler)*; huile éthérée de calamus aromaticus *(Schneider)*, huile de foie de morue *(Allemands)*; hydriodate de fer *(Thompson)*; jaune d'œuf dissous dans l'eau *(Weikart)*; *frictionner les extrémités avec la thériaque* ou le miel, et les saupoudrer d'aloès en poudre, puis recouvrir de linges pendant quatre jours ; décoction amère à l'intérieur (*Carvela*). ♃ *garance* ʒ j, *eau* ℔ j, *sel végétal* ʒ ß, *miel blanc* ℥ ß, *bon vin blanc un huitième de l'infusion*, pour deux jours (*Levret*), garance en poudre dans des confitures ; préparations d'iode en bains, eaux iodées, ou en nature, en teinture, etc. ♃ racine de garance ʒ iij, sommités de houblon une pincée, feuille de noyer n° 3, faites bouillir dans une bouteille d'eau, ajoutez teinture de mars tartarisée une cuillerée, à prendre par verres tous les jours (*Billard*). ♃ oxide de fer iv gr., rhubarbe en poudre iij gr., sucre blanc x gr., à prendre matin et soir (*Temple*).

Bains de vapeur et douches aromatiques (*Rapou*), bains froids (*Anglais*); pluie de petits graviers brûlans (*Pouteau*), moxas (*Pouteau*), cautère à l'origine des cordons nerveux ; ventouses scarifiées, vésicatoires (peu utiles). ♃ esprit de genièvre ℥ ij, huile essentielle de girofle, huile de muscade ãã ʒ ß, pour frictions (*Portal*), frictions le long de la colonne vertébrale avec le liniment de Rosen ; machines orthopédiques diverses.

Troisième période. Continuation des moyens précédens.

Air pur de la campagne dans un lieu élevé, température sèche et chaude, garantir avec soin les enfans du froid humide ; matelas aromatiques, frictions sèches avec la main, une brosse, une flanelle imprégnée de vapeurs aromatiques ; éviter de faire marcher trop tôt les enfans faibles ; faire agir les muscles qui tendent à redresser les os ; équitation, promenades en bateau, en voiture, natation.

Légumes, fruits mûrs, viandes blanches bouillies ou rôties, poisson ; vin léger, bonne bierre ; café de glands.

Éviter le lard, le lièvre, les poissons d'eau douce, l'anguille, les légumes secs, les œufs.

RAGE.

INDICATIONS. 1° S'opposer à l'absorption du virus ; 2° combattre sa pernicieuse influence quand il est absorbé.

1° *Local.* Incisions, scarifications ; expression de la plaie (*Chaussier*), succion avec la bouche (dangereux), une ventouse simple ou mieux à pompe ; scarifications profondes, lotions à l'eau de mer et vésicatoire entretenu pendant trois mois (*Hausbrand*), lotions à l'eau simple, acidulée ou chlorurée, eau de savon (*Leroux*), eau de lessive ou vinaigre chaud (*Chaussier et Enaux*), solution de pierre à cautère ʒ j par pinte (*Mederer*), décoction concentrée de racine d'euphorbia villosa (*en Russie*), huile d'olive (*Pouteau*), huile rosat mêlée à la thériaque (*Galien*), huile camphrée et opiacée (*Tissot*) ; onctions mercurielles (*Desault*), suppuratifs, onguens irritans ; excision, amputation (*Morgagni*) ; cautérisation, *cautère actuel* (*Rau*), huile bouillante, deutochlorure de mercure, d'antimoine, acides minéraux concentrés, nitrate acide de mercure, potasse caustique, lessive des savonniers, pierre infernale, chaux mêlée au savon, ammoniaque pure ou unie à l'axonge, fluate de potasse.

2° *Général.* Chlore extérieurement et intérieurement (*Brugnatelli*). ♃ poivre long ʒ ij, cantharides Ɔ j, x gr. matin et soir (*Dramis*) ; turbith minéral (*Fehr*) ; infusion de sureau et lotions salées avec vésicatoire (*Hausbrand*) ;

décoction de gentiana amarilla (*Martius*); belladone et calomel (*Graefe*); anagallis (*Schrœder*); forte infusion de scutellaria latérifolia fraîche (*Lyman*, spécifique); amandes (*Thébésius*); sulfate de quinine (*Vanner*). ♃ cantharides en poudre j gr., yeux d'écrevisse et sucre blanc ãã vj gr., un paquet de deux heures en deux heures (*Axter*); oxide de plomb (*Horn*); bains de mer (*Sabatier*), d'eau tiède; pierre d'aimant en poudre ℥ ß dans du vin, limaille de cuivre, d'étain, — arsenic (*Russel*), mercure jusqu'à salivation (*Johnson*); ammoniaque, acides végétaux; poudres de Julien, Paulmier, Tonquin, etc., acide hydrochlorique (*Brugnatelli*); décoction de genêt; *ouvrir les pustules* de dessous la langue dès l'instant de leur développement, les cautériser et faire gargariser avec l'eau salée ou une décoction de genêt (*Salvatori*, *Marochetti*); bains de vapeur et sudorifiques à l'intérieur (*Miroff*).

B. TRAITEMENT CURATIF.

Saignée jusqu'à défaillance (*Hoffmann*); injection d'opium dans les veines (*Dupuytren*), d'eau (*Magendie*); galvanisme (*Rossi*); morsure de la vipère; provoquer des sueurs excessives (*Roche* et *Sanson*); poudre de Tonquin avec de l'eau-de-vie, du miel ou du sirop; *scutellaria* en infusion (*Spalding*), anagallis; opium (*Hufeland*), belladone (*Munck*); calomel 4 gr. par heure (*Meyer*); ammoniaque (*Leroux*), vinaigre ℔ j, trois fois par jour (*Lenoissa*); acide prussique; ♃ teinture de valériane, liqueur de cerf succinée ãã ℥ ij, laudanum ʒ j (*Krebs*), datura stramonium iij à v gr., — acétate de plomb (*Fagermann*); mercure (*Desault*); bain de vapeur russe et décoction de gaïac et salsepareille (*Buisson*), immersion dans l'eau froide (*Celse*). Trachéotomie (*Physic*).

RAMOLLISSEMENT DU CERVEAU. *Voyez* ENCÉPHALITE.

RÉTENTION D'URINE, ISCHURIE.

INDICATIONS. 1° Éloigner l'obstacle à l'urination; 2° rétablir la voie naturelle aux urines ou en ouvrir une artificielle.

A. TRAITEMENT MÉDICAL.

1° Ischurie spasmodique.

Bains prolongés, émolliens; antispasmodiques, lavemens opiacés; ♃ gomme arabique ℥ ij, eau de persil ℥ vj, de laurier-cerise ℥ j, sirop de pavot blanc ℥ ß; une cuillerée à bouche d'heure en heure (*Bluff*); teinture de muriate de fer 10 gouttes toutes les dix minutes (*Cline*). ♃ asafœtida ℥ ß, ipécacuanha, opium, huile de menthe ãã iv gr., faites pilules de ij gr., à prendre 10 trois fois par jour (*Conradi*). ♃ lycopode Ə ij, sirop d'althæa ℥ j ß, eau ℥ ij, une demi-cuillerée à bouche toutes les deux heures; liniment de térébenthine (*Kieser*); feuilles de stramonium à l'extérieur (*Fanhestock*), fomentations de ciguë et belladone à l'hypogastre (*Bluff*); immersion du gland dans l'eau fraîche (*S. Cooper*); infusion de feuilles de tabac (*Fowler*), en lavement (*Earle*); frictions au périnée avec le camphre et l'opium; cataplasmes au périnée de graine de lin, d'ognons grillés; fumigations d'eau vinaigrée.

2° Ischurie paralytique.

Acide phosphorique ℥ j à ij dissous dans l'eau distillée, 10 gouttes trois fois par jour (*Valentin*), pétrole 6 à 8 gouttes toutes les deux heures (*Rust*). ♃ infusé laxatif de Vienne ℥ iij, teinture aqueuse de rhubarbe ℥ j, extrait de quassie ʒ ß, teinture de cantharides ℥ j, teinture volatile de gaïac ℥ ij, rob de genièvre ℥ ij; une cuillerée à bouche toutes les deux heures dans une tasse d'infusion de baies de genièvre (presque spécifique, *OEsterlin*); arnica (*Mercier*); extrait de

noix vomique 4 à 8 gr. par jour (*Lafaye*), strychnine un douzième à un huitième de gr. en pilule
ou par la méthode endermique ; *moxa* aux lombes (*Larrey*) ; injections d'eau d'orge aiguisée
d'eau vulnéraire, de quinquina animée, d'eau de
Barége ou Balaruc ; — galvanisme (*Festeggiano*).
Voyez Incontinence , Paralysie. Frictions hypogastriques avec une décoction de pariétaire
animée de cantharides (*Galien*), le liniment ammoniacal ; ℞ cantharides xij gr., camphre dissous dans l'huile xv gr. , pour deux à trois bols
à quatre heures d'intervalle ; frictions avec la térébenthine sur les lombes ; ℞ huile de ricin ℥ ij,
térébenthine ℥ vj , baume de côpahu ℥ j , à prendre 3o gouttes trois fois par jour dans une émulsion.

B. TRAITEMENT CHIRURGICAL.

Cathétérisme avec des sondes en argent ,
en caoutchouc , des cathéters en plomb (*M.
Mayor*) ; cathétérisme forcé avec la sonde conique (*Boyer*) ; *bougie introduite jusqu'à l'obstacle* et laissée en place pendant quelques heures
(*Dupuytren*) ; cérat de belladone sur les sondes
ou dans l'anus ; sonde à dard (moyen dangereux).

Ponction de la vessie, au périnée , un travers
de doigt au devant de l'anus, à côté du raphé ;
sur le côté (*Dionis*) , avec le trois-quarts (*Junc-
kers*) ; entre l'urètre et l'ischion à un pouce au
devant de l'anus ; ponction un pouce et demi au
dessus du pubis (*Franco*) , *ponction par le rectum*
(*Fleurant*).

3o Ischurie inflammatoire.

Saignées , sangsues répétées au périnée , à
l'hypogastre ; bains très-prolongés , cataplasmes
de farine de lin, d'ognons grillés ; lavemens opiacés , belladonés , de nicotiane ; digitale à haute
dose (*Abercrombie*) , opium et calomel à l'intérieur, et en lavemens à forte dose (*Hamilton*),
camphre (*Latham*) ; injections émollientes ,
d'huile pure (*Gigini*), de décocté de jusquiame,
chiendent et pissenlit (*Siebenhaar*) ; émulsions
camphrées ; large vésicatoire à l'hypogastre
(*Chopart* et *Desbois*).

PROPHYLAXIE, HYGIÈNE.

Régime doux, émollient, lacté ; — asperges,
raifort, céleri, radis (*Ramm*), viandes blanches ; bierre, vin blanc léger, eau de Seltz ; éviter les alcools, le punch , les liqueurs.

Éviter les injections astringentes dans l'uré-
trite, l'usage intempestif des aphrodisiaques ; se
garantir des variations atmosphériques , éviter
les veilles prolongées , une vie trop sédentaire ;
continence.

RÉTINITE. *Voyez* Ophthalmie.

RÉTRÉCISSEMENS.

Indications générales. Rétablir les ouvertures ou les conduits dans leurs dimensions premières, à l'aide de procédés chirurgicaux divers.

1o DU CONDUIT AUDITIF.

Bains de vapeurs , injections émollientes avec
une solution concentrée de nitrate d'argent

4o Ischurie par obstacles mécaniques.

Vider le rectum , réduire les hernies , opérer
l'hydrocèle , les tumeurs diverses , extraire les
corps étrangers , *voyez* Calculs ; combattre les
rétrécissemens de l'urètre , *voyez* Rétrécissement ; dégorger la prostate , *voyez* Prostatite ;
donner diverses positions au malade ; opérations
chirurgicales , *voyez* plus bas.

(*Earle*); éponge préparée, tentes de charpie, canule d'or ; traitement de l'otorrhée. *Voyez* ce mot.

2° DES POINTS OU CONDUITS LACRYMAUX.

Antiphlogistiques, révulsifs ; injections avec la seringue d'Anel, de liquides émolliens ou résolutifs ; errhins, sternutatoires, usage du tabac.

3° DU CANAL NASAL.

Antiphlogistiques, antiscrofuleux, antisyphilitiques ; révulsifs sur le tube digestif, vésicatoires à la nuque ; fumigations émollientes ou résolutives dirigées vers les narines. Compression (anciens) ; désobstruction avec un stylet introduit par le point lacrymal supérieur, puis injections émollientes par le point lacrymal inférieur (*Anel*) ; cathétérisme et injections par les fosses nasales (*Laforest*) ; rétablir le canal naturel ou en créer un artificiel. *Voy.* FISTULE LACRYMALE.

4° DU CONDUIT DE WARTON. (*Voyez* GRENOUILLETTE.)

5° DES ORIFICES DU CŒUR.

Saignées générales et locales ; pédiluves et manuluves chauds ; diurétiques (*Hope*), digitale en poudre j à vj gr., en teinture 5 à 20 gouttes, en infusion à froid une pincée de feuilles ;—acide hydrocyanique (*Brera*), camphre (*Lombard*) ; hydrosulfate d'ammoniaque 4 à 5 gouttes par verre d'eau. Diète, repos absolu. *Voyez* HYPERTROPHIE.

Ferrugineux, toniques, amers, dans quelques *cas de faiblesse ;* diurétiques, dans les *cas d'hydropisies ;* tartre stibié et ipécacuanha, comme expectorans *dans la dyspnée ;* fumée de tabac.

6° DE L'ŒSOPHAGE.

Huile d'amandes douces ; — alcool de soufre (*Clarus*) ; soufre précipité avec éthiops antimonial et belladone (*Dorfmuller*) ; sel ammoniac à haute dose (*Fischer*) ; mercure et ciguë (*Mason*) ; suc de carottes cuites (*Heymann*) ; bougies dilatatrices de gomme élastique ; cautérisation avec le nitrate d'argent (*Home*) ; sonde œsophagienne introduite par le nez et placée à demeure.

Traiter l'engorgement des ganglions cervicaux par le sublimé et les frictions mercurielles ; prévenir la chronicité de l'œsophagite.

7° DU RECTUM.

Calmer l'inflammation par les antiphlogistiques ; traitement spécial de la syphilis, du cancer, etc. ; inciser les brides, détruire les coarctations ; dilatation lente et graduée par des bougies simples ou emplastiques (*Jonhston*), en gomme élastique (*Gerdy*), éponge préparée (*Diffenbach*), dilatateur de Costalat,—bourdonnets de charpie de plus en plus volumineux (*Desault*); cautérisation avec le nitrate d'argent sur un porte-caustique ; sonde à double courant (*Cloquet*) ; douches ascendantes, lavemens huileux, belladonés, opiacés ; courant galvanique établi de la bouche à l'anus (*Leroy d'Etioles*).

Antiphlogistiques locaux ou généraux ; préparations d'iode,— extrait de ciguë à dose progressive (*Storck*); calomel ; bains de diverses natures.

Diète sévère, alimentation liquide.

8° DE L'ANUS.

Excision des tumeurs, incision des cicatrices difformes, piqûres des veines ou tumeurs hémorrhoïdales; antiphlogistiques; douches ascendantes, bains prolongés ; dilatation progressive avec des mèches enduites de belladone, ou des bougies, de l'éponge préparée.

9° DU VAGIN.

Bains, fumigations, onctions émollientes, relâchantes ; dilatans, éponge préparée, pessaires de racine de gentiane de plus en plus gros ; incision du canal.

10° DU PRÉPUCE. (*Voyez* PHYMOSIS.)

11° DE L'URÈTRE.

Antiphlogistiques, saignée, bains. — Fixer une bougie sur le point contracté, et l'enfoncer douze heures après (*Dupuytren*). — Injections d'huile opiacée que l'on presse d'avant en arrière (*Sœmmerring*), — injections forcées (*Amussat*). — Cathétérisme forcé avec une sonde conique (*Boyer*), la sonde pleine de M. Mayer. —Ponction de la vessie (*Roche* et *Sanson*); — opération de la boutonnière. — Bougies de corde à boyau (*Lallemand*), de gomme élastique, médicamenteuses, cylindriques ou à ventre, laissées à demeure dans l'urètre ; — scarificateur d'Amussat ; — sondes cautérisantes ; recouvertes de vert-de-gris, sublimé, précipité, alun, tuthie, onguent égyptiac, aloès, myrrhe, sabine (anciens) ; — cautérisation avec le nitrate d'argent d'avant en arrière (*Hunter*); prendre l'empreinte du rétrécissement avec une sonde garnie de gélatine ou de cire à mouler (*Despinez*), et cautériser avec le porte-caustique (*Ducamp*, *Lallemand*), injections émollientes après chaque cautérisation et placer le dilatateur de Ducamp, ou mieux des bougies à ventre de deux lignes et demie, en augmentant chaque jour d'une demi-ligne; cautérisation avec la potasse caustique

sur une bougie (*Wathely*). — Destruction de l'obstacle avec le porte-râpe (*Desruelles*); — dilatation instantanée, coup sur coup, ou de six heures en six heures, temporaire et progressive, —permanente (*Leroy*).

Prévenir le passage à l'état chronique, de l'inflammation des divers conduits ou ouvertures naturelles ; être très-réservé sur l'emploi des astringens.

RÉTROVERSION DE L'UTÉRUS.

INDICATIONS. 1° Détruire les obstacles qui s'opposent à la réduction de l'utérus; 2° le réduire et le maintenir réduit; 3° combattre les accidens.

A. HORS LA GROSSESSE.

Vider le rectum et la vessie, — onction de celle-ci (*Sabatier*); position sur les coudes et les genoux, décubitus dorsal, latéral (*Chaussier*) ; porter deux doigts dans l'anus et deux dans le vagin, pour faire basculer l'utérus ; lui donner une direction oblique (*Capuron*), porter la main tout entière dans l'anus (*Gardien*); forte secousse galvanique (*Baudelocque*).

Lavemens, cathétérisme, pessaires; douches ascendantes, toniques, — astringentes (*Rayer*), injections avec les eaux thermales de Balaruc, Barége, Cauterets; infusions aromatiques, astringentes, boissons froides, etc. Traitement de la métrite chronique, de l'incontinence d'urine, etc. ; bains froids, de mer, d'eaux sulfureuses; douches excitantes sur les lombes; frictions aromatiques.

B. PENDANT LA GROSSESSE. (*Voyez* GROSSESSE.)

PROPHYLAXIE.

—

Éviter le décubitus prolongé sur le dos; la plénitude habituelle de la vessie; le régime trop huileux ou relâchant; les bains, trop fréquens, l'humidité atmosphérique.

Suivre un régime alimentaire nutritif, tonique; se coucher sur le côté, repos; pessaires, frictions, vêtemens de flanelle; tenir le ventre serré par une serviette, ou une ceinture de flanelle.

RÉUNIONS ANORMALES. *Voyez* ADHÉRENCES.

RHAGADES. *Voyez* SYPHILIS.

RHINITE. *Voyez* CORYZA.

RHUMATISME.

A. ARTICULAIRE.

INDICATIONS. 1° Placer le malade dans des conditions hygiéniques favorables; 2° combattre vigoureusement la sur-excitation sanguine; 3° diriger les efforts critiques de la nature.

1° ÉTAT AIGU.

—

Traitement externe.

Saignées larges et répétées, — saignée coup sur coup (*Bouillaud*), ventouses (*Héraud*), poursuivre l'arthrite avec des sangsues (*Broussais*), saignées, sangsues, cataplasmes émolliens, bains tièdes, boissons fraîches (*Récamier*), sangsues à l'anus (*Baïus*, souvent nuisibles); flanelles émollientes, ou recouvertes de taffetas gommé; fumigations de camphre et sureau (*Chèze*); bain avec extrait de belladone ℥ j. ℞ tartre stibié iij gr., eau distillée ℥ viij, pour fomentations (*Delpech*); camphre en vapeur (*Dupasquier*). ℞ oliban, mastic, succin en poudre ãã ℥ p., styrax 2 p., benjoin et laudanum ãã 1 p., à mettre sur des charbons, pour fumigations (*Foy*); solution d'hydrocyanate de potasse viij gr. sur ℥ ij, en applications topiques (*Gendron*), fomentations et bains froids (*Sutton*); eau de chaux en bains (*Giuli*); eau de goudron ou d'acide hydrochlorique ℥ iv, huile de pétrole ℥ j, pour bains (*Gondran*), bains sulfureux (*Grimaud*); frictions avec le baume de Fioraventi (*Guibourt*); emplâtre de jusquiame (*Heine*). ℞ feuilles et fruits de morelle noire ℥ ij, fleurs et feuilles de guimauve ℥ ij, huile d'olive ℥ x, éther acétique ℥ j, essence de bergamotte ℥ j, pour frictions ℥ ß (*Lattière*); bain électrique (*Mauduit*), galvanisme (*Bally*); antiphlogistiques dirigés vers la colonne épinière (*Mitchell*); baume acétique camphré de Lepelletier en frictions; opium à l'extérieur (*Villeneuve*); frictions mercurielles (*Récamier*, *Trousseau*); cataplasme de belladone (*Trousseau*); compression (*Varlez*); infusion de tabac en topique (*Vetsch*); frictions sèches et massage (*Ward*); étoupe autour des parties douloureuses (*Wetzler*). ℞ alcool de soufre ℥ ij, huile d'olives ℥ ß, en frictions, matin et soir (*Wutzer*). ℞ huile d'amandes douces ℥ ij, camphre ℥ j, teinture thébaïque ℥ ß, pour frictions (*Chomel*). ℞ baume tranquille, huile camphrée de camomille, de jusquiame ãã ℥ ij (*Chomel*); pommade de vératrine iv à x gr., pour axonge ℥ j, en frictions (*Ebers*), éther acétique en frictions (*Sédillot*); vésicatoires volans (*Autenrieth*); bains de vapeurs.

Traitement interne.

Bouillons de veau, de poulet, d'herbes; petit-lait, décoctions de gruau, de chiendent nitré, orangeade; tisanes diaphorétiques, infusions de sureau, de bourrache, de sauge, de squine dans du lait. ℞ acétate de morphine j gr., acide acétique distillé q. s., soufre doré d'antimoine ij gr., aconit iv gr., réglisse en poudre ℨ j ß, miel q. s. pour 8 bols, à prendre 1 toutes les deux heures (*Bréra*); eau chaude en grande quantité (*Cadet Devaux*); douce-amère (*Carrère*); poudre de Dower (*Chomel*); purgatifs à haute dose (*Cullen*); poudre des feuilles de rhododendrum crysanthi v à xxv gr. (*Metternich*); antimoine cru ℨ ß, dans l'infusion de sureau (*Gulbrand*); tartre stibié à haute dose (*Laënnec, Récamier, Andral*); calomélas (*Lind*); huile d'olive ℔ j par jour (*Macalaren*); savon (*Monro*). ℞ résine de gaïac, savon amygdalin ãã ℥ ß, alcool rectifié ℥ iv, à prendre ℨ j par jour (*Plenck*); lait coupé d'infusion de sureau (*Baglivi*); oxide blanc d'antimoine xx gr., à ℨ ß, dans un looch (*Récamier*); digitale (*R. Thomas*); sous-carbonate de potasse (*Rosenstein*); thridace (*Rothammel*); polygala (*Sarcone*); opium à haute dose (*Anglais*); vomitifs (*Scudamore*), tous les deux jours (*Horn*); extrait alcoolique d'aconit (*Lombard*); sulfure de potasse (*Tilésius*); soufre (spécifique de *Tirckes*); nitrate de potasse ℨ j à ℨ j ß, en lavement (*Vogel*), à l'intérieur ℥ j, dans une pinte de véhicule, pour un jour (*Whytt*); alcool sulfurique ℨ ij, dans alcool ℥ ß, 4 gouttes toutes les deux heures (*Wutzer*). ℞ sublimé j gr., eau distillée ℥ v, vin de colchique ℥ ß (*Dührsen*). ℞ créosote ℨ j, poudre de guimauve q. s. pour 120 pilules, à prendre 5 matin et soir (*Reich*); mercure associé à l'opium (*Niemann*).

2° ÉTAT CHRONIQUE.

INDICATIONS. 1° Hâter la résolution des engorgemens articulaires; 2° prévenir les métastases; 3° rendre le jeu aux articulations.

Traitement externe.

Antiphlogistiques locaux modérés, compression; ventouses sèches (*Tissot*); vésicatoires vo-

lans, moxas; bains gélatineux, d'amidon, d'eau de tripes, de marc de raisin, de drêche de bierre, de sable chaux, de vapeurs simples ou aromatiques, de vapeurs sèches de benjoin, succin, bains de genièvre, — de camphre (*Carcassonne*); douches de vapeurs d'eau simple ou sulfureuses, d'eaux minérales sulfureuses d'Aix-la-Chapelle, d'Aix en Savoie, de Saint-Amand, de Bagnères de Luchon, de Baréges, de Cauterets, de Digne, de Saint-Sauveur; boues de Saint-Amand, de Trescore en Italie, das Caldas en Portugal; bain artificiel de sulfure de potasse ℥ vj à ℔ j (*Grimaud*), de sulfure de chaux (*Quarin*), de sublimé (*Wedekind*); acupuncture, massage, percussion, urtication, fustigation (*Pouteau*); onctions mercurielles, calomel en frictions; — remède de Pradier; emplâtre stibié (*Récamier*): ℞ vératrine xxiv gr., iodure de potassium ℨ ß, axonge ℥ j, pour frictions (*Turnbull*), baume opodeldoch; linimens camphrés, laudanisés, térébenthinés, phosphorés, succinés, etc.; pommades hydriodatées, de moelle de bœuf, savon et eau-de-vie; électricité, galvanisme, — fumigations de cinabre (*Cullerier*); emplâtre mercuriel (*Hening*); exercice, frictions sèches et massage (*Ward*), fomentations de tabac (*Vitsch*), huile de cajeput (*Thumberg*): ℞ cantharides en poudre 1 p., faites macérer dans éther acétique rectifié 16 p., ℥ ij en frictions (*Double*); sachet de chaux éteinte et sel ammoniac ãã (*Petit*): ℞ feuilles et fruits de morelle noire ℥ ij, huile d'olives ℥ viij, éther acétique ℨ iij, alcali volatil 25 gouttes, essence de romarin ℨ ß, pour frictions ℥ ß (*Lattière*), huile de croton tiglium en frictions (*Haugstedt*); eau de chaux en bains (*Giuli*): ℞ huile de pétrole ℥ j, teinture de cantharides ℥ j, carbonate d'ammoniaque ℨ ij, huile d'olives q. s., pour un liniment (*Fodéré*): ℞ acide sulfurique ℥ ß, huile d'olives ℨ j ß pour frictions (*Brodie*); fatigue excessive (*Marcet*), machine cahotante (*Rabiqueau*); onguent mercuriel, camphre et ammoniaque (*S. Cooper*).

Traitement interne.

Infusions ou décoctions de chardon bénit, bardane, arnica, digitale, fenouil, gingembre, marrube blanc, saponaire, quinquina, douce-amère, sureau, etc., édulcorés avec le miel, le sucre, les sirops béchiques; salsepareille ou chiendent iodurés (*Magendie*); poudre de Dower; —esprit de Mindererus (*Lobstein*): ℞ salsepareille 8 p., squine, réglisse, gaïac, sassafras āā 2 p.; ℥ ß à j, pour faire bouillir dans une pinte d'eau (*Smith*), décoction de gaïac (*Alliès*), fleurs d'arnica ℥ j, infusez dans eau ℥ vj (*Thümmel*); morphine pure, un demi à deux gr. (*Bally*); térébenthine ℥ ij à iv, avec du miel, puis un verre de lait (*Cheyne*); iodure de potassium iij g., trois fois par jour (*Clendining*); liqueur arsénicale de Fowler; phosphore ℥ gouttes dans l'huile de naphte, tous les matins (*Hartmann*), huile animale de Dippel dissoute dans l'éther (*Horn*); quinine (*Humboldt*): ℞ soufre doré d'antimoine, mercure doux, extrait d'aconit āā xv gr., résine de gaïac, jus de réglisse āā ℥ j ß, extrait de douce-amère ℥ ij ß; faites pilules de ij gr., à prendre 8, quatre fois par jour (*Richter*); huile de foie de morue, ℥ à 4 cuillerées à bouche (*Schenk*); ℞ extrait d'aconit ℈ j, vin de semences de colchique, ℥ iv, à prendre 15 à 40 gouttes, trois fois par jour (*Weber*): ℞ nitrate de potasse ℥ ij, eau de sureau ℥ v, tartre stibié j gr. et demi, oxymel ℥ j, à prendre 1 cuillerée toutes les deux heures (*Thilénius*): ℞ sucre de lait ℥ j, soufre sublimé ℈ iv, magnésie et extrait d'aconit āā ℈ j, à prendre 1 cuillerée à thé, trois fois par jour (*Vogler*); teinture de colchique (*Want*). ℞ deutochlorure de mercure ij gr., dissolvez dans alcool ℥ iv; ajoutez vin ammoniacal 25 gouttes, ℥ ß, deux fois par jour (*Blanc*). ℞ soufre sublimé, tartrate de potasse āā ℥ j, résine de gaïac x gr., sirop q. s., ℥ bols, à prendre dans la journée (bols diaphorétiques anglais); extrait de stramonium un demi-gr. en pilules (*Chomel*); rob de sureau (*Quarin*); émétiques; purgatifs répétés (*Cullen*), drastiques; extraits de jusquiame, ciguë, belladone; lait seul ou uni aux délayans ou sudorifiques (*Barthez*, *Baglivi*); poudre d'Ailhaud; émulsion de Willis.

—

Diète très-sévère dans l'état aigu, diète modérée dans l'état chronique; proscrire les épices, l'alcool et le café; éviter avec soin tous les changemens de température; couvrir tout le corps de flanelle, les articulations de peaux d'animaux; habitation dans un climat chaud; exutoire (*Vachier*); exercer de bonne heure les articulations.

B. MUSCULAIRE.

INDICATIONS. Éloigner la cause, combattre l'inflammation.

EN GÉNÉRAL.

—

1° État aigu.

Saignées générales et locales, sangsues à la vulve ou à l'anus dans les suppressions de flux menstruel ou hémorrhoïdal; bains émolliens, prolongés, d'eau de son, de lait, bains russes, bains de vapeurs; frictions avec l'huile tiède ou l'axonge opiacée, belladonée, jusquiamée, morphinée, le baume opodeldoch, le baume tranquille, le liniment camphré, l'huile de laurier, etc. ℞ huile d'amandes douces et baume tranquille āā ℥ ij, onguent d'althæa ℥ j, extrait gommeux d'opium ℥ iij (*Boyer*), vésicatoire; *douches de vapeurs émollientes*; *acétate de morphine sur un vésicatoire* un quart à un demi-gr. (M.). Décoctions d'orge, de guimauve, de chiendent, thé léger; infusions de bourrache, buglose, sureau, miellées, nitrées, ou rendues laxatives par l'addition d'un sel neutre; poudre de Dower, décoction de gaïac, de salsepareille; purgatifs, drastiques; tartre stibié à haute dose; —datura stramonium un quart de gr., toutes les trois heures (*Lebreton*). ℞ esprit de corne de cerf ℥ j, huile d'olives ℨj, teinture d'opium ℥ j, huile d'origan ℥ j, faire chauffer pour frictions (*Fahnestock*), onctions mercurielles, —frictions avec le soufre (spécifique suivant *Ruckert*).

2° État chronique.

Saignées locales (rares); onctions huileuses opiacées ; cataplasmes émolliens , narcotiques ; baume tranquille, opodeldoch, liniment ammoniacal camphré, huile de camomille camphrée, huile animée de teintures aromatiques, balsamiques, teinture de cantharides; frictions sèches avec la flanelle, une brosse, ou de vapeurs aromatiques ; bains tièdes de cinq à six heures, ou aromatiques, sulfureux, de mer chauds, de sable , d'air chaud, de vapeurs humides, de vapeurs sèches , camphre, benjoin, ambre (*Carcassonne*), bains russes ; douches excitantes, martiales, aromatiques, etc.; rubéfaction, urtication , flagellation, vésication, moxas, raies de feu, acupuncture (*J. Cloquet*); électricité, galvanisme, perkinisme, magnétisme. ♃ sulfure de carbone ℥ ij, eau-de-vie camphrée ℥ iv, huile d'olives ℥ ij, en frictions (*Wurtzer*).

Boissons chaudes sudorifiques, infusions de sureau, bourrache, véronique, sassafras ; décoctions de salsepareille, squine, gaïac; —calomel et opium (*Hamilton*); purgatifs répétés, émétique; poudre de Dower x à xv gr.; — datura stramonium j gr., quatre fois par jour (*Blaud*); sulfure de carbone 3 à 8 gouttes;— huile de foie de morue 3 à 4 cuillerées par jour (*Schenk*); eaux minérales sulfureuses ; huile de térébenthine x gr. ℥ j. *Voy.* RHUMATISME ARTICULAIRE CHRONIQUE.

Régime doux, laxatif, viandes blanches; vêtemens de flanelle, habitation dans un lieu chaud et sec ; éviter avec soin la brusque suppression de la transpiration ; entretenir la liberté des excrétions. *Voy.* RHUMATISME ARTICULAIRE.

1° Lumbago.

Ventouses scarifiées, sangsues ; bains prolongés d'eau tiède, de vapeurs aromatiques, douches de vapeurs émollientes ; purgatifs drastiques ; essence de térébenthine x gouttes à ℥ ij , dans une potion, à prendre par cuillerées, en lavemens ℥ ℔; — stramoine (*Marcet*) ; moxas (*Pouteau*); linimens huileux, opiacés, excitans. *Voy.* RHUMATISME EN GÉNÉRAL.

3° Torticolis.

Cataplasmes émolliens , laudanisés; frictions sèches, douches émollientes, sangsues; sachets de laine , de cendres chaudes, aromatiques, etc. *Voy.* ce mot.

3° Pleurodynie. (*Voyez* ce mot.)

RHUME. *Voyez* CATARRHE.

ROUGEOLE.

INDICATIONS. 1° Placer le malade dans des conditions hygiéniques favorables; 2° surveiller l'éruption, et la maintenir dans de justes bornes ; 3° combattre les accidens et les complications.

Médecine expectante, température modérée , diète végétale légère; garantir les yeux d'une lumière trop vive. Boissons délayantes, acidulées, légèrement diaphorétiques; infusions de bourrache, de violettes; décoction d'orge, de guimauve; émulsions, loochs gommeux, inspiration de vapeurs émollientes; lavemens simples; vomitifs et purgatifs (*Descemets*). ℞ eau de fleurs de tilleul ℥ iij, esprit de Mindererus ʒ j, sirop de guimauve ʒ ß (*Gœlis*); vésicatoire sur la poitrine au début (*Matthews*).

2° INFLAMMATOIRE.

—

Émissions sanguines générales et locales (*Mead*, *Monfalcon*), à l'épigastre, au cou, à l'anus, sous les clavicules; tisanes de capillaire, de scorsonère, de gomme édulcorée, de fleurs de violettes; lavemens mucilagineux, huileux, d'eau de son, de tripes, d'amidon, de graine de lin;—vésicatoire sur la poitrine au début (*Matthews*); soufre (*Muhrbeck*); émétique (*Stoll*), émétique, puis huile d'olives et lavemens émolliens (*Dubosc*), ℞ eau de fleurs de tilleul ℥ iij, esprit de Mindererus ʒ j, sirop de guimauve ʒ ß, (*Gœlis*); loochs blancs, opiacés; inspiration d'éther, — soufre (*Hufeland*). ℞ huile d'amandes douces ℥ ij, sirop de violettes et capillaire ãã ℥ j, sucre candi q. s. (*Sydenham*). ℞ huile d'amandes douces ℥ ß, eau de fleurs de sureau q. s., extrait de jusquiame iv gr., d'opium j gr., une cuillerée à café toutes les deux heures (*Henke*); vésicatoires (*Gardien*).

Diète sévère, température douce.

3° ATAXO-ADYNAMIQUE, TYPHOIDE.

—

Antiphlogistiques locaux ou généraux; tisanes émollientes, diaphorétiques; infusions de sauge, tilleul, mélisse, édulcorées avec des sirops émolliens ou narcotiques; quinquina, camphre, sulfate de quinine, ammoniaque; rubéfaction, vésication de la peau; calomel (*Muller*), laxatifs,

émétique (*Stoll*); phosphore (*Hartmann*); affusions froides (*Guersent*), lotions vinaigrées froides (*Herberger*). Vins toniques.

Rappeler l'éruption à la peau. Bains chauds, sinapisés; vésicatoires aux jambes, à la nuque; urtication (*Spiritus*).

PROPHYLAXIE, HYGIÈNE.

—

Appartement échauffé modérément; diète, régime rafraîchissant.

Isolement; inoculation de la maladie (*Home*), vaccine; belladone (*Mandt*), soufre (*Tortual*), camphre (*Trott*); bains chauds.

RUPTURE.

INDICATIONS. 1° Rétablir les rapports normaux entre les parties divisées; 3° les fixer.

1° DES VOIES DIGESTIVES.

—

Privation entière d'alimens et de boissons; tranches d'oranges ou de citrons; bains, saignées.

2° DE L'UTÉRUS ET DU VAGIN.

—

Dans la grossesse.

Extraction de l'enfant par les voies naturelles avec les mains, le forceps, les crochets; par les pieds; gastrotomie.

Prophylaxie. Symphysiotomie, opération césarienne, incision du col utérin. Saignée, émolliens ; version de l'enfant, forceps, etc.

Hors la grossesse.

Faire contracter l'utérus , titillation de sa membrane interne, seigle ergoté ; boissons délayantes , lavemens émolliens , narcotiques, fomentations, saignées générales et locales ; gastrotomie dans le cas de pincement de l'intestin entre les lèvres de la plaie utérine.

3° DU PÉRINÉE.

—

Rapprocher les cuisses, décubitus latéral ; agglutinatifs ; laxatifs, puis suture ; quand elle est ancienne , ravivement des bords et suture.

Prophylaxie. Soutenir avec soin le périnée lors du passage de la tête ; bains et cataplasmes pendant les derniers temps de la grossesse ; onctions d'huile , de beurre, fumigations émollientes.

4° DES TENDONS.

INDICATIONS. 1° Maintenir en contact les deux extrémités du tendon divisé ; 2° combattre l'inflammation ; 3° ne permettre le mouvement que lorsque la substance fibrocelluleuse est assez solide.

Du triceps brachial.

Bras fixé dans l'extension par une attelle antérieure ; bandage unissant des plaies en travers ; ne permettre l'usage du bras qu'après deux à trois mois.

Du droit antérieur de la cuisse.

Fixer la jambe dans l'extension par une attelle postérieure ; bandage unissant des plaies en travers ; ne permettre la marche qu'après trois à quatre mois.

Du ligament inférieur de la rotule.

Tenir le membre dans l'extension ; bandage des fractures de la rotule ; repos de trois à quatre mois.

Du plantaire grêle.

Applications résolutives ; bandage médiocrement serré ; quinze jours de repos.

Du tendon d'Achille.

Position seule sans bandage ; bandage roulé et à chefs noués verticalement derrière le tendon ; pantoufle (*Petit*) , chausson (*Monro*) ; compresses graduées le long des bords du tendon (*Gauthier*) ; bandage de Ravaton, *bandage des plaies en travers*, bandage de Dupuytren, bandage inamovible ; suture (anciens) ; bandage de Desault , avec une longue compresse postérieure , des doloires, 2 compresses graduées et une attelle antérieure matelassée de Schneider ; deux à trois mois de repos.

SALIVATION, SIALORRHÉE, PTYALISME.

INDICATIONS. 1° Calmer l'irritation buccale; 2° modérer la sécrétion salivaire.

1° MERCURIELLE.

Application d'*acide hydrochlorique*, tous les
deux jours, avec le soin d'éviter les dents (*Ricord*); collutoires astringens; —cautérisation superficielle avec le nitrate d'argent (*Cullerier*);
gargarisme de chlorure de soude (*Darling*);
huile de térébenthine ℥ ij, mucilage de gomme
arabique ʒ viij, pour gargarisme (*Geddings*).
℞ vitriol blanc xv gr. à ʒ β, teinture de myrrhe, de cachou, de kino āā ʒ j, de pimprenelle ℥ vj, infusion de sauge ʒ vj, miel ℥ vj,
pour s'en rincer la bouche toutes les heures
(*Kopp*); solution froide d'alun dans un décocté
de chêne (*Kortum*), d'alun ʒ ij, pour eau ʒ v
(*Cavarra*); poix liquide étendue sur la muqueuse (*Hausen*); extrait de saturne ʒ ij, sur
℥ iv de véhicule en gargarisme (*Labonardière*).
Sangsues sous les mâchoires, ventouses scarifiées, sèches; pédiluves, sinapismes, vésicatoires à la nuque, cautères, séton; bains (*Nichet*), bains de vapeur.
℞ acide nitrique purifié ʒ β, eau ʒ iij, à prendre dans de l'eau de Seltz. ℞ soufre lavé, racine
de calamus aromaticus, sucre blanc āā ϶ j,
faire 6 paquets pareils, à prendre 1 tous les
soirs (*Wedekind*). ℞ acide phosphorique affaibli ℥ ij, décocté de salep ʒ vj, sirop de framboise ʒ β, à prendre une cuillerée à bouche
toutes les deux heures (*Wendt*); mercure soluble d'Hahnemann (*Rust*); autres préparations
mercurielles, que celle qui a produit la salivation (*Bréra*); émétique (*Réad*); carbonate de fer
(*Rayer*). ℞ iode pur v gr.. alcool rectifié ℥ ij,
eau de cannelle ℥ ij β, sirop simple ℥ β, une
demi-cuillerée à 1 cuillerée, trois à quatre fois
par jour (*Kluge*); sulfure de chaux (*Hahnemann*); tartrate d'antimoine un dixième à un
seixième de gr., toutes les deux heures (*Finlay*);
pastille de soufre (*Cullerier*). ℞ sulfure de magnésie ℥ j, acide tartarique ϶ ij, sucre bl. ϶ iv,
faire une poudre divisée en 12 paquets, à prendre 1 paquet toutes les trois heures (*Sundelin*);

opium et quinquina ; limaille de fer à petites doses (*Sundelin*).

PROPHYLAXIE.

N'employer le mercure qu'avec précaution ou en suspendre l'emploi. Changer le malade de linge, de lit, d'appartement ; température chaude. Diète rigoureuse et, plus tard, alimens liquides, bouillons, fécules très-claires. Vêtemens de flanelle, se garantir avec soin du froid et de l'humidité, pendant l'usage des mercuriaux.

2° SPONTANÉE.

Mastication de la cannelle (*Bayle*) ; gargarismes astringens ; purgatifs répétés ; opium ; calomel j à ij gr., trois à quatre fois par jour (*Gumbert*) ; élixir acide de Haller et bains chauds (*Steinthal*) ; teinture de cantharides (*Swediaur*) ; sangsues aux mâchoires ; opiacées, pediluves, révulsifs.

PROPHYLAXIE.

Éviter le froid et l'humidité, se couvrir de flanelle ; diète, alimens liquides. Éviter le tabac à fumer.

SARCOCÈLE.

INDICATIONS. 1° Essayer le traitement du squirrhe et du cancer ; 2° enlever la tumeur, si la maladie est bornée et l'opération praticable ; 3° pallier les souffrances du malade.

Traitement de l'orchite chronique, du squirrhe, du cancer. *Voyez* ces mots.

Fondans, antisyphilitiques ou scrofuleux ; quelques sangsues de temps à autre ; onctions mercurielles, hydriodatées ; purgatifs continués ; préparations d'iode ; pilules mercurielles. ♃ éponge brûlée ℈ j, nitrate de potasse x gr., racine de salsepareille en poudre ʒ j, 1 paquet pareil, trois fois par jour ; — pilules d'extrait de ciguë et belladone, et frictions avec le liniment opodeldoch pétrolé (*Tott*) ; extrait de ciguë uni au calomel (*Gama*) ; *compression* avec des bandelettes de sparadrap (*Fricke*) ; décubitus prolongé (*A. Cooper*).

Opérations. Ligature de l'artère nutritive de la tumeur (*Maunoir*) ; disséquer le cordon et le serrer graduellement par une ligature (*Ravaton*) ; ponction exploratrice (*Pott*) ; inciser les tégumens sur un pli, disséquer la tumeur, lier le cordon en masse et le couper ; *section du cordon couche par couche* et ligature successive des artères ; inciser le cremaster longitudinalement et circulairement, pour prévenir la rétraction du cordon (*Roux*). — *Faire saillir le testicule, inciser la peau, le chasser par énucléation, couper le cordon, lier séparément les artères (Dupuytren)* ; inciser la tumeur par derrière (*Aumont*) ; couper isolément l'artère spermatique derrière le cordon et la lier (*Bichat et Roux*) ; compression du cordon au lieu de la ligature (*J.-L. Petit*) ; réunion de la plaie par des bandelettes, la suture ; *rouleaux de charpie* de chaque côté des lèvres de la plaie, linge fenêtré, plumasseaux ; eau fraîche pendant plusieurs jours ; ne panser qu'après un quart d'heure (*Dupuytren*).

PROPHYLAXIE. (*Voyez* ORCHITE et SQUIRRHE.)

SATYRIASIS. *Voyez* PRIAPISME.

SCARLATINE.

INDICATIONS. 1° Maintenir l'éruption dans de justes bornes ; 3° combattre les accidens consécutifs.

1° SIMPLE.

Infusions de violettes, sureau , coquelicot, bourrache, acidulées avec les sirops de groseille, limon , vinaigre ; lavemens émolliens , gargarismes émolliens édulcorés avec le miel rosat ; pédiluves. Diète , tem pérature de 15° ; garder la chambre pendant trois semaines ; flanelle.

2° INFLAMMATOIRE.

Vénésections (*Dewar*) ; sangsues au cou, cataplasmes, pédiluves sinapisés, sinapismes ; tisanes émollientes précitées ; gargarismes d'orge miellée , de figues bouillies dans du lait. ♃ carbonate d'ammoniaque ℥ ij, eau distillée ℥ vj, sirop de guimauve ℥ j (spécifique selon *Sthahl*) ; sulfate de magnésie dans une grande quantité d'eau, avec addition d'oxymel simple (*Stieglitz*) ; lotions de solution d'acétate de plomb ou de sulfure de potasse (*Miquel*), lotions et aspersions froides (*Currie* , *Batemann*, etc.), d'eau vinaigrée (*Herberger*) ; cautérisation des tonsilles avec le nitrate d'argent , dès le début (*Hamilton*) ; vomitifs au début (*Dewes*) ; frictions huileuses (*Dachne*) ; belladone (*Cock*). ♃ chlore ℥ ij, eau distillée ℥ viij, à prendre en douze heures (*Bradwaite*).

3° BILIEUSE.

Ipécacuanha xviij à xxx gr. ; calomel v à x gr. par jour (*Hamilton*) ; moyens précédens.

Infusions de sauge, thé, tilleul , quinquina ; gargarismes aiguisés avec l'acide sulfurique , le chlorure de soude ℨ ß par ℥ j, l'alun ʒ ß à j, pour ℥ iv ; cautérisation de la gorge avec le nitrate d'argent, une mixture de miel et acide hydrochlorique. (*Voyez* ANGINE COUENNEUSE.) Lavemens vinaigrés (*Autenrieth*). ♃ calomel j gr., jalap iij à iv gr., ou potion saline (*Bretonneau*) ; affusions froides (*Guersent*) ; camphre un sixième à un demi-grain (*Nagel*) ; carbonate d'ammoniaque seul ou uni au musc (*Heine*) ; sinapismes, vésicatoires aux cuisses, au cou.

Rappeler ou favoriser l'éruption. Bains chauds, d'enveloppe, frictions, sinapismes, vésicatoires, —urtication (*Schwarz*) ; camphre (*Nagel*) ; laver le corps à l'eau tiède (*Gœlis*) ; huile de térébenthine 10 à 60 gouttes (*Delony*) ; affusions froides (*Guersent*).

5° AVEC HYDROPISIE.

Frictions avec la flanelle imprégnée de vapeurs ou d'alcool aromatiques (*Rosenstein*) ; bains à 30° ; infusions chaudes de sureau, de bardane , de scabieuse, édulcorées avec oxymel ou acétate d'ammoniaque 30 gouttes, — eau chaude lactée (*Allemands*). ♃ vin scillitique ʒ iij, sous-carbonate de potasse ℨ ij, de 24 à 40 gouttes dans un peu d'eau (*Werlofh*). ♃ vin émétique d'Huxam ℨ ij, essence de cantharides ʒ ß (*Bucholz*) ; carbonate de potasse (*Hermann*) ; acide sulfurique (*Fischer*) ; tartrate acide de potasse (*Nasse*).

PROPHYLAXIE.

Belladone (*Hahnemann*) ; ♃ extrait de belladone ij gr., eau distillée ℥ ij, alcool ℨ ij ; à prendre de 5 à 20 gouttes deux fois par jour (*Welsen*). ♃ calomel un demi-gr., soufre doré un huitième, matin et soir (*Theusinck*) ; lotions de vinaigre (*Wolf*); inoculation de la scarlatine (*Miquel*) ; ipécacuanha (*Schlésinger*) ; pilules de Plummer, — vin d'Huxam et oxymel scillitique 10 gouttes aux enfans d'un an (*Wildberg*).

Isolement, température douce, égale, diète ; prévenir tout refroidissement du corps, flanelle; entretenir les sécrétions normales; garder la chambre long-temps après la disparation de l'éruption.

SCIATIQUE.

INDICATIONS. Calmer la douleur et l'irritation nerveuses.

Application de nombreuses sangsues (peu efficaces) ; frictions avec l'huile tiède, simple ou laudanisée, le baume tranquille, opodeldoch, le liniment ammoniacal camphré. ♃ extrait de belladone ℈ ij, eau ℥ j, pour frictions (*Tood*) ; frictions à sec avec la flanelle, frictions avec la pommade de belladone ℨ j pour ℥ j, puis couvrir toute la partie d'une feuille de papier gris, sur laquelle on passe un fer chaud, trois fois par jour (*De Barbe*). ♃ sublimé ℈ j, axonge ℥ j, pour frictions jusqu'à la salivation (*Stemler*) ; éther acétique en frictions (*Martin*) ; acétate de morphine par la méthode endermique (*Ricotti*); sinapismes (*Dubois*), vésicatoires (*Cotugno*), moxas (*Cotugno*), fer rouge (*Lefranck*), cautère près du grand trochanter (*Horn*) ; acupuncture (*Poullain*); compression (*Vaidy*) ; bains prolongés, — bains de mer (*Laudenberg*). ♃ huile de camomille ℥ ij, essence de térébenthine ℥ j, laudanum ℈ j, pour frictions (*Trousseau*), pommade de vératrine (*Ebers*).

♃ extrait d'aconit iv gr., acide boracique

℈ j, faire une poudre en 8 paquets, à prendre un matin et soir (*Stoerck*) ; huile de foie de morue (*Scherer*) ; carbonate de fer, v à x gr., trois fois par jour (*Alt*) ; purgatifs (*Réveillé - Parise*); ♃ précipité rouge j gr., sucre blanc ℥ ß, gomme arabique ℈ iv ; divisez en 16 paquets à prendre un matin et soir (*Most*) ; extrait de datura (*Marcet*) ; rose neige de Sibérie (*Loeffler*). ♃ hydrochlorate de potasse ℨ j ß, eau distillée ℥ iv, une cuillerée à bouche toutes les deux heures (*Knod*). ♃ crème de tartre ℥ ß, soufre, sucre blanc āā ℨ ij, aconit viij gr., une cuillerée à thé toutes les deux heures (*Iahn*). ♃ mixture camphrée ℥ j, eau de fontaine ℨ vj, pour frictions ; puis tartre stibié xij gr., faites dissoudre dans eau distillée ℨ viij, (*Horn*). ♃ huile de térébenthine ℨ ij, miel ℥ j, une cuillerée à café matin et soir (*Home*). ♃ essence de térébenthine ℨ ij, miel rosat ℥ iv, à prendre trois cuillerées par jour (*Récamier*), huile de térébenthine 12 à 15 gouttes dans une infusion d'armoise (*Russes*), huile essentielle de térébenthine en lavement (*Ducrois*) ; suc d'artichaut (*Haller*); calomel (*Fothergill*) ; pilules de Blaud, de Vallet; calomel, — calomel et opium (*Fisher*); camphre à haute dose (*Collin*), opium seul iij gr., par jour (*Chiappa*). ♃ farine de moutarde ℥ viij, poivre blanc, gingembre āā ℨ j, oxymel simple q. s. pour un cataplasme, sur les points douloureux (*Willis*).

PROPHYLAYIE (*Voyez* NÉVRALGIE.)

SCLÉROME. *Voyez* ENDURCISSEMENT DU TISSU CELLULAIRE.

SCORBUT.

INDICATIONS. 1° Placer le malade dans des conditions hygiéniques convenables ; 2° remédier à l'altération du sang; 3° combattre les accidens ou complications.

Air sec et chaud, habitation d'un lieu élevé,
exposé au soleil; vêtemens secs et chauds, flanelle ; exercice proportionné aux forces; gra-
duer les mouvemens et les impressions de l'air
(*Rouppe*) ; distraction, moyens moraux, gaieté;
frictions.

Boissons acidules (*Lind*), sucs d'oranges,
de citrons, de groseille, fraises, verjus, vinaigre; bouillons de tortue, de poulet, mouton, bœuf, viandes tendres, rôties, poisson, lait, salades, fruits acidules, végétaux,
herbacés, cresson, oseille, — crucifères (*Keraudren*) ; vin de Bordeaux pur ou coupé; pomme
de terre cuite sous la cendre et mangée sans sel
(*Fontanelli*).

Infusions aqueuses ou vineuses de scille,
moutarde, raifort, beccabunga, cochléaria,
cresson alenois ; décoctions de chêne, grenade,
quinquina, bistorte, columbo ; — eau de mer
(*Bartholin*) ; drèche (*Berends*), levure (*Neumann*) ; charbon ℥ ß à j par jour (*Brachet*) ; nitre (*Caméron*) ; douce-amère (*Coste*). ℞ extrait
de china ℈ iij, décocté de china ℥ ij ß, eau distillée de cannelle ℥ ij, sirop de pavot blanc ℥ ß,
par cuillerées (*Franck*) ; vin antiscorbutique
℥ ß à ℥ ij (*Henry et Guibourt*). ℞ racine de calamus aromaticus ℈ ij, faites infuser dans eau bouillante q. s.; adde extrait d'absinthe ℈ j, éther sulfurique ℥ ß ; à prendre une demi-tasse toutes
les deux heures (*Hildenbrandt*); acide nitrique
(*Kœklin*) ; eau de goudron (*Malingre*). ℞ suc de
cochléaria récent ℥ ß, de cresson, de citron
āā ℥ ij, sucre blanc ℥ ß, à prendre dans la ma-
tinée avec du petit-lait (*Meyer*), ou cochléaria et
trèfle d'eau ; cresson du Para (*Morand*). ℞ acide
muriatique ℥ ß, eau de framboise ℥ iv, une cuillerée par heure (*Sachs*). ℞ racine de raifort ℥ ij,
eau ℥ iv, sucre q. s. (*Selmbarth*) ; élixir antiscorbutique de Selle, ℈ ij à iij par jour; jus de

ciguë ℥ ß à ij (*Schindler*); petit-lait ou suc de
cochléaria (*Swediaur*) ; préparations martiales
(*Versari*) ; ℞ eau de sureau ℥ vj, alcool de cochléaria ℥ ß, jus de citron ℥ ij, sirop de coquelicot ℥ ij ; à prendre deux cuillerées à bouche
toutes les deux heures (*Vogel*) ; ℞ nitrate de potasse ℥ viij, vinaigre ℥ Lij ; à prendre ℥ j par
jour (*Caméron*).

Caustiques, styptiques, acides minéraux ;
alun, écorce de chêne, quina, ratanhia, columbo, etc.. eau de Rabel ; teinture de cresson
du Para, — cochléaria, ℥ ß, dans une infusion de
saponaire (*Rousseau*).

Oxymel ; sinapismes, vésicatoire, ventouses.

Frictions, cordiaux, vin, aromates.

Camphre, musc, opium.

Sangsues, cataplasmes émolliens, bains ;
purgatifs doux.

Astringens, dérivatifs. *Voyez* ce mot.

Poudre de china et camphre ou charbon ;
chlorures alkalins ; fomentations vineuses, alcooliques, camphrées. *Voyez* ce mot.

Collutoires aiguisés d'eau de Rabel, d'acide sulfurique, de chlorure de sodium; décocté de chêne aluminée, avec la teinture de cochléaria; borax,—décoction de lierre terrestre et miel rosat (*Versari*); ciguë (*Collin*), raifort (*Schlégel*), suc de citron (*Hufeland*), cresson du Para (*Morand.* ♃ eau de sauge ℥ iv, alkool de cochléaria ℥ ij, acide muriatique affaibli Ɖ ℔, miel rosat ℥ j, pour se rincer la bouche (*Meyer*); hydriodate de potasse ℥℔ en solution (*Magendie*). ♃ teinture de quina ℥ j, laudanum ℥ j, teinture de mars tartarisé ℥ j, comme dentifrice (*Cruveilhier*). ♃ chlorure de chaux xv gr., mucilage de gomme ℥ j, sirop d'orange ℥ ℔, pour toucher les gencives (*Angelot*).

Propreté, sécheresse des habitations, renouvellement de l'air; alimens sains, usage modéré des toniques, des alcools; vêtemens de flanelle; distraction, musique, courage moral, exercice modéré; tabac.

Éviter l'humidité des navires, la détruire à l'aide de feux allumés dans les parties basses du navire, de ventilateurs, etc. Empêcher les marins de se coucher avec des vêtemens mouillés, rendre leur service de nuit moins long, assainir l'alimentation, entretenir la gaieté des équipages, etc.

SCROFULES.

INDICATIONS. 1° Soustraire les enfans aux causes génératrices de la maladie; 2° combattre la constitution scrofuleuse, en détruisant la prédominance lymphatique; 3° attaquer les phénomènes locaux.

Allaitement par une nourrice saine, par une chèvre; bons alimens; éviter les bouillies; vin de Bordeaux, de Madère sec; panades aromatisées; bouillons de bœuf, jus de viandes rôties, chocolat, purée de panais, céleri, carottes. — Lieux secs élevés, insolation, exposition au sud, ou à l'est; inspiration d'un air parfumé de vapeurs de benjoin et autres résines. — Propreté; vêtemens de flanelle; frictions sèches, aromatiques; lits de mousse, de plantes aromatiques desséchées. — Exercice à pied, à cheval, en voiture; gymnastique, distraction. — Pratiques superstitieuses (temps anciens). — Bains froids (*Cullen*, *Tissot*), de mer (*White*), d'eaux ferrugineuses, sulfureuses, — d'étuve (*Biett*), de marc de raisin. — Mercure doux à doses altérantes (*Lloyd*); quinquina (*Baumes*); inoculation de la vaccine (*Levrat*).

Chairs de divers animaux (anciens); poudre composée de Faure,—d'éponge brûlée (*Arnaud de Villeneuve*); tisanes de houblon, — tussilage (*Cullen*), patience, gentiane,—de noyer (*Porson*), d'aunée ℥ ij dans 4 tasses d'eau réduites à 3 (*De Lens*), quinquina, centaurée;—préparations martiales (*Baumes*, *Pujol*), muriate de fer (*Heinecken*); préparations mercurielles, antimoniales,—hydrosulfureuses (*Jadelot*); émétiques, purgatifs (*Baillou*, *Bordeu*, *Guy de Chauliac*), séné, jalap, — mercure doux à petites doses (*White*), rhubarbe, coloquinte; pilules de Grateloup, de Janin, de Valeriola; teinture de Noël, élixirs de Raulin, Dubois, Peyrilhe ℥ j à iv; frictions mercurielles (*Bordeu*); sirops de Belet, de Portal; fondant de Rotrou; soufre, garance, — ciguë (*Storck*, *Fotergill*), digitale,— pyrola umbellifera (*Américains*); — électricité (*Undervood*); eau de mer; deutochlorure de mercure. — *Vin amer*, composé de gentiane, houblon, écorce d'oranges et carbonate de potasse.

— ⨍ *hydrochlorate de baryte* ʒ j, *eau distillée* ℔ ij, à prendre 1 à 5 cuillerées dans un verre de houblon (*Hufeland, Bégin*); eau de goudron; inspiration d'air oxygéné. — Tisane de salsepareille et houblon (*J. Cloquet*). ♃ racine de gentiane ʒ ß, carbonate de potasse ʒ j, eau-de-vie à 22° ℔ ij, laisser digérer pendant quinze jours; 1 cuillerée à café, deux à trois fois par jour (*Dubois*); quinine (*Magendie*); douce-amère (*Mazerie*); hydrobromate de potasse en potion (*F. Magendie*); *iode et ses préparations*, teinture 20 à 30 gouttes, éther ioduré 4à 10 gouttes, trois fois par jour; bains d'iode composés d'iode ʒ ij ß, iodure de potassium ʒ v, eau de pluie ℔ ij, pour 500 litres d'eau (*Baudelocque fils*), eaux iodées j à ij gr. par litre d'eau salée (*Lugol*), eau iodurée pour boire aux repas (formule de *Magendie*), solution d'hydriodate de potasse iodurée 6 à 10 gouttes (*Coindet, Lugol*); sirop de gentianin (formule de *Magendie*); acide phosphorique (*Sédillot*, remède violent), huile phosphorée de Lescot 20 à 25 gouttes, — iodure d'amidon Ɔ j à ʒ j (*Buchanan*), mauvaise préparation, (*Guibourg*); — or divisé en poudre impalpable, en frictions de cinq minutes, sur la langue, un quart de grain à iv, — muriate d'or mêlé à 5 p. de poudre d'iris, en friction d'une minute, un quart à un demi-grain (*Chrétien*), *oxide d'or à l'intérieur* (*Duhamel*); — huile de foie de raie ou de morue, 1 cuillerée à café à 1 cuillerée à bouche (*Gauzée*); arséniate de soude un sixième de gr. (*Baudelocque*); bains aromatiques, de sel chaud (*Allemands*), froids (*Bordeu*, *Pujol*, *Bégin*), Russes (*Schmitt*). ♃ iodure de fer ij gr., eau distillée ʒ xj, pour 5 doses dans la journée (*Thompson*). ⨍ chlorure de chaux ʒ j, teinture de calamus ʒ j, 50 gouttes, deux fois par jour (*Nieman*); teinture de Kœchlin. ⨍ limaille de fer ℔ j, eau ℔ ij, écorces d'oranges et de Winter āā ʒ j, carbonate de potasse ʒ ß, décantez; à boire pendant la journée (*Lepelletier*). ♃ rhubarbe et cascarille āā ʒ ß, teinture de Mars q. s., faites 15 pilules, à prendre deux par jour (*Nieman*). ⨍ sirop de salsepareille de Cuisinier ℔ ij, extrait de bourrache, de cresson, de ményanthe, de fumeterre āā ʒ j, faire dissoudre dans eau bouillante ʒ j, alcool de cochléaria ʒ ij; 2

à 5 cuillerées à bouche par jour (*Puzin*). ♃ sous-carbonate de soude ʒ j, eau de camomille ʒ iij, sirop de gentiane ʒ j, teinture de quinquina ʒ j, par cuillerées dans la journée (*Foy*). ♃ potasse caustique Ɔ ß, eau d'écorce d'orange ʒ j, 10 à 12 gouttes, quatre fois par jour, dans du bouillon (*Wendt*); café aux glands (*Schaeffer*); calomel et quinine (*Thoman*). ♃ cinabre factice Ɔ j, ciguë ij gr., précipité rouge j gr., sucre blanc ʒ ß, pour 20 paquets; 2 par jour pour les enfans d'un an (*Pitschaft*). ⨍ charbon animal et réglisse āā ʒ vj, mêlez; une demie à une cuillerée à café, trois fois par jour (*Weise*).

3° TRAITEMENT SPÉCIAL.

Tumeurs.

Émolliens, quelques sangsues (*Broussais*); cataplasmes émolliens recouverts de savon râpé (*Bégin*), d'oseille. ⨍ savon blanc ʒ iv, farine d'orge ʒ viij, eau q. s., pour cataplasme (Hôpital des enfans); liniment alcalin, frictions mercurielles; emplâtres de ciguë, de Vigo; incisions, compressions, extirpation; cautérisation objective. Onguent d'oxide rouge de mercure et de nitrate de mercure (*Anglais*); eaux alcalines, salines ou sulfureuses, de Bourbonne-les-Bains, eau de mer; topiques froids, — *douches de vapeur d'eau simple ou chargée* de principes aromatiques (*White, Bégin*). ⨍ onguent mercuriel double ʒ iv, hydriodate d'ammoniaque 18 gouttes, pour frictions (*Dupuytren*), onguent napolitain et belladone (*J. Cloquet*), pommade d'hydriodate de potasse, ou teinture d'iode en frictions. ♃ axonge ʒ j ß, hydriodate de potasse ʒ ß, iode gr. x (*Coindet*); poudre d'or v à xij gr., axonge ʒ j, gros comme un pois en frictions, deux fois par jour; pommade de belladone (*Chevalier*). ♃ iodure de plomb ʒ j, axonge ʒ j, ou proto-iodure de mercure xxx gr., axonge ʒ j (*Baudelocque*).

Cataplasmes de varec écrasé, de bryone (*Plenck*), d'eau de mer et de farine d'orge ou d'avoine. ♃ savon râpé ʒ ij, extrait de jus-

quiame ʒ ß , huile de lis ʒ vj ; en frictions ʒ ij
à iv (Hôtel-Dieu de Paris). Frictions avec
une solution aqueuse de tartre stibié (*Thomann*) ; ognons cuits sous la cendre, savon
noir , poix et onguent basilicum , comme ma-
turatif (*Hévin*) ; électricité (*Witt*) ; fomentations de chlorure de chaux ʒ ß pour eau ℔ j
(*Werneck*) ; sulfate de zinc dissous dans l'eau de
roses (*Thomson*) ; ouverture des tumeurs avec la
poudre de Vienne (*Taxil*) , exutoire à leur centre (*Ordinaire*) ; cataplasme arrosé de solution
mercurielle (*Hamilton*) ; vésicatoire sur la tumeur (*Crowther*). ℞ savon médical, gomme
ammoniaque, extrait de ciguë , de pissenlit
āā ʒ j, miel q. s., pour pilules de iij gr.; 1 toutes
les trois heures (*Bréra*). ℞ chlorure de chaux ϶ j,
beurre frais ʒ j, pour frictions (*Lisfranc*). ℞ iodure de zinc ϶ j, axonge ʒ j (*Ure*).

Ulcères.

℞ iode xv gr., iodure de potassium ʒ j, laudanum de Rousseau ʒ ij, axonge ʒ ij (hôpital
Saint-Louis). ℞ brôme 12 à 3o gouttes, eau
distillée ʒ iij, pour arroser les cataplasmes. ℞ or
divisé par le mercure, uni à l'axonge, pour pansement (*Niel*) ; feuilles de petite oseille (*Pinel*) ;
eau chlorurée ; cautérisation objective ; lotions
d'eau salée, d'eau acidulée avec l'acide citrique,
les acides minéraux étendus ; vin miellé ou aromatique. Compression , cautérisation avec le
nitrate d'argent, le feu, les acides concentrés ;
injection des trajets fistuleux avec les teintures
aromatiques, balsamiques, le collyre de Lanfranc ; excision des bords décollés, trochisques
de minium ; styrax, digestifs, pommades stimulantes en général.

SOMNAMBULISME.

INDICATIONS. Surveiller les malades , corriger les habitudes vicieuses.

Enlever les obstacles qui pourraient blesser
le somnambule ; le coucher dans une chambre
vaste, la tête élevée , peu couverte, les pieds
chauds , sur un lit ni mou ni dur ; réveiller doucement le somnambule dès le début de l'accès ;
aspersions d'eau froide ; *moyens de correction
pendant l'accès, chez les enfans.*

Alimens de facile digestion , eau pour boisson,
se priver de souper ; exercice modéré, campagne , voyages.
Bains tièdes , tisanes laxatives, saignées ; entretenir l'entière liberté des excrétions.

SPASMES.

INDICATIONS. Diminuer l'irritation nerveuse, répartir normalement l'innervation.

A. EN GÉNÉRAL.

℞ poudre de china ʒ ij, de valériane ʒ j , à
prendre par fractions dans la journée (*Récamier*).
℞ feuilles de menthe , mélisse , marjolaine et
racine de valériane āā ʒ ß, eau bouillante ℔ j ß,
pour tisane. ℞ eau de laitue ʒ iij , nitrate de
potasse vij gr., sirop de nymphæa ʒ j, eau de
fleurs d'oranger ʒ ij ; à prendre en deux ou trois
doses dans la nuit. ℞ eau de valériane et pivoine
āā ʒ ij, sirop de stœchas ʒ j , teinture de castoréum 20 gouttes. Antispasmodiques en général,
bains.

B. EN PARTICULIER.

1º Du pharynx et de l'œsophage. (*Voyez* DYSPHAGIE.)

2° Du rectum et de l'anus.

Régime doux et relâchant ; lavemens, douches ascendantes d'eau froide, d'eau sulfureuse ; dilatation avec une bougie emplastique, une tente enduite de cérat, de belladone, — grosse mèche de prime abord (*Nacquart*) ; bains prolongés.

3° De la vessie.

Boissons délayantes, émolliens, sangsues au périnée, demi-bains, lavemens émolliens et narcotiques ; embrocations huileuses et camphrées, fomentations émollientes et narcotiques à l'hypogastre ; pédiluves sinapisés, vésicatoires sans cantharides aux cuisses ; bains tièdes et frais : *potion éthérée et camphrée;* valériane, asa-fœtida, oxide de zinc.

Régime doux, exercice.

4° De l'urètre.

Bains émolliens, injections de même nature; embrocations huileuses, camphrées, narcotiques; sangsues ; bougie laissée près de l'endroit contracté (*Dupuytren*), l'enduire de belladone. Régime doux.

5° Du vagin.

Lotions et injections émollientes; mèches enduites de cérat, concombre, beurre, huile, belladone, jusquiame, etc. ; bains émolliens prolongés.

Régime doux, lacté, végétal; éviter les intempéries atmosphériques, le régime excitant, le thé, le café, les alcooliques ; exercice, distraction, éviter les émotions morales, surtout les passions tristes ; vêtemens de flanelle, habitation à la campagne sous un climat tempéré.

SPINA BIFIDA. *Voyez* HYDRORACHIS.

SPINA VENTOSA.

INDICATIONS. 1° Calmer les douleurs ; 2° enlever la partie malade.

Antiphlogistiques généraux et locaux ; calmans, opiacés. Amputation du membre;—fendre les parties molles, ouvrir la cavité de l'os, et détruire le fongus avec le fer et le feu (moyen violent et dangereux). *Voyez* OSTÉO-SARCOME. ♃ extrait de ciguë Ʒ j, d'aconit Ʒ ß, mercure doux xv gr., asa-fœtida Ʒ ij ; faites pilules de 2 gr. à prendre 5 à 10 deux fois par jour (*Richter*).

PROPHYLAXIE. (*Voyez* CANCER.

SPLÉNITE.

INDICATIONS. 1° Éloigner la cause de l'inflammation ; 2° combattre celle-ci ; 3° aider la résolution de l'engorgement chronique.

1° ÉTAT AIGU.

Saignées générales et locales ; topiques émolliens et narcotiques, bains ; boissons délayantes;—sel de Glauber (*Nasse*); acide sulfurique et magnésie ; cautère ou séton à l'hypochondre gauche.

Diète, régime antiphlogistique.

2° ÉTAT CHRONIQUE.

Sulfate de quinine 60 à 80 gr. (*Bailly*); racine de geum urbanum (*Bouteille*), mousse d'Islande (spécifique de *Coste*); fer (spécifique de *Cruveilhier*); hydriodate de potasse à haute dose (*Elliotson*); iodure de fer (*Schœnlein*); pilules de savon ꝷ ꞵ à j, de térébenthine; eaux minérales sulfureuses. *Voyez* HYPERTROPHIES.

PROPHYLAXIE.

Enrayer à temps les accès de fièvre intermittente; se garantir des influences atmosphériques, frictions, flanelle; sucs d'herbes; exutoire.

SQUIRRHE.

INDICATIONS. 1° Résoudre l'engorgement; 2° prévenir sa dégénérescence cancéreuse; 3° en débarrasser l'économie.

A. EN GÉNÉRAL.

Sucs de cresson, chicorée, pissenlit, buglosse, fumeterre, cerfeuil, associés aux sels purgatifs, aux toniques, aux diurétiques; préparations martiales, iodées, pilules savonneuses; *eaux de Vichy*, sulfureuses, alcalines; frictions mercurielles; bains de diverse nature, — de vapeurs (*Sanchez*); ♃ résine de gaïac, asa-fœ-

tida, extrait de ciguë āā ʒ j, d'aconit ʒ ꞵ, calomel xv gr., faites pilules de 2 gr.; 5 à 10 matin et soir (*Iahn*). ♃ muriate d'ammoniaque, jus de réglisse āā Э j, extrait de pissenlit q. s., pour un bol; à prendre un toutes les deux à quatre heures (*Fischer*); iodure et hydriodate de fer (*Thompson*).

Rappeler les maladies, les évacuations, brusquement arrêtées, entourer le malade de soins hygiéniques. Sucs dépurés des plantes amères avec addition de sels neutres; ciguë en pilules ij à xx gr. par jour, purgatifs de temps à autre; sangsues en petit nombre, — saignées (*Boyer*); émolliens puis résolutifs, tels que farine de fèves de marais, eaux de sureau, de mélilot, eau savonneuse; emplâtre de savon camphré, de ciguë, Vigo; sachets de muriate d'ammoniaque ou de soude réduits en poudre; fumigations de vinaigre, gomme ammoniaque, galbanum; pommades iodées, hydriodatées, aurifères v gr. d'or, pour axonge ʒ j; extirpation, ablation des tumeurs. Charbon animal un demi-gr. à deux gr. matin et soir (*Weise*); arnica (*Thilénius*); extrait de calendula (*Schneider*). ♃ onguent de digitale, savon médicinal āā ʒ iij, pétrole ʒ ij, camphre ʒ j, carbonate d'ammoniaque ʒ ꞵ (*Knote*); mousse de Corse (*Fahr*). ♃ hydrochlorate d'or et de soude iij gr., axonge ʒ ꞵ, pour frictions (*Groetzner*). ♃ muriate d'or vj gr., extrait de ciguë ʒ j, ciguë en poudre ʒ j, pour pilules; à prendre une matin et soir (*Wendt*); pommade d'extrait de ciguë, jusquiame et onguent de saturne (*Behrends*), belladone (*Alberti*).

B. EN PARTICULIER.

1° Du sein.

♃ extrait de ciguë et gomme ammoniaque āā ʒ j, savon médicinal ʒ ij, soufre doré ʒ ꞵ, teinture de rhubarbe q. s. pour des pilules de

2 gr. à prendre huit matin et soir (*Bernstein*); antiphlogistiques locaux et généraux (*Lisfranc*) Ⰽⱜ décoction de morelle ℥ iv, laudanum ℈ ij, pour tremper des compresses qu'on met sur le sein (*Lisfranc*); frictions avec la pommade d'hydriodate de potasse ℈ j par ℥ j; teinture d'iode 6 gouttes trois fois par jour (*Bénaben*, etc.); carbonate de fer uni à l'extrait de calendula (*Rudolph*). ♃ soufre doré d'antimoine ʒ j, résine d'ammoniaque, extrait de ciguë ā̄ā ʒ ij, savon médicinal ℥ β; faites pilules de 2 gr., à prendre 4 à 8, deux à trois fois par jour (*Rust*). ♃ sublimé un dixième de gr., opium un tiers, extrait de ciguë j gr., rhubarbe ij gr., faites une pilule, à prendre une, trois fois par jour (*Saudrock*); poudre de ciguë sur les cataplasmes (*Halles*), cataplasme de pulpe de carottes avec un peu d'axonge et poudre de ciguë (*Halles*); charbon animal un demi-gr. (*Wagner*); compression (*Young*); emplâtre de ciguë et mercuriel ā̄ā (*Richter*). Ⰽⱜ esprit d'ammoniaque composé ℈ iij β, eau distillée ℥ iv, teinture d'opium ℥ β (*Kirkland*).

2° De la langue.

Muriate d'or en frictions sur la langue, et belladone à l'intérieur (*Hennemann*). Ⰽⱜ extrait de ciguë et ciguë en poudre ā̄ā ℥ β, savon ℈ j, calomel ℈ j, faites 130 pilules; une à quatre par jour; Ⰽⱜ muriate d'or iv gr., eau distillée q. s., extrait de ciguë, de camomille, ā̄ā ℥ ij, teinture thébaïque ℈ j β, miel rosat ℥ j β; pour toucher la langue quatre fois par jour (*Moll*). Ⰽⱜ acétate de plomb ℈ β, eau distillée ℥ iij (*Steinheim*).

3° De l'utérus.

Sangsues à l'orifice du col. ♃ sel ammoniac ℈ j, poudre de ciguë iv à viij gr.; quatre à cinq fois par jour (*Krimer*); iode à l'intérieur et à l'extérieur en injections (*Téallier*), injections d'eau de laurier-cerise (*Osiander*); décocté de guimauve ℥ vj, acide hydrocyanique de Vauquelin 30 gouttes, en injections (*Brera*); extrait de calendula (*Schneider*); ciguë et cura famis (*Récamier*), extrait de jusquiame (*Wendt*), belladone en pilules et en injections avec du lait (*Bayer*). *Voyez* Cancer.

4° De l'estomac.

Sel ammoniac à doses progressives; frictions mercurielles,—moxas (*Holscher*); ciguë et calomel (*Gama*), ciguë (*Récamier*).

5° De la prostate, de la vessie, du rectum.

Ⰽⱜ muriate d'ammoniaque et jus de réglisse ā̄ā ℈ j, extrait de pissenlit q. s., pour un bol; à prendre cinq par jour (*Fisher*); pommade d'iode ou de chlorure d'or, en frictions, avec le doigt porté dans l'anus près la prostate (*Walther*).

PROPHYLAXIE.

Prévenir les congestions répétées sur un même organe; traiter convenablement son inflammation; entretenir toutes les sécrétions et excrétions normales. *Voyez* Cancer.

STAPHYLOME.

Indications. 1° Faire cesser la douleur; 2° diminuer la difformité.

Collyres émolliens, anodins; cataplasme de mie de pain et lait; alun calciné, sucre et phosphate de chaux en insufflation (*Richter*); ulcération artificielle pratiquée au fond de la cornée avec le nitrate d'argent (*Richter*); légère incision de la cornée et compression légère de l'œil, recouvert de charpie et compresses graduées; ligature,—excision(*Celse*),caustique,—séton dans la tumeur(*Vetch*);— ablation totale de la cornée et d'une ligne de la sclérotique, avec le bistouri ou un instrument à ressort (*Demours*); excision partielle,—excision successive de petits lambeaux elliptiques de la cornée, avec la lancette et les ciseaux (*Bonnefous*). Œil d'émail.

Garde-vue, conserves; éviter l'atmosphère chargée de poussière, les courans d'air, la suppression des flux habituels, etc. *Voyez* OPHTHALMIE.

STÉATOME. *Voyez* LOUPE, KYSTES.

STÉRILITÉ.

INDICATIONS. Rechercher la cause et la combattre par des moyens hygiéniques ou médicamenteux.

1° *Réprimer les désirs trop violens.* Saignée, bains tièdes prolongés; régime doux, lacté, rafraîchissant.

Éviter les bals, les spectacles, les lectures érotiques.

2° *Exciter les phlegmatiques.* Bains froids, de mer, eaux de Vichy, de Sylvanée (forêt noire); aphrodisiaques, phosphore un quart de gr., suspendu dans une émulsion. *Voyez* ANAPHRODISIE.

Vin, viandes rôties, exercice, distractions, voyages, absence.

3° Coït immédiatement après la menstruation; coïncidement de l'extase vénérienne.

STERNALGIE. *Voyez* ANGINE DE POITRINE.

STOMATITE.

INDICATIONS. 1° Éloigner la cause; 2° combattre l'inflammation buccale et les phlegmasies concomitantes.

Sangsues sur les gencives, sous les mâchoires; gargarismes, fumigations émollientes; lotions émollientes et acidulées; pédiluves, boissons tièdes; piquer les tumeurs avec la lancette, les enlever avec les ciseaux ou le bistouri; toucher les ulcères avec le nitrate d'argent, la mixture de miel et acide hydrochlorique, etc.

Végétaux frais, laitage, abstinence de viandes.

Lotions avec le miel rosat acidulé, la décoction de quina acidulée; mixture de miel et acide hydrochlorique; cautérisation avec le nitrate d'argent, le nitrate de mercure, le feu; gargarismes chlorurés; ℞ chlorure de chaux xvj à xxx gr., solution de gomme ℥ j, sirop d'écorces d'oranges ℨ iv (*Angelot*).

4° **GANGRÉNEUSE**. (*Voyez* Gangrène de la bouche.)

PROPHYLAXIE.

Soins de propreté ; éviter de boire dans les mêmes vases que les malades, ou de se servir de la même pipe.

Éviter le tabac, les épices, les alcools, etc. ; régime doux, bouillons, laitages, fécules.

STRABISME.

INDICATIONS. 1° Rechercher la cause et la combattre ; 2° ramener l'œil dévié à son axe naturel.

Quelques sangsues, vésicatoires volans ; hémisphères percés d'un trou étroit et placés devant les yeux ; besicles à miroir ; exercer l'œil faible, condamner le fort au repos ou le couvrir d'un verre concave ; section du muscle contracté (*Dieffenbach*).

PROPHYLAXIE.

Éviter de placer des corps brillans sur les côtés du berceau des enfans ; éviter de regarder habituellement les objets de trop près.

SUETTE.

INDICATIONS. 1° Entretenir les sueurs ; 2° combattre les symptômes prédominans.

1° **ANGLAISE** (maladie contagieuse disparue).

Favoriser la sueur, antiphlogistiques.

2° **PICARDE** (maladie épidémique.)

Saignées du bras, sangsues à l'épigastre ; modérer les sueurs ; décoction d'orge, de chiendent acidulée, petit-lait, eau de veau, de poulet. Diète sévère.

Rappeler l'irritation de la peau ; frictionner la peau, urtication, sinapismes, vésicatoires.

PROPHYLAXIE.

Isoler les communes et les individus, renouveler l'air, défendre les rassemblemens, tranquilliser le moral, arrosemens de chlorure de Labarraque ; propreté, sobriété, éviter les changemens brusques de l'atmosphère, vêtemens de flanelle.

SUEURS MORBIDES.

INDICATIONS. 1° Rechercher les agens propres à la diminuer, sans la faire cesser brusquement ; 2° remplacer cette excrétion par une autre excrétion provoquée artificiellement.

Sulfate de quinine ; extrait frais d'aconit, gr. ß à iv ; acétate de plomb j gr. à xij ; ℞ *acétate de plomb* ij gr., *carbonate de soude* j gr., *laudanum* 4 gouttes, pour un demi-lavement, après avoir vidé l'intestin ; à répéter le soir et doubler les doses le lendemain (*Devergie*) ; lotions astringentes, bains froids (dangereux) ; pédiluves frais, d'eau de Baréges (*Rayer*).

Rappeler la sueur : couvrir les malades de flanelle recouverte de taffetas ciré, bains de vapeur ; pain chaud ouvert ; marche fatigante.

Prévenir la rétrocession de la sueur, l'influence du froid, de l'humidité.

Diète, alimens légers, laitage.

SUPPRESSION DES ÉVACUATIONS HABITUELLES.

INDICATIONS. 1° Rappeler les évacuations supprimées; 2° y suppléer par d'artificielles.

1° DES LOCHIES. (*Voyez* ACCOUCHEMENT.)

2° DES RÈGLES. (*Voyez* AMÉNORRHÉE.)

3° DU LAIT. (*Voyez* AGALACTIE.)

4° DES HÉMORRHOIDES. (*Voyez* ce mot.)

5° DES URINES.

Combattre la cause. *Voyez* NÉPHRITE, CHOLÉRA, HYDROPISIES. Diurétiques : nitrate de potasse vj à xx gr., urée v à x gr., sous-carbonate de potasse ou de soude ℥ ß à j, dans du vin blanc; acétate de potasse Ɖ j à ℨ j, de soude ℨ ij à iv, scille j à x gr., oxymel scillitique ℨ j à iij; décoction de pariétaire, asperge, etc.; frictions sur les reins avec le liniment camphré, les teintures de scille et digitale; bains prolongés, pédiluves irritans, vésicatoires aux lombes; boissons aqueuses abondantes. *Voyez* RÉTENTION.

6° DE LA SUEUR.

Combattre les maladies auxquelles la suppression a donné lieu. *Voyez* RHUMATISMES, BRONCHITE, ANGINE, PLEURÉSIE, PNEUMONIE, etc. Sudorifiques : décoction de gaïac ℥ j à v, pour ℔ ij d'eau, salsepareille ℥ j à ij; infusion de sassafras ℨ j à ij, douce-amère ℨ j à ℥ j; poudre de Dower x à xx gr. dans une infusion chaude; bains tièdes, de vapeur, d'enveloppe, cataplas-

---

mes chauds; infusions aromatiques chaudes, rubéfians, frictions.

Des pieds : Chaussons de laine ou ouate de coton, recouverts de taffetas ciré; bains de sable chaud (*Mondière*), pain chaud (*Itard*), dépouilles d'animaux fraîchement tués.

7° DES EXANTHÈMES.

Sinapismes, vésicatoires, épithème de térébenthine avec émétique xx gr. (*Itard*); chemise de galeux; bain d'enveloppe, ouate de coton recouverte de soie cirée.

Éviter le froid et l'humidité, surtout après une course, un exercice violent; l'usage des glaces, des bains froids, quand le corps est en sueur; les médicamens astringens inopportuns, les cosmétiques secrets, etc.

Porter de la flanelle sur la peau; régime doux, régulier; règles générales de l'hygiène.

SUPPURATION (ACCIDENS).

INDICATIONS. 1° Diminuer l'abondance du pus ou le tarir; 2° le rappeler au point d'où il a disparu brusquement; 3° le dénaturer; 4° combattre les accidens de la résorption.

A. EXTERNES.

1° *Diminuer la suppuration.* Extraire les corps étrangers; donner une libre issue au pus par des ouvertures ou débridemens convenables; compressions expulsives; éviter les onguens, les corps susceptibles de rancir; eau fraîche (*Percy*), lotions, injections émollientes et détersives; eau végéto-minérale, eau de chaux, de sulfate de cuivre, de zinc, *eau chlorurée à 3°*; applications topiques de décoction de sureau, mélilot, fenouil, — de feuilles de noyer (*Monfalcon*); vin miellé; poudres absorbantes, de lycopode, charbon, tan; antiphlogistiques locaux et généraux; *appareil calorifère* de Guyot.

Soins de propreté; pansemens méthodiques, les éloigner le plus possible.

B. INTERNES. (*Voyez* les diverses phlegmasies chroniques.)

PROPHYLAXIE. (*Voyez* PLAIES.)

2° *Augmenter la suppuration*. Cataplasmes chauds, émolliens, résolutifs, d'oseille, de farine de seigle, vineux, alcoolisés, aromatiques; pansemens avec les digestifs animés, le styrax, l'onguent de la mère; cataplasmes maturatifs composés de feuilles d'oseille et poirée, et d'un ognon de lis cuit et broyé, avec addition d'onguent de la mère ℥ j; vésicatoires, ventouses sèches sur le point en suppuration; rubéfians aux environs.

Éviter les contentions d'esprit, les excès de table, les plaisirs vénériens, toutes les émotions vives, les révulsifs empiriques.

3° *Dénaturer la suppuration*. Pansemens avec les poudres de charbon, camphre, quinquina, les chlorures; application des caustiques, du feu, du nitrate d'argent, de mercure, des acides végétaux et minéraux.

Décoction de quinquina aiguisée, à l'intérieur. *Voyez* POURRITURE D'HÔPITAL.

4° *Combattre la résorption*. Amers, toniques, sulfate de quinine. Prévenir le séjour du pus par la position, des compressions, injections, inci-

sions convenables; pansemens fréquens; amputation. *Voyez* FIÈVRE HECTIQUE.

SURDITÉ.

INDICATIONS. 1° Rechercher avec soin si la cause de la surdité est dans les parties membraneuses, cartilagineuses ou osseuses de l'appareil de l'audition; ou si elle réside dans l'appareil nerveux; ou si elle est sympathique ou métastatique d'une autre affection; 2° la détruire, s'il est possible, à l'aide d'un traitement rationnel ou empirique; 3° remédier à la perte de l'ouïe par des moyens mécaniques.

1° *Dérivatifs et révulsifs*. — Sialagogues : gargarisme d'infusion alcoolique de pyrèthre, aiguisée de sel marin ℥ j par litre; tabac mâché ou fumé; salivation mercurielle. — Errhins : jus de poirée, — poudre de fleurs de muguet et d'arnica ãã parties égales (*Itard*), poudre de Saint-Ange; — dérivatifs vrais : sucs de joubarbe, rhue, cabaret, injectés dans l'oreille, ℞ cabaret concassé ℥ ij, roses de Provins 1 poignée, raifort sauvage ℥ j, perce-pierre 1 pincée, faites bouillir dans du vin blanc ℥ viij, et ajoutez sel marin ℥ ij; moitié de pain chaud arrosé d'huile de rhue qu'on applique sur l'oreille, après en avoir instillé quelques gouttes dans celle-ci, pendant deux jours; tamponnement du conduit avec ou sans addition de substances irritantes (tous moyens employés pour amener une otite externe dérivative). — Purgatifs : à haute dose et continués , — scammonée et calomel (*Itard*) , pilules purgatives de Rotrou ; lavemens drastiques ; — sudorifiques (peu utiles) : envelopper les pieds de laine recouverte de toile cirée ; — exutoires : cautères au dessous de l'oreille, séton à la nuque, vésicatoires aux environs de l'oreille, *moxos*, cautère actuel. — Antiphlogistiques : saignée générale, à la jugulaire, sangsues à l'anus, à la vulve ;—injections alumineuses, insufflations, gargarismes d'alun (*Pétrequin*).

2° *Stimulans.* Fumée de tabac , de café ou de feuilles de rhue, introduites dans la trompe, en fsisant faire une forte expiration, la bouche fermée et pleine de cette fumée ; vapeurs de soufre, de teinture éthérée de cabaret, dirigées vers l'oreille à l'aide d'un entonnoir ;—injection de suc d'ail (*Hoffmann*), de suc d'ognon cuit sous la cendre, d'huile de laurier, de teinture de cantharides et castoréum,—de muriate d'ammoniaque et de soude (*Itard*). Électricité, galvanisme ; bruits éclatans.

3° *Moyens empiriques.* Rappeler les exanthèmes supprimés ; douches sur la tête ; mercuriaux ; fleurs d'arnica ; préparations martiales ; anthelmintiques ; deux sangsues à l'entrée des narines ; ♃ suc exprimé d'ognons blancs et baume tranquille āā ℥ j , baume du Pérou ℥ ß ; quelques gouttes dans l'oreille ; ♃ baume du Pérou ℥ ij, teinture de musc 4 gouttes, essence de roses 1 goutte, infusion légère de sureau ℔ j, en injections ; huile de Mène-Maurice , remèdes secrets.

4° *Opérations.* Ramollir le cérumen épaissi avec l'huile tiède, et l'extraire avec un cure-oreille , extraire les corps étrangers ; lier , couper , arracher les tumeurs ; perforation de l'apophyse mastoïde (*Riolan*, inutile), de la membrane du tympan avec un petit stylet d'argent ou d'écaille,—un petit trois-quarts (*Cooper*), puis injections d'eau tiède, dix à douze fois par jour ; — *cathétérisme de la trompe* et vapeur d'éther dirigée vers la sonde (*Itard, Deleau*).

5° *Moyens orthopédiques.* Cornets acoustiques en cylindres creux, d'argent, de cuivre, de fer blanc, élargis à une extrémité, roulés en spirale au centre et interrompus par des diaphragmes de baudruche ; porte-voix suspendu au plafond (*Itard*) ; petit cylindre placé à demeure dans le conduit auditif.

Ne tarir les anciennes suppurations , les écoulemens devenus habituels , qu'avec de grandes précautions ; éviter la rétrocession des exanthèmes ; renoncer à l'usage des cosmétiques secrets, de ceux destinés à teindre les cheveux , surtout aux lavages de la tête à l'eau fraîche ; ne poin supprimer les sueurs partielles, les dartres devenues habituelles, etc. ; tenir la tête couverte, surtout si elle est sans cheveux ; porter des vêtemens de flanelle, des chaussures fourrées ; ouvrir un exutoire au bras, se purger au printemps.

SYNCOPE.

INDICATIONS. Rétablir l'harmonie entre le cœur et le cerveau.

Déshabiller le malade , enlever les liens qui le serrent, air frais, décubitus horizontal, *position déclive de la tête* (*Piorry*) ; inspiration d'éther , d’eau de Cologne, de vinaigre, d’ammoniaque, d’acide sulfureux, de plumes brûlées; frictionner les tempes, les narines avec le vinaigre, l’alcool, les teintures éthérées; aspersion de quelques gouttes d’eau fraîche au visage; ingestion de quelques gouttes d’éther, d’eau de fleurs d’oranger, d’eau distillée de menthe, de mélisse, de Cologne; chatouiller la luette avec une plume; poudre sternutatoire; rubéfaction de la peau avec les sinapismes, des frictions rudes, linges trempés dans l’eau bouillante; électricité.

Éviter les saignées trop copieuses et surtout trop brusques, les pertes abondantes, les déplétions trop subites des liquides accidentellement dans nos cavités; prévenir les émotions morales chez les personnes nerveuses ou affaiblies par de longues souffrances; interdire le jeûne, les macérations chez les êtres débiles, fournir une alimentation suffisante; combattre les affections des centres circulatoires.

SYNOVITE.

INDICATIONS. 1° Combattre l’inflammation; 2° prévenir l’épanchement.

A. ÉTAT AIGU.

Saignées générales et locales; topiques émolliens et narcotiques, bains émolliens prolongés, boissons délayantes; puis vésicatoires volans, moutarde, linimens volatils camphrés, ventouses scarifiées; *cautère transcurrent* sur l’articulation; onctions mercurielles.

Hydropisie. Bains et douches de vapeur, bains sulfureux; frictions mercurielles, avec une flanelle imprégnée de vapeurs d’acide acétique, benjoin, succin; sudorifiques, purgatifs; compression sur tout le membre; préparations d’iode à l’extérieur et à l’intérieur; électricité; ponction et incision (dangereuses). *Voý.* HYDARTRE.

B. ÉTAT CHRONIQUE. (*Voyez* TUMEUR BLANCHE.)

PROPHYLAXIE. (*Voyez* RHUMATISME ARTICULAIRE.)

SYPHILIS.

INDICATIONS. 1° Neutraliser le virus sur le point contagié; 2° le détruire quand il est absorbé; 3° combattre les accidens locaux ou généraux que sa présence détermine.

TRAITEMENT GÉNÉRAL.

1° *Antiphlogistiques* généraux et locaux (*Frick, Thompson, Richond*); purgatifs, bains, délayans. Régime doux, privation de vin et d’excitans; vêtemens secs et chauds, température moyenne de 18° à 20° R.

2° *Mercuriaux.* Onguent mercuriel en frictions ʒ j à ij (20 à 40 pour un traitement), placé sous l’aisselle, — en frictions sur le gland (*Thoreille*), sur ses côtés (*Delpech*); méthode par salivation (*Louvrier*, anciens), par extinction (*Astruc*, école de Montpellier); corset de mercure coulant placé entre deux peaux; pilules de mercure coulant (*Barberousse*), de Beloste x à xij gr., de Sédillot iij à v gr., de Moscati j à iij gr., de mercure gommeux de Plenck , de Plummer v à x gr., suédoises, 3 à 4 par jour, dragées de Keysser : ♃ amidon et gomme arabique āā ij gr., sublimé un huitième de gr., de 2 à 4 pilules par jour; mercure soluble d'Hahnemann et oxide gris de ij à vj gr. — Deutochlorure de mercure un sixième à un douzième de gr.; liqueur de Vanswiéten , sublimé viij gr., eau distillée ℔ j; prendre ℥ ß matin et soir dans un verre d'eau gommée, de guimauve, d'orge, de lait (24 à 48 gr. pour un traitement) : sirop de Plenck 1 à 2 cuillerées , de Belet ℥ ß dans un verre de tisane;—bains de sublimé (*Beaumé, Cloquet*), pédiluves (*Tambone*) : ♃ sublimé ℨ j , cérat ℥ viij; ℨ ß à j en frictions sous la plante des pieds (*Cirillo*), protochlorure de mercure ij à vj g. en frictions sur la langue (*Clare*); lavement mercuriel de Royer,—fumigations de calomel privé de chlore par l'ammoniaque (*Abernethy*), de cinabre (*Biett*) ; pilules mercurielles de Verducci (imprudent); proto et deuto-iodures de mercure de j à iv gr. par jour (*Biett*) : ♃ proto ou deuto-iodure j gr., extrait de genièvre xij gr., poudre de réglisse q. s., pour 8 pilules ; en deux jours (*Magendie*), cyanure de mercure un demi-gr. à iv : ♃ extrait de buis ℥ j ß , d'aconit napel ℨ iij, hydro-chlorate d'ammoniaque ℨ iij, huile essentielle d'anis ϶ j , cyanure de mercure xviij gr., eau ℥ xiv, alcool ℨ x; à prendre ℥ ß à j par jour, en commençant par une cuillerée à café; pilules cyanurées, 4 par jour , — bromure de mercure j gr. dans éther ℨ j, à prendre 20 gouttes dans de l'orge (*Werneck*) ; calomel à haute dose (*Weinhold*); sirop éthéré d'acétate de mercure (*Virey*) : ♃ sublimé ℨ j, sucre ℨ xv, mucilage de gomme aromatisée q. s., pour 576 pastilles; à prendre 1 à 2 (*Lagneau*); pilules de sublimé et et ciguë de Koop, 6 par jour : ♃ opium et sublimé āā x gr., mucilage q. s., pour 100 pilules; à prendre de 1 à 5 par jour (*Gall*), très-efficace, dit-il : ♃ sublimé xij gr., eau distillée q. s., mie de pain , sucre q. s., pour 240 pilules; 4 en augmentant de 2 tous les deux jours, après le repas et se reposant le jour intermédiaire, jusqu'à 30 par jour (*Dzondi*) : ♃ savon médical et onguent napolitain āā; faites pilules de 4 gr., à prendre 2 à 4 par jour (*Cullerier*); éther mercuriel (*Chéron*); savon mercuriel de Chaussier ℨ j

à ij en frictions : ♃ sublimé un sixième de gr., amidon iij gr., sucre ij gr., en frictions sur la langue (*Broussonnet*) : ♃ précipité rouge j gr., sulfure noir d'antimoine ℨ ij ; mêlez, divisez en 8 parties égales, à prendre 1 matin et soir : ♃ sublimé ℨ j, eau distillée ℔ j, racine d'orcanette ℨ j, ℥ j à ij en frictions (*Alibert*) : ♃ onguent mercuriel ℨ vj, hydrate de chaux ℥ j, hydrochlorate d'ammoniaque ℨ ij , soufre ℥ j , pour frictions. (Hôp. de Toulon.)

3° *Sudorifiques*. Décoction de salsepareille ℥ j à ij dans eau ℔ ij, réduites à j par l'ébullition , gaïac, squine , sassafras; sirops de Cuisinier ℥ ß à ij, seul ou avec sublimé ij à iv gr. pour ℔ j, dépuratif de Gesnouin , de Laffecteur, de Giraudeau, etc. ♃ décoction de salsepareille ℔ ij, iodure de potassium ℨ j, sirop d'écorces d'oranges ℥ ij, pour vingt-quatre heures (*Magendie*) ; décocté de Zittmann et purgatif, tisane de Vigarous , — décoction de salsepareille et lichen (*Taddey*); apozème de Pollini ; smilax aspera (*Belinay*).

4° *Empiriques*. Préparations d'iode :— Iodure de fer ij gr., en augmentant (*Ricord*). — ♃ hydriodate de potasse viij gr. dans une potion camphrée, à prendre deux à trois fois par jour(*Bullock*); acide nitreux et nitrique : ♃ gomme arabique ℨ iv, eau de menthe ℨ viij, acide nitrique ϶ ij , à prendre 1 cuillerée à bouche par heure; extrait de persil; — sous-carbonate d'ammoniaque (*Peyrilhe*); extrait de clématite ij gr. (*Storck*); bains d'acide nitro-muriatique (*Lendrick*); hydro-chlorate d'or et de soude mêlé à la poudre d'iris ou d'amidon; en frictions sur la langue, un seizième à un quatorzième de gr. (*Chrestien*) ; *tisane de Feltz* , préparations de fer, de platine; nouvelle inoculation (*Hunter*); tisane lusitanienne; vert-de-gris j gr. matin et soir (*Zschorn*); décocté de daphne mezereum (*Thomson*); cura famis (*Rust*); cyanure d'or (*Pourché*); sirop de Peyrilhe ; bains de muriate de baryte ʒ j à ij par bain ; liqueur de *Kœklin*;—manganèse (*Kopp*); préparations arsénicales (*Hoffmann*, *Adams*, etc.); chelidonium majus (*Hechtel*); chlorure de chaux (*Scott*); hydrochlorate de platine (*Cullerier*), chlorure d'argent un huitième de gr. en frictions sur la langue (*Serres*); hydrocyanate de fer ʒ j par jour (*Bleifuss*).

TRAITEMENT SPÉCIAL.

—

1° Chancres, ulcères, rhagades.

Ouvrir la pustule qui précède et cautériser avec le nitrate d'argent (*Ratier*, *Ricord*), le feu, le beurre d'antimoine, excision ; charpie sèche, lotions fréquentes, bains émolliens, cataplasmes; sangsues ; pansement avec le calomel, l'onguent mercuriel mitigé, la pommade d'oxide rouge de mercure, le cérat simple ou opiacé, le digestif, l'eau chlorurée, l'eau verte, bleue, phagédénique, la poudre de sabine, l'alun calciné : ℞ proto-iodure de mercure xx gr., axonge ʒ j ß pour pansement (*Magendie*). ℞ calomel préparé à la vapeur vj gr., cérat opiacé ʒ iij, pour les chancres indurés (*Ricord*) ; ciguë (*Pearson*); fumigations de cinabre (*Werneck*). *Traitement général.* ℞ bromure de mercure v gr., réglisse q. s. pour 3o pilules ; à prendre 1 trois fois par jour (*Graefe*) ; calomel à haute dose (*Bayle*) ; deutophosphate de mercure en pommade (*Solina*); décoction de pensée sauvage (*Schlégel*); acide sulfurique affaibli (*Pearson*); proto-iodure de mercure en pilules (*Cullerier*); ciguë (*Collin*) : ℞ proto-iodure de mercure j gr., extrait d'aconit ij gr. (*Brera*); teinture antisyphilitique de Bernard, en applications locales; fumigations de cinâbre avec la pipe (*Venot*) : ℞ sous-carbonate de potasse liquide 2 p., huile d'olives 4 p., jaune d'œuf n° 1, pour applications (*Plenck*).

2° Blennorrhagie. (*Voyez* ce mot.)

3° Bubon. (*Voyez* ce mot.)

4° Syphilides, pustules, taches.

Bains froids, salés, de sulfure de potasse, de sublimé, eau de Baréges ; lotions avec eau de Goulard, eau mercurielle, vinaigre ; cérat, onguent mercuriel, onguent de mercure et soufre, poudre de china, charbon pulvérisé, — *calomel sublimé à la vapeur*, uni à la pommade de concombre (*J. Cloquet*). Tisane sudorifique de Feltz, Pollini. Diète blanche, changement d'habitudes. ℞ deutochlorure de mercure ʒ j, eau distillée ℔ j, ajoutez racine d'orcanette concassée ʒ j; en frictions ʒ j à ij (*Alibert*); fumigations de cinabre (*Biett*); préparations arsénicales (*Hoffmann*); décoction de lobélie syphilitique ℔ ß à j (*Swediaur*). Traitement général.

5° Excroissances, condylomes, ficus, etc.

Excision avec les ciseaux ou le bistouri ; cautérisation avec le nitrate d'argent ; destruction avec les caustiques, la poudre de sabine, le nitrate acide de mercure, l'eau phagédénique, le collyre de Lanfranc, l'ocre en poudre, le vert-de-gris, l'arsenic, le fer rouge, le beurre d'antimoine ; leur ligature. — ℞ deutochlorure de mercure, sulfate acide d'alumine āā ʒ j, camphre, sous-carbonate de plomb āā ʒ j, alcool rectifié et vinaigre āā ʒ xij, pour applications externes (*Plenck*). *Voy.* TRAITEMENT GÉNÉRAL.

6° Douleurs ostéocopes. (*Voyez* OSTÉOCOPES.)

Traitement général. *Sudorifiques* seuls ou unis aux narcotiques : ℞ extrait d'aconit vj gr., poudre de Dower xij gr., miel q. s., pour 6 bols ; à prendre 1 toutes les deux heures (*Brera*). ℞ acide phosphorique pur ʒ j, eau distillée ʒ ß, sirop

de cerises noires ℥ ij , à prendre 10 à 20 gouttes
toutes les demi-heures (*Hufeland*).

7° Nécrose, carie, ozène, exostose, etc. (*Voyez*
ces mots.)

PROPHYLAXIE, HYGIÈNE.

Savon composé de *chaux vive* et d'*oxide de fer*,
en frictions sur le gland avant le coït. Eaux
chlorurées, savonneuses, salées, pour lavages
avant et après, — se laver et uriner immédiatement après le rapprochement (*Petronius*); jeune
pigeon écorché et placé sur la verge (*Montaus*);
pommades mercurielles diverses : ♃ axonge 6 p.,
chlorure de sodium 1 p., deuto-iodure de mercure un douzième, pour onctions; lotions avec le
vin blanc chaud ou le vinaigre (*Massa*), lotions
et onctions chlorurées (*Bachoué de Lostalot*),
solution légère de potasse caustique (*Hunter*),
huile de térébenthine (*Etmuller*); coït peu prolongé ; condoms.

Régime : alimentation légère, viandes blanches, laitages; éviter les mets épicés, les viandes noires, le café, les alcools; se tenir en garde
contre l'humidité, se vêtir de flanelle, température chaude, habitation dans le midi de la
France, en Italie.

TACHES DE NAISSANCE. *Voyez* Nævus.

TÆNIA. *Voyez* Vers intestinaux.

TANNES DU VISAGE.

Cosmétiques émolliens et résolutifs, pommade de concombre; lotions de bouillons de veau, d'eau de Cologne, de teintures aromatiques dans l'eau, quelques gouttes.

TEIGNE.

Indications. 1° Combattre l'éruption locale, et quelquefois la respecter; 2° modifier l'organisme.

1° TRAITEMENT LOCAL.

Soins de propreté, couper les cheveux, épilatoire avec la potasse du commerce et la chaux carbonatée, la chaux vive; calotte de taffetas gommé, vessie enduite d'huile, cataplasmes émolliens; lotions savonneuses, cérat frais, pommade de concombre; *sangsues derrière les oreilles* (*Alibert*); beurre frais; cataplasmes de mie de pain avec solution de sublimé; onguent de précipité blanc 1 p., onguent rosat 8 p. (*Murray*); calotte (moyen barbare); onguent soufré, simple; — douches sulfureuses (*Alibert*). ℞ soude d'alicante ℥ j, axonge ℥ j; pour frictions après avoir lavé la tête à l'eau de bi-carbonate de soude, ou de feuilles de noyer (*Alibert*); cendre de belladone, genêt, stramoine en lessive (anciens). ℞ eau de chaux ℥ vij ß, sulfure de soude, ℥ iij, savon médicinal ℥ j ß, alcool ℥ ij; pour laver la tête matin et soir, sans couper les cheveux (*Barlow*); emplâtre de gomme ammoniaque dans le vinaigre, dont on couvre la tête pendant deux mois (*Desault*) ℞ poix noire et de Bourgogne ℔ ij ß, faites liquéfier et ajoutez, farine de froment ℔ ij ß, puis vinaigre blanc chaud ℔ xv; on applique sur une peau et on laisse douze heures en place (hôpital de la Pitié). ℞ axonge ℥ j, proto-iodure

de mercure ℈ ß, créosote 24 gouttes, pour appliquer avec une brosse; — acide pyroligneux affaibli ou pur sur le sulcérations (*Wigan*); décocté de chêne (*Wearer*); lotions savonneuses et poudre de charbon (*Brachet*). ℞ savon blanc râpé ℥ iij, eau-de-vie ℥ vj, soude sulfurée ℥ vj, eau de chaux ℔ j, en lotions (*Swediaur*); sulfure de chaux en frictions dans les mains (*Savardan*); chlorure de soude en lotion (*Roche*), de chaux (*Heiberg*), ℞ chlorure de chaux ℥ ij, onguent rosat ℥ j ß, pour frictions (*Schlucter*), chlorure de chaux liquide ℥ vj, huile d'olives ℥ j ß (*Kopp*); lotions de sublimé et vert-de-gris (*Richter*); eau de créosote (*Reich*); lavage, émolliens sur la tête et vésicatoires au bras pendant trois mois (*Rayer*). ℞ bromate de potasse ℥ j, axonge ℥ ß, pour frictions circonscrites (*Prieger*); épithème de fiel de bœuf et terre rouge commune, comme épilatoire, puis lotions savonneuses (*Palmieri*); cataplasmes de ciguë (*Quarin*); mélange de jaune d'œuf, crême de lait caillé et de poix liquide āā, en application qu'on renouvelle tous les soirs (*Most*). ℞ chaux vive ℥ ß, tuthie préparée ℥ j, axonge ℥ iv, en frictions de six minutes (*Most*). ℞ oxide blanc d'arsenic x gr., axonge ℥ j, en topique (*Maupas* le dit spécifique); fomentations de décoction de tabac (*Marryat*); *Pommade épilatoire des frères Mahon*. ℞ chaux du commerce ℥ j, sous-carbonate de potasse ℥ ij, charbon pulvérisé ℥ j, comme épilatoire (*Rayer*); pommade de blanc de baleine et nitrate de mercure (*Macilvain*); lotions d'eau sulfureuse et pommade de ℞ savon ordinaire ℥ ij, sulfure de potasse ℥ iij, huile de pavot ℥ iv, huile volatile de thym ℈ j, en application légère (*Jadelot*); huile de morue en frictions (*Guérard*), lotions ammoniacales (*Gondret*); poudre de charbon, soufre et axonge (*Giscard*); chlore et huile en frictions (*Deimann*); pommade d'ellébore (*Cullen*); frictions avec acide sulfurique 1 p., axonge 8 p. (*Crampton*); poix et suif āā, en frictions (*S. Cooper*); calomel et acide prussique (*Chisholm*); lotions sulfuro-alcalines (*Cazenave*). ℞ carbonate de soude et charbon āā 1 p., onguent rosat 4 p. (*Casper*); suie (*Blaud*). ℞ sulfure de soude ℥ iij, savon d'Espagne ℥ ß, alcool ℥ ij, eau de chaux ℔ j (*Biett*). ℞ iodure de soufre ℈ j, axonge ℥ j; ℥ j pour friction (*Biett*);

lotions de nitrate d'argent iij à vj gr., pour ℥ j d'eau (*Batemann*). ℞ litharge ℥ ij, alun calciné ℥ j ß, axonge ℔ ij, térébenthine ℔ ß, pour applications externes (*Banyer*) ; eau de chaux seule (*Dreyssig*). ℞ sublimé ℈ j, axonge ℥ j, en frictions limitées, dans une petite étendue d'abord (*Fischer*). ℞ précipité rouge xv gr., beurre ℥ ß, pour frictions (*Gœlis*) ; feuilles de betteraves (*Murray*) ; acétate de cuivre (*Duncan*) ; eau phagédénique, arsénicale ; cobalt ; eau de saturne ; chlorure d'antimoine; poudre à canon; baies de genièvre en pommade. ℞ fleurs de soufre ℥ ij, poudre de charbon de bois ℥ j, cérat ℥ v (*Alibert*); douches de Barèges; nettoyer la tête avec le savon noir, couper, raser les cheveux, puis appliquer, sulfure d'iode x gr., axonge ℥ j, en frictions ; — pommade de poivre (*Cazenave*).

2° TRAITEMENT INTERNE.

—

Infusions de chicorée, pissenlit, bourrache, cresson, beccabunga, jacée, primevère, pensée sauvage, tussilage, trèfle d'eau, fumeterre, douce-amère ; *purgatifs*; préparations mercurielles, sulfureuses, antimoniales ; sucs dépurés des plantes fraîches; — saignées (*A. Paré*); décoction de houblon, sirop antiscorbutique (*Alibert*). ℞ infusion de scabieuse ℔ j, acide nitrique ℈ ij, sirop de guimauve ℥ iij (*Biett*); jalap et calomel (*Casper*), rhubarbe; — épices (*Most*); ciguë (*Murray*). ℞ bromate de mercure vj gr., éther sulfurique ℥ iij ; 10 à 20 gouttes dans de l'eau, après le repas (*Prieger*); élatérium (*Wearer*); purgatifs et ipécacuanha ij à iij gr. toutes les cinq à six heures (*Macarthy*). ℞ calomel, sulfure d'antimoine ãã xij gr., graisse ℈ j, savon q. s., faites 12 pilules (*Anglais*).

Rappeler l'éruption. Cataplasmes chauds sur la tête; sudorifiques; pain chaud ouvert et placé sur la tête.

PROPHYLAXIE, HYGIÈNE.

—

Soins de propreté scrupuleuse ; changer l'enfant de nourrice ; renouvellement du linge; éviter de tenir la tête trop couverte. Surveiller la digestion (*Maulvain*) ; changement d'air, exercice, bains de mer; suc de plantes fraîches; lotions savonneuses tièdes sur la tête ; exutoire au bras.

Régime sain, nourrissant, viandes rôties, salades, bon vin, café; éviter les laitages, les farineux, les légumes fades. *Voyez* SCROFULES.

TÉTANOS.

INDICATIONS. 1° Soustraire la cause d'irritation nerveuse; 2° la calmer en agissant directement sur le système nerveux, ou en déterminant de puissantes révulsions.

1° IDIOPATHIQUE.

Saignées larges et répétées (*Lepelletier, C. Aurelianus, Brachet*, etc.), sangsues en grand nombre le long du rachis, ventouses scarifiées, écoulement de sang continu pendant plusieurs jours; bains froids et *affusions* froides (*Hipp., Rusch, Chomel, Wright*), *bains tièdes de lessive de cendres*, avec addition de pierre à cautère ℥ ij; puis potion de ℥ ij à iv de carbonate de potasse dans eau distillée ℥ vj; à prendre en six fois dans la journée, en alternant avec l'opium (*Stultz*); tabac en bains, cataplasmes, fumigations, lavemens (*Anderson*, aux Antilles); bains de vapeur (*Guyon-Vernier*); opium à hautes doses de v à 80 gr. (*Withe, Larrey, Dupuytren*, etc.), laudanum ℥ ij, dans vingt-quatre heures (*Taunton*), opium et affusions froides (au Canada), opium uni au camphre et au nitrate de potasse, dans une émulsion (*Larrey*), acétate ou sulfate de morphine j gr. à x ou xij gr. (*F. Pescay*), opium et calomel (*A. Cooper*), injection d'opium dans les veines (*Percy* et *Laurent*), acétate de morphine par la méthode endermique (*Lambert*); stramoine (*Bégrie*); ammoniaque jusqu'à ℨ ß, fractionnée (*François*). ℞ camphre, musc et sucre āā ℥ j, infusé d'arnica ℥ iv, eau de Luce ℥ ij, à prendre par cuillerée, d'heure en heure (*Fournier*); solution de Fowler 10 gouttes, laudanum 50 gouttes, toutes les trois heures (*Taylor*); huile de térébenthine ℨ ß, toutes les deux heures (*Hutchinson*); teinture de cantharides 10 à 20 gouttes (*Gardiner*); bain chaud; frictions mercurielles, frictions avec le calomel sur les gencives, (*Mac-Grégor*); acide prussique 20 à 35 gouttes par jour (*Ermland*); purgatifs drastiques (*Wrigt, Monro, Boyer*, etc.), calomel (*Tissot, Méglin, Chapmann*), teinture vineuse de semence de colchique ℥ ß, en augmentant (*Smith*), sulfate de magnésie dans une infusion de séné (*Forbes*); tartre stibié à haute dose (*Laënnec*); lavemens presque froids, avec carbonate d'ammoniaque xxx gr.; bains tièdes de dix heures, accompagnés d'affusions froides sur la tête; fer chaud sur une flanelle humide, appliquée de l'occiput au coccyx (*Pochen*); doubler un drap de morceaux d'éponge, le tremper dans une forte décoction de pavot et graine de lin, et en envelopper le malade (*Blaud*); boissons acidulées avec l'acide nitrique (*Sarrazin*); pommade d'Alyon; asa-fœtida, valériane; phosphore, électricité; sonde œsophagienne pour ingérer les médicamens dans l'estomac (souvent nuisible); respiration forcée, en mesure (*Cruveilhier*); opération de la torolosi (au Chili).

2ᵉ TRAUMATIQUE.

Enlever les esquilles, les corps étrangers; débrider, achever la section des nerfs; faire suppurer la plaie, la couvrir d'un vésicatoire; dilater la plaie et la panser avec l'huile de térébenthine (*Rusth*); amputation (*Larrey*); saignées,

évacuans; opium uni au camphre et au nitrate de potasse dans une émulsion (*Larrey*), musc et laudanum (*Chapp*). ℞ musc x gr., sucre de lait x gr., faire une poudre en 6 doses pareilles, à prendre 1 toutes les deux heures (*Vogt*); bains de vapeur (*Campaignac*); narcisse des prés en infusion ou extrait (*Dufresnoy*); carbonate de fer à haute dose (*Dehane*); bains chauds (*Fowler*). ℞ huile de térébenthine ℥ ij, d'olives, de mucilage de gomme āā ℥ j, pour lavement (*Gibbon*); baume du Pérou à l'extérieur et à l'intérieur (*Kollock*); saignées copieuses (*Lepelletier*); toniques et stimulans (*Rusth*); lavemens de tabac (*Cavenne*). ℞ extrait gommeux d'opium ℈ j, eau de fontaine ℨ ij, pour une injection dans les veines (*Dubreuil*); cantharides (*Brown*).

3° DES NOUVEAU-NÉS.

Sangsues, cataplasmes, bains, onguent mercuriel en frictions; opium, *musc*, fleurs de zinc, eau de fleurs d'oranger, valériane,—laudanum 1 goutte par heure,—oxide de zinc associé à l'opium (*Furlonge*), asa-fœtida (*Beredt*). ℞ teinture d'ambre et de musc ℈ ij, eau de fleurs de naphte ℨ j ß, sirop diacode ℥ ß, 1 cuillerée à café toutes les demi-heures (*Schneider*).

Éviter les violences, surveiller la chute du cordon. *Voyez* ALLAITEMENT,

4° SYMPTOMATIQUE.

Anthelmintiques; traitement des diverses maladies.

Hygiène générale des blessés : garantir les plaies du contact de l'air, les débarrasser de tout ce qui peut les irriter, éviter les onguens, les tentes, les bourdonnets, etc., pansemens simples, prompts et propres. Chaleur modérée, vêtemens secs, éviter le froid des nuits, surtout sous l'équateur, les brusques mutations du chaud au froid; salles spacieuses, vastes, aérées; veiller au placement des camps, des hôpitaux; éviter les transports, surtout aux fracturés; entretenir la gaieté, la sobriété.

Régime doux; éviter les indigestions, les viandes et les poissons gâtés, les coquillages, les viandes noires, etc.

Débrider convenablement les plaies de la paume des mains, de la plante des pieds; combattre énergiquement leur inflammation.

Corriger les saburres des premières voies, tenir le ventre libre.

THYROIDITE. *Voyez* GOITRE.

TIC DOULOUREUX.

INDICATIONS. Calmer la douleur.

℞ forte solution de sublimé en application sur une éponge (*Fleischman*); éther acétique en frictions;—moxas (*Walther*). ℞ aconitine ij gr., alcool 6 gouttes, axonge ℥ j, 3 à 4 frictions par jour (*Turnbull*), vératrine en frictions v à x gr., pour axonge ℥ j (*Turnbull*); mercure avec tartre stibié, qu'on étend sur de la flanelle (*Thompson*); extrait de belladone en frictions (*Claret*). ℞ tartre stibié ℥ j, onguent mercuriel ℥ j, en frictions; pommades de proto et de deuto-iodure de mercure (*Scott*); vésicatoires (*Pitzner*); cyanure de potasse en topique (*Lombard*). ℞ calomel ℈ j, craie ℥ ij, onguent d'althæa ℥ j, huile de lin ℥ j, en frictions (*Loebel*). ℞ calomel ℈ j, axonge ℥ ß, huile de galbanum, succin āā ℥ j, en frictions (*Starck*); sangsues (*Lemercier*); acé-

tate de morphine par la peau (*Lembert*); galvanisme, électricité, application d'aimant naturel, magnétisme animal; vapeurs d'eau bouillante (*Dzondi*); caustique entre l'angle de la mâchoire et l'apophyse mastoïde (*Dusterberg*); brosse métallique trempée dans une dissolution saline (*Hildenbrand*); frictions avec le goudron (*Colville*); affusions froides (*Bostock*); acupuncture (*Sachs*). ℞ eau de laurier-cerise et de Goulard āā ℥ ij, de roses ℥ iv, en frictions (*Hufeland*); vératrine j à ij gr., sur de petits vésicatoires placés sur les trajets nerveux (*Magendie*); application de sachets de cendre chaude (*Vogel*).

Rhus toxicodendron en poudre un tiers de gr. trois fois par jour (*Anderson*); extrait de jusquiame et calomel (*Breiting*), calomélas jusqu'à salivation (*Hildenbrand*), ciguë (*Fothergill*). ℞ musc j gr., calomel, soufre doré āā ß gr.; à prendre pareille quantité, deux fois par jour (*Franck*), solution de j gr. de chlorure de zinc dans ℥ ij, d'éther muriatique; à prendre 5 gouttes toutes les quatre heures dans l'eau sucrée (*Hauke*). ℞ muriate de potasse ℥ j ß, eau distillée ℥ iv; à prendre une cuillerée à bouche toutes les deux heures (*Knod*). ℞ teinture alcoolique de jusquiame ℥ ij, de gaïac ℥ j; à prendre 3o gouttes matin et soir (*Hérisson*). ℞ huile éthérée d'amandes amères ℈ ß, alcool ℥ iij; à prendre 10 à 20 gouttes quatre fois par jour (*Horn*); aconit associé au gaïac (*Hufeland*); sous-carbonate de fer (*Hutchinson*). ℞ sulfate de fer xij gr., carbonate de soude sec vj gr.; à prendre 5 paquets pareils par jour (*Richter*); carbonate de cuivre ℥ j (*Richmond*). ℞ extrait de ciguë, résine de gaïac, asa-fœtida āā ℥ j, extrait d'aconit ℥ ß, calomel xv gr.; faites pilules de ij gr., à prendre v à x trois fois par jour (*Jahn*); quinquina (*Kerisson*), sulfate de quinine uni au tabac à priser; extrait alcoolique d'armoise (*Kællreuter*), teinture de stramoine 8 à 16 gouttes toutes les trois heures (*Tott*); phosphore dans l'huile animale de Dippel (*Loebenstein*); solution de Fowler 7 à 12 gouttes deux fois par jour (*Basedow*); teinture de coccinella septempunctata

(*Sauter*); salicine iv à viij gr. matin et soir (*Serre*). ♃ feuilles de belladone en poudre v gr., rhubarbe iij gr., sucre blanc x gr.; faites une poudre, donnez 8 paquets pareils; à prendre un tous les deux soirs (*Siebold*); aconit et soufre doré (*Spielmann*); opium à haute dose et fomentations chaudes (*Trafvenfeld*); purgatifs (*Wilson*). ♃ eau de camomille anisée ℥ iij, muriate de baryte ℈ ß, teinture anodine composée ʒ j; à prendre 40 gouttes par heure (*Windisch*). ♃ soufre doré j gr., nitre vij gr., toutes les heures.

PROPHYLAXIE. (*Voyez* NÉVRALGIE.)

Extraire les dents cariées.

TICS NERVEUX.

INDICATIONS. Corriger le mouvement musculaire irrégulier, par l'influence puissante de la volonté, ou en lui substituant un autre mouvement perturbateur.

Mouvement cadencé, en mesure (*Récamier*); influence de la volonté.

TOUX.

INDICATIONS. 1° Calmer l'irritation nerveuse ou inflammatoire des bronches; 2° la révulser sur un point plus ou moins éloigné.

1° NERVEUSE.

Sirop d'acétate de morphine (*Dugès*), acide prussique (*Granville*). ♃ eau de laurier cerise ʒ ß, eau distillée ℥ j ß, sucre blanc ℥ ß; par cuillerées à thé toutes les trois à quatre heures

(*Wendt*). ♃ manne ℥ j, eau de cerises noires ʒ iij, esprit de sel ammoniac anisé ℈ ß; à prendre une cuillerée toutes les deux heures (*Hecker*). ♃ extrait d'hélénium ℈ j, digitale et ipécacuanha āā ℈ ß, opium v gr., faites pilules de ij gr.; à prendre une, toutes les trois heures (*Heim*), jusquiame (*Hufeland*), extrait d'herbe de solanum tuberosum un demi-gr. à iij gr. (*Latham*), belladone, un quart à un demi-gr., quatre à cinq fois par jour (*Leuhosser*), en fumigations (*Magistel*). ♃ thridace xxx gr., extrait de jusquiame x gr., de belladone v gr., pour 30 pilules; une matin et soir; extrait de ciguë v à xx gr.; opium et ipécacuanha; fumer les feuilles de jusquiame, de datura; — mélange de blanc de baleine et opium (*S. Cooper*). ♃ infusion de lierre terrestre ℥ ij, acide prussique médical 15 gouttes, sirop de guimauve ʒ j; à prendre par cuillerées de trois heures en trois heures, en agitant le vase (*Magendie*); tannin (*Cavarra*); inspiration de vapeurs d'éther; loochs, pâtes, pastilles, sirops béchiques. *Voyez* plus bas.

[2° TOUX CATARRHALE.]

Décoctions et infusions béchiques, pectorales; loochs, juleps simples ou édulcorés avec l'oxymel scillitique, le sirop diacode ℥ ß; pastilles de gomme, de Lepère; pâtes de guimauve, jujubes, réglisse, nafé, etc.; sirops de gomme, mou de veau, de L'Hoste, de Brillant, de limaçons, antiphlogistique, etc.; crèmes pectorales du docteur D'Huc, d'Alibert, de Tronchin, etc. ♃ huiles d'olives deux cuillerées, jaune d'œuf n° 1, sirop diacode ℥ j, eau ℥ iv, pour une émulsion (*Dehaen*). ♃ escargots de vigne blanchis n° 20, un demi-poulet, racine de polygala ℥ j, cerfeuil une pincée, carottes et navets n° 2, faites bouillir dans deux pintes d'eau réduites à une livre et demie, ajoutez lichen d'Islande ℥ ß (*L'Huc*); potion de Quarin ℥ j, toutes les deux à trois heures. ♃ opium et ipécacuanha āā xv gr., sirop simple ou baume de copahu q. s., pour 30 pilules; à prendre une le matin et deux le soir

(*Weikart*). ♃ racine de guimauve et chiendent
ãã ℥ j , de pissenlit et réglisse ãã ℥ ß, tiges de
douce-amère ʒ vj , feuilles de séné ʒ ij , semences
de fenouil ʒ j , pour tisane (*Stark*) ; sulfate de
fer (*Stanger*). ♃ huile éthérée de sauge 8 gouttes , d'hysope , de millefeuille ãã 4 gouttes , arrow-root et sucre ãã ℥ j ; à prendre une cuillerée à thé toutes les deux heures (*Schneider*).
♃ extrait de ciguë et fleurs de soufre ãã viij gr.,
extrait de jusquiame ij gr., sucre blanc x gr.,
pour 6 paquets ; à prendre trois par jour (*Richter*). ♃ résine de benjoin, fleurs de soufre, oléo-
saccharum de fenouil ãã ʒ ij , poudre gommeuse
de la pharmacopée autrichienne ℥ j ; à prendre
une cuillerée à thé, deux à trois fois par jour
(*Meyer*) ; teinture d'agaricus muscarius (*Mein-
hard*); salicine (*Lucy*); gargarisme avec une dissolution de sel ammoniac dans l'acétate d'ammoniaque (*Lœffler*) ; euphraise officinale (*Kranichfeld*). ♃ salep ʒ ß , eau chaude ℥ ij , eau de
fleurs d'oranger ℥ ij , extrait de jusquiame v gr.,
sirop de guimauve ℥ j , par cuillerées (*Hufeland*).
♃ huile d'amandes douces ʒ ß , eau de fleurs de
sureau q. s. , extrait de jusquiame iv gr., d'o-
pium j gr.; une cuillerée à thé toutes les deux
heures (*Henke*); semences de fenouil d'eau ʒ j ß
par jour (*Chiappa*) ; fumigations de goudron
(*Chisholm*); frictions avec la pommade stibiée,
emplâtre de poix de Bourgogne, vésicatoires rubéfians , vésicans, cautères. *Voyez* PHTHISIE.

PROPHYLAXIE. (*Voyez* BRONCHITE.)

TUMEUR BLANCHE.

INDICATIONS. 1° Combattre l'inflammation, apaiser la douleur, résoudre l'engorgement chronique des tissus articulaires;
2° modifier la constitution et combattre les
accidens généraux.

Sangsues en grand nombre , puis en petit
nombre, répétés (*Lisfranc*), ventouses scarifiées
(*Latta*); frictions avec la pommade d'hydriodate
de potasse (*Maunoir*), l'onguent mercuriel
(*Rust*, *Velpeau*), uni au camphre (*Wilson*), le

proto-iodure de mercure (*Carré*), le liniment
ammoniacal camphré , opiacé. ♃ huile d'olives
ʒ x , de térébenthine ʒ iv , acide sulfurique ʒ iij ;
♃ huile d'olives ℥ j ß, acide sulfurique ℥ ß (*Brodie*); frictions sèches d'une heure, avec la main
et un peu d'amidon (*S. Cooper*), avec une flanelle imprégnée de vapeurs aromatiques , succi-
nées , camphrées , etc. ; fomentations avec la solution de la pierre miraculeuse suivante : ♃ alun
℔ j , vitriol de mars ℔ ß, de Chypre ℔, un quart,
vert-de-gris ℥ j , dans eau chaude ℔ ij (*Lehmann*) , de décocté de chêne aluminé (*Russel*) ;
♃ litharge ʒ vj , bol d'Arménie ℥ j , mastic et
myrrhe ãã ℥ ß , vinaigre ℔ j ; faites bouillir pendant un quart d'heure, pour fomentations (*Schréger*). ♃ racine de bryone ℥ j , eau bouillante ℔ iv
réduites à ij , ajoutez vinaigre ℔ ij , sel de cuisine jusqu'à saturation ; pour fomentations tièdes (*Trampel*); extrait gommeux d'opium , décoction de morelle , pavot, belladone, jusquiame , pour fomentations ; — douches d'eau
chaude en arrosoir , pendant une heure , suivies
d'une application de vessies pleines d'eau chaude
renouvelées (*Ledran*), d'eau sulfureuse , alcaline, salée, d'eau de Baréges, de Bourbon-L'Archambault ; *irrigations continues d'eau froide*
(*Ichon , Gerdy*), bains de mer (*Hunter*), d'eau
chaude (*Cooper*), de vapeur (*Heine*); de sublimé
(*Wedekind*) ; cataplasmes de bryone râpée cuite
dans le lait, de varec écrasé ; savon noir et eau-
de-vie camphrée en applications locales ; sachets
de chaux éteinte, de tan et de muriate d'ammoniaque, ou *chaux éteinte* ℥ ij , *muriate d'ammoniaque et poudre de quinquina* ãã ℥ ß , pour un sachet ; taffetas ciré collé sur les bords de la peau
(*Richerand*), bandelettes agglutinatives pour établir la compression (*Brodie , S. Cooper*); emplâtre de styrax saupoudré de fleur de soufre, —
emplâtre de résine de pin (*Bernard*), de poix
(*Rennie*), ♃ emplâtre mercuriel ℥ j , opium et
camphre ãã Э j (*Rieken*); raies de feu autour de
l'articulation (*Rust*), cautérisation inhérente
(*Pouteau*), moxa, brûlé à un pouce de distance
(*Bayle*), rubéfians , vésicans, cautères répétés ,
séton; ouverture des abcès par ponction; résections , amputations.

Préparations d'iode (*Zinck*) ; tartre stibié à dose vomitive ou à petites doses (*Richter*) ; sublimé (*Walther*) ; muriate de baryte iv gr., eau distillée ℥ iv ; une cuillerée d'heure en heure ; — user d'eau pure et d'alimens végétaux (*Pirondi*), calomel à hautes doses pour produire la salivation (*Obeirne*) ; extrait ou décoction concentrée de vrilles de vigne (*Franck*) ; antiscrofuleux (*Brodie*), huile de morue (*Brefeld*).

PROPHYLAXIE, HYGIÈNE.

Repos du membre malade ; — l'exercer autant que possible (*Lugol*). Régime animal, viandes rôties, vins toniques ; couvrir le malade de flanelle. *Voyez* SCROFULES.

TUMEUR ÉRECTILE.

INDICATIONS. 1° Interrompre la circulation dans le tissu malade ; 2° les détruire ou les enlever.

Compression soutenue (rarement utile) ; ligature de l'artère nutricière (*Roux*), des troncs artériels (*Roux*, *Travers*), ligature de la base, avec un double fil ciré qu'on noue de chaque côté (*Scarpa*) ; cautérisation (dangereuse), avec le fer rouge, le *caustique de Vienne* (*Taxil*, *Trousseau*, *Bérard*) ; extirpation de la tumeur, amputation ; injections dans la tumeur, par une petite piqûre faite près de la circonférence ; avec l'éther nitrique étendu de 10 à 15 p., l'eau de chlorure de chaux, le vin, le sulfate de zinc, l'hydriodate de potasse, le muriate d'ammoniaque, etc., en solutions (*Lloyd*). *Voyez* NÆVUS.

DU RECTUM (variété d'hémorrhoïdes).

Onguens populéum, de belladone, de cerfeuil haché et beurre, axonge bouillie avec les feuilles de pavot, morelle, jusquiame, pommade de deutoxide de plomb ; bains, demi-bains, lotions, fomentations émollientes, narcotiques ; compression graduée, réduire et maintenir réduites les tumeurs herniées, par des pessaires dans le rectum ; *ligature* serrée ; excision, — rescision et cautérisation avec un bouton de feu (*Dupuytren*), ou compression par un tampon ; caustiques (nuisibles). *Voyez* HÉMORRHOÏDES.

PROPHYLAXIE, RÉGIME.

Respecter les tumeurs érectiles non gênantes et non progressives ; éviter de les irriter ou par des applications locales ou par des écarts de régime ; les garantir des injures extérieures.

Régime végétal, eau pure, éviter tous les excitans.

TRACHÉITE. *Voyez* LARYNGITE.

TRANCHÉES DES NOUVEAU-NÉS. *Voyez* ACCOUCHEMENT.

TREMBLEMENT MERCURIEL.

INDICATIONS. 1° Soustraire le malade à l'atmosphère mercurielle ; 2° combattre l'état nerveux ; 3° chasser le mercure de l'économie.

Décoction de salseparcille ℥ij, par pinte d'eau ; le soir, thériaque ou extrait de genièvre ℨ j à ij (traitement de la Charité) ; potions antispasmodiques. ℞ musc un quart de gr. à un gr., extrait de valériane ij gr., pour une pilule ; de une à quatre par jour (*Mérat*), castoréum, éther, opium ; purgatifs, sudorifiques ; *bains de vapeur*, bains tièdes ; préparations sulfureuses.

Éviter l'atmosphère mercurielle , se couvrir de masques , prendre les alimens hors les ateliers ; lotions fréquentes.

Diète lactée; exercice au grand air, habitation à la campagne ; se garantir avec soin de l'humidité.

TRICHIASIS.

INDICATIONS. Redresser ou enlever les poils déviés.

Arrachement des poils déviés ; cautérisation avec le nitrate d'argent ou une aiguille rougie au feu ; maintenir les paupières relevées à l'aide de bandelettes (*Demours*); excision d'une portion des tégumens de la paupière (*Scarpa*) , incision en V (*Schréger*) ; découvrir les bulbes des poils en formant un lambeau , puis les enlever avec des pinces ou les cautériser avec l'acide nitrique (*Vacca Berlinghéri*) , inciser perpendiculairement l'angle externe et interne de l'œil (*Guthrie*).

TRISMUS. *Voyez* TÉTANOS.

TYMPANITE.

INDICATIONS. 1° Rechercher la cause et la combattre; 2° provoquer la condensation ou l'issue des gaz intestinaux.

1° IDIOPATHIQUE , SANS FIÈVRE.

Infusions aromatiques de camomille , de fenouil, anis, menthe poivrée, etc. ; eaux distillées des mêmes plantes en potion, avec le camphre, l'asa-fœtida, l'éther, etc. ; lavemens aromatiques, avec le camphre xij gr., l'asa-fœtida ʒij,—l'alcool de térébenthine ʒ j à ij (*M'Cornac*); eau de chaux en boisson et en lavement (*Vas-*

sal); bols de vj gr. de camphre et viij gr. de quinquina, à prendre toutes les quatre heures (*Tardini*). ♃ musc iij gr. , gomme ammoniaque, xij gr. pour un jour (*Santolini*); huile de cajeput iij à x gr. deux fois par jour (*Lampert*); charbon pulvérisé ʒ ß ; eau froide en abondance (*Guttfeld*); alun (*Græfe*). ♃ noix de galle ʒ j, sirop de Fernel ℥ vj, eau de fenouil ℥ vj, par cuillerées (*Godard*); lavemens de baume tranquille ; extrait de jusquiame j gr. (*Fouquier*); purgatifs (*Cullen*), frictions mercurielles et forts purgatifs (*Bedingfield*); magnésie pure ; application de la neige (*Cullen*), aspersions d'eau froide , lavemens froids;—fomentations avec la décoction de pavot très-chaude (*Stokes*), application de la glace , bains chauds prolongés; compression (*Richter*); canule évacuatrice introduite profondément par l'anus (*Touget*); paracentèse (dangereuse).

Régime un peu tonique , alimens secs ; abstinence de beaucoup de liquides , quelque peu de liqueurs alcooliques après le repas;—ceinture abdominale (*Mérat*).

2° SYMPTOMATIQUE, AVEC FIÈVRE.

Traitement de l'affection principale. *Voyez* ENTÉRITE , PÉRITONITE , etc.

♃ sirop d'œillet ℥ j, eau distillée d'anis, de fenouil āā ℥ ij , magnésie calcinée ʒ j, à prendre une cuillerée à bouche d'heure en heure ; frictions sur le ventre avec le liniment ammoniacal, les aromates dans du vin chaud,—glace concassée (*Franck*); saignées, poudre de Dower à haute dose (*Graves*); sangsues à l'anus (*Bardsley*); alcool de térébenthine en lavemens (*M'Cornac*). *Voyez* FIÈVRES, etc.

PROPHYLAXIE.

Alimentation saine, légèrement tonique; éviter les fécules, les légumes, surtout les légumes secs; vin de Bordeaux, café; ceinture abdominale serrée, exercice après le repas, palette de Percy; promenades en voiture, distraction, gaieté.

TYPHUS. *Voyez* FIÈVRE TYPHOÏDE.

ULCÈRES EXTERNES.

INDICATIONS. 1° Détruire la cause générale ou locale qui s'oppose à la cicatrisation; 2° maintenir l'irritation locale dans de justes bornes; 3° éviter de tarir brusquement d'anciennes suppurations; 4° combattre les accidens.

A. IDIOPATHIQUES.

1° Atoniques.

Pansemens journaliers avec la charpie sèche, le coton cardé, la ouate (*Mayor*), la laine, la charpie mouillée d'eau fraîche ou tiède, d'eau salée, — *d'eau chlorurée à* 3° (*Lisfranc*), de vin miellé, alcoolisé, de décoction de china animée, de solution de sublimé (*Zincke*), d'acide nitrique étendu (*Autenrieth*), de décoction d'orme (*Coste*), de feuilles de noyer (*Huncrowski*), de liqueur ammoniacale (*Kœclin*), d'eau de créosote, de solution de sulfate de cuivre, de nitrate d'argent (*Sanson*). ♃ potasse caustique ʒ j, eau pure ℔ j, camphre ℈ j, sucre ʒ j (*Saviard*), acide pyroligneux étendu (*Simons*), de suc de ciguë uni au calomel (*Zeller*), d'infusion vineuse de rose rouge, — d'une solution d'hydro-chlorate de zinc ij gr., pour ʒ d'eau (*Hauke*); pansemens tous les deux jours, tous les huit jours ou permanens; — bandage amidonné de *Larrey*, *Seutin* (*Velpeau*); compression avec des bandelettes agglutinatives (*Baynton*), onguent de céruse (*Erdmann*); une plaque de plomb laminé; lotions vinaigrées, salées, avec muriate d'ammoniaque et alcool camphré; l'alcool et la décoction froide de pavots; cautérisation objective, insolation; cautérisation avec le sublimé (*ordinaire*), le nitrate d'argent, — de mercure (*Cloquet*), le feu, une solution d'acide nitreux (*Home*), la créosote (*Reichenbach*); onguens: ♃ poix de Bourgogne ʒ viij, cire jaune ʒ v, poix résine et maritime āā ʒ ij ß, axonge ʒ viij, oliban en poudre ʒ v (abbaye du Bec); onguent basilicum ʒ j, de précipité rouge ʒ j (*Bird*). ♃ axonge 1 p., craie 2 à 4 p., huile d'olives q. s. (*Spender*). ♃ céruse pulvérisée 16 p., litharge 8 p., huile rosat 48 p., cire blanche 32 p., baume du Pérou liquide 2 p. (*Ricour*); cérat de Pott; suc de bardane battu avec l'huile (*Percy*); cataplasme de houblon (*Amick*); émolliens (nuisibles, *E. Home*); baume de térébenthine (*Frahm*); onguent de nitrate de mercure (*B. Cooper*). ♃ emplâtre de plomb ℔ j, axonge dépurée ʒ vj, vinaigre ʒ iv (*Wately*); irritation galvanique; cautère à la jambe ou à la cuisse; *appareil calorifère de Guyot*; — pommade d'oxide de zinc (*Hufeland*).

Tisanes amères, dépuratives, — opium (*Key*, *M. Mayor*); vomitifs, laxatifs, crême de tartre, — quinquina (*Bromfield*); suc exprimé de grande chélidoine (*Kunzmann*); nitrate de potasse (*Rowley*); bains de vapeurs (*Schmidt*); extrait de gratiole (*Wendt*).

Repos, position favorable à la circulation, plan incliné (*Gerdy*); soins minutieux de propreté; éviter le contact de l'air, les irritans en général; pansemens plus ou moins rapprochés *Voyez* PLAIES.

Régime doux, nutritif, vins toniques; éviter les excès en tout genre.

Bas de peau de chien, guêtre de toile neuve lacée en dehors, bandage compressif.

Avec callosités ou fongosités. Pansement avec la solution de sublimé (*Amelung*), d'acide nitreux (*Cooper*). ♃ ammoniaque ʒ ij, camphre ℈ ij, sucre blanc ʒ ij, eau ℔ ij (*Conradi*); cautérisation objective avec un cautère de platine (*Percy*); eau de Goulard, eau froide, — solution de nitrate d'argent (*Rust*). ♃ potasse caustique ℈ j, eau distillée ʒ viij, extrait de camomille, de ciguë āā ʒ ij, teinture d'opium ʒ j, pour topique (*Rust*); cautérisation des callosités avec le nitrate d'argent, et compression avec des bandelettes de sparadrap (*Siemerling*); cataplasme de ciguë (*Home*); onguent de précipité rouge (*Tott*); hydrochlorate de zinc (*Hanke*).

2° Rebelles, invétérés.

Couler dans la solution de continuité, un mélange de 4 p. cire pure et 1 p. de térébenthine de Venise (*Straffort*) ; application du calorique au degré normal de l'économie (*Guyot*) ; cautérisation objective ou inhérente avec les acides concentrés, les sels mercuriels ou le fer rouge ; vésicatoire sur la plaie (*Tyme*) ; compresses d'eau chaude renouvelée et taffetas ciré (*Wallace*) ; cataplasmes de ciguë (*Home*), de bardane pilée, de carottes, de houblon ; suc gastrique d'animaux, salive, eau salée, chlorurée, de sublimé, nitrate d'argent, créosote, etc. ; extrait de camomille à l'extérieur et à l'intérieur (*Collenbusch*), quinquina (*Bromfield*) ; suc de plantain (*Arnemann*). *Voyez* ULCÈRES ATONIQUES.

Très-douloureux. Vapeur d'eau, fomentations opiacées ; cataplasmes émolliens, narcotiques avec la jusquiame, la ciguë, la pulpe de carotte ; poudre de charbon et camphre ; — crême (*Home*) ; décoction d'absinthe, de feuilles de ciguë. ℞ opium un demi-gr., calomel un demi-gr. en pilule (*Cooper*) ; onguens opiacés, belladonés, jusquiamés, — stramoniés (*Eberle*) ; précipité rouge sur l'ulcère (*Rust*).

3° Variqueux.

Section, ligature des veines variqueuses ; poudres absorbantes, styptiques ; lotions de chlorure de soude (*Fabré-Palaprat*) ; compression continuée long-temps (*Voyez* VARICES et ULCÈRES ATONIQUES.

De la cornée. Cautérisation avec le nitrate d'argent ; excision des veines variqueuses (*Scarpa*) ; infusion de mélilot avec miel rosat (*Demours*) ; provoquer la salivation avec le

deuto-chlorure de mercure (*Travers*) ; collyres astringens.

4° Fistuleux.

Position convenable ; compression ; injections stimulantes avec la solution de pierre infernale, sublimé, créosote, acide pyroligneux, collyre de Lanfranc, teintures aromatiques, benzoïques ; trochisques de minium ; contr'ouvertures, séton, excision de la peau amincie ; ℞ eau de chaux 2 p. alkool 1 p, en injections (*Swediaur*).

5° Putrides, charbonneux.

Cataplasmes de houblon (*Trotter*) ; poudre d'écorce de chêne (*Sauter*), de quinquina, charbon (*Hunold*), camphre, — solution de nitrate d'argent opiacée (*Peck*) ; poudre de rhubarbe en application locale (*Home*) ; suc gastrique des herbivores (*Haness*) ; tranches de citron (*Franck*) ; chlorures de chaux, de soude de Labarraque ; créosote, — acide pyroligneux (*Ranque*), *Cautérisation avec le feu*, les acides concentrés. Amers, toniques à l'intérieur. *Voyez* GANGRÈNE, ANTHRAX, POURRITURE D'HOPITAL.

Du sacrum. Voyez EXCORIATION.

6° Cancéreux.

Eau de goudron (*Acharius*) ; onguens de nitrate de mercure, basilicum noir, onguent soufré ; lotions arsénicales (*S. Cooper*). ℞ arséniate de potasse iv gr., eau de menthe ℥ iv, alcool affaibli ℥ j, pour application locale (*Cooper*) ; cataplasmes de carottes râpées (*Fages*) ; carbonate de fer (*Hall*) ; cautérisation avec le nitrate de mercure, d'argent, le feu, la créosote, etc. ♃ mercure doux, soufre doré, āā xij gr., résine de gaïac Ә j, savon q. s., pour 12 pilules; à prendre 2 par jour (*Plummer*); sels d'or à l'intérieur (*Duportal*); phosphore (*Hacke*); alun et acétate de plomb, dans l'eau de plantain, en applications locales (*Leurs*). *Voyez* CANCER.

7° Mercuriels.

Extrait de jusquiame à l'intérieur et poudre mêlée à la pulpe de carotte, sur les ulcères (*Earle*); huile éthérée de sauge (*Schneider*). ♃ camphre x gr., gomme arabique q. s., eau distillée de sauge ℥ vj, teinture de ratanhia ʒ iij, miel rosat ℥ j ß, pour gargarismes (*Sundelin*); cautérisation avec le nitrate d'argent, de mercure, l'acide nitreux.

B. SYMPATHIQUES.

1° Critiques.

Éviter de les guérir, ou ne le faire qu'avec précaution, et les suppléer par un exutoire en permanence.

C. SYMPTOMATIQUES.

1° Syphilitiques.

Calomel en poudre sur l'ulcère (*Wrigth*). ♃ calomel ʒ j, opium Ә iv, eau de chaux ℥ iv, en topique; ou calomel et axonge; ou, sublimé vj à xij gr., extrait de ciguë et camomille āā ʒ ij, teinture d'opium ʒ j, miel rosat ℥ j, pour toucher les ulcères (*Rust*); suc de limaçons rouges en topique (*Ritter*); cautérisation avec le nitrate

d'argent (*Ricord*). ♃ proto-iodure de mercure ʒ ß, thridace ʒ ß, extrait gommeux d'opium ix gr., de gaïac ʒ j, pour 36 pilules; de 1 à 6 par jour (*Ricord*); eau de créosote (*Meisenger*), acide muriatique (*Pearson*); décoction de salsepareille, frictions mercurielles (*Cullerier*); cérat opiacé (*Cullerier*); lotions de sulfate de zinc, d'acétate de plomb, d'eau de créosote; décoction de saponaire (*Callisen*); opium à l'extérieur et à l'intérieur (*Bouchon*); pommade de suie (*Blaud*); teinture antisyphilitique de Besnard. ♃ eau distillée ℥ iv, acide nitreux Ә j, pour pansement (*Autenrieth*); solution de sublimé pour pansement (*Amelung*); eau de chaux (*Girtanner*). *Voyez* SYPHILIS.

2° Scrofuleux.

Belladone en topique (*Chevalier*), thridace pour topique (*Hueter*). ♃ iode ʒ iv, iodure de potassium ʒ j, eau ℥ vj, pour toucher les ulcères (*Lugol*); emplâtre de poix (*Rennie*); eau de créosote (*Meisenger*); petite oseille en cataplasmes, saupoudrés de muriate de baryte (*Richerand*); poudre de précipité rouge, fleurs de camomille, quinquina, sur l'ulcère; pansement avec l'eau phagédénique, la solution de nitrate d'argent, le jus de plantain; compression,—couper ou exciser les ponts cutanés (*Rust*); solution concentrée de chlorure de zinc (*Hauke*); décocté de bardane (*Gunther*); panser avec un morceau de linge couvert de miel (*Wieseg*). *Voyez* SCROFULES. Lotions avec une solution dhydrochlorate de baryte ʒ j par ℥ j (*Fouquier*).

3° Scorbutiques.

Bains tièdes avec l'herbe de sabine et le calamus aromatique (*Hoffmann*); eau vulnéraire de Théden, vin camphré, acide acétique; poudre de charbon, de quinquina, poudres absorbantes, styptiques; vin miellé, décoctions aromatiques; eau créosotée, caustiques, compression, etc. *Voyez* Scorbut.

4° **Dartreux.**

Soufre, æthiops antimonial, tisane de Zittmann. ♃ cérat de saturne ℥ j, onguent rosat ℥ ß, précipité blanc et fleur de zinc āā ℥ ij, charbon de tilleul ℥ iij, pour pansement; feuilles de choux blancs ou pâte de pommes de terre (*Rust*). *Voyez* Dartres.

5° **Galeux.** (*Voyez* Gale.)

PROPHYLAXIE GÉNÉRALE.
—

Régime plus ou moins sévère, éviter les écarts, les excès en tous genres, les émotions morales vives; entretenir les excrétions normales; garantir les blessés des excès de température; propreté extrême et célérité, simplicité dans les pansemens; règles générales de l'hygiène, règles particulières à chacune des espèces.

ULCÈRES INTERNES.

Indications. Favoriser leur cicatrisation par un traitement approprié.

1° DU PHARYNX. (*Voyez* Angine, Stomatite.)

2° DU LARYNX. (*Voyez* Phthisie laryngée.)

3° DES POUMONS. (*Voyez* Phthisie.)

4° DU CONDUIT AUDITIF.
—

Substances balsamiques, stimulans de diver-

ses espèces (anciens); antiphlogistiques; *acide muriatique* en solution étendue (*Chomel*); quelques gouttes de chlorure de soude, en boisson et lavemens, lavemens d'eau de chaux.

PROPHYLAXIE, HYGIÈNE.
—

Traiter convenablement les diverses inflammations, continuer une diète suffisante, entretenir les exutoires, surveiller les convalescens. *Voyez* ce mot.

URÉTRITE. *Voyez* Blennorrhagie.

URTICAIRE.

Indications. 1° Surveiller l'état des voies digestives; 2° expectation.

1° ÉTAT AIGU.
—

Séjour au lit, diète; boissons adoucissantes ou légèrement diaphorétiques. Rappeler l'éruption dont la brusque suppression cause des accidens, par l'urtication. Médecine expectante.

2° ÉTAT CHRONIQUE.
—

Bains simples, sulfureux, de vapeurs; diaphorétiques, sudorifiques; purgatifs doux, drastiques, etc.

PROPHYLAXIE, RÉGIME.
—

Éviter l'usage des coquillages, moules, huîtres, crabes, hérisson, chien de mer, écrevisse; de certaines viandes, le lard, l'oie; de certains fruits, les fraises.

Alimens doux, végétaux, œufs, laitages, viandes blanches. Température douce uniforme.

UTÉROMANIE. *Voyez* Nymphomanie.

VAGINITE.

INDICATIONS. 1° Rechercher la cause et la détruire; 2° combattre l'inflammation locale.

A. IDIOPATHIQUE.

Aiguë.

Bains de siége, bains entiers; lotions, injections émollientes; quelques sangsues à la vulve ou aux cuisses. Boissons délayantes, nitrées, lavemens émolliens.

Repos, alimentation légère.

Chronique.

Bains, injections, lotions émollientes,—pansemens journaliers (*Meslier*); cautérisation avec le nitrate d'argent; balsamiques, toniques, ferrugineux, quinquina, absynthe; iode et ses préparations (*Gimelle*); vésicatoires ou cautères à la cuisse (*R. et Sanson*).

Vin de Bordeaux, viandes rôties ou grillées; frictions sèches, flanelle; habitation dans un lieu sec et élevé, continence. *Voy.* LEUCORRHÉE.

B. SYPHILITIQUE.

Maintenir les parois du vagin écartées par des bourdonnets de charpie (*Ricord*); frictions mercurielles, ℥ ß, à la partie interne des grandes lèvres; pilules mercurielles; *injections astringentes. Voy.* BLENNORRHAGIE.

[PROPHYLAXIE, HYGIÈNE.

Diète, régime sévère, végétal; éviter les excitans, les épices, les alcools, le café.

Garantir les malades des variations atmosphériques, les couvrir de flanelle. *V.* Leucorrhée
et Syphilis.

VARICES.

Indications. 1° Intercepter la circulation
dans le tube veineux dilaté; 2° se borner à
une compression palliative.

1° TRAITEMENT PALLIATIF.

—

Compression continue du membre, par une
guêtre en toile neuve, en coutil, une peau de
chien chamoisée, un bas lacé, des doloirs de
bande.

2° TRAITEMENT CURATIF.

—

Applications froides, glace, vinaigre, — mélange astringent (*F. d'Acquapendente*); cautérisation avec le feu, les caustiques, — raies de feu
(*Dionis*); excision ou extirpation (*Celse*); incision
suivant la longueur (*J.-L. Petit*); — fendre les tégumens à côté de la veine, et inciser celle-ci sans
la découvrir (*Brodie*); excision au dessus des
varices (*Zima*); ligature à la partie supérieure de
la veine dilatée, — au dessus et au dessous de la
dilatation (*Fabrice*); section de la veine en travers,
au dessus des varices, et compression du vais-
seau (*S. Cooper*); *épingles passées au dessous* des
veines et fil entortillé, qu'on retire après dix à
douze jours (*Velpeau*), deux épingles croisées
en dessous (*Davat*).

Du rectum, de la vessie. Voyez Hémorrhoïdes.

De la cornée. Voyez Ulcères variqueux.

—

Éviter la station prolongée; les alimens débilitans ou insuffisans, les huileux; se garantir de
l'humidité.

Régime tonique, vin de Bordeaux, viandes
rôties; bas lacés.

VARICELLE, FAUSSE PETITE-VÉROLE.

Indications. Combattre la phlegmasie
concomitante, sans s'occuper de l'éruption.

Diaphorétiques légers, délayans, acidules;
bains, quelques sangsues; purgatifs (inutiles),
lavemens; médecine expectante, régime; garantir les malades du froid.

VARICOCÈLE et CYRSOCÈLE.

Indications. 1° Rendre aux parois veineuses leur élasticité; 2° pallier la maladie
ou la guérir radicalement à l'aide d'une
opération.

Bains froids, applications froides, toniques,
aromatiques, astringentes, vin aromatique, eau
de Goulard animée d'eau-de-vie; décoctions de
tan, de roses rouges, d'écorce de grenadier, eau
alumineuse; sangsues à l'anus, lavemens émolliens, laxatif.

Excision (*J.-L. Petit*), ligature (*Amussat*),
ligature des veines engorgées sur un peu d'amadou, près de l'anneau (*Delpech*), compression
avec une pince métallique (*Breschet*), en bois
(*Bérard*).

Suspensoir bien appliqué ; maintenir méthodiquement les hernies ; repos , abstinence du coït ; éviter l'équitation , la fatigue et les exercices pénibles.

Régime tonique sec , bains de mer.

VARIOLE.

INDICATIONS. 1° Combattre les phlegmasies internes, comme si elles existaient isolément ; 2° maintenir l'éruption dans de justes bornes ; 3° combattre les accidens ou les complications ; 4° prévenir les difformités.

1° Période d'invasion.

Saignées locales à l'épigastre, derrière les oreilles , saignée générale , bains ; cataplasmes , fomentations émollientes sur le ventre , lavemens émolliens ; boissons délayantes, acidules ; vomitif.

Spasmes. Feurs de zinc et calomel āā ij gr., toutes les trois heures ; aux enfans de deux à trois ans (*Hufeland*); bains et pédiluves (*Sénac*). *Adynamie.* Thériaque, opium, vins généreux.

Air frais , lits de crin ou de laine modérément couverts.

2° Période d'éruption.

Si la fièvre persiste : continuer les antiphlogistiques ; — *si l'éruption disparaît :* vésicatoires , sinapismes, cataplasmes stimulans , bains chauds, urtication , frictions stimulantes.

Si les forces languissent : quinquina , vin coupé avec un sirop, acétate d'ammoniaque , camphre ; vésicatoires volans, frictions.

S'il y a hémorrhagie : astringens, acides, styptiques, — décoction de quinquina (*Mead*).

S'il y a constriction à la gorge : safran.

Prévenir la difformité, en cautérisant les pustules avec un crayon de nitrate d'argent , après les avoir ouvertes (*Bretonneau, Serres*), une solution du même sel ; application d'un *emplâtre de Vigo* en masque sur la figure (*Nonat*), de feuilles d'or (*Egyptiens*); écarter les paupières, cautériser les pustules de la cornée et y faire des injections détersives fréquentes.

3° Période de suppuration.

Surveiller l'éruption ; poursuivre les phlegmasies persistantes; ouvrir les pustules avec une lancette ; émolliens sur les parties où la peau est dure, à la plante des pieds , à la paume des mains ; purgatifs (*Hallé*), narcotiques (*Sydenham*).

4° Période de dessiccation.

Bains , lotions, soins de propreté ; combattre les accidens persistans.

Calomel (*Désessarts*); moyens hygiéniques (*Rhazès*); mercuriaux et antimoniaux (*Boerhaave*); eau de goudron (*Berkley*), teinture de myrrhe (*Ettmüller*); faire dégorger le cordon ombilical (erreur populaire); isolement; inoculation du virus variolique (anciens), du cowpox, de la vaccine (*Jenner*), revaccination.

'¡ *Régime :* appr oprié à l'intensité des symptômes; air modérémen t échauffé et renouvelé fréquem-ment ; éviter les émotions morales , les astrin-gens à la peau ; entretenir la liberté des excré-tions.

VARIOLOIDE.

INDICATIONS. Combattre la phlegmasie concomitante.

Antiphlogistiques légers , bains , lavemens , délayans , régime doux ; expectation.

VÉGÉTATIONS *Voyez* CONDYLÔMES.

VERS INTESTINAUX.

INDICATIONS. 1° Détruire , expulser les helmintes ; 2° corriger les dispositions de l'organisme à leur production.

TRAITEMENT GÉNÉRAL.

Brou de noix (*Hipp.*); follicules de séné , rhubarbe , gratiole , aloès , coloquinte , jalap en poudre ou en infusion , sulfate de soude, tartre stibié , tartrate acidule de 'potasse , carbonate de magnésie , calomel, huileux; — toniques : amers , ferrugineux ; soufre , eaux sulfureuses ; quassia amara , quinquina ; valériane , ognon et ail , éther, asa-fœtida , camphre ; huile essen-tielle de térébenthine ; de pétrole , huile animale de Dippel , huile empyreumatique de Chabert ; étain en poudre ℥ ß dans du miel;—acide prussi-que (*Brera*) ; eau de mercure ; muriate de soude; fiel de bœuf; sirop anthelmintique (*Boullay*), opiat de Malouet, 1 cuillerée chaque matin. ♃ pou-dre de jalap xxx gr., de rhubarbe vj gr., calomel ij gr. (*Dupuytren*). ♃ huile d'olives ℔ j, aloès myrrhe āā ℥ ij, encens ℥ ß , en application sur le ventre. ♃ aloès et fleurs de camomille āā ℥ j , térébenthine q. s. pour un emplâtre sur le ven-tre ; huile de croton (*Bally*). ♃ aloès succotrin et tanaisie en poudre āā ℥ ß , huile essentielle de rhue 12 gouttes, pour 12 pilules ; à prendre 2 à 3 par jour (*Bremser*); suc de papayer (*Char-pentier*); gland de chêne (*Coste*); huile de che-nopodium (*Devees*). ♃ mousse de Corse ʒ j à iij , eau bouillante ℥ iv, sirop ℥ j, par cuillerées (hô-pitaux de Paris). ♃ mousse de Corse ℥ ij , infu-sez pendant vingt minutes , dans eau bouillante ℥ iv , sirop de miel ℥ j (*Chaussier*). ♃ poudre de sulfate de fer ℥ j , semen contra en poudre ʒ iij , sucre blanc en poudre ℥ ij , ajoutez, mucilage de gomme q. s. pour 64 tablettes ; à prendre 6 à 8 par jour (*Foy*). ♃ limaille d'étain Ɔ ij , semen contra ʒ j , sucre blanc Ɔ j , pour 4 paquets ; à prendre 1 matin et soir (*Fordyce*); muriate de baryte (*Hufeland*); écorce de saule (*Murray*), spigélie anthelmintique (*Noverre*); essence de santoline (*Pierquin*). ♃ mercure doux Ɔ j , se-men contra et mousse de Corse āā ℥ iij , faites une poudre, divisée en 6 paquets ; 1 à 2 par jour (*Richard*); sirop vermifuge de Vandamme ℥ ß à j; huile de foie de morue (*Carron*); cyanure de zinc (*Henner*).

ERTOIRE.

TRAITEMENT SPÉCIAL.

1° Lombrics.

Semen contra xx gr. à ℥ ij dans du miel , graine d'armoise en grosse poudre fraîche vj à xx gr., coralline de Corse x gr. à ℥ ij , en infu-sion, ℥ j à ℥ j, dans l'eau ou le lait : ♃ suc d'ail ℥ ij, lait ℥ vj, sucre blanc ℥ iij, 1 tasse matin et soir (*Meyer*). ♃ semences de tanaisie vj gr., sulfate de fer, iij gr., jalap ℥ ß (*Wendt*). ♃ semen con-tra en poudre ℥ ij, jalap ℥ j, calomel vj à xij gr., eau de fleurs de cassia ℥ ß , sirop de fleurs de pêcher q. s., à prendre par cuillerées à café (*Vogler*). ♃ semen contra ℥ ij, chocolat ℥ ß, mucilage de gomme q. s., pour 3o tablettes; 3 tablettes, 4 à 5 fois par jour (*Fleisch*); sirop de semen contra de Bouillon-Lagrange, 1 cuillerée

matin et soir; écorce de grenadier (*Rontet*):
♃ rhubarbe x gr., calomel x à xv gr., en une
seule fois (*Pringle*). ♃ *follicules de séné, rhubarbe, semen contra, aurone, mousse de Corse,
fleurs de tanaisie, petite absinthe* ãã ʒ j, faites
infuser à froid dans eau ℥ viij, sucre q. s. pour
un sirop; à prendre 1 cuillerée le matin pendant
trois jours (*Cruveilhier*); huile de ricin (*Alibert*);
calomel (infidèle, selon *Cruveilhier*); huile
d'olives dans laquelle on exprime un suc de citron (populaire); biscuits vermifuges 1 à 2; lavement aloétique de Plenck. ♃ extrait de fiel de
bœuf et d'absinthe ãã Э j, poudre de semen
contra xij gr., miel q. s., pour suppositoires:
♃ fiel de bœuf ʒ j, savon ʒ j, huile de tanaisie
q. s., en frictions (*Brera*); chocolat vermifuge
de Barié et Boulay: ♃ fougère mâle ʒ iij; deux
heures après, huile de ricin ℥ iij; en 4 doses
(*Génévois*). ♃ semen contra Э j, calomel vj gr.,
campre xviij gr., sucre q. s., pour 3 bols: ♃ semen contra ℥ ß, tartrate de potasse ʒ iij, sucre
blanc Э ij, pour 16 paquets; 1 à 4 par heure;
ellébore fétide (*Bisset*); pétrole et ail en frictions
sur le ventre (*Rosenstein*); huile de cajeput (*Rudolphi*); plantes anthelmintiques bouillies dans
le vinaigre, en cataplasmes sur le ventre; — asa-
fœtida en lavemens (*Rudolphi*), sel de cuisine
en lavemens (*Stift*), lavement d'aloès dans un
décocté d'avoine (*Clarck*).

2° Trichocéphale.

N'a pas de spécifique.

3° Ascaride, ou oxyure vermiculaire.

Lavemens froids (*Cruveilhier* d'après *Vanswiéten*), lavemens purgatifs, huileux, d'une
décoction vermifuge, avec une cuillerée d'huile
empyreumatique de Chabert; eaux sulfureuses
de Barège (*Jolly*); fleur de soufre x à xv gr.
(*West*). ♃ huile de térébenthine ʒ ß à j, jaune
d'œuf n° 1, décocté de pavot ℥ iij; suppositoire
d'onguent mercuriel (*Hildenbrand*); eau de
chaux en lavement (*Hufeland*); semences de
citron bouillies dans du lait (*Mellin*); tabac en

lavement (*Thomas*); aloès, asa-fœtida; eau d'a-
mandes amères (*Tortual*); fleur de soufre x
à xv gr. (*Vest*); semences de tanaisie en lavement (*Richter*); suc d'ail (*Meyer*); infusé vineux
de sabine en lavement (*Murray*), calomel en
lavement (*Kopp*); camphre (*Moscati*); onctions
d'onguent mercuriel.

4° Tænia.

♃ huile essentielle de térébenthine ʒ ß, miel
q. s., en deux à trois fois, le soir en se couchant
(*Thompson*). ♃ huile de térébenthine ℥ vj. gomme
arabique ʒ ij, eau de camomille ℥ vj; faites une
émulsion et ajoutez éther sulfurique x ij; à prendre 2 cuillerées à bouche matin et soir (*Franck*).
♃ racine de valériane ʒ vj, feuilles de séné ʒ ij,
faites une infusion de ℥ ij; ajoutez sulfate de
soude ʒ iij, sirop de manne ℥ ij, oleo-saccharum de tanaisie ʒ ij; 2 cuillerées de deux heures en deux heures; boire du café à l'eau, édulcoré; soupe à la farine, hareng, salade de jam-
bon cru avec ognons; huile et sucre en abondance; pilules purgatives drastiques, le lendemain (*Schmidt*); fougère mâle en poudre ʒ ij
à iij, tous les matins, pendant trois jours;
deux heures après, huile de ricin, ou un bol
purgatif drastique (V° *Nouffler*); éther sulfurique ʒ j, dans un verre de décoction de fougère
mâle; quelques minutes après, lavement composé de la même manière, et une heure plus
tard, huile de ricin ℥ ij; le même traitement
est continué pendant trois jours (*Bourdier*);
écorce de racine de grenadier (*Wolf, Bayle, Mérat,* etc.) ʒ ij, dans eau ℔ ij (*Magendie*), ou
2 pintes réduites à 1, à prendre dans la journée.
♃ eau de tilleul, suc de citron ãã ʒ iij, gomme
adragant q. s., extrait alcoolique d'écorce de
racine de grenadier ʒ vj, pour 2 doses, à un
quart d'heure de distance (*Deslandes*). ♃ poudre d'écorce de racine de grenadier ʒ j, asa-fœtida ʒ ß, huile de croton 6 gouttes, sirop d'é-
ther q. s., faites 15 bols, à prendre 5 par jour
(*Foy*). ♃ éther sulfurique ʒ ij, huile de ricin
℥ j, 1 cuillerée à thé, toutes les une à quatre heures,
décoction de fougère pour tisane et drastiques
(*Alibert*). ♃ étain Э j à ℥ j, miel q. s. pour un

électuaire, à prendre le matin (*Boudet*) ; huile de croton-tiglium 5 gouttes (*Bally*). ♃ mercure doux Ɔ j, corne de cerf brûlée, cinabre, antimoine ãã 10 gr., à prendre quatre à cinq heures après dîner ; le soir, huile d'amandes douces ℥ ij; le lendemain, ♃ racine de fougère mâle ℈ j, jalap, gomme gutte, charbon bénit, corne de cerf brûlée ãã ℈ ß, pour 3 paquets; à prendre 1 dans une cuillerée de sirop de pêcher (*Beck*); diète sévère et pilules d'aloès et calomel ãã iij gr., à prendre le soir (*Bougard*); noix vomique (*Brefeld*); opium et purgatif (*Brefeld*); ferrugineux (*Bremer*) ; toucher le ver à moitié sorti avec l'acide hydrocyanique pour le tuer (*Cagnola*); huile animale de Chabert 1 à 2 cuillerées à café, seule ou unie au limon; vin de colchique 5 cuillerées à thé (*Chrisolm*); friction mercurielle et calomel alternés (*Desault*); huile d'olive un demi-verre tous les quarts d'heure; soufre Ɔ j. ♃ térébenthine de Venise ℥ j, savon jalappin ℥ ß, extrait de jusquiame iv gr., calomel viij gr., faites pilules de ij gr.; à prendre 4 de trois heures en trois heures; bouillon coupé, café, thé; — nitrate de potasse (*Vogel*). ♃ pétrole ℥ ß, teinture d'asa-fœtida ℈ iv, 40 gouttes quatre fois par jour (*Schwarz*); camphre (*Rudolphi*) ; eau froide en abondance (*Rosen*). ♃ sabine en poudre xx gr., semence de séné xv gr., calomel x gr., huile essentielle de tanaisie 12 gouttes, sirop de fleurs de pêchers q. s., en 2 doses, le matin et le soir; en buvant après chaque dose 1 verre de vin (*Ratier*); huile de bourgeons de fougère 8 à 30 gouttes en pilules, puis huile de ricin ℥ ij (*Peschier*). ♃ extrait éthéré de fougère mâle Ɔ j, racine de fougère mâle en poudre xij gr., conserve de roses q. s., pour 12 à 16 pilules; à prendre le soir à une demi-heure d'intervalle; puis un purgatif le lendemain (*Peschier*). ♃ asa-fœtida et fiel de bœuf ℈ ij, jalap ℈ j, faites pilules de ij gr.: à prendre 10, deux à trois fois par jour (*Mellin*); acide carbonique (*Meyer*); charbon et jalap (*Lowitz*); amandes amères (*Hufeland*); décoction d'ail avec le lait; huile de ricin, 5 cuillerées par jour, et électuaire de limaille d'étain ℥ ß, conserve de roses q. s., en frictions sur le ventre, avec le pétrole (*Hufeland*). ♃ gomme gutte iij gr., gratiole en poudre vij gr., racine de fougère mâle en poudre Ɔ j,

en 5 paquets, 1 par heure (*Herrens-Chwaud*) ; solution arsénicale de Fowler (*Fisher*); électricité (*Fricke*); extrait de fougères xxiv gr. en 2 doses; frictions sur le ventre avec la teinture de coloquinte.

Éviter les farineux, les viandes grasses, les alimens de mauvaise qualité; viandes rôties, vin blanc de Bordeaux; alimens salés, fumés, épicés, — aigres et salés (*Hufeland*).

Éviter de tirer sur le ver sorti de l'anus, l'entourer d'un fil ; rester sur le siége, prendre un peu de sel neutre, dans une infusion de camomille (*Bréra*).

Assujétir les enfans à une alimentation saine et réglée; éviter les alimens gras, le beurre, l'huile, les farineux, les fruits de mauvaise qualité, les laitages, l'eau pure, l'usage prolongé des boissons mucilagineuses; user des viandes grillées, rôties, de vin blanc.

Combattre l'influence de l'humidité; habiter la campagne, respirer un air vif et sec; exercice, bains de mer; sucs des plantes dépuratives, amers.

Éviter d'abuser des anthelmintiques.

VERRUES.

INDICATIONS. Les détruire ou les enlever.

Frictions avec l'eau-de-vie camphrée, l'eau chlorurée, l'hydrochlorate d'ammoniaque humecté, l'urine de chat, l'ammoniaque; ligature avec un fil de soie; cautérisation avec le nitrate d'argent, la potasse caustique, l'acide nitrique, le deutochlorure d'antimoine; excision couche par couche, ou ablation totale et cautérisation avec la pierre infernale; cerner la tumeur avec deux petites incisions semi-lunaires,

Détruire avec soin les racines; soins de propreté.

VÉSICATOIRE.

INDICATIONS. Empêcher la suppuration, l'entretenir, la modérer, l'augmenter, la dénaturer.

1° Piquer seulement les ampoules ; cérat ou beurre bien frais sur une feuille de poirée, de papier brouillard, de linge fin.

2° Enlever l'épiderme soulevé ; pommade de garou, onguent vert faible, taffetas cirés sur l'emplâtre.

3° Cérat et garou, cataplasmes émolliens froids, eau fraîche.

4° Onguent de garou avec cantharides, pommade épispastique verte, onguens de styrax, basilicum, de la mère, recouverts de cataplasmes chauds ; enlever les fausses membranes avec les pinces, par une friction rude ; cérat de sabine (Anglais) ; taffetas Leperdriel, n° 3.

5° Poudre de china et charbon, de charbon et camphre ; lotions chlorurées.

PROPHYLAXIE, HYGIÈNE.

Soins de propreté, lavages à l'eau tiède ; serre-bras en caoutchouc, en cuir, en métal, etc.

VOIX CONVULSIVE.

INDICATIONS. 1° Calmer l'irritabilité ; 2° régulariser l'influx nerveux.

Vapeurs éthérées, camphre, asa-fœtida, antispasmodiques en général ; cataplasmes narcotiques au cou. Vésicatoires, séton, moxas sur les côtés du cou, ou près de l'angle des mâchoires. Forcer les malades à parler en mesure.

VOLVULUS. *Voyez* ILEUS.

VOMISSEMENT.

INDICATIONS. 1° En rechercher la cause et la détruire ; 2° combattre le mouvement péristaltique de l'estomac, en lui-même.

1° IDIOPATHIQUE, NERVEUX.

Antispasmodiques, narcotiques, calmans ; ♃ extrait de ciguë ℈ ij, eau de laurier-cerise ℥ ß, 30 gouttes matin et soir ;—acide prussique(*Fott*). ♃ teinture éthérée de valériane ℈ ij, élixir d'écorces d'orange ℥ ß, à prendre 30 gouttes trois fois par jour (*Richter*) ; extrait d'opium 1 à 6 gr. (*Andral*). ♃ oxide de bismuth ij gr., magnésie iv gr., sucre viij gr., trois à quatre fois par jour (*Kopp*) ; acétate de morphine par la peau (*Mansfield*). ♃ extrait de belladone ij gr., eau de laurier-cerise ℈ ij, 30 gouttes trois fois par jour (*Hufeland*). ♃ teinture d'aloès et castoréum āā ℈ ß, d'écorce d'orange ℈ j, 30 gouttes à 45 par jour (*Hufeland*) ; infusion de feuilles de pêcher (*Antony*) ; éthers, eau de fleur d'oranger, liqueur d'Hoffmann, musc en potion : lavemens d'asa-fœtida et camphre ; eau de Seltz, potion de Rivière. ♃ carbonate de potasse Ɔ j, eau distillée ℥ ij, sirop ℥ j. ♃ racine de columbo et yeux d'écrevisse āā x gr., à prendre toutes les quatre heures (*Chrestien*) ; mercure coulant (*Darwin*) ; créosote (très-efficace, *Elliotson*) ; lait de vache avec des jaunes d'œufs (*Horn*). Extrait alcoolique d'armoise ;—glace en petits morceaux (*Loeffler*) ; extrait de calendula 4 gr., trois à quatre fois par jour (*Muhrbeck*) ; charbon 4 cuillerées par jour (*Schneider*) ; petit-lait aluminé (*Stroem*). ♃ carbonate de soude ℈ ij, acide tartrique cristallisé ℈ vj, sucre blanc ℥ ß, une cuillerée à thé dans l'eau (*Vogler*) ; ipécacuanha (*Vogler*), en lavement (*Michel*) ; boissons froides acidulées ou vineuses ; eaux minérales de Vichy, Mont-Dor, Bourbonne, Cauterets, St-Sauveur ; vins d'absinthe, de quinquina ; emplâtres de thériaque, de ciguë, à l'épigastre ; bains prolongés ; sinapismes, pédiluves, vésicatoires rubéfians à l'estomac ; application de l'aimant naturel, artificiel ; moxa à l'épigastre ; fomentations froides autour du cou (*Pitschaft*) ; teinture de baume du Pérou en frictions (*Kless*).

2° **SYMPATHIQUE**. (*Voyez* GROSSESSE.)

3° **SYMPTOMATIQUE**. (*Voyez* GASTRITE, PÉRITONITE, etc.)

PROPHYLAXIE, HYGIÈNE.

Repas peu copieux, plus fréquens; alimens de facile digestion, viandes blanches, rôties, œufs frais, poissons légers, légumes herbacés; lait pour toute nourriture; eau gazeuze.

Séjour des champs, habitation salubre; distraction, musique, exercice, surtout après le repas.

Éviter les contentions d'esprit et les émotions morales.

ZONS, ZOSTER.

INDICATIONS. 1° Éloigner les causes d'excitation; 2° abandonner la maladie à elle-même.

Expectation, bains; cautérisation des pustules avec le nitrate d'argent solide ou liquide. Boissons délayantes, laxatives, ou légèrement amères; vésicatoire.

HYGIÈNE.

Repos, diminuer les alimens, éviter les froissemens, les applications de corps gras ou humides.

Alimens doux, température égale et modérée.

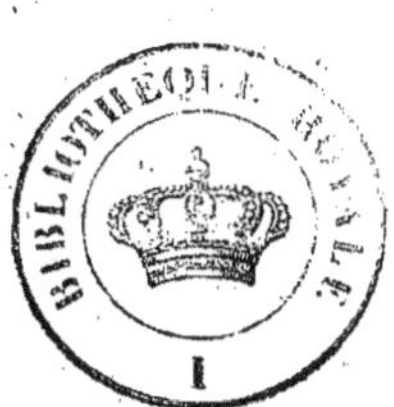

FIN.